国家出版基金项目

盲人按摩师职业技能提高丛书

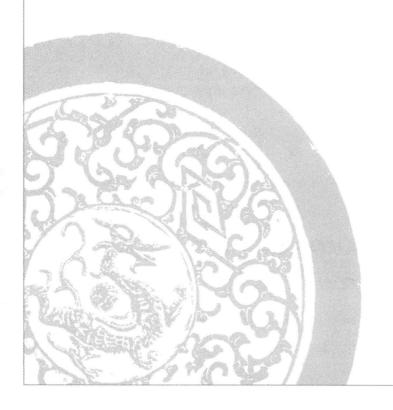

古代经典按摩文献荟萃

郭长青　陈幼楠　主编

上册

中国盲文出版社

图书在版编目（CIP）数据

古代经典按摩文献荟萃（上、下册）/郭长青，陈幼楠主编.
—北京：中国盲文出版社，2012.8
（盲人按摩师职业技能提高丛书）
ISBN 978－7－5002－3881－2

Ⅰ.①古…　Ⅱ.①郭…②陈…　Ⅲ.①按摩疗法（中医）
—古籍—汇编　Ⅳ.①R244.1

中国版本图书馆 CIP 数据核字（2012）第 207464 号

古代经典按摩文献荟萃
上、下册

主　　编：郭长青　陈幼楠
出版发行：中国盲文出版社
社　　址：北京市西城区太平街甲 6 号
邮政编码：100050
电　　话：（010）83190019
印　　刷：北京中科印刷有限公司
经　　销：新华书店
开　　本：787×1092　1/16
总 字 数：595 千字
总 印 张：57.25
版　　次：2012 年 8 月第 1 版　2012 年 8 月第 1 次印刷
书　　号：ISBN 978－7－5002－3881－2/R・604
定价（上、下册）：63.00 元

《盲人按摩师职业技能提高丛书》编委会

《古代经典按摩文献荟萃》编委会

主　编　郭长青　陈幼楠

编　委　别宗霖　段莲花　姜玉莹　苏　波
　　　　孙大洋　王爱萍　王明昌　许伟明

出版说明

为了满足广大盲人按摩师提高职业技能、强化能力建设的需要，在国家出版基金的大力支持下，我们组织编写了这套《盲人按摩师职业技能提高丛书》。

近几十年来，随着经济社会发展和人们康复保健意识的不断提高，社会对保健、医疗按摩人员的需求不断增长，数以百万计的健全人进入按摩行业，使得该领域的竞争日趋激烈，盲人按摩师面临越来越严峻的挑战。为了帮助盲人按摩师更好地适应日益升级的市场竞争，本丛书着眼于强化盲人按摩师的综合能力建设，旨在充实盲人按摩医疗知识储备、丰富盲人按摩手法和技法，以便帮助广大盲人按摩师更好地提高理论水平和实践技能，推进盲人按摩事业科学健康发展。

本套丛书共计 23 种，内容包括以下 5 个方面：第一，总结盲人按摩专家特色技法经验，挖掘与整理我国近 50 年来较具代表性的百位盲人按摩专家的特色技法，为盲人按摩师提供宝贵借鉴，如《百位盲人按摩师特色技法全书》；第二，着眼于提高临床按摩技能，深化盲人按摩师临床技能培训，如《颈肩腰腿病名家按摩技法要旨》、《内科按摩名家技法要旨》、《妇科按摩名家技法要旨》、《儿科按摩名家技法要旨》及《医疗按摩误诊误治病案总结与分析》；第三，挖掘与整理古今按摩学理论与实践经验，夯实盲人按摩师专业功底，如《古代经典按摩文献荟萃》、《中国按摩流派技法精粹》、《名家推拿医案集锦》及《现代名家按摩技法总结与研究》；第四，强化盲人按摩师综合能力建设，消除盲人按摩师与患者的沟通障碍，如《盲人怎样使用计算机》、《盲人按摩师综合素质培养》及《盲人按摩师与患者沟通技巧》；第五，拓宽盲人按摩师视野，为盲人按摩师掌握相关知识和技能提供帮助，如《实用康复疗法手册》、《美容与减肥按摩技法要旨》、《美式整脊疗法》、《亚洲各国按摩技法精髓》与《欧式按摩技法精髓》。

本丛书编撰过程中，得到中国盲人按摩指导中心、中国盲人按摩协会、中国中医科学院、中国康复研究中心、北京中医药大学、长春中医药大学、辽宁中医药大学、黑龙江中医药大学、天津中医药大学、中山大学、北京按摩医院等专业机构相关专家的指导和帮助，编委会成员、各分册主编和编者为本丛书的编撰付出了辛勤的劳动，在此谨致谢意。

鉴于本丛书集古今中外按摩学知识之大成，信息量大，专业性强，又是首次对全国数百位盲人按摩专家的经验进行系统挖掘和整理，在编写过程中难免存在不足甚或错漏之处，衷心希望各位读者在使用中给予指正，并提出宝贵意见，以便今后进一步修订、完善，更好地为盲人按摩师职业技能提高提供切实帮助。

《盲人按摩师职业技能提高丛书》编委会

2012 年 8 月

前　言

　　若有病痛，人们都知道要按一按、揉一揉，可以说平常百姓都懂得按摩推拿的一些技巧。经过几千年的传承，按摩推拿已成为广大群众防治疾病的重要手段，并和针灸、汤药一起成为了传统医药系统中不可或缺的组成部分。进入新世纪以来，随着社会经济的发展和物质水平的逐步提高，在医疗中人们开始青睐无痛无创的绿色疗法、自然疗法；在生活中更多的人开始注重养生保健，预防为先，于是按摩推拿受到越来越多的关注，成为社会热门话题之一，在各类养生保健的广播电视节目中亦受到广泛的宣传。

　　作为按摩推拿从业者及传播者，我们很欣喜地看到按摩推拿受到了群众的喜爱，但痛心于仍有一部分人认为推拿按摩是上不了大雅之堂的雕虫小技。按摩推拿究竟是一门怎样的技术，该如何给它定位、定性？它在医疗系统中处于何等地位，发展将往何处去？如果不对按摩推拿的发展历史做一梳理回顾，不对古代按摩推拿学术的发展规律进行把握，很难回答上述问题。按摩推拿学术中还有另一问题，即在按摩推拿基础研究和临床研究开展得如火如荼之时，古典文献研究的声音显得十分微小。相对于针灸医籍文献的整理与传播，按摩推拿医籍文献的问世可以用"零"来形容，许多珍贵的经验论述被遗忘在无人涉足的角落。近年来业内意识到古典文献研究在按摩推拿学知识体系建立过程中的重要作用，开始下力量进行文献的整理和研究，并于有条件的医学院校内为针灸推拿专业的学生增设相应的课程。无数宝贵的文献资料被人们重新挖掘、认识，再次发出金子般的熠熠光芒。

　　王永炎院士曾指出，读经典做临床是培养优秀中医临床人才的重要途径。经典是基础，是前人经验的总结，熟读经典可以少走弯路，可以开拓思路，于每一个从事中医工作，接触按摩推拿的人都有益。

　　医学是需要活到老学到老的，应约编写本书可说是我们对按摩推拿学科再学习的一次过程，收获颇多。临床中习惯所致，按摩推拿手法多局限于常用的几种，渐渐地思维也受到了限制。在对古籍的整理过程中，重新温习文献，又一次打开了思路，特别是对急症及内科疾病治疗的文献梳理，获益匪浅。体会到药王孙思邈所言"青衿之岁，高尚兹典，白首之年，犹未释卷"的那种中医工作者对中医典籍的特殊感情算是对我们的一番褒奖吧。在按摩推拿简史的编写过程中，感触于按摩推拿学乃至于整个中医学发展与社会经济、政治及人文思想的紧密结合。正是由于统治阶级对长生不老的追求，使自我养生之风大兴，道家养生思想融于原本朴素的按摩导引，形成有套路的养生按摩之法。正是由于经济的兴盛和文化氛围的宽松活跃，使得按摩推拿在隋唐时期得到了空前的发展，不仅解决了过去手法异名的问题，还将按摩与药、咒禁等并列，使之在医界有至上的地位。也正是由于宋及以后礼教的束缚使得成人推拿逐步地滑向低谷，明朝时期取消按摩科使得按摩推拿改变了发展轨迹，虽造成了成人手法的没落却也造就了小儿推拿的辉煌。放眼当前，在政府及各界的关注和宣传下，在业界同仁的努力下，按摩推拿的另一辉煌时期指日可待。

　　古代推拿文献历史跨度很大，且早期专著已亡佚，可查文献大多记录于同期的综合性医学文献之中，少量还散见于各朝各代的儒、释、道、兵家等著作当中，资料浩瀚，这给搜集整理带来了很大的不便，再加上医学文献在传抄留世的过程中版本众多，若加上译本注家等因素，精选、编辑可谓难上加难。在参考了150余部中医经典典籍后，我们将涉及按摩推拿学科的代表性条文按所涉猎的方向进行了分类，分11章呈现前贤关于按摩推拿理论的阐释与临床实践的归纳总结。希望所编写的内容能对按摩推拿学科的爱好者及从业者有益。

几十万字的编写绝非一人或几人之力便能完成，我们在工作中参考了大量业界同仁的研究成果，并参阅了诸多学术论著，在此一并感谢。还要一提海芳、易敏、松珉诸君，在书稿完成之时众人逐条逐句地进行原文校对，7月21日京城暴雨，诸君仍为本书奔走于国家图书馆与大学之间，特此鸣谢。

《古代经典按摩文献荟萃》编委会
2012年8月

目　录

第一章　按摩推拿发展简史

按摩推拿是一种古老的防治疾病的方法，起源于人类早期的生活与劳动实践。我国按摩推拿历史悠久，可追溯到石器时代。广义的推拿除了一般意义上的治疗和保健作用外，还包括手法诊断的内容。尽管在历史的演变中有"挢引"、"案扤"、"按跷"等名称，但"按摩推拿"一词逐渐固定下来，成为手法医学的学科名称。

纵观中国古代按摩推拿史，大致可分为五个阶段：从远古至春秋战国为萌芽时期，按摩推拿从原始的动物本能中脱离出来成为一种有意识的活动；从秦汉至南北朝为发展时期，此时中医学术体系逐步建立，按摩推拿成为在理论指导下的医疗活动；从隋唐至两宋为兴盛时期，按摩推拿实践的日益丰富使理论和技术均呈现出飞跃式的发展；辽夏金元时期为按摩推拿的停滞阶段；明清时期随着小儿推拿的兴起，按摩推拿从理论到实践出现了重大变革。

在学科发展过程中，按摩推拿疗法的内容很难独立于其他学科体系而存在，其理论与中医内科学、中医骨伤科学、针灸学、中医养生康复学等同出一源，但从治疗手段上来看其与其他学科的差异也显而易见。考虑到上述原因，以及按摩推拿与人们的生活、生产水平和经济、人文状况的密切程度，本章将结合各朝代的社会历史背景、医学整体水平及特色就按摩推拿发展简史做一概述。

第一节　原始社会时期

一、社会背景

中国是人类起源的发祥地之一，原始人类的活动可以追溯到 180 余万年前。1963 年在陕西省蓝田县发现的人类头骨、颌骨化石（距今 80 万年）及 1965 年在云南省元谋县出土的人类门齿化石（距今 170 万年）均证明了这一点。到了北京猿人时期，原始人类开始打制有棱角的石器、骨器作为武器及生产工具，他们还学会了保存火种，扩大了生活领域。到了河套人时期（距今 20 万年），原始人已经能够制作一些较精细的工具，如砭刀、骨针、石镰等，这为原始医疗工具的产生奠定了基础。此外，人们学会了人工取火，在烘火取暖和烤炙食物的基础上，人们发现热物贴身可以解除某些病痛，产生了原始的热熨疗法。

这一时期尽管没有专门的医疗工具，锋利尖锐的石器却可用来切割痈疮、排脓放血。砭石因其材质特点，逐渐从其他石器中凸现出来，并根据其不同形状被人们用于不同的医疗实践活动中，如锥形砭石常用于针刺、刃形砭石常用于割治疮脓等。在石器时代，砭石是人们医疗活动的重要工具。《山海经·东山经》记载："高氏之山，其上多玉，其下多箴石。"郭璞注解时认为箴石就是"可以为砭针治痈肿者"。考古发现仰韶文化时期（约公元前 5000 年至公元前 3000 年）已有石镰，其外形类似近代的镰刀，可以砭刺、切割。而内蒙古多伦旗头道洼新石器时代遗址出土的一根磨制石针，一端扁平有半圆形刃，另一端呈锥形，成为郭璞注解的最好物证。《素问·异法方宜论》在描述疾病的地域性差异时言："故东方之域……其病多为痈疡，其治宜砭石。"王冰注解："砭石，谓以石为针也。"《汉书·艺文志》记载："用度箴石汤火所施。"唐代颜师古注解："石，谓砭石，即石箴也。古者攻病则有砭，今其术绝矣。"

二、按摩推拿学成就

在原始社会，人们生产力水平低下，环境恶劣，生活条件极差，为了生存，人与野兽搏斗，与其他部落的同类厮杀，极易产生外伤，此外在野外狩猎耕作的过程中也不免磕绊受伤。有了伤痛，人便会出于本能地摩擦痛处，这种原始的摩擦以后逐渐发展成为一个体系，即为按摩。

按摩推拿作为医学的一个分支，因人类的动物本能而更早地出现于针灸、药物疗法之前。许多西方学者列举了大量例子来证明"医学源于人类的动物本能"，如狗舔舐伤口、胃部不适时吃特殊的植物以催吐等，都证明动物属性的本能会驱使其自然而然地寻找改善病况的方法。唐代《朝野佥载》中说："医书言虎中药箭，食清泥；野猪中药箭，逐荠苨而食；雉被鹰伤，以地黄叶贴之……鸟兽虫物，犹知解毒，何况人乎"，是"医源于本能"的又一记载。

按摩推拿可看作是"最原始的、本能的医学"，原始人类在寒冷时本能地以摩擦取暖，在外伤疼痛时本能地以按压止痛，在咳嗽、呕吐时本能地拍打胸部或相互拍打背部，从原始的简单动作中逐渐总结出了推拿治病的一套方法。同时，人们也开始利用可以采集到的苔藓、树皮及捣烂的草茎、树叶等敷涂于伤口或痛处，逐渐形成了药物外敷的雏形。居住于潮湿环境的人们发现舞蹈可以运动人体的四肢关节，有通利关节、调畅气血、缓解肌肉筋骨僵硬的作用，于是逐步产生了导引。

可见按摩推拿、导引及药物外敷均起源于原始社会人们的日常生活，随着原始经验的不断积累，才有了按摩推拿医学。

第二节　夏商西周时期

一、社会背景

公元前 21 世纪至公元前 770 年，中国经历了奴隶制社会的兴起、繁荣、衰落，这一时期出现了夏、商、西周三个王朝。

农业在夏、商、西周的经济中占主要地位，农业生产的进步不但为人类的生存繁衍提供了物质保证，粮食的增产还为酿酒提供了可能。夏时期便产生了酿酒业，《战国策》曰："帝女令仪狄作酒而美，进之禹。"可见在当时已有人工酿酒。酒是最早的兴奋剂、麻醉剂和消毒剂，可以通血脉、行药势、止痛、消毒，这对治疗创伤疾病很有意义。到了商代出现了药酒，极大地促进了医药卫生事业的发展。

奴隶制生产的发展促进了农业和手工业的分离，手工业出现了石、骨、玉、陶等多个工种，特别是青铜业的发展，铸造技术的不断进步，不但使医疗工具有了改进和提高，使砭石逐渐被金属的针具所代替，还为保存医学史料文献做出了一定的贡献。

商周时期的甲骨文及铜器金文为科学文化的发展和交流奠定了基础，也成为医药卫生知识传播的可靠载体。特别是西周流传下来的丰富的文献典籍，其中占卜所用的《易经》蕴含着深刻的哲学思想，不但反映了当时丰富的社会生活内容，还对后世的医学发展产生了重要的影响。

夏、商、西周时期医药卫生发展有以下几个特点：

1. 医术与巫术逐渐分离，医学独立发展，出现了专业的医师

虽然直至西周时期巫医及其巫祝疗法仍居重要的地位，但医药卫生制度在此时期已初步形成。《周礼·天官》中记载了宫廷医生的分科，周代宫廷将医生分为食医、疾医、疡医、兽医，有利于医生各专一科，深入研究。这是医学进步的一大标志，也开创了我国医学进一步分科的先河。

食医"掌合王之六食、六饮六膳、百馐、百酱、八珍之齐"，是管理饮食的专职医师、宫廷内的营养医生，主要负责帝王的膳食，为王室贵族的健康长寿服务。将食医列于诸医之首，表明了周代宫廷对饮食营养的重视。疾医"掌养万民之疾病"，相当于内科医生，不但为帝王大臣服务，而且施治于万民。疡医"掌肿疡、溃疡、金疡、折疡之祝药劀杀之齐"，相当于外科医生，主要治疗各种脓疡、骨折、创伤。兽医"掌疗兽病，疗兽疡"，主要治疗家畜

的疾病。"凡疗兽病灌而行之，以节之，然后药之，养之，食之。凡兽之有病者，有疡者，使疗之，死则计其数以进退之。"这一记载反映了当时兽医待遇的升降主要根据家畜病情治疗的效果而定。严格的技术考核对提高医生水平起着积极的促进作用。

上述四种医师是周代总管医药行政的官员，此外还有协助医师从事卫生议政管理的"士"、管理药物供应和药物库房的"府"、管理医药卫生文书和病案记载的"史"以及从事看护病人并料理杂务的"徒"。

在制度方面，西周时期建立了医生考核制度，《周礼·天官》记载："医师掌医之政令，聚毒药以供医事。岁终则稽其医事，以制其食。十全为上，十失一次之，十失二次之，十失三次之，十失四为下。"这种对医师的年终考核使每个级别都能享受到其相应的待遇，在当时是难能可贵的。此外，人们还注意到应对病人治疗经过进行记录，对病人的死亡原因应有报告，并形成相应的规章制度。这种对原始病案资料的积累和经验教训的总结，无疑对提高医疗水平起到了积极的促进作用。除了伤病及死亡统计与报告制度，周代还设立了公共卫生防疫制度，并在军队中成立了战伤救护组织，并备有专职或兼职的军医。

2. 积累了一定量的关于疾病诊疗及用药经验

随着医疗实践的不断积累，人们对心、血、骨、毛发等人体器官组织及妊娠、分娩、做梦等生理、心理现象有了一定的认识，也已认识到不正常的自然现象、饮食不节、劳累过度等均为致病因素。但对一些无法解释的疾病还习惯于用天帝降灾、祖先不佑、鬼神作祟等来进行占卜。在治疗方法上，当时的人们已能采用按摩、针刺、砭治、热熨、食疗、草药等方法来治疗多种疾病。考古发现藁城台西商代遗址有 30 多种药用种仁，可见当时用药的多样性。在医药相关的记载上，对疾病的命名侧重于定位，按部位来记病，通常以"疒"冠于病位的名称之前，或者在人体象形字上加上符号来代表疾病患处。从甲骨卜辞和器物铭文中发现记载的疾病有几十种，涉及内科、外科、妇科、产科、儿科、骨伤科、五官科、皮肤科等。

3. 初步形成朴素的医学理论

在夏、商、西周时期形成了朴素的唯物论与自发的辩证思维方法，医生常自觉不自觉地借鉴这种思想来指导医疗实践。《尚书》中的五行学说、《易经》中的阴阳学说、辩证思维等哲学思维与早期医学相联系，对促进中医理论的发展起到了显著作用，并产生了深远的影响。

二、按摩推拿学成就

推拿按摩从一种本能性的自我保护动作，逐渐被认识、运用、总结成为一种治疗方法。它出现于原始社会，夏、商、西周时期则是其第一个黄金时代。由于生活条件和生活方式的限制，这一时期人们的疾病依旧多为外伤。在外伤外治的基础上，人们逐渐发现外治法也能够治疗一些内科疾病，于是按摩、针刺、艾灸等外治方法的应用范围逐渐扩大。

商代是我国历史上第一个有文字可考的朝代，河南省安阳市西北郊发掘出大量甲骨卜辞大都为殷商王室遗物，而后在陕西省岐山县也发现了西周早期的龟甲文字。目前确定的甲骨文字已超过 4500 个，已破译者占 1/3。据统计，在甲骨文的卜辞中涉及按摩推拿治病的有 6 条，涉及接骨复位的有 1 条，足见按摩推拿疗法在当时的广泛应用。根据破译的内容，甲骨文中的按摩推拿治疗要比针灸、药物和酒类治病的记载更为详细、确切。古人崇尚超自然力量，王室贵族做事之前总要通过占卜询问可行性，连推拿也是这样。因此，甲骨文中有完整的推拿卜辞。

甲骨文中有几段文字，记载了为王室成员推拿前占卜的过程，并记录了 3 位专职按摩师的名字，其中可能有 1 位是女性。如《乙》2244 记载："丁酉卜，争贞：乎（呼）媳付（拊），克乎（呼）媳，克？"转换成现代汉语则是：丁酉日，名叫"争"的占卜师反复卜问：叫媳来推拿能有效吗？根据文义"媳"是按摩师的名字，而"媳"的偏旁部首"女"说明这位按摩师很可能是一位女性。《明》2354 记载："辛亥卜，宾贞：弱（勿）取臭杲（暨）付（拊）？"转换成现代汉语则是：辛亥日，名叫宾的占卜师卜问道：是否叫臭和拊来推拿？卜辞中的"拊"推测是一位宫廷专职推拿师，"臭"很可能是"拊"的助手，负责推拿前的焚香洁净或香汤沐浴之类的工作。由此可见，殷商的宫廷或有了专职的按摩师，并有按摩相关的仪式，当时的保健按摩初具规范化了。

甲骨卜辞中多次出现的一个象形文字"付"，为"拊"字的初文，本义是一个人用手在另一人身上抚摩，在甲骨文中"付"是手法的名称和统称。《说文解字》云："拊，揗也。""揗，摩也。"单独的"付（拊）"不一定用来治病，也可能用于保健按摩。后期文献中有"拊"法治病的记载，如《灵枢·经筋》："卒口僻……为之三拊而已。"
《史记·扁鹊仓公列传》记载时菑川王患病时"蹶上为重，头痛身热"，名医淳于意"以寒水拊其头，刺足阳明脉"而愈。在甲骨卜辞中尚未找到药物或针灸治病的具体描述、更无相应治疗师的名字，说明按摩在当时的应用比针灸和药物要更为的广泛。

在这一时期，人们也已经注意到通过锻炼身体的方法来防治疾病。《尚书·无逸》云："生则逸，不知稼穑之艰难，不闻小人之劳，唯耽乐之从，自时厥后，以罔或克寿。"这段话从人体运动角度来理解"劳"的意义，认识到一定的"劳"（运动）对维护健康是十分必要的。西周时期各种体育活动均有所开展，可见我国人民很早就把运动和医疗结合起来，为后世的导引、气功、按摩等保健运动的形成和发展起到了先导作用。

三、相关著作

《易经》、《尚书》、《诗经》记载了大量此时期的医药学内容，书中所涉及的哲学思想对后世医学有重要影响。《易经》中提出天、地、雷、火、风、泽、水、山八种自然物是世界万物的根源，其中天（阳）、地（阴）又是万物之宗。《尚书》提出了水、火、木、金、土的五行学说，指出人们如果善于利用五行各自属性，认识五行间的联系，发挥其作用，就能更好的认识世界。《诗经》记载了天象变化、季节变化、社会生产及人民生活之间的密切联系，对中医天人相应的观点有重要的影响。

第三节　春秋战国时期

一、社会背景

东周时期又称为春秋战国时期，这一时期是奴隶制走向衰落并最终被封建制度所取代的大变革时代。制度的更替一定程度上促进了生产力的发展，社会经济发展迅速，多种形式的手工业及民间商业逐渐繁荣起来。政治、经济变革的同时，社会思想也发生了巨变，春秋战国时期诸子百家学术争鸣，思想十分活跃。

春秋战国不仅是中国古代政治、经济、社会思想和科学技术史上极为重要的时期，也是中国医药史上极为重要的时期。这一时期，中医形成了其自身的理论体系，体现为以下的特征：

1. 医学向哲学的借鉴及哲学向医学的渗透

春秋时期社会政治巨变，空前发展的自然科学不断揭示天命观和鬼神论的虚伪性，加上无神论思想的兴起，使得具有朴素唯物自然观和自发辩证法思想的阴阳学说、五行学说以及"气"的概念酝酿而生。一方面，百家著作中都有对生命、疾病、养生等医学问题的探讨，现存的《左传》、《老子》、《管子》、《孟子》、《庄子》、《论语》、《韩非子》、《荀子》、《吕氏春秋》等著作中都有各自哲理性的医学理论观点。另一方面，儒家、道家、阴阳家、法家、墨家等不同学术派别尤其是前三者，对当时及后世的中医学产生了极大影响。当时的医家为了构建中医学理论，迫切地需要选择适合解释中医学的理论与方法，以"气"为依托的自然哲学理论对中医产生了吸引力。当时的医家将气引入中医理论之中，并成为中医重要的核心概念之一。最明显的例子就是正邪论。以自然界六气变化来说明疾病发生的"六气致病"学说，正是受到《管子》"邪气袭内，正气乃衰"的影响而形成的。这是自鬼神致病之说以来最伟大转折，中医学由此开始脱离唯心主义进入唯物主义时代。中医理论的奠基之作《黄帝内经》大量地吸收了这一时期的元气学说、阴阳学说、五行学说、道家形神观、阴阳家和天人相应论的思想，并将其贯穿到中医诊断、治疗和养生等各个方面，使中医理论自初始起就有了浓郁的哲学思想气息。

2. 专职医师和医学专著的出现

春秋战国时期的医疗机构设置证明了当时专职医师的存在，医缓、医和、扁鹊及其弟子子阳、子豹都是当时著名的专职医师。医师们著录的医学著作也陆续问世并受到社会的重视，秦始皇焚书坑儒却保留了医书便是一个很好的佐证。据考证，战国时医书的数量已十分可观，传世的《黄帝内经》虽非一时一人所作，但其基本内容在战国时期就已经形成，其所引用的《上经》、《下经》、《揆度》等10多种古医书均早于此期。《汉书·艺文志》所记载的医家类著作达36种868卷，有相当一部分成书于春秋战国时期。

3. 临床经验的积累促使临床分科成为趋势

春秋战国时期的临床医疗经验已经相当丰富，医学经验的积累使临床分科成为可能。以专科医学文献的出现为标志，战国时期医学分科逐渐开始细化。《史记·扁鹊仓公列传》记载战国时期的名医扁鹊曾根据各地需要而转换角色，成为带下医、小儿医、耳目痹医等。马王堆汉墓出土的《胎产书》则是医学专科文献的证明。这一时期，内科、外科、妇产科、小儿科、五官科、伤科、针灸、法医学等都有了不同程度的发展。

二、按摩推拿学成就

春秋战国时期，按摩推拿的内容开始见于医学著作，但推拿专著尚未产生，学科名称还是五花八门。具体来看，手法种类有所增加，药摩和膏摩出现于临床，推拿治疗适应证有所扩大，专科推拿萌芽初露，自我按摩及保健得到重视，相关理论不断系统化，按摩推拿人才的挑选得到注重。

1. 推拿内容见于各种著作，名称尚未统一

春秋战国时期，按摩并未成为手法医学的代名词，不同手法在不同著作中称呼不一，主要有以下这些名称。

（1）导引：《素问·异法方宜论》云："故其病多痿厥寒热，其治宜导引按跷，故导引按跷者，亦从中央出也。"王冰注："导引，谓摇筋骨，动支节。"释慧林注："凡人自摩自捏，伸缩手足，除劳去烦，名为导引。"

（2）挢引、案扤：《史记·扁鹊仓公列传》云："臣闻上古之时，医有俞跗，治病不以汤液醴酒，镵石挢引，案扤毒熨，一拨见病之应，因五脏之输，乃割皮解肌，决脉结筋，搦髓脑，揲荒爪幕，湔浣肠胃，漱涤五脏，练精易形。"司马贞注："挢……谓为按摩之法，天挢引身，熊顾鸟伸；扤音玩，亦谓按摩而玩弄身体使调也。"文中的

"搦髓脑"、"揲荒爪幕"均为各种按摩推拿手法。

（3）矫摩、乔摩：《说苑·辨物》记载："子容捣药，子明吹耳，阳仪反神，子越扶形，子游矫摩，太子遂得复生。"《灵枢·病传》曰："或有导引行气，乔摩、灸熨、刺焫、饮药之一者，可独守耶，将尽行之乎？岐伯曰：诸方者，众人之方也，非一人之所尽行也。"

（4）折枝：《孟子·梁惠王上》记载："为长者折枝，语人曰：'我不能。'是不为也，非不能也。"赵岐注："折枝，案摩，折手节，解罢枝也。"折枝即以四肢关节被动运动为主的保健按摩法。李贤注《后汉书》："岂同折枝于长者，亦不为为难乎"之文，亦引刘熙注《孟子》："折枝，若今之案摩也"。

（5）按跻：见上文《素问·异法方宜论》，王冰注："按，谓抑按皮肉；跻，谓捷举手足。"吴崑注："按，手按也。跻，足踹也。"

（6）眦搣：《庄子·外物篇》曰："静然可以补病，眦搣可以休老。"眦指眼角，搣在《广韵》中解释为"手拨也，摩也"。眦搣即以两手按摩眼角的动作，是古代按摩的一种操作方法。

（7）按摩：《灵枢·九针》曰："形数惊恐，筋脉不通，病生于不仁，治之以按摩醪药。"《素问·血气形志篇》又说："形数惊恐，经络不通，病生于不仁，治之以按摩醪药。"

（8）摩挲：亦作"摩掌"、"摩挱"，本意抚摸。汉刘熙的《释释姿容》曰："摩婆，犹未杀也，手上下之言也。"

此外还有一些具体手法的描述，如抑搔、抑首、摩踵、曳踵等，如《礼记·内则》载："疾痛苛痒，而敬抑搔之。"郑玄注："抑，按；搔，摩也。是其文抑搔亦谓按摩也。"《大戴礼记解话》记载："曾子病，其子曾元抑首（头按摩）、曾华抱足（足按摩），痛缓之。"再如《路史·后记》记载："摩踵，人得以缮其生。"

2. 按摩手法及方式多样化

这一时期的导引除了自我引导关节运动外，还包括由他人操作的导引手法，即现代的关节被动运动治疗。同时，这一时期的按摩手法逐渐有了针对性，如《灵枢·百病始生》中提到了按压腹主动脉法："其著于伏冲之脉者，揣之应手而动，发手则热气下于两股，如汤沃之状。"《灵枢·刺节真邪》中提到了按压颈动脉法："大热遍身，狂而妄见、妄闻、妄言，视足阳明及大络取之，虚者补之，血而实者泻之，因令僵卧，居其头前，以两手四指挟按颈动脉，久持之，卷而切推，下至缺盆中，而复止如前，热去乃止。此所谓推而散之者也。"

膏摩在这一时期逐渐运用于临床，《灵枢·经筋》云："卒口僻，急者目不合，热者筋纵，目不开。颊筋有寒，则急引颊移口；有热则筋弛纵缓不胜收，故僻。治之以马膏，膏其急者；以白酒和桂以涂其缓者，以桑钩钩之，即以生桑灰置之坎中，高下以坐等，以膏熨急颊，且饮美酒，噉美炙肉，不饮酒者自强也，为之三拊而已。"这则以马脂配合白酒按摩治疗面瘫的记载，是手法与药物外用相结合的典范。《肘后备急方》中用蜘蛛子摩颊车治口喝僻、《圣济总录》用皂荚摩膏方治面瘫等，皆源于《灵枢·经筋》马膏治面瘫的理论。

1964 年湖南益阳桃博战国墓中出土的一凹形圆石，凹槽中可容纳人的一个手指，经鉴定认为是原始按摩工具。1972 年河南新郑郑韩故城遗址出土一砭石，一端卵圆，亦可用于按摩。这充分说明了早在春秋战国时期古人就已有了专门的按摩工具。《灵枢·九针十二原》提及的九针中有"针如圆卵"，用以"揩摩分间"的圆针和"大其身而圆其末"、"主按脉勿陷"的鍉针，也都是按摩所用的工具。在推拿发展的初期，一些推拿手法往往都是和简单的工具结合应用。

3. 理论不断系统化，注重人才挑选

《黄帝内经》中对推拿的作用机理、临床适应证、禁忌证等都做了相应的描述。推拿的作用机理可简要归纳为温经散寒、清热泻火、补血行气、舒筋通脉、扶正祛邪。在《素问·举痛论》、《灵枢·刺节真邪》、《灵枢·九针论》、《素问·离合真邪论》、《灵枢·阴阳二十五人》、《素问·调经论》等篇章均有相应的描述。在《素问·玉机真脏论》中提出了若干种可按与不可按的情况，指出病程短者、病证轻者可按。《黄帝内经》认为推拿适应证包括卒口僻（面瘫）、痉厥寒热、形数惊恐、不仁、肿痛、发咳上气、脾风发瘅（黄疸）、疝瘕、寒气客于肠胃而痛、寒气客于背俞而痛、寒湿中人而痛等病证；对于邪入于肾反传心肺、寒气客于夹脊之穴、寒气客于脉中与热气相搏而病等情况则认为不可按，或按之无益；对于伏梁等病则认为按摩可能致死，这是推拿不当而致意外的较早记载。

《灵枢·官能》的记载表明对推拿从业人员的选择与考核在《黄帝内经》时代就出现，当时注重的主要是生理条件，"缓节柔筋而心和调者，可使导引行气；疾毒言语轻人者，可使唾痈咒病；爪苦手毒，为事善伤者，可使按积抑痹……手毒者，可使试按龟，置龟于器下而按其上，五十日而死矣；手甘者，复生如故也"。爪苦手毒，指按摩医生所应具备的手部生理条件，《通雅》云："盖人手心有火，故能运脾助暖，有极热者按物易化。"《小知录》云："手心热者曰手毒。"手热，即推拿医生的功力体现，以现代医学角度来看，令龟死而复生有夸张的成分，但在当时的社会背景下，其对从业者选入标准设立及对推动手法医疗的发展是具有深远意义的。

三、相关著作

《黄帝内经》

《黄帝内经》（包括《素问》与《灵枢》）较系统地阐述了人体解剖、生理、病因、病机、诊断、治疗等基础理论，奠定了中医理论体系，其中有不少关于按摩方面的内容。一方面，解剖生理知识、经络、脏腑、五行学说、气血津液学说被用于按摩推拿临床，如《黄帝内经》阐发的肝主筋、肾主骨、肺主皮毛、脾主肌肉、心主血脉及气伤痛、形伤肿等基础理论，一直指导着骨伤科的临床实践；另一方面，"按摩"作为疗法名称也开始出现，如《素问·血气形志篇》："形乐志苦，病生于脉，治之以灸刺；形乐志乐，病生于肉，治之以针石；形苦志乐，病生于筋，治之以熨引；形苦志苦，病生于咽嗌，治之以百药；形数惊恐，经络不通，病生于不仁，治之以按摩醪药"的记载。《灵枢·九针论》也有类似的记载，这是首次将按摩与其他内服、外治法并称，明确地将按摩作为一种疗法提出。《素问·调经论》多次提及的"按摩勿释"，指具体的按摩手法，且为针刺之辅助手法。

《内经》除了对推拿的作用机理及临床适应证、禁忌证等做了相应的阐释，记载按摩工具、膏摩的应用，提出推拿人员的筛选与考核外，《内经》对按摩推拿学的贡献还体现在以下几点：①提出了按摩导引的发源地为中原地区，有人类存在的地方就可能有简单的手法治疗。《素问·异法方宜论》记载："中央者，其地平以湿，天地所以生万物也众。其民食杂而不劳，故其病多痿厥寒热，其治宜导引按跷。故导引按跷者，亦从中央出也。"中央，指中原地区，即黄河流域（现今的河南、陕西、山西及河北部分地区）。《吕氏春秋》也有上古时期这一地区水泛成灾，百姓多患筋骨之病，而以导引法来治疗的记载。②除了运用推拿手法治病外，手法还用于诊断与定穴。《灵枢·邪气藏府病形》云："按其脉，知其病，命曰神……按而得之，问而极之，为之奈何？"《灵枢·刺节真邪》云："用针者，必先察其经络之实虚，切而循之，按而弹之，视其应动者，乃后取之而下之。"又如诊断痹证，《灵枢·阴阳二十五人》曰："切循其经络之凝涩，结而不通者，此于身皆为痛痹，甚则不行，故凝涩。"说明当时对痹证的认识，除了来自病人肢体疼痛的主观感受外，也与医生通过推拿、切诊到病人经络凝涩等客观指征有关。用于定穴的描述，如《灵枢·五邪》曰："取之膺中外腧，背三节五脏之傍，以手疾按之，快然，乃刺之，取之缺盆中以越之。"又如《灵枢·癫狂》曰："取之下胸二胁咳而动手者，与背腧以手按之立快者是也。"这些论述开辟了手法临床应用的新途径。③按摩手法经常作为针刺治疗的辅助疗法出现，以提高临床疗效。在扪穴定穴、调气导气、出针补泻等方面都离不开推拿手法的运用，如《灵枢·四时气》曰："病风者，素刺其肿上，已刺，以锐针针其处，按出其恶气，肿尽乃止，常食方食，无食他食。"又如《灵枢·厥病》曰："肠中有虫瘕及蛟蛕……以手聚按而坚持之，无令得移，以大针刺之，久持之，虫不动，乃出针也。"再如《灵枢·终始》曰："补须一方实，深取之，稀按其痏，以极出其邪气。一方虚，浅刺之，以养其脉，疾按其痏，无使邪气得入。"以推拿配合针灸，为指针的形成提供了可能，如《素问·病能论》记载："所谓深之细者，其中手如针也，摩之切之，聚者坚也，博者大也。"

《黄帝内经》的问世不仅为中医学的发展奠定了基础，亦为推拿理论与实践的结合奠定了基础，对推拿的发展做出了历史性的贡献。

第四节　秦汉时期

一、社会背景

公元前 221 年秦灭六国，建立了中国历史上第一个封建专制的中央集权国家，实行郡县制，书同文，车同轨，为中医学的交流提供了良好的条件。但秦王朝统治蛮横残暴，其政权在农民起义中很快土崩瓦解。楚汉之争后，汉朝建立，中国重新归为统一。

秦汉时期，我国北方经济发展较快，黄河流域是全国的经济、政治中心。特别是汉代科学技术的兴起使农业、手工业迅速发展，丝绸之路的开通加强了对外交流，文化随着经济发展和对外交流的增加而不断进步。这一时期，儒家思想日益兴盛并最终占据主导地位，佛教的传入、道教的兴起及神仙方士被帝王青睐，使服石及炼丹术逐渐流行，大量史学著作对医学制度、医学人物、临床诊疗、药物、病史、卫生习俗等进行了记录。这一时期是我国医学史上承前启后的发展阶段，主要有以下特点：

1.《伤寒杂病论》及辨证论治体系确立

由于伤寒病的流行，伤寒的临床经验更为丰富，其理论体系也趋向成熟。东汉时期张仲景的《伤寒杂病论》问世，标志着辨证论治体系的建立。

公元 8 年至 253 年的两百多年间，曾发生多次疫情，尤其是东汉末年战争频繁，伤寒病流行导致"家家有僵尸之痛，室室有号泣之哀"。《伤寒论》的序言中描述："余宗族素多，向余二百，建安纪年以来，犹未十稔，其死亡者，三分有二，伤寒十居其七。"说明当时伤寒病的流行之广，危害之深。众多医家积极寻求治疗方法。张仲景在《内经》的基础上，将当时散乱、粗糙的伤寒理论及治疗经验系统化并加以提高，形成了比较规范、完整的辨证施治体系。其继承了《内经》、《难经》的学术思想，将六经辨证与脏腑、经络紧密联系在一起，从伤寒的病因病机、转化规律、证候诊断、治法方药等各方面进行了详细的论述。书中的辨证原则不仅适用于各种外感热病，而且对临床各科疾病都具有普遍的指导意义。

除了上述贡献之外，《伤寒杂病论》的另一大贡献就是在方剂学方面。《伤寒论》载方113首，《金匮要略》载方262首。从方剂的构成来看，当时的配伍已相当严格和精准，并注意依据不同情况而加减变化。这种方剂的加减也极有法度，体现了有常有变的遣方用药原则。在方证结合方面，《伤寒杂病论》充分体现了因证立法、以法系方、据方用药的原则。而在剂型方面，《伤寒杂病论》记载的剂型也远远超过了其以前各类医书的记载，包含丸、散、膏、汤、酒、洗、栓等剂型，并强调针对不同的病情采取适当的剂型以提高临床疗效。

2. 农业的发展、炼丹术的兴起及交通的发达使药物不断增加

秦汉时期是我国药物及其学术体系奠定的时期。一方面，农业的发展使人们对植物的药性有了进一步的了解，而临床用药经验的不断积累使所涉及的植物类药物领域大大拓宽；另一方面，煮盐、冶金、采矿等行业的进步使得芒硝、硫磺、朱砂等矿物类药材被不断发现，同时随着丝绸之路和东南海运的开通，许多西域及亚热带的药物也被引进并运用于临床。这一时期，神仙方士得到王侯的青睐，源于先秦的炼丹术更加的兴盛，对药物化学的发展多有贡献。随着药物种类的日益增多，临床迫切地需要对药物进行分类。《神农本草经》便由此应运而生，被认为是秦汉以前药物学的集大成之作，反映了药物学术经验及成就，被誉为是"本草学经典"，对后世有深远的影响。

《神农本草经》载有中药365种，主要成就有以下几点：首先，《神农本草经》创设了药物的上、中、下三品

分类法。这种分类方法基于当时人们对药物性能、临床功效及应用的认识，按药物的毒性大小和对人体所起的功用为依据分类。三品分类法对药物学的发展产生了积极的影响。其次，《神农本草经》正确分析并科学记载了大量药物的功效。书中所载的人参主"补五脏、安精神、定魂魄"及菊花主"头风眩肿痛、目欲脱、泪出"等，这些药物的药理作用已被现代药理学研究所证实，在今天仍指导临床用药。最后，也是最为重要的一点，《神农本草经》提出了药物基本理论并阐释了临床用药的基本指导思想。如：发展了君臣佐使药物配伍的学说，提出了反应药物相互关系的"七情合和"学说，发展了药物的四气五味理论，发展了药物制剂学说。此外还指出用药规则及规律，如使用有毒性的药物时，应根据病情从小剂量开始用起，以愈为度，同时还注重服药时间，"病在胸膈以上者，先食后服药；病在心腹以下者，先服药后食；病在四肢血脉者，宜空腹而在旦；病在骨髓者，宜饱满而在夜"。

3. 政府对医学的重视使医事制度更加完备，医书整理呈官方化

秦王朝在其政权建设过程中很注意对医事的重视，焚书坑儒却保留了医书便是最好的证明。虽然秦王朝的历史不长，但其医事制度却影响深远。汉承秦制并有所发展，在这一时期出现了原始的医案——诊籍，为后世树立了典范。

《通典》记载："秦有太医丞令，亦主医药，属少府。"秦始皇重视医药，不但派人去寻求不死之药，上朝还要有"侍医"随行，以备急需。秦朝太医不但负责中央官员的疾病诊治，还掌管地方医疗事务。当时各地都设有医长，

对太常、太医丞负责。药府中的药长主持药物之事，设有药藏府专门储存药物。汉代的医官分两个系统，一个是太常系统，另一个是少府系统。前者主要负责方剂的研制和药材的采集，后者相当于宫廷御医，为帝王皇室和诸侯诊治疾病。在诸侯的王府也仿照中央设有侍医。王府一方面从社会上招聘医生，另一方面也派人去名医那里请教或拜师求学，培养自己的医生。例如西汉名医淳于意，不但为齐王、赵王、济南王、吴王等诊病，还教授济北王的太医以脉法、针灸。

秦汉政府对医药的重视还体现在对医药文献的整理方面。刘向、刘歆父子校录的书目《七略》现已失传，但其中的《方技略》在《汉书·艺文志》中有较全面的收录。据记载，《方技略》中所录的书有36部833卷20篇，包括医学的基础理论、药物方剂学、临床医学、气功导引术、性医学和多种养生保健方术等。

论及医事资料的保存，还要特别提到淳于意的医案记录。在继承前人学术经验的基础上，淳于意记录了其所诊治病人的姓名、性别、身份、籍贯、病名、病因、脉证、诊断、治疗、方药及预防等内容，无论治愈与否、诊治是否失当都翔实记录在案。这种诊籍成为研究和总结临床经验的一种重要方式，不但反映了当时的学术风格，还为后世研究提供了丰富的资料。

4. 骨伤科、外科空前发展

秦汉时期，在医学基础理论的指导下，临床发展迅速，奠定了以伤寒、内科杂病、外科、骨科、妇产科、儿科、五官科、针灸科为主的临床医学基本格局，其中外科的发展较为突出。

西汉初期，名医淳于意留下的诊籍记录了两例完整骨伤科病案，一则是坠马致伤，一则是举重致伤。西汉中期，《居延汉简》的"折伤部"记载了骨折创伤的治疗医案。东汉早期，《武威汉代医简》载录治疗金疡、外伤方10余首，配伍较《五十二病方》有明显进步。

虽然《汉书·艺文志》仅保存了书目《金疮瘛疭方》30卷，且医事制度上也无专立的外科，但民间却出现了一位影响中外的外科巨匠——华佗。华佗在外科上的贡献主要是发明了麻醉剂（麻沸散）和实行外科手术。《三国志·方技传》记载："便饮其麻沸散，须臾便如醉死，无所知，因破取（腹腔中物）。"《后汉书》记述："乃令先以酒服麻沸散，即醉无所觉，因刳破背，抽割积聚。"麻沸散的确切组方现已无从考证，据记载，其包括乌头、曼陀罗及其他一些草药。《三国志·华佗传》记载："病若在肠中，便断肠湔洗，缝腹膏摩。四、五日差，不痛，人亦不自寤，一月之间即平复矣。"又如《华佗别传》记载："又有人病腹中半切痛，十余日中，鬓眉坠落。佗曰：是脾半腐，可刳腹养治也。使饮药令卧，破腹就视，脾果半腐坏，以刀切之，刮去恶肉，以膏敷疮，饮之以药，百日平复。"华佗生前著有医书，临死时交给狱吏，狱吏不敢接受，华佗便将之焚毁，此为千古之憾事。

二、按摩推拿学成就

1. 按摩推拿专著的诞生

秦汉时期，医学早已奠定基础，本草方剂迅速发展，导引按摩的医疗地位开始下降，但仍有所发展。在这一时期出现了按摩推拿方面的专书《黄帝岐伯按摩》10卷，被公认为我国最早的按摩推拿专著，与之并提的还有《黄帝杂子步引》12卷，可惜均已失传，书中具体内容无从考证。《黄帝岐伯按摩》10卷的出现是推拿发展史上的一个里程碑，是推拿理论体系初步形成的一个标志性产物，但需要注意的是《汉书·艺文志》所载的《方技略》并没有把它们归入记载医学典籍的"医经"与"经方"类当中，而是归于"神仙"类。《汉书·艺文志》对"神仙"的解释是："所以保性命之真而游求于外者也。聊以荡意平心，同死生之域，而无怵惕于胸中。"古代所谓的"神仙"，乃养生有得、长寿有验之人。而"仙学"、"仙道"就是研究养生、探求长寿的学问。养生之术法门万千，而按摩可以说是最浅显直观、方便易行的一种养生方法了。

2. 推拿用于急救

张仲景在《金匮要略》中就记载了采用以推拿为主的方法抢救自缢者的案例："徐徐抱解，不得截绳，上下安被卧之。一人以脚踏其两肩，手少挽其发，常弦弦勿纵之；一人以手按据胸上，数动之；一人摩捋臂胫，屈伸之，若已僵，但渐渐强屈之，并按其腹。如此一炊顷，气从口出，呼吸眼开，而犹引按莫置，亦勿苦劳之。须臾，可少桂汤及粥清含与之，令濡喉，渐渐能咽，乃稍止。若向令两人以管吹其两耳，深好。此法最善，无不活也。"

《金匮要略》对按摩抢救的全过程作了详细介绍，其抢救手法包括胸外心脏按压术、按腹人工呼吸法、颈椎牵引、四肢按摩和关节被动运动等。从"此法最善，无不活也"的结语中，可以看出这是对无数次成功病例的临床总结。这也是世界医学史上救治自缢死的最早文献记载，体现了我国汉代推拿医学的水平。后世推拿手法治疗自缢死均源于此，并得到不断的完善，至清代已经趋于完备，至今对临床自缢死等的抢救具有较大的实用价值。

3. 膏摩的临床应用范围逐渐扩大

秦汉时期膏摩的临床使用范围逐渐扩大，在《金匮要略》中明确提出了"膏摩"一词，并将其与针灸、导引等方法并列，用于预防保健。这是文献记载中第一次运用"膏摩"的称谓。到了后世，膏摩成为推拿疗法中一项重要的组成内容。

三、相关人物及著作

1. 《引书》

20 世纪 80 年代初，在湖北省江陵县张家山出土了大批竹简，除法律、军事、数学等文献外还有《脉书》和《引书》两种医书。据推算墓葬年代为西汉吕后至文帝初年，与长沙马王堆汉墓同期或稍早。

《引书》原文抄写在 113 枚竹简上，共 3235 字，第一部分论述了四季养生之道，第二部分论述了导引术式及其作用，第三部分讨论了致病因素、防治方法及养生理论等内容，主要反映了汉以前导引养生学成就。

《引书》中导引的术式以肢体活动为主，类似于今天的广播体操。术式从命名上可分为按动作特点命名、按动物动作命名和以所治疗的疾病命名等三类，从功用上可分为保健类导引术式和医疗类导引术式，从活动方式上可分为徒手类和辅助器械类，从发力者上分还可分为主动运动类和被动运动类。与长沙马王堆汉墓出土的《导引图》相比较，《引书》所记载的导引术式种类更多，内容更为丰富。该书共记载导引术110种，论述术式者85种，用于治病者50种。在治疗上，其内容涵盖临床各科，以伤科疾病最多，如肩、背、腰、膝、踝等的痛症及下颌关节脱位等；其次是内科，记载了肠辟、心痛、腹胀、腹痛等疾病；再次是外科、五官科疾病，如痔、瘘、目痛、耳聋等。《引书》的发现改写了中国医学历史上的某些最早记录，为研究按摩推拿技术提供了珍贵的资料。

2.《五十二病方》

据学者考证，长沙马王堆汉墓出土的《五十二病方》是帛简古医籍中最古老、最重要的一部方书。全书一万余字分为52题，每题都是治疗一类疾病的方法，共涉及内、外、伤、妇、儿、五官诸科103个病名。书中有多处关于按摩推拿治疗疾病的记载，涉及的手法包括安（按）、靡（摩）、揗、蚤挈、中指蚤（搔）、括（刮）、捏、抚、循（揗）等10多种，主要为摩擦与挤压两大类手法，其中以摩法运用记载最多。此外，在《五十二病房》中记载有多种按摩手法所用的器具，如木椎、铁椎、筑、钱七、羽毛等。结合器具的手法有筑冲、羽靡、采木椎等。

3.《养生方》与《导引图》

在马王堆出土的《养生方》是一部以养生为主的方书。其内容，一类是健身补益方，用于强身健体，延缓衰老；另一类是房中补益方，用于滋阴壮阳，提高性能力。书中载有对腿脚、涌泉及肾俞穴等部位进行按摩以养生保健的方法。还载有以小鸡收集蜂类毒液，经干燥、研末等工序后，加枣泥和成软膏涂抹于布巾，制成药巾用于按摩身体，以温阳、增长气力、强身健体的方法。

《导引图》从上至下共分4排，每排11副图，共有44个人像，描绘了各种医疗和养生导引动作，包括站、坐、徒手、持械等不同姿势。其中第1排第10位、第3排第11位、第4排第6、10、11位均属于按跷，除"引髀痛"采用蹲跪（坐）式外，其余均为立式运动。《导引图》还注有导引治疗疾患的文字注释，专门针对各种疾病进行治疗的文字说明共有13个，标明可治的疾病有腹痛、聋、烦、膝痛、肤积、偃厥、炅中（热中）、温病、痹痛等12种，包括伤寒病、时令病、脏腑功能失调、关节肌肉损伤等。通过这些导引术式，可以看到当时已经运用锻炼腰背肌和运动关节等方法防治一些内科、伤科及五官科杂病。这些具体翔实的资料再一次清楚地表明，春秋战国时期人们已能广泛使用导引按跷治疗各种疾病。

4. 《武威汉代医简》（《治百病方》）

1972年11月在甘肃省武威县柏树公社发现了一座汉墓，据鉴定，墓主人可能是一位年长的医生，其随葬有92枚医药简牍，其中木简78枚、木牍14枚。经武威县文化馆、甘肃博物馆整理编成《武威汉代医简》，于1975年由文物出版社出版。因简牍中有"治百病方"的字样，遂改名为《治百病方》。《武威汉代医简》为东汉早期（公元25～88年）之物。其中推拿疗法的内容，见于膏摩方"治千金膏药方"中。"治千金膏药方"与《五十二病方》和《内经》中的膏摩方相比，在药物组成、制备方法、适应病证和临床操作各方面都有了明显的进步，方中提出的四味中药成了后世众多膏摩方的基本组成，"三指摩法"也成了膏摩的基本操作手法之一。

5. 张仲景与《伤寒杂病论》

东汉末年张仲景撰写《伤寒杂病论》共16卷，可惜此书完成没多久就因战乱而散失，后经过太医令王叔和重新整理编次才得以流传。此后该书的书名、卷数屡有变更，直至北宋才确立了一分为二的格局，即现今所流传的《伤寒论》及《金匮要略》。《伤寒论》主要论述伤寒。

《金匮要略》是《金匮要略方论》的简称，全书3卷25篇，系统性地论述了伤寒以外的各类病证的理、法、方、药。在推拿方面其贡献主要有二：一是如前文所述，书中最早提出了"膏摩"一词，并将其与针灸、导引等法并列，用于预防保健。在《金匮要略·中风历节病脉证并治第五》记载了一首膏摩方："头风摩散方，大附子一枚，炮，盐等分。上二味，为散，沐了，以方寸匕，已摩疾上，令药力行。"此法将药摩于头部疼痛部位，取附子通阳散寒、食盐逐风之功以止头痛，方药组成虽只有附子和盐，但却是行之有效的便验方。《金匮要略》另外的贡献则是记述了按摩抢救自缢死亡的全过程，体现了汉代推拿医学的水平。

6. 华佗

华佗是汉代名医，尤以外科著名，他不但擅长手术、精通方药和针灸，还对推拿治疗和导引养生多有研究。华佗在推拿导引方面的贡献简述如下：

（1）发明"五禽戏"：华佗模仿虎、鹿、熊、猿等动物的动作形态创立发明了"五禽戏"。《后汉书》记载："华佗语普曰：人体欲得劳动。但不当使极耳。动摇则谷气得消，血脉流通，病不得生。譬如户枢，终不朽也。是以古之仙者，为导引之事，熊经鸱顾，引挽腰体，动诸关节，以求难老。吾有一术，名五禽之戏：一曰虎，二曰鹿，三曰熊，四曰猿，五曰鸟。亦以除疾，兼利蹄足，以当导引。体有不快，起作一禽之戏，怡而汗出，因以着粉，身体轻便而欲食。"五禽戏的主要作用是通过"引挽腰体，动诸关节"，达到延年益寿的目的。同时"亦以除疾，并利蹄足"还说明这一导引法也可以用来治疗四肢关节等处的疾患。五禽戏的具体操作方法在陶弘景的《养性延命录》中有详细记载。

（2）擅长膏摩：《三国志》记载华佗将膏摩用于腹部外科手术后的康复："若病在肠中，便断肠湔洗，缝腹膏摩。"《后汉书》也有华佗以膏摩、放血、服药等综合疗法治疗顽固性眩晕的记载。《外台秘要》曾引述华佗用于伤寒病初起的膏摩法："华佗曰：夫伤寒一日在皮，当膏摩火灸即愈。"后世《肘后救卒方》、《诸病源候论》、《备急千金要方》、《外台秘要》等众多著作都有记载传自华佗的膏摩方。

（3）提出选择性的运用推拿：据文献记载华佗十分重视推拿，将推拿作为主要的临床疗法之一。后世《华氏中藏经》、《华佗神医秘传》等书记载了华佗对推拿运用的见解，他主张各种治法宜因病而施，如《华氏中藏经》所言："夫病者，有宜汤者，有宜圆者，有宜散者……有宜按摩者，有宜导引者。"导引按摩治病的主要机制是"导引则可以逐客邪于关节，按摩则可以驱浮淫于肌肉"，所以"内无客邪勿导引，外无淫气勿按摩"。如果导引按摩失治，"宜导引而不导引，则使人邪侵关节，固结难通；宜按摩而不按摩，则使人淫随肌肉，久留未消。"导引按摩误治，"不当导引而导引，则使人真气劳败，邪气妄行；不当按摩而按摩，则使人肌肉胀痛，筋骨舒张。"华佗明确提出了推拿的作用机理及推拿的适应证、禁忌证。推拿误治问题经华佗首次提出后，逐渐引起了后世推拿医家的重视。

7. 汉代其他书中记载的推拿医学

按摩法既可以用治人体内外疾患，又可以健身防老，故很早就得到了推广和普及，秦汉时期的其他古籍对按摩亦有相关记载。《史记》记载西汉名医淳于意用"寒水拊"法为人治病，还记载了济北王高价购买了一个擅长"案法"，名叫竖的侍女，说明当时有为王府贵族做保健按摩的专职人员。《后汉书》描述四川涪水一带的一位隐士医学者称"治病不限贵贱，皆摩踵救之"。东汉一些学者的著作中也涉及不少医学内容，如郑玄注《周礼》、《周易》、《诗经》及高诱注《战国策》、《淮南子》、《吕氏春秋》等均涉猎了许多医药卫生知识。

第五节　三国两晋南北朝时期

一、社会背景

公元 220 年，曹丕袭位，废汉献帝自立，国号为魏；221 年，刘备成都称帝；公元 222 年，孙权在建业称王。魏、蜀、吴三国鼎立，此间连年征战。公元 280 年西晋政权的建立结束了连年战乱，社会经济得到了短暂的恢复。但接踵而来的"八王之乱"及匈奴进军中原使晋政权南迁，北方经历了五胡十六国，南方经历了东晋、宋、齐、梁、陈，直到公元589年隋灭陈，才再次结束割据局面，使全国重归统一。

从三国割据到隋一统全国的近400年，是中国社会发展最纷乱的时期之一。一方面少数民族政权的建立使各民族文化大融合，另一方面西晋政权的南迁将汉族先进的科技文化带到较为落后的江南地区，促进了当地农业、手工业及商业的繁荣，南北文化互通使临床医学经验得以广泛的交流。此外，由于连绵不断的战争使伤病疾患及医疗实践的机会增多，各科临证，特别是急救处理、骨伤科、外科等实践经验积累迅速，诊治水平有了很大的提高。在意识形态方面，这一时期宗教文化蓬勃发展，随着佛教兴起和道教流行，打破了两汉独尊儒学的局面，出现了儒、佛、道三教并兴的格局。其中源于民间的道教与追求长生的贵族道教相融合，追求长生、清静虚无、道法自然的观点对医学发展产生了较大影响。三国两晋南北朝时期的医学发展主要有以下特点：

1. 医书创作的最早繁荣时期，始见经典文献的研究整理

三国两晋南北朝时期是我国医书创作最早的繁荣时期。一方面，由于战乱所导致的疾病增多使临床实践的机会增加，医生的临证经验逐渐丰富起来；另一方面，由于当时政权动荡使南北方各民族之间的文化得以融合，医学经验随之得到了更多的交流。据记载，这一时期问世的医书多达近200种，涉及内、外、妇、儿各科及急救处理等方面，

战乱尤其使得骨科和伤科发展迅速，如《肘后备急方》中论述了开放性创口早期处理的重要性，主张对腹部创伤肠断裂采用桑白皮线进行肠缝合术，此外还记载了烧灼止血法。《刘涓子鬼遗方》记载了创口感染、骨关节化脓性疾病所采用的外消、内托、排脓、生肌、灭瘢等治法，提出运用虫类活血药治疗金疮，还对骨肿瘤的诊断和预后提出了见解。在北魏时期，太医署已有骨伤专科的折伤医。

众多临床医书的问世，加之先秦两汉时期流传下来的丰富医学典籍，使一部分医家将注意力转移至对文献的整理研究和注释阐发方面。一部分医家对《内经》、《难经》、《伤寒杂病论》、《神农本草经》进行了整理、校注，比较著名的有南北朝时期全元起校注《内经》、陶弘景注解《神农本草经》。此外还有医家将注意力集中在对基础理论的规范化整理方面，在总结前人成就的基础上，有了重大的发展，杰出代表有西晋王叔和编辑撰写的脉学专书《脉经》、皇甫谧整理编辑的《针灸甲乙经》等。

2. 服石及炼丹术的兴盛推动药物学的发展

东晋葛洪结合了儒家思想改造五斗米道，使之转化为上层天师道，宣扬采药炼丹、长生不老的思想，迎合了当时上层贵族追求长寿的要求，得到了统治阶级的赞许与支持。道教的盛行使炼丹求仙蔚然成风。为了补虚、长寿、增强性功能，在玄学思想的影响下，服石之风盛行，这使得炼丹术迅速发展，也推动了药物学的发展。由于所服石散多为剧毒燥烈之药，能引起寒热发作、局部疼痛、肌肤溃烂、精神恍惚等毒副作用，当时的医家也开始寻求调治服石症状的方剂药物，亦推动了药物学的发展。在本草方面，陶弘景将前代的本草学成就加以整理，并纳入新经验，对药物炮制、度量衡及剂型等进行考订，著成《本草经集注》，不但使录入的药物品种成倍增加，还开创了新的本草分类方法，对后世影响深远。在药物炮制方面，这一时期产生了我国现知最早的药物炮制专著《雷公炮炙论》，后世的许多炮制专书都受到了此书的影响。

3. 官办医学教育初现，家传医学兴盛

晋代官学医学教育已初露端倪，《唐六典》记载："晋代以上手医子弟代习者，令助教部教之。"这是我国官学医学教育事业的开端。东晋时，皇家已设置药园，从事生药人才的培养。《隋书》记载："高祖受命，置门下省，统尚药局，典御二人，侍御医、直长各四人，医师四十人。太常统太医署令二人，丞一人，太医署有主药二人，医师二百人，药园师二人，医博士二人，助教二人，按摩博士二人，祝禁博士二人。"刘宋元嘉二十年（443年）奏置医学教育一事，是政府创办医学教育的明确记载。

如前文所述两晋南北朝时期盛行服石且多见并发症，这使得人们需要懂得一些医学常识，否则将有亡命的危险。望族晚辈为表孝道都会学习一些医学知识为族人服务，同时由于战争频繁，朝廷急需大量医学人才，在这种情势下，医学教育便有了发展。说明在当时的社会背景下，社会上层已十分注意对医药知识的学习了。

三国两晋早期推拿按摩以家传和师带徒的传统方式流传下来。在民间，这一时期的家传医学非常兴盛，尤以许多士族为著，如东海徐氏、馆陶李氏等。

4. 道家意识形态对医学产生影响

道教出现在东汉，最早民间道教组织有五斗米道和太平道，道教一开始就把老子奉为始祖，把《道德经》的若干内容作为信条。最原始的道教经典是《太平经》，内容庞杂，既有政治哲学思想，也有大量的医学内容。到晋唐时期，主张性命双修，求长生不死的神仙道成为了道教的主流，在充实了儒家的法礼观念和佛教的组织形式后，道教逐渐演化成贵族宗教，从而得到统治阶级的拥护，逐渐繁荣起来。

两汉时期导引按摩术属神仙类，神仙与医学则同属方技类。创立道教的民间方士、巫师以及后来的道士很多懂得一些医术，以至《黄帝内经》中的一些内容也被挟裹进道教的典籍《道藏》中。道士们相信人的寿命可由人自己控制，至少可以保养长生。许多道教的领袖人物都是那个时代的医坛主将，如道教丹鼎派领袖人物、东晋道教理论家、医学家和炼丹家葛洪，道教上清派领袖、道教改革家陶弘景等，他们将道教中的哲学思想引入医学，在医学临证、本草、方药、导引、养生等方面做出了卓越贡献。

二、按摩推拿学成就

1. 各科中的按摩推拿

三国两晋南北朝时期，按摩推拿疗法为治病的重要手段之一。这一时期的医书中可见到按摩推拿应用于临床各科的记载。在《刘涓子鬼遗方》中记载了膏摩法在妇科的应用："妇人产乳中风及难产，服如枣核大，并以膏摩腹立生。"这是最早的手法结合药物治疗难产的文献记载。推拿还被用于治疗卒心痛、卒腹痛等急症，如《肘后备急方》

记载治疗卒腹痛："使病人伏卧，一人跨上，两手抄举其腹，令病人自纵，重轻举抄之。令去床三尺许，便放之。如此二七度止。拈取其脊骨皮，深取痛引之，从龟尾至顶乃止。未愈更为之。"书中还介绍了面部美容的按摩手法："疗人黔，令人面皮薄如莲华方：鹿角尖，取实白处，于平石上以磨之，稍浓，取一大两，干姜一大两，捣，密绢筛，和鹿角汁，搅使调匀。每夜先以暖浆水洗面，软帛拭之。以白蜜涂面，以手拍，使蜜尽手指不粘为尽。然后涂药，平旦还以暖浆水洗，二三七日，颜色惊人。除药不见风日，慎之。"洗面清洁、润肤涂面、手法按摩、睡前敷面、早晨清洗这一全套程序，与现代美容法有惊人的相似之处。这种涂润肤剂后以手拍面的美容方法既可促进面部的血液循环，又能保护面部肌肤免受过度牵拉之害，确实很有科学性，现代美容界仍很推崇这种手法。

2. 按摩推拿手法不断增加

由于两晋南北朝时期连年的战乱，骨伤科、外科疾病增多，按摩推拿被大量的运用于临床。在这一时期，按摩手法已不再是简单的向下按压与摩擦，手指相对用力且双手协同操作的捏脊法和作用力向上的腹部抄举法已经出现，这给按摩手法的发展注入了生机。此期间，按摩手法日渐丰富，除捏脊法、腹部抄举法外，还有爪掐法、拍法、抓腹法、啄法、顿法、搔法、振法、搓法、擎法等多种手法。"按摩"一词多作为篇名、法名出现，而不再指某一种单独的手法操作，"按摩"逐渐从一种单纯的手法转变为手法学的代名词，最终固定成为中医手法医学的法定名称。这一时期是按摩推拿学发展的第一个高峰，除了上述手法的增加外，还出现了牵引疗法，如在《龙门药方》中记载了推拿牵引法治疗脚转筋的操作："筋已入腹者，令患人伏地，以绳绊两脚跌上踝下，两脚中间，出绳系柱，去地稍高，患者身去柱可五尺，即以棒折绳，令制患者。"

3. 道家养生思想融入推拿按摩

导引养生及自我保健按摩自商周时期便有记载，如汉代五禽戏、《导引图》等。两晋南北朝时期的养生保健导引按摩术记载较之前更为丰富、翔实，其中还引入了晨起运功的理念，同时这一时期的自我养生按摩法还逐渐形成了套路。如前所述，这一时期炼丹术盛行，上层社会追求长生不老与自我养生保健之法使得魏晋南北朝道家养生之风大行，道家养生思想融入自我保健按摩，如葛洪在《抱朴子》中提倡的"清晨健齿三百过者，永不动摇"，便是将道家养生用于医疗保健。随之自我养生按摩法也进入全盛期。

4. 推拿得到官方重视

按摩手法的增加及手法学名称的固定，使按摩在医学领域的地位也得到了提升。这一时期按摩成为宫廷医学教育的四大科目之一，《新唐书》有记载："隋太医有按摩博士二人，唐因之；贞观中减置一人；又置按摩师按摩工佐之，以教按摩生。"需要注意的是，当时把骨伤科也纳入了按摩科，因此按摩科的手法治病范围包括了骨伤疾病。

三、相关人物及著作

1. 许逊与《灵剑子引导子午记》

《灵剑子引导子午记》由晋代许逊（字敬之）所著，

现存有道藏本及上海涵芬楼影印本等，本书为现今最早的导引专著。书中系统地整理了自我按摩法，如叩齿漱津、拭摩神庭、摩手熨目、营治城郭（摩耳）、下摩生门（摩脐）、灌溉中岳（按鼻）、俯按山源（按口）、手朝三元（摩头）及手攀脚梢等。后世养生著作如《万寿仙书》等多引述其中的按摩法。

2. 葛洪与《肘后备急方》

葛洪，字稚川，自号抱朴子，是道教丹鼎派领袖人物，江南世贵子弟，东晋道教理论家、医学家和炼丹家。其著有《抱朴子》、《神仙传》、《肘后备急方》等书，对道教理论、医学养生等有重要的影响。

《抱朴子》是儒道思想相结合的产物，分内篇和外篇。外篇主要阐述关于伦理道德的哲学，内篇是该书的主体，主要论述炼丹，中心思想是求长生不死。书中有载："云头痛者摩石人头，腹痛者摩石人腹，亦还以自摩，无不愈者。"在强身防病方面，其强调用手法进行干浴。书中还提到《按摩经导引经》，并说："其肿痛所在，以摩之，皆手下即愈"，可惜现已失传。

《肘后备急方》是两晋南北朝时期的一部重要医书，是一部集大成的急救医方书，内容包括内科杂症、外科急症、寄生虫病、妇科、儿科等，收集了张仲景、华佗等前世名医的医方和周、甘、唐、阮诸家的备急方。本书后经陶弘景增补魏晋南北朝时期的大量医学内容，曾易名为《补阙肘后百一方》，又经金代的杨用道再补，改名《附广肘后备急方》，即为现今流传版本。本书在按摩推拿方面具有非凡的影响，书中众多治疗记载均为国内或世界首创，如《肘后备急方》首创以口对口吹气法抢救猝死病人的复苏术，首次记载了指掐人中急救休克的方法，即"令爪其病人人中，取醒"。书中还记载了抓拿脐上三寸之建里穴能够治疗脘腹疼痛，后世《古今录验方》和《张文仲方》均采用相同方法治疗真心痛。书中关于抄腹法的记载对后世影响深远，今有人用于治疗肠扭转、肠梗阻，名曰颠簸疗法。此外，书中的拈脊骨皮法被后世冠以"捏脊疗法"之名而在小儿推拿领域得到了重用。

在《肘后备急方》中记载的按摩手法适应证非常多，包括卒心痛、卒腹痛、卒中恶死、卒中五尸、霍乱转筋、时行发疮、口㖞僻（面瘫）、风头及脑掣痛、脚气、胃反、风热瘾疹、蜈蚣咬伤、肢节麻痛、瘫痪不遂、风湿痹、不仁、拘挛等内科、外科、妇科、骨伤科、皮科诸科病证。涉及的作用部位包括人中、印堂、颊车、肩井、足三里、风市等穴位，还包括前额、面部、心下、胸骨、腹部、背部正中皮肤等全身各处。涉及的手法包括摩、指按、爪（掐）、按、抓（拿）、指弹、抽掣、捻、捋、抑按、拍、指捏等。

3. 刘涓子与《刘涓子鬼遗方》

《刘涓子鬼遗方》为晋末刘涓子所著，约成书于公元442年，后经南齐龚庆宣编次，完成于公元499年。本书被认为是外科专著，其中也有以膏摩法治疗外科疾病的记载。据现存残本，该书收有白芷摩膏、生肉膏、丹砂膏、鸥脂膏、麝香膏、五毒膏等膏摩方共14首，其中有10首专用于摩治外科病证。涉及的操作方法有摩法、擦法、拓法等，另有"摩四边"、"摩左右"、"病上摩"、"向火摩"等变化。书中收录的"赤膏治百病方"可用于内、外、五官等各科："赤膏治百病方，野葛皮一两，白芷一两，蜀椒二升去目，大黄、川芎各二两，巴豆三升去皮心，附子十二枚，丹参一斤，猪脂六升。贼风痛疽，肿，身体恶气，久温痹，骨节疼痛，向火摩之。妇人产乳中风及难产，服如枣核大，并以膏如摩腹，立生。"

4．陶弘景与《养性延命录》

陶弘景，字通明，号华阳隐居，是道教丹鼎派领袖人物。其自幼仰慕葛洪，接受葛洪思想的熏陶，有学道养生之志。他收集了前代彭祖、张湛、胡昭、封君达等养生家的语录以及《道德经》、《庄子》、《列子》、《黄庭经》等养生论著，结合自己的体会编辑成《养性延命录》，包括起居饮食、精神摄养、导引按摩、药物补益等内容，另著有《真诰》亦涉及导引、按摩等自我保健养生之法。

《养性延命录》中专设"导引按摩"篇，详细论述了自我养生按摩法。方法有叩齿、熨眼、按目四眦、引耳、引发、摩面、干浴、掣脚、梳头、搓头顶、伸臂股等。具体手法包括摇、指按、摩、按、揩摩、振动、推、筑、掣、挽、梳等。其中拭目、叩齿、咽津、栉发等头面保健按摩术操作简单，一直为后世养生家所沿用，至今仍用于保健按摩。

5．《太清道林摄生论》

两晋南北朝之际，自我按摩的操作方法已从一招一式向套路集成化发展，较有代表性的是道林的《太清道林摄生论》。道林生平未详，其养生经验部分收载于《养生经要集》，陶弘景《养性延命录》曾取材于此书，其自序亦提及道林。《太清导引养生经》也记载有《道林导引要旨》一书。《太清道林摄生论》今仅存于《道藏》。该书"按摩法第四"载有著名的"自按摩法十八势"和"老子按摩法",名为按摩法,实乃导引法,即结合了自我按摩的肢体主动运动。其中涉及大量自我按摩手法,如扭、捩、按、顿、捶、掔、捺、捻、拨、摸、振、摇、掘、打、伸等。值得注意的是,这里的"自按摩法"到了孙思邈的《千金要方》里被改名为"天竺国按摩法",经仔细核对《千金要方》,发现其内容大多取材于《太清道林摄生论》,甚至是大段地照搬。随着《千金要方》的广泛流传,"自按摩法十八势"播名海内外,但中华民族的国货却从此被镶上了婆罗门商标。

《太清道林摄生论》除推崇自我按摩外,也重视被动性全身保健按摩的作用。书中强调:"小有不好,即须按摩捋捺,令百节通利,泄其邪气也。凡人无问有事无事,恒须日别一度遣人蹋脊背,及四肢头项。若令熟蹋,即风气时行不能着人。此大要妙,不可具论。"蹋法,又称跷法,是指一种用足部操作的推拿法,以垂直加压的踩踏动作为主,配合弹压、拧、揉、滑推、足跟叩击等技法,适宜于背部脊柱部和臀股等部,多用于保健按摩以及腰背部软组织损伤疼痛、胸腰椎小关节紊乱等症的治疗,至今海内外仍有该法流传。

第六节　隋唐五代时期

一、社会背景

公元 581 年杨坚夺取北周政权,建立隋朝,定都长安，于公元 589 年，一举灭陈，统一了全国。然而统治不久后隋朝上层阶级的腐朽性逐渐暴露，特别是隋炀帝的穷兵黩武，横征暴敛，大修宫河，巡游无度，使得民不聊生，农民起义爆发，此时官僚、地主亦纷纷起兵。公元 618 年，出身贵族的李渊攻入长安，废除恭帝，建国号为唐，此后一直到公元 624 年又陆续镇压了其他各地的官僚、地主割据势力和农民起义军，终于再次统一了全国。唐高祖李渊和唐太宗李世民在政治和经济上进行了一系列改革，去奢省费，轻徭薄赋，选用廉吏，使人民衣食有余，国力强盛，社会繁荣。但安史之乱爆发以后，唐朝由盛转衰，公元 907～959 年，中原一带相继有梁、唐、晋、汉、周五代更替，同时还有 10 个割据政权的存在。

盛唐时期，长安成为全国政治、经济、文化交流的中心，亦成为国际性的大都市，聚集着几十万人，不但有皇室贵族、官僚地主、商人与手工业者，还有大量的各国使者、留学生、僧侣等，不仅对外贸易明显发展，还使得文化交流更为频繁。这一时期造纸工业已遍及全国，雕版印刷工艺的问世使各种书籍得以迅速传播，法国国家图书馆现珍藏的《新集备急灸经》即为当时民间印刷出售的医药书籍，印有"京中李家于东市印"的字样。经济文化的繁荣昌盛、科学技术的进步、中外交流的频繁以及统治者对医学的重视都为医学发展提供了良好的机遇。这一时期，医学得到了全面的发展，其特点如下：

1. 医药学思维活跃，研究细化且深入

隋唐时期特别是唐代，文化氛围宽松活跃，在这种环境下医药学思维活跃，出现了空前昌盛的局面。这一时期不仅秦汉魏晋南北朝的医学实践得到继承和发扬，以往只以局部地区或个人经验从事医疗实践和著书立说的局面也被打破，在全面综合整理以前医学成就的基础上，医学工作者总结新经验、吸收新理论，为医学理论和实践在更高水平上继续发展奠定了基础。在这一时期，一大批医药巨著相继问世，如第一部病因证候学专著《诸病源候论》、第一部临床百科全书《备急千金要方》及第一部国家药典《新修本草》等。

在医学学术研究方面，对疾病的研究趋于深入，不仅研究疾病症状，更注重疾病证候的探讨。《诸病源候论》中论述疾病的病因、证候就多达 1739 条，对后世产生深远影响。

2. 医学制度完备

隋唐的医疗系统主要有三类，包括为帝王服务的尚药局和食医、为太子服务的药藏局和掌医以及为百官服务的太医署和地方医疗机构。唐代还明显加强了太医署的医政管理和教育职责，规定太医令、太医丞每季考核诸医针生一次。隋唐时期的地方医事制度也有所建树，隋朝郡县官府均有医生，唐朝地方医事更为受到重视，建立了一套机构，规定京兆、河南、太原三府设医博士、助教各 1 人，学生 20 人；各都督府及上州设医博士、助教各 1 人，学生 15 人；中都府设医博士、助教各 1 人，学生 15 人……下都府及中州、下州亦有相应的人员设置。医博士均身兼医疗和教学之职，学生有在州境内巡回医疗的任务，可见唐朝政府对医疗的重视。唐代律令中关于医药卫生的记载也不少，如"诸医为人合药及题疏针刺误不如本方杀人者，徒二年半。其故不如方杀伤人死，以故杀伤论；虽不伤人，杖六十"，记载了误治致死、误治不死等不同情况的医疗事故处理规定。又如"诸医违方诈疗疾病而取财物者，以盗论"，是对医生诈取病人钱财的情况按盗窃处理的规定。

3. 医学教育迅速发展

虽然汉代就已经有了医学分科与医学从业人员的擢拔与考核记载，但医学教育还是处在"得其人乃传，非其人勿言"的闭锁式传授模式。北魏始有太医博士、助教，开始了专职医学教育。南朝刘宋时期也设立了太医署，兴办官方医学教育，"宋元嘉二十年，太医令奏置医学，以广教授"，但开办中央级别的大规模的医学院当数隋代的"太医署"。

隋唐时期是我国医学史上医学教育最为进步的时期之一，不但继续沿袭家传和师徒教授的优良传统，更开创和发展了学校模式的医学教育，其规模之大、规格之高、课程设置之新、教学要求之高、考试之严、制度之完善为前朝所未见。隋代的医学教育设有4个科系，医学系有博士2人、助教2人、医师200人、医学生120人，按摩系、药园系及咒禁的规模略小。据记载，隋代医学校人数最多时师生共580多人，足见其受重视程度之高。唐代学制更为完备，在隋代基础上新设针科，在科系下"分而为业"，设立体疗（内科）、疮肿（外科）、少小（儿科）、耳目口齿、角法（外治法）等5个分科，并有不同的学制和课程。每一部门中博士是相应学科的最高教官，博士教授学生，助教、师、工等以辅助教学，学生入学后必须学习共

同的基础课，然后分别学习临证各科。基础课内容主要有
《黄帝内经》、《神农本草经》、《针灸甲乙经》、《脉经》等。
在教学考核方面，太医署仿照国子监实行科举制，规定
"诸医针生读本草者即令识药形而知药性；读明堂者即令
检图识其孔穴；读脉诀者即令递相诊候，使知四时浮沉涩
滑之状；读《素问》、《黄帝针经》、《甲乙》、《脉经》，皆
使精熟"，还要求"博士月一次试，太医令丞季一次试，
太常丞年终总试"。如考试成绩突出，医术已经超过现任
医官者，可以提前毕业；反之，学习成绩很差，9 年内仍
不合格者，则令其退学。

4. 新药的输入及国家药典的问世

隋唐时期，国富民强，百业兴旺，一方面国内外贸易
的发展促使大量西域的香料和东南亚的药物输入我国，如
阿拉伯地区传入的丁香、苏合香、乳香、安息香、毕拔，
从越南传入的白花藤、白茅香、榈木、诃黎勒，从印度传
入的栀子、香附子、龙脑香等。另一方面政府对药物学发
展较为重视，设有专职人员从事药物的引种、栽培和研
究，从而促进了药物学的发展。这一时期，本草文献所载
药物数量远远超过前代，《神农本草经》收入药物 365 种，
而被誉为世界上第一部国家药典的《新修本草》载有药物
844 种，其中新载入的药物就多达 114 种。陈藏器又在
《新修本草》的基础上记载了其所遗漏的药物 692 余种，
集成《本草拾遗》，使有文献可考的药物来源、品种及所
涉及的分布区域更为广泛。

5. 民族间医药知识兼收并蓄，中外医学交流有所发展

隋唐时期中央政权加强了与民族地区的联系，与之相

应的是各民族医药的渗透与融合。据记载这一时期王叔和的《脉经》传入西藏，并由此传到印度，直至阿拉伯国家。公元 641 年文成公主入藏，带去"医方百种，诊断法五种，医疗器械六种，医学论著四种"。在西南地区，壮族医药逐渐形成了既渗透有汉医学内容又具有独特民族风格的壮族医学，不但对岭南地区的药物，如茯苓、滑石、桂枝、青石、白石等有丰富的用药经验，且对瘴气的认识和治疗内容详尽，丰富了祖国医学的内容。

隋唐时期中外医学交流频繁，中医药吸取了国外的用药经验、药物处方甚至是医学理论。隋唐时期翻译引进了许多印度医籍，如《西域波罗仙人方》、《婆罗门药方》、《龙树菩萨和香法》等。这一时期印度医也有来华者，有刘禹锡《赠眼医婆罗门诗》为证。同时，隋唐时期的中医药学及医药制度又影响了周边各国的医药学发展。朝鲜半岛的新罗等国不断派子弟来中国求学，不仅中医药学传入朝鲜，中国的医事制度也被朝鲜所接受。

二、按摩推拿学成就

1. 按摩专科的确立及专科教育的设立

隋唐结束了中国数百年南北分治的局面，封建社会进入了全盛时期，政治、经济、科技、文化都得到了空前发展，按摩推拿学的发展也进入了全盛时期，其地位得到官方认可。隋朝政府设立按摩科，与医、药、咒禁并列。按摩科的设立，正式统一了以前对手法医学混乱的命名，按摩成为中医手法医学的法定名称。

隋代对按摩医生的培养特别重视，编制中按摩博士多达 20 人、按摩师 120 人、学生 100 人，这样的规模在整个封建社会时期都是绝无仅有的。《唐六典》记载的隋代太医署按摩设置与《隋书》略有所出入，记载有按摩博士 120 人，按摩师 20 人，按摩生 100 人。另据记载，隋代殿中省尚药局内设有按摩博士 120 人，京兆、河南、太原三府及各都督府也有按摩博士（多为医学博士兼任）。隋代尚无针灸科，而按摩已与医、药、咒禁并列，且规模如此之大，足见按摩在当时宫廷和医学界的地位。

唐承隋制，但对过于庞大的按摩科作了精简。《旧唐书》云："按摩博士一人，按摩师四人，按摩工十六人，按摩生十五人。按摩博士掌教按摩生消息导引之法。"唐朝新增"按摩工"一职，按摩科下不再分科，但内容包括按摩、伤科、整骨等。对此《唐六典》的记载更为详尽："按摩博士一人，从九品下，按摩师四人，按摩工十六人，按摩生十五人。按摩博士掌教按摩生以消息导引之法，以除人八疾：一曰风，二曰寒，三曰暑，四曰湿，五曰饥，六曰饱，七曰劳，八曰逸。凡人肢节腑脏积而疾生，导而宜之，使内疾不留，外邪不入。若损伤折跌者，以法正之。"经过贞观、武德年间的两次医政改革，唐代的按摩科设置为按摩博士 1 人，主要任务是培养按摩人才；按摩师 4 人，亦是教学人员；按摩生为在校学生；在按摩师和按摩生之间增设了按摩工 16 人，是直接为宫廷服务的推拿临床人员。唐初太医署的按摩师生比隋代消减了 85%，这可能与当时推行精简的政策有关。

按摩博士的教学内容，《新唐书》称为"导引之法"，《旧唐书》和《唐六典》称"消息导引之法"。"消息"即指按摩，消息导引包括刺激性手法与导引性手法，也包括自我按摩与肢体动功。当时按摩科培养的按摩人才，不仅承担治疗任务，还有宫廷保健与导引养生的责任。在学习《黄帝内经》、《神农本草经》、《针灸甲乙经》、《脉经》等共同课的基础上，按摩科学生要在按摩博士和按摩师指导下学习消息导引之法，其中包括体疗、按摩、伤科、整骨等内容。需要注意的是，按摩科的治疗范围除了风、寒、暑、湿、饥、饱、劳、逸等八疾外，还包括"损伤折跌"类疾患，即今天的骨伤科正骨在当时也隶属于按摩科。这种归类方法对后世正骨推拿流派的形成及手法治疗在骨伤科中的首要地位都具有重要的意义。如《仙授理伤续断秘方》提出的治疗闭合性骨折的四大手法，即"揣摸"、"拔伸"、"搏捺"、"捺正"即属于按摩科手法。此外，这一时期推拿医学及教学随着中医药学向海外的传播已传入日本、朝鲜等国。

2. 按摩方法出现分类

隋唐时期的按摩方法大致可分为导引养生、天竺国按摩、老子按摩、膏摩法和伤科按摩等。

在《诸病源候论》中记载有较多的养生导引法，可通过自我导引达到祛病延年的目的，例如"舒两足坐，散气向涌泉，可三通，气彻到，始收右足屈卷，将两手急捉脚涌泉，换足踏手……去肾内冷气，膝冷脚疼也"。

隋唐时期在跌扑损伤的治疗中开始运用按摩推拿疗法。《诸病源候论》用按摩导引的方法治疗手腕皮肉筋骨损伤："夫腕伤重者，为断皮肉、骨髓，伤筋脉，皆是卒然致损，故血气隔绝，不能周荣，所以须善系缚，按摩导引，令其血气复也。"巢元方认为按摩导引能令伤处血气恢复，故可用于皮肉筋骨的损伤。由于隋唐时期的骨伤科疾病治疗属于按摩科，因此当时的按摩手法中包括了各种治疗软组织损伤、关节脱位及骨折复位的整复类手法。孙思邈就记载了被动牵引法治疗急性腰扭伤的治法："正东坐，收手抱心，一人于前据蹑其两膝，一人后捧其头，徐牵令偃卧，头到地，三卧三起，止便瘥。"这种双人牵引法在后世的骨伤科著作中，如郭思的《千金宝要》、危亦林的《世医得效方》都有记载，至今对推拿牵引治疗腰椎间盘突出症仍有实用价值。在关节复位方面《千金要方》、《千金翼方》中都有所记载，《千金要方·口病》曰："治失欠颊车蹉，开张不合方：一人以手指牵其颐，以渐推之，则复入矣。推当疾出指，恐误啮伤人指也。"《千金翼方·齿病》曰："治失欠颊车脱臼，开张不合方：以一人捉头，著两手指牵其颐，以渐推之，令复入口中，安竹筒如指许大。不尔，啮伤人指。"虽然这不是颞下颌关节脱位口内复位法的首次记载，但孙思邈在原方法的基础上有所改进，提出了牵引复位后要"疾出指"，并在口中放置竹筒防止手指被患者咬伤。现存最早的伤科专著《仙授理伤续断秘方》首次将推拿手法系统应用于骨伤疾病的治疗，对正骨手法和骨伤推拿学派的发展有很大影响。

3. 按摩工具和器械的使用

隋唐时期的按摩已经开始注重按摩工具和器械的使用。在《诸病源候论·风湿候》中就有关于梳头栉发用于保健的文字记载："栉头理发，欲得过多……数易栉，更番用之。"前者指出梳头多遍可按摩头部的皮肤经脉，起到活血通络、疏散风湿的作用，后者指出应用不同的梳子可调节刺激的力量和角度。因此，"梳头栉发"的手法名称流传了下来。现今以手代带栉进行头部按摩。在《外台秘要》中有载："羚羊角，上一物，多少自在末之，饮服亦可。以角摩噎上，良。"这里羚羊角即可锉成末内服，又可将其作为按摩的工具，直接按摩于噎膈的部位。

4. 妇科及内科杂病中按摩推拿的运用

隋唐时期，妇科疾病及内科杂病在按摩推拿治疗的疾病谱中占了较大的比重，如妇产科的阴挺、难产、死胎以及内科杂病的脚气、脱肛、真心痛、蚘心痛等病证，这些疾病的治疗经验有的至今用于临床。

有关妇科疾病方面的记载，如《千金要方》采用手法推纳复位治疗阴挺："治妇人阴下脱若脱肛方：羊胎煎讫，适冷暖以涂上。以铁精敷脂上，多少令调。以火炙布暖，以熨肛上，渐推内之。末磁石，酒服方寸匕，日三。"这是药物外涂、外熨、内服结合手法推纳治疗子宫脱垂的方法。在《千金要方》中亦有采用摩腹和刺激胎儿足底的方法治疗难产："治逆生方：以盐涂儿足底，又可急搔之，并以盐摩产妇腹上，即愈。"手法结合药物摩腹治疗难产，后世亦被广泛采用。《外台秘要》中有云："又疗妊身热病，子死腹中，又出之方。乌头一枚。上一味细捣，水三升，煮取二升，稍稍摩脐下至阴下，胎当立出。"这是典型的膏摩下死胎的方法。

有关杂病方面的记载，如《外台秘要》云："崔氏松脂膏，疗头风，鼻塞头旋发落复生，长发去白屑方：松脂、白芷各四两，天雄、莽草、踯躅花各一两，秦艽、独活、乌头、辛荑仁、甘松香、零陵香、香附子、藿香、甘菊花各二两，蜀椒、川芎、沉香、牛膝、青木香各三两，松叶切一升，杏仁四两去皮、碎。上二十一味，切，以苦酒二升半渍一宿，用生麻油九升，微火煎，令酒气尽不咤，去滓，以摩顶上，发根下一摩之，每摩时，初夜卧，摩时不用当风。"

三、相关人物及著作

1. 巢元方与《诸病源候论》

巢元方为隋大业年间（公元 605～616 年）的太医博士，后升为太医令，其医术高明，精通医理，在病因病源及证候方面的研究颇为精深。公元 610 年，巢元方奉诏编撰《诸病源候论》，该书共 50 卷，分 67 门，载录证候 1700 余条，为我国第一部论述疾病病因、病机、证候的专著。此书的一大特点是"有病而无方"，在详细论述每种疾病证候的基础上，提出治疗方案，但基本上没有方药，其中有一部分是辨证施以按摩导引功法，主要是自我按摩法。这些按摩方法结合肢体导引，既可对症施治，又能养生防病。全书共载"养生方"或"导引法"近 300 条，约 200 余种具体方法。如"疝病诸候"条目下载有用按摩导引法治疗疝瘕病："坐，舒两脚，以两手捉大拇指，使足上头下，极挽，五息止，引腹中气遍行身体。去疝瘕病，利诸孔窍，往来易行，久行精爽，聪明修长。"又如"风病诸候"条目下载有用颈椎旋转法治疗颈椎病："《养生方》云：一手长舒，令掌仰，一手捉颏，挽之向外，一时极势二七。左右亦然。手不动，两向侧极，急挽之，二七。去颈骨急强，头风脑旋，喉痹，膊内冷注，偏风。"
这是继《引书》仰卧位颈椎拔伸法治疗颈项疼痛后出现的
又一种自我导引法治疗颈项疼痛。

《诸病源候论》对汉代广泛流行的自我导引按摩保健法
作了系统总结，并按临床各科上百种病证的不同特点辨证
运用，形成了比较规范的自我按摩疗法，其记载的自我按
摩导引方法有捋头、栉头、摩面、摩目、拭目、熨目、抑
目左右、捻鼻、挽耳、叩齿、振臂、振腹、振臀、撩膝、
搦趾、摇足、转脚、挽足、摩腹、摩脐上下并气海、按胁、
按腰脊、倒悬、爪项边脉、把两颐脉、摩捋形体、干浴等。
涉及的手法有指摩、掌摩、捋、拭、捻、按、搦（按抑）、
爪（掐）、捺、撩、摇、振、顿等。书中记载较多和论述较
详细的当属摩腹法，"风邪候"条目曰："《养生方》导引法
云：脾主土，土暖如人肉，始得发汗，去风冷邪气。若腹
内有气胀，先须暖足，摩脐上下并气海，不限遍数，多为
佳。如得左回右转，三七。和气如用，要用身内一百一十
三法，回转三百六十骨节，动脉摇筋，气血布泽，二十四
气和润，脏腑均调。和气在用，头动转摇振，手气向上，
心气则下。分明知去知来。莫问平手倚腰，转身、摩气，
屈蹙回动。尽，心气放散，送至涌泉，一一不失气之行度，
用之有益，不解用者，疑如气乱。"《诸病源候论》对摩腹养
生理论与方法的总结，对唐代的孙思邈、五代的杨凝式、
宋代的陆游等养生家影响很大。明代《易筋经》中的"揉
腹法"、清代《延年九转法》中的"摩腹运气法"以及近代
的腹诊推拿流派，均在此基础上发展而来。

2. 孙思邈与《千金方》

孙思邈，世称孙真人，被后世尊为药王。其历经隋唐两代，始终以医为业，80 余年，著成《备急千金要方》（简称《千金要方》）和《千金翼方》。后世多将《千金要方》和《千金翼方》合称为《千金方》，这部中医临床百科全书总结了我国自上古至唐代的医疗经验和药物学知识，丰富了中医学内容。

《千金要方》撰写于公元 652 年，共计 30 卷 232 门，含方论 4500 余首。《千金翼方》成书于公元 682 年，共计 30 卷 189 门。两书取材丰富，涉猎广泛，被看做是我国第一部理法方药俱全的临床百科全书。《千金方》中所体现的孙思邈对于按摩推拿的贡献主要有以下几点：

（1）提倡用自我按摩和导引的方法进行日常保健。孙思邈作为一位养生大家，十分重视预防保健，防患于未然，他汲取前人养生经验，极力倡导包括自我按摩在内的养生法。孙思邈在《千金要方》中指出："小（稍）有不好，即按摩挼捺，令百节通利，泄其邪气。凡人无问有事无事，常须日别蹋脊背、四肢一度。头项苦，令熟蹋，即风气时行不能着人，此大要妙，不可具论。"把"有病早治"与"无病先防"两个方面的按摩方法都做了介绍。文中接着又说："凡人自觉十日以上康健，即须灸三数穴，以泄风气。每日必须调气补泻，按摩导引为佳，勿以康健便为常然，常须安不忘危，预防诸病也。"《千金翼方》有云："非但老人须知服食将息节度，极须知调身按摩，摇动肢节，导引行气。行气之道，礼拜一日勿住。不得安于其处以致壅滞。故流水不腐，户枢不蠹，义在斯矣。能知此者，可得一二百年。"强调推拿具有保健与抗衰老的作用。另外，孙思邈还介绍了许多保健按摩的具体方法，如摩面、摩腹、摩首、摩交耳、挽耳、拔耳、漱津、啄齿、踏脊等。如《千金要方》载："每食讫，以手摩面及腹，令津液通流。食毕，当行步踌躇，计使中数里来，行毕，使人以粉摩腹上数百遍，则食易消，大益人，令人能饮食，无百病。"

《千金方》还详细介绍了两套完整的按摩方法，即"天竺国按摩法"和"老子按摩法"，两套方法都是通过运动肢体的各个部位，使全身的肌肉和韧带关节在功能活动的范围内得到适度运动和锻炼，同时配合适当的自我按摩手法，如捶打、振动等，以促进气血运行，从而起到防病治病的作用。这两套按摩方法操作简单、效果明显，在唐代和后世得到了广泛运用。宋代《云笈七签》、《圣济总录》和明代《遵生八笺》等均收录有"天竺国按摩法"，可见其影响之大。这两种导引养生方法能影响至今并流传海外，孙思邈的大力倡导功不可没。

（2）提倡将按摩推拿的方法用于儿科疾病的治疗。《千金方》中有许多推拿疗法用于小儿调护、疾病预防与治疗的记载。《千金要方·少小婴孺方》以较大篇幅论述了儿科疾病的推拿法，其中以膏摩法的应用最多，有治小儿热病的除热丹参赤膏、治小儿客忤的豉丸、治小儿夜啼的川芎散等。适用膏摩法治疗的小儿疾病有小儿腹大且坚、腹胀满、小儿眿目不明等，小儿膏摩的常用部位有囟门、头顶、手足心、腹、心口、脐，涉及手法有摩法、按法等。对初生儿不啼，采用"取儿脐带向身却捚之，令气入腹，仍呵之至百度，啼声自发。亦可以葱白徐徐鞭之，即啼"。本法取葱白通阳开窍，又不伤皮肤之功，抽打是为了加重刺激，比葛洪治本病的爪掐法更为精巧合理。推拿治疗儿科疾病经孙思邈的倡导，得到了广泛临床应用。这些儿科推拿成就，为明清时期小儿推拿体系的形成奠定了基础。

（3）全面总结并发展了膏摩方及技法。膏摩在隋唐时期的使用广泛，涵盖了内、外、妇、儿各科，在孙思邈的《千金方》中得到了进一步总结。①继承并发展了前代的膏摩方：《千金方》对已经在《肘后备急方》中出现的苍梧道士陈元膏的方药做了调整，多出附子、雄黄和大醋 3 味药，此外还补充了作者临床应用的经验和心得。②丰富了膏摩治疗的病证：《千金方》所载膏摩方治疗范围广泛，不但用于跌打损伤，对于内、外、妇、儿科诸疾皆可外摩、内服应用。如治疗"百病伤寒、喉咽不利，头项强痛，腰脊两脚痛，有风痹湿肿难屈伸，不能行步"的太傅白膏，治疗"风湿痛痹，四肢軃弱，偏跛不仁，并痈肿恶疮"的曲鱼膏等。《千金翼方·妇人面药》中有一则面药膏摩美容方的记载，且有详细的手法运用介绍："面药方：朱砂研，雄黄研，水银霜各半两，胡粉二团，黄鹰屎一升。右五味，合和，净洗面，夜涂之。以一两药和面脂，令稠如泥，先于夜欲卧时，澡豆净洗面，并手千拭，以药涂面，厚薄如寻常涂面厚薄，乃以指细细熟摩之，令药与肉相入，乃卧。一上经五日五夜勿洗面……至第六夜洗涂，一如前法。满三度洗，更不涂也，一如常洗面也，其色光净，与未涂时百倍也。"这些都丰富和发展了膏摩法，为后世膏摩法的发展起到了承前启后的作用，也为明清时期小儿推拿介质的广泛应用奠定了基础。③讲究炮制，内服外摩兼用：《千金方》中详细介绍了摩膏的制作方法。如《千金要方·序·合和》曰：“凡合膏，先以苦酒渍，令淹渍，不用多汁，密覆勿泄。云晬时者，周时也，从今旦至明旦，亦有止一宿。煮膏，当三上三下，以泄其热势，令药味得出，上之使匝匝沸，乃下之，取沸静良久乃止，宁欲小生。其中有薤白者，以两头微焦黄为候；有白芷附子者，亦令小黄色为度。猪肪，皆勿令经水，腊月者弥佳。绞膏亦以新布绞之。若是可服之膏，膏滓亦堪酒煮饮之。可摩之膏，膏滓则宜以敷病上。此盖欲兼尽其药力故也。”在具体的摩膏制作过程中，有的药膏炮制前先以酒或其他的药汁或苦酒、醋等浸渍，煎煮时在药物投置顺序、火候大小、煎煮时间等方面都有讲究。

（4）完善了各科按摩技术。《千金方》中还有许多特色的按摩推拿手法，完善并丰富了伤科按摩技术。如《千金翼方·备急》记载捉发踏肩牵引法：“还魂汤：主卒忤鬼击飞尸，诸奄忽气无复觉，或已死口噤，拗口不开，去齿下汤，汤入人活。不下者，分病人发左右捉，踏肩，引之，药下，复增取尽一升，须臾立苏。”《千金要方·脱肛》记载仰按复位法治脱肛：“治肠随肛出，转广不可入方：生瓜蒌根取粉，以猪脂为膏，温涂，随手抑按，自得缩入。”《千金要方·心腹痛》记载治疗蚘心痛的持续性按法：“蚘心痛，心腹中痛，发作肿聚，往来上下行，痛有休止，腹中热，善涎出，是蚘咬也。以手按而坚持之，勿令得移。”

3. 王焘与《外台秘要》

王焘系统收集了前人的经验效方，于公元752年著成《外台秘要》。《外台秘要》是一部综合性的医学论著，其汇集了前人医学著作中的大量资料，并一一注明出处，许多宝贵的推拿文献史料借此得以保存。该书保存有按摩治疗疾病的记载百余条，有的采自《小品方》、《崔氏方》、《集验方》等著作，有的是收集的民间经验，可谓兼收博采。书中按摩治疗病种的范围较为广泛，涉及内、外、伤、妇、儿、五官科等。

（1）详述膏摩来历，强调药物吸收。《外台秘要》收集了大量的膏摩方，大多注明出处，这对了解膏摩发展的源流有很大的帮助，如著名的膏摩方苍梧道士陈元膏，《外台秘要》补充了此方的一段历史，在"古今诸家膏方四首"条目中有记载："崔氏陈元膏：会稽太守思翊昧（冒）死再拜上书：皇帝陛下：思幸得典郡，视事六年，处地下湿，身病苦痹，饮食衰少，医疗不瘥，命在旦暮，苍梧道士陈元卖药于市，思取药摩之。日至再，十五日平复。思男尝堕马，苦为腰痛，天阴雨转发，思取元膏摩之，复愈。思妻年四十五，苦心腹积聚，得病三年，思复从元取膏摩之，六日下宿食即愈。思铨，下郭少苦头眩，思取膏摩，三日鼻中下水二升，所病即愈。思知元药验，谨取元本方奉上。"这是一则会稽太守向皇帝推荐陈元膏的奏章，记录了该方的来历和思翊亲用此方的验案。此外，《外台秘要》还收集了一条崔氏以膏摩治疗死胎的方法："疗妊身热病，子死腹中，又出之方：乌头一枚。右一味细捣，水三升煮，取二升，稍稍摩脐下至阴下，胎当立出。"王焘于其下注曰："《千金方》、《集验方》同；《崔氏》为《崔氏纂要方》，唐朝崔知悌撰，成书年代不详，见《旧唐书·经籍志》。原书已佚，佚文散见于《外台秘要》。"另外《外台秘要》还搜集了今已亡佚的《古今录验》、《必效方》等古医籍中的一些膏摩方，如治疗天行病的八毒大黄丸等。

《外台秘要》所载膏摩方，除了治疗肿痹疼痛外，还可以治疗外科皮肤疾患，如风搔瘾疹、头风白屑、脱发、诸癣疮痒等，膏摩治疗范围更加广泛。但这些膏摩方主要用于外摩，不再是内服与外摩兼用。

（2）记载多种按摩工具。隋唐时期的按摩已经开始注重按摩工具和器械的使用，除了使用羚羊角作为按摩工具外，本书还记载了用麻履底作为按摩器械进行按熨治疗脱肛："又麻履底按入方：麻履底，鳖头一枚。上二味，烧鳖头为散，敷肛门凸出头，炙履底以按熨令入，永不出矣。"后世《本草纲目》等还进一步发展用麻履底炙热在腹部温熨下死胎。

（3）详述多种按摩手法，用于各科临床治疗。书中"杂疗心痛方"条目记载："《古今录验》真心痛证，手足青至节，心痛甚者，旦发夕死，夕发旦死，疗心痛，痛极已死方。高其枕，柱其膝，欲令腹皮蹙柔，爪其脐上三寸胃管有顷，其人患痛短气，欲令人举手者，小举手问痛瘥，缓者止。"这段来源于《古今录验方》的文字记载了按摩治疗真心痛的方法，本法最早出现在《肘后备急方》中，用于治疗急性腹痛。可见《古今录验方》在此基础上进行了发展，屈膝收腹使腹肌充分放松，有利于手法操作，使力达病所。隋唐时期医家已经注意到推拿时体位的重要性，至今仍具有临床指导意义。

《外台秘要》中还有整脊疗法治疗疾病的雏形，"诸噎方"条目下有按压大椎法治疗噎症："《必效》主噎方：捺大椎尽力则下，仍令坐之。""骨蒸方"条目下有脊柱推拿法治疗瘰瘵："患殢殜等病，必瘦，脊昔自出。以壮大夫屈手头指及中指，夹患人脊骨，从大椎向下尽骨极，指复向上，来去十二三回，然以中指于两畔处极弹之。"

《外台秘要》中涉及推拿按摩疗法的疾病还有虚劳里急、鼻中息肉、霍乱转筋、水肿、偏枯、骨蒸、角弓反张等。除描述治疗手法外，书中还记述了按摩推拿的治疗禁忌，"痛疽方"条目有记载："候贼风证，但夜痛应骨，不可按抑，不得回转，痛处不壮热，体亦不乍寒乍热，但觉体瘆瘆然冷欲得热，热熨痛处即小宽，时有汗，此是贼风证也，宜即得针灸，服疗风药温也。"

4. 蔺道人与《仙授理伤续断秘方》

蔺道人真名无考，约生活在公元 8 世纪，相传著有《仙授理伤续断秘方》一书，今流传本《理伤续断方》为其残卷。此书是我国现存最早的骨伤科专著，分述了骨折、脱位、内伤三大类证型；总结了一套诊疗骨折、脱位的手法，如"相度损处"、"拔伸"、"用力收入骨"、"捺正"等；提出了正确复位、夹板固定、内外用药和功能锻炼的治疗大法。首次将推拿手法系统应用于骨伤治疗之中，对正骨手法和骨伤推拿学派的发展有很大影响。

唐代的骨伤治疗隶属于按摩科。但正骨手法毕竟与内、妇科治疗手法和保健按摩手法有较大的差异。蔺道人在《仙授理伤续断秘方》一书中首次提出了正骨推拿的概念，成为现代脊柱推拿手法的依据和基础，而其整复和活动相结合的治疗观点，也成了后世脊柱手法整复的原则和准绳。书中有记载："凡曲转，如手腕脚凹手指之类，要转动……时时为之方可。"书中还利用杠杆原理，发明了运用椅背复位法治疗肩关节脱位及手牵足蹬复位法治疗髋关节后脱位："凡肩胛骨出，相度如何整，用椅当圈住胁，仍以软衣被盛簟（垫），使一人捉定，两人拔伸，却坠下手腕，又曲着手腕，绢片缚之。凡胯骨，从臀上出者，可用三两人，挺定腿拔伸，乃用脚捺入。如胯骨从裆内出，不可整矣。"该书还提出了治疗闭合性骨折的四大手法，即"揣摸"、"拔伸"、"搏捺"、"捺正"。"揣摸"是一种骨科特殊的触诊方法，"凡认损处，只要揣摸，骨头平正不平正便可见。凡左右损处，只相度骨缝，仔细捻捺，忖度便知大概"。《医宗金鉴》的正骨八法中的"摸法"即为此法。"拔伸"是指复位前的牵引法，"凡拔伸，且要相度左右骨如何出，有正拔伸者，有斜拔伸者"。"搏捺"是挤压复位手法，"拔伸不入，搏捺相近，要骨头归旧，要搏捺皮将就入骨"。"捺正"指复位后期的推揉按捺手法，"凡捺正，要时对转动使活，使其对线对位"。《仙授理伤续断秘方》提出的各种理论及方法至今仍指导着推拿临床的治疗。

第七节　两宋时期

一、社会背景

宋代是我国科技发展的一个重要阶段，火药、指南针、活字印刷术的发明和应用是其重要标志。曾公亮的《武经总要》反映了当时火药应用的种类和水平，由古代"司南"改进而成的指南针推动了我国航海事业的发展，从而使中国与南亚、中亚的贸易进出口大增，各地所产药物、香料源源不断地输入我国，以至宋代辛香药物的使用逐渐增多。这一时期造纸原料的充足供应及技术的不断进步使造纸业发展很快，雕版业和印刷业也随之发展。北宋中期，毕昇发明了活字板印刷术后，使得书籍印刷的规模进一步加大，再加统治者的重视，使当时一大批名著得以流传至今。这一时期的医学发展极受重视，其主要特点如下：

1. 统治者对医药学重视，官办药厂、药局

北宋历代皇帝对医学都比较重视，9 位皇帝中有 5 位都略通医药，特别是宋太祖赵匡胤为其弟赵光义艾灸灸背的事迹被传为佳话。在建国之初，宋太祖就命人纂修《开宝本草》，而其弟赵光义则有搜集医方的爱好，即位后又命人纂修了《太平圣惠方》。真宗时期重刻《道藏》，其中收录了许多医学内容。宋仁宗时期成立了校正医书局，对我国宋以前的重要医籍进行校正，先后整理了《素问》、《伤寒论》、《金匮玉函经》、《金匮玉函要略方》、《脉经》、

《针灸甲乙经》、《千金要方》、《千金翼方》、《外台秘要》等书。宋仁宗还命王唯一铸造铜人，在其上标注穴位用于针灸的临床教学与考核。北宋时期设立了"大夫"、"翰林"等医疗官职，地位等同于文官，北宋末年在国子监设立"医学"，与三学并列，提高了医学的社会地位。

为了更好地管理药品，宋神宗在京城设置太医局熟药所，委托官员监制和销售成药，成为官办药局的开始。由于熟药所出售的成药比生药使用方便，受到医生和病人的欢迎。在崇宁二年（1103 年），熟药所增加至 5 所，此外还开设了修合药所 2 处，专门制作药品，其制作的成药专供熟药所经销，这使销售和制药有了分工。大观三年（1109 年），熟药所遍及各府会。政和四年（1114 年）修合药所改称医药和剂局，熟药所改称医药惠民局，绍兴十八年（1148 年），改熟药所为太平惠民局，后又将医药和剂局和太平惠民局合并为"太平惠民和剂局"。太平惠民和剂局在药材辨验、药品检验等方面制定了详细的制度，其实施不但促进了医药卫生事业的发展，而且还使得成药的使用得到广泛普及，给民众治病带来了便利，成为宋代医学发展的一大特色。

2. 大规模整理出版古籍，纂修、编写医书

宋朝对医学的重视远远高于以往各朝代，政府多次组织官员、学者进行医书的校对、修撰和刊行。

宋代以前的医书多依赖于手抄，辗转流传，讹误、衍脱很多。于是宋政府诏令征集收购医书，进行整理和修订。嘉祐二年（1057 年），宋仁宗设立校正医书局，成为我国第一个政府成立的医书校正专门机构。校正医书局先

后校订了历代重要医籍近 20 部，由国子监刻版刊印发行。在政府的重视和众多医家的努力下，许多濒临亡佚的重要医学文献资料得以保存。

这一时期，政府还组织编写了许多医学著作，如开宝六年（973 年）编写了《开宝新详定本草》，次年又重新修订为《开宝重定本草》，嘉祐二年（1057 年）在此基础上修订为《嘉祐补注神农本草》，此外还有《图经本草》、《政和新修经史证类备用本草》、《绍兴校定经史证类备急本草》等。在方书方面，较为著名的有《神效普济方》、《太平圣惠方》、《太平惠民和剂局方》、《圣济总录》、《庆历普救方》等。

当时的刻板刊印可分为官刻本、家刻本和坊刻本三种，官刻本以中央秘书省国子监最为出名，所印书籍包括《开宝新详定本草》、《铜人腧穴针灸图经》、《太平圣惠方》、《太平惠民和剂局方》、《难经》等。全国四大刻书中心——成都、开封、杭州、麻沙等，也刻印了大批中医学书籍，称为坊刻本，目前可见到的包括《针灸资生经》、《鸡峰普济方》、《本草衍义》、《诸病源候论》等。由于医学在宋代受到重视，许多私人也出资刻印医书，主要有史堪的《史载之方》，朱肱的《金匮要略方》、《伤寒百问》、《南阳活人书》，钱乙的《小儿药证直诀》及严用和的《严氏济生方》等。

众多医书的刊行，使得更多的医学家及文人们能有机会阅读到各种中医药书籍，为金元医学的发展打下了坚实的基础。

3. 基础理论不断探索，疾病诊断水平大幅提高

两宋时期是中医学高度发展的时期之一，中医基础理论方面的探索不断深化。在这一时期，解剖学取得了长足的发展和进步。宋仁宗庆历年间，广西地方官府处死欧希范等 56 名囚徒，解剖了尸体，吴简、宋景仔细观察了尸体的内脏器官，绘制成了《欧希范五脏图》，其对人体胸腹腔脏器之间的位置和相互关系进行了详细的描述，比前人更为精准，首次提出了左肾比右肾的位置略高，并从形态学上纠正了左肝右肺的错误认识。宋徽宗崇宁年间医家杨介绘制了《存真图》，不仅有人体胸腹腔的正面、背面和侧面全图，还分系统、分部位绘图，制作十分精细具体，很快取代了《欧希范五脏图》，成为后世整理解剖学图著的范本。此外同期的《圣济总录》还载有长干骨和扁状骨骨髓的多少，宋代法医名家宋慈的《洗冤集录》是我国现存最早的法医学专著，对全身骨骼、关节结构的描述较详细，记述了人体骨骼系统中脊椎、尺桡骨、肱骨、腓骨、膝关节包括半月板等主要结构，同时还记载了人体各部位损伤的致伤原因、症状及检查方法。

在疾病的诊断方面，望诊、脉诊及儿科诊断等方面有了明显进步。如崔嘉彦在《难经》、《脉经》、《脉诀》等书的基础上，以浮、沉、迟、数为纲，风、气、冷、热主病，用四言歌诀的通俗形式阐述了脉诊的基本原理和方法，对推广和普及脉诊有重要、积极的意义。南宋施发创造性的绘制了脉象图，在他的《察病指南》中以脉学为主论述了中医诊断的内容，将前代医学文献中提到的 33 种脉象依照指下感觉，一一绘制成图。

在儿科疾病的诊断方面，宋代出现了以观察指纹诊断小儿疾病的方法，弥补了 3 岁前小儿诊脉的不足，《小儿卫生总微方论》中总结的 10 种不同指纹形状及其所主证候一直沿用至今。儿科大家钱乙还提出了观察面上证、目内证的特殊诊断方法，对后世影响很大。

4. 卫生保健明显进步，"儒而知医"成为时尚

两宋时期，在卫生保健方面较前朝有明显的进步，宋人提倡饮用开水，如庄绰在《鸡肋编》中说："纵细民在道路，亦必饮煎水。"此外，还懂得不食蚊蝇污染过的食物以减少疾病。古代城市街道多为土路，遇风则尘土飞扬，故宋代采用洒水或铺砖的方法减少或防止尘土污染，南宋临安城还专门有处理粪便等污秽物的职业，固定时间清理地沟、水渠。当时对患伤寒等传染病死亡者实行火葬，有专门的"化人亭"，这在预防疾病传播扩散方面有积极的意义。

宋代，儒家养生流派逐渐形成，"儒而知医"成为一种时尚。著名政治家范仲淹提出"不为良相，当为良医"，对文人的影响很大。再加上皇帝的表率作用，士大夫们习医者不少，附庸风雅者大有人在。两宋时期的一批著名文人，如欧阳修、苏轼、黄庭坚、陆游等，皆通晓医理及养生之道，其中以苏轼最为突出，在《东坡志林》、《苏沈良方》、《类说》等著作中都记载有苏轼的养生之论。

二、按摩推拿学成就

两宋时期，官方对医学教育和临床医学做了多次改革，如王安石变法实行"三舍法"，由于改革不成功，加

上宋代较为保守的社会风气和封建礼教的束缚，政府对按摩推拿科的政策发生了逆转，取消了隋唐以来存在了近400年的按摩科，使手法医学失去了快速发展的有利时机。尽管如此，按摩推拿学仍在民间作为一门医术被广泛使用，比如《宋史》载有按摩专著《按摩法》和《按摩要法》等书目，可惜均亡而不传，未知其详。根据《宋史·艺文志》和《宋以前医籍考》分别把它们列入"神仙类"和"道书类"，可以推测这两部著作属于养生保健按摩类。由于大量医学著作的出版，在这一时期的医学著作中仍可以找到推拿治病和养生保健的珍贵资料。这一时期对推拿继承与发展做出较大贡献的是官修大型方书《太平圣惠方》、《圣济总录》等。民间医家编撰的论著中也有按摩疗法的资料，如洪迈所撰《夷坚志》记述名医庞安时用按摩术催产，张道安的《养生要诀》介绍了"热摩两足心及脐下"的按摩养生法等。

1. 养生保健按摩得到发展

道家追求长寿的理念在宋代得到继承和发展，养生保健按摩开始普及到日常生活中。在两宋时期的道教典籍中，养生保健按摩术屡有记载，在其他医学著作中也多有转述。如《云笈七签》是一部著名的道教类书，不仅集北宋前《道藏》主要内容之大成，而且保存了不少道教养生修炼、调气存想、导引按摩的文献。其中卷四引《太上宝神经》曰："每日早起（原注：早起，每至鸡鸣时也），平坐东向王（旺），或春夏东南，秋冬西北，任所宜。先以两手摩拭面目，次将两手第二、第三指赞眼下横手摩三七遍，次将左手中指从眉逆拓，上至发际三七遍，此名为手朝三元。次将两手二指、三指各摩眼梭庸中三七遍，此名为真人荣莹府。又将左手第二、第三指入鼻孔中摩三七过，名为开山源。又将两手捽耳，毕，叩齿三十六通。"

自我按摩在宋代很受重视。在法贤译的《延寿经》、赵希鹄的《调燮类编》、程大昌的《演繁露》及道家经典如邱处机撰的《摄生消息论》中也都介绍了一些按摩疗法和自我按摩法，其中《演繁露》还从手法上对"按"、"摩"作了区分，指出"医有按摩，按者以手掐按病处也，摩者揉搓之也"。

关于自我保健按摩，苏轼还曾提到"扬州有武官侍真者，官于两广十余年，终不染瘴，面色红腻，腰足轻快。初不服药，唯每日五更起坐，两足相向，热摩涌泉穴无数，以汗出为度"。另在张杲《医说》和张锐《鸡峰普济方》中也有类似记载。

2. 推拿理论的阐述与发展

《圣济总录》中"按摩"篇目下有一篇关于按摩疗法的专论，是对《黄帝内经》中有关按摩文献的总结。文章认为不应当将按摩与导引混为一谈，并认为应进一步区分"按"与"摩"的不同。

在《黄帝内经》成书时期，按摩是众多手法名称之一，直到隋唐时期按摩才成为中医手法学的法定名称。按法和摩法是按摩推拿中的常用手法。《圣济总录》中"可按可摩，时兼而用，通谓之按摩。按之弗摩，摩之弗按，按止以手，摩或兼以药，曰按曰摩，适所用也。"这段话简明扼要地将以手法为主的"按"和以药物与手法兼用的"摩"区别开来。"按"为单纯手法，是按摩法的主要组成部分，主要的适应证包括"有施于病之相传者，有施于痛而痛止者，有施于痛而无益者，有按之而痛甚者，有按之而快然者"；"摩"则可以结合药物，其手法有助于药力的发挥；按法和摩法兼而使用谓之"按摩"。

按摩具有流通血气、舒筋活络、通利关节、驱除邪气、祛病延年的作用。这也是对张仲景、华佗及孙思邈推拿理论的继承与发展。

3. 临床各科按摩推拿手法的应用

（1）儿科：两宋时期的小儿按摩推拿秉承了隋唐的风格，膏摩仍然是治疗小儿疾患的主要方法。

在膏摩部位的选择上，除了传统的局部膏摩外，宋朝的小儿膏摩还根据中医的脏腑理论、经穴理论，在相关的部位与穴位处施以膏摩，如《圣济总录》"小儿鼻塞"篇曰："治小儿鼻塞不通，羊髓膏。羊髓、熏陆香各三两。右二味，于铫子中，慢火煎成膏，去滓入瓷器中盛贮。以膏摩背，候鼻通为效。"背部有肺俞、大杼、风门等穴，故膏摩背部能治鼻塞不通。

此外，《苏沈良方》有记载："上视小儿上下当口中心处，若有白色如红豆大，此病发之候也。急以指爪正当中掐之，自外达内，令断，微血出亦不妨。又于白处两尽头，亦依此掐，令内外断。只掐令气脉断，不必破肉。指爪勿令太铦，恐伤儿甚。"这是用掐法治疗新生儿破伤风的最早记载。尽管这一时期有掐法等手法用于小儿病证的治疗，但是推法、运法等手法及小儿推拿的特定穴位仍未见于文献。

（2）妇科：北宋杨子建于 1098 年著的《十产论》最早

描述了因胎位异常引起的各种难产，手法助产、手法矫正异常胎位及下死胎等内容也在此书中出现。可惜此书已佚，其主要内容被陈自明的《妇人大全良方》辗转保留了下来。

在宋人张杲《医说》中记载有宋朝名医庞安时使用按摩法帮助七日子不下的难产妇顺利分娩的事迹（详见妇科疾病诊治相关章节），是在腹部施以推拿手法助产的典型案例，与《本草纲目》用麻履底炙热在腹部温熨下死胎及《外台秘要》乌头煎汤"稍稍摩脐下至阴下"下死胎的方法一脉相承。该医案亦载于《夷坚志》、《宋史》、《证治准绳》等书中。

（3）伤科：《医说·卷第七》介绍了一种下肢骨折后的自我搓滚舒筋康复法（详见骨伤科疾病诊治相关章节），其源于《引书》治疗臀腿疼痛的"木鞠蹠"法。张杲介绍的竹管搓滚舒筋法又见于宋佑的《类编朱氏集验医方》，后世的《东医宝鉴》、《世医得效方》、《普济方》、《石室秘录》等医籍均予转载。这种自我按摩与功能锻炼相结合的方法对下肢骨折损伤后的关节功能康复有很好的临床疗效。搓滚竹管的方法简便实用，后世的滚脚凳、太平车等与其一脉相承，均是在此基础上发展而来的。

4. 文人墨客关于按摩推拿的记载

前文已述保健按摩在宋朝十分盛行，无论医家病家、官宦黎民，皆乐而为之。陆游在其《幽居》中吟道："朝晡两摩腹，未可笑幽居"，又在《庵中晚思》中吟道："小庵摩腹独彷徉"。这都可看出人们对自我保健按摩的喜爱。疾病后期的康复疗养在陆游诗中同样有所反映，《病减》诗云："病减停汤熨，身衰赖按摩"，即可证实陆游在"病减身衰"之时"赖按摩"去调养、康复身体。其他相关的诗句还有"晨兴袖手观空寂，饭罢宽腰习按摩"、"饭徐解带摩便腹"、"解衣扣腹西窗下"、"徐行摩腹出荆扉"等。

两宋时期的其他文献亦从侧面反映了当时民间对按摩推拿的喜好和需求，如《夷坚志》记载了民间女推拿师武元照治疗足疾："武真人，名元照，会稽萧山民女也……韩自幼患足疾，每作，至不得屈伸。照为按摩，觉腰间如火热，又摩其髀亦热，拂拂有气从足指中出，登时履地，厥疾遂廖。"苏轼的《东坡志林》中记载了道人徐问真以指为针治疗疾病："道人徐问真，自言潍州人。嗜酒狂肆，能啖生葱鲜鱼，以指为针，以土为药，治病良有验。欧阳文忠公……常有足疾，状少异，医莫能喻，问真教公汲引气血自踵至顶，公用其言，病辄已……轼过汝阴，公具言如此。其后贬黄州，而黄冈县令周孝孙暴得重腿疾，轼试以问真口诀授之，七日而愈。"江休复的《江邻几杂志》也对民间指针法进行了记载："京师神巫张氏，灯焰烧指针疗诸疾，多效于用针者。"

在宋代，商业浴室中已经出现了专门替客人擦背的按摩者。苏轼《如梦令》词云："寄语揩背人，尽日劳君挥肘。"陈叔方《颖川语小》云："有以筋力治病者，唐之按摩博士是也。今市井间有为人消息者，其按摩之余术欤。"以上都说明了民间对保健按摩的需求。

三、相关人物及著作

1.《太平圣惠方》

《太平圣惠方》为北宋王怀隐等奉旨编撰，共 100 卷。

这部大型的方书编纂了 14 年，于公元 992 年才得以完成，其所反映的内容有许多都处于当时的领先地位。这是对唐宋时期医药成就的一次大总结，其中对按摩推拿的贡献主要体现在对膏摩、药摩方的收集方面。本书收集了膏摩方近百首，数量远远超过《千金方》和《外台秘要》，是迄今为止收载膏摩方最多的一部医籍。除了大量运用膏剂进行膏摩外，还使用了散、汤、丸、油等剂型用于膏摩。在按摩器具的使用方面将铁匙等用于膏摩的操作。除前文所介绍的摩腰方外，还有 10 首经典的膏摩方，包括"治一切风毒、筋急、肿硬疼痛"的摩风膏方，"治筋骨俱伤后，夹风疼痛"的摩风膏方、摩风白芷膏方、摩风神验膏方、神验摩风毒膏方、雄黄摩风膏方、踯躅摩风膏方及 3 首不同的乌头摩风膏方。

2.《圣济总录》

《圣济总录》成书于北宋末年，是宋代又一部大型官修方书。《圣济总录》全面地反映了北宋时期医学发展水平、学术思想及成就。在推拿方面其保留的资料也很丰富，除了肯定推拿的"开达抑遏"作用，对推拿理论进行阐述外，本书很重视自我养生按摩。书中"神仙服气"篇云："每至五更，两掌掩口，用力呵掌中，津液生，即摩拭面目，令得光泽，时含枣汤助之……昔人谓饥食自然气，渴饮华池浆者，此也。"书中汲取了宋代以前道家养生学派的精华，从十余家养生学派的保健按摩方法中各取所长，编成一套完整的养生按摩套路，遵宋以前的习惯，仍称作"神仙导引"。这是当时最为系统的养生按摩套路，涉及功法共 14 节，其中捏目四眦、摩手熨目、对修常居、营治城郭、击探天鼓、摩拭神庭、俯按山源、手朝三元、下摩生门、栉发和运动水土等 11 节是自我保健按摩功，转胁舒足和导引按跷是导引，鼓腹淘气为吐纳。这套功法对后世的八段锦、十二段锦、十八段锦等功法深有启迪。《圣济总录》充分肯定了按摩的养生保健作用："养生法，凡小有不安，必按摩按捺，令百节通利，邪气得泄，然则按摩有资于外，岂小补哉！"此外，本书在"神仙起居"篇里也收录了"太上混元按摩法"和"天竺按摩法"这两套著名功法。

此外，本书亦很重视膏摩，认为"摩之别法，必与药俱，盖欲侠于肌肤，而其势缺利。若疗伤寒以白膏摩体，手当千遍，药力乃行。则摩之用药，又不可不知也"。强调按摩推拿与药膏联合应用的密切性。《圣济总录》发展了前朝膏摩的应用，对膏摩法的作用机理认识日趋成熟。隋唐时期对于推拿的认识多以发表祛邪为主，而《圣济总录》对推拿的补虚作用给予了充分肯定，"大补益摩膏"摩腰补肾就是推拿补虚理论的大胆实践。其是在《太平圣惠方》"治腰痛，俯仰不得"的"摩腰圆"的基础上，去掉朱砂、杏仁、橘皮、雀粪，加上桂皮、零陵香、沉香等 3 味芳香药物而成，更具有补益腰肾的作用。其不仅可以壮腰补肾治疗腰痛，而且可以补益气血，使血脉通畅，美容养颜。在膏摩的应用范围上，《圣济总录》改变了宋以前的膏摩主要用于内科、皮肤科、儿科及五官科的范围，将膏摩法广泛地运用于伤科疾病的治疗中，一改以往单纯用药物外敷、内服的状况，不但扩大了膏摩的治疗范围，也丰富发展了伤科推拿的内涵。书中收载了治跌扑内损疼痛、伤筋骨且肿痛不可忍、脱臼蹉跌的膏摩方，将"封裹膏摩"与复位、用药并提，作为正骨疗法的标准程序之一，提高了临床疗效。

另外，书中"赤脉冲贯黑睛"篇记载："每日饭后，及卧时，开发滴顶心，以生铁熨斗子，摩顶一二千下，兼去目中热毒，昏障痛涩。"可看出《圣济总录》在《金匮要略》的"匕"、《太平圣惠方》的"铁匙"等膏摩工具基础上，发明了"生铁熨斗子"作为摩顶工具。其配合摩顶明目膏治疗"风热冲目，赤脉胬肉"的眼疾，不仅充实了眼科治疗的按摩手法，还丰富了按摩推拿所使用的工具。

3. 两宋其他医书

（1）《养老奉亲书》：又称为《寿亲养老书》、《养老全书》，为宋代陈直撰，原书已亡佚，现存版本为元代邹铉整理、续写的《寿亲养老新书》。本书问世后反响很大，不少医家争相引用，其流传甚广，在日本、朝鲜均有刊行。书中提出了各种老年人适用的保健按摩方法，描述了按摩涌泉穴和背俞穴可达到益精填髓、强身壮体之功效的案例。

（2）《苏沈良方》：本书是北宋末年佚名编者根据沈括的《沈氏良方》（又名《得效方》、《沈存中良方》）和苏轼的《苏学士方》（又名《医药杂说》）整理编写而成的医学方书。其中记载了苏轼推荐给其恩师张方平的一套养生功法："每日子时后，披衣坐"，先做一些存想、咽津、导引等相关术式后，"然俊以左手熟（热）摩两脚心及脐下、腰脊间，皆令热彻。次以两手摩熨眼面耳项，皆令极热。仍按捏鼻梁，左右五七下，梳头百除梳，散发卧，熟寝至明"。从此功法内容看，其为按摩与调气、存想、咽津等各种养生方法配合运用的养生功法，是苏氏养生学说中最重要的一种。

（3）《医说》：为南宋张杲所著，初稿完成于 1189 年，至张杲晚年定稿，1224 年刊行。本书采取边叙述边评议的方式，广开见闻，论述的内、外、妇、儿各科临床疾病治疗验案富于实际参考意义，故广受临床医生及研究者好评。

（4）《妇人大全良方》：为南宋陈自明撰于公元 1237 年，又名《妇人良方大全》、《妇人良方集要》。为我国第一部完整的妇产科专著。其在推拿方面的贡献在于保留了杨康候（字子建，号退修）所著《十产论》当中推拿手法助产、矫正胎位治难产的记载。其关于"横产"、"偏产"的手法记述（详见妇科疾病诊治相关章节），对后世产科医学的发展奠定了良好的基础，至今仍具有很高的临床应用价值。

第八节　辽夏金元时期

一、社会背景

辽、夏、金、元是我国历史上少数民族掌握最高政权的时期。公元 10～13 世纪，在元朝建立以前，辽、夏、金与两宋之间相互对峙、战争，直到成吉思汗统一全国后，才结束了中国长达三四百年的诸民族政权并存的分裂局面。

辽金之战以及元朝统一中国前的几百年里，战争频繁，战乱使人民的生活极端困苦，疫病广泛流行。过去对病因、病机的解释以及宋朝盛行的经方逐渐不能满足和适应临床需要，一部分医生产生了"古方不能治今病"的思想，开始了从实践中对医学理论做新探讨的医学活动。同时，辽、夏、金、元是继五代十国之后又一次民族大融合时期，通过政治、经济、军事、文化活动和人口的大量迁徙产生了频繁的民族间交流，彼此借鉴，取长补短，各民族之间文化、科学技术交流空前广泛。大量的中原汉人移居边疆少数民族地区，同时许多少数民族地区的异族迁居内地，将各自所擅长的技艺带至客乡，丰富了当地的物质文化，促进了社会经济、文化科学的发展。医学作为文化组成的一部分，既得益于民间自发的交流，又得益于少数民族统治者汉化的趋向，如金朝曾用女真文字翻译汉文经史。儒学广泛发展和兴盛，为医学名家辈出奠定了坚实的基础。

元朝的崛起不但统一了中国，还建立起横贯欧亚的帝国，进一步促进了东西方文化的交流。随着蒙古军的西征，众多波斯人、阿拉伯人来到中国，这些来自伊斯兰教地区的人把西亚的天文历法和医药带到了中国。同时中国的医术也随着指南针、火药、印刷术一起传入了阿拉伯地区，成为这一时期医学发展的主要特点之一。辽、夏、金、元时期，中医学发展的主要特点如下：

1. 医生地位的提高与临床分科的变化

在中国封建社会制度之下，医生的地位取决于统治者对医学的态度，金元时期医生的社会地位较高，政府对医生的重视和优待主要表现在征召、赏赐名医，给予医官高品和减免医户赋税等方面。

金元时期，医学教育及分科基本延承宋制，金代太医院为医学教育机构，元代太医院不再具有医学教育职能，只负责管理及颁发规章制度。在分科上，由于医学理论发展和实践的积累，医学分科开始从医疗手段方式转向依据病理生理方式，临床分科细化，妇产科、儿科、外伤科从医科中独立出来。金代医学分为 10 科，但具体分类已不可考。元代初期医学分为 13 科，即大方脉、杂医科、小方脉科、风科、产科、眼科、口齿科、咽喉科、正骨科、金疮肿科、针灸科、祝由科和禁科，后又合并为 10 科：大方脉杂病科、小方脉科、风科、产科兼妇人杂病、眼科、口齿兼咽喉科、正骨兼金镞科、疮肿科、针灸科、祝由书禁科。

2. 医学流派发展与学术争鸣

金元时期的医学流派发展要从刘完素说起。刘完素约生活在公元 12 世纪，河北河间人，其受运气学说的影响，结合北方地理和北方民族体质强劲的特点，深入阐发了火热病机等有关理论，一改北宋临床用药偏于温燥的风格，重视使用寒凉药物来治疗外感热病，开创了金元医学发展的新局面，成为河间派代表人物。睢州张从正受刘完素思想的影响，认为人体致病之因无论内外，均非人体所固有，应"速攻"、"速去"，使"邪去而元气自复"，从而达到治病救人的目的。他承袭张仲景的汗、吐、下三法，创立了以攻邪论为中心的思想学说。

与刘完素同朝代的张元素为河北易水人，他并没有盲从"寒凉攻邪"这种风气，而是注重四时阴阳升降之法，强调"扶养胃气"，与刘完素的风格十分不同。随着张元素学术思想的日益成熟，扶护元气的易水学派风格逐渐凸显了出来，与当时兴起的河间学派并立，争鸣于金元时期的北方医学界。李杲师从张元素，仅数年尽得其术，后结合自己的临床体会提出了"内伤脾胃，百病由生"的观点，成为补土派的创始者。李杲的师从者众多，其理论甚至漂洋过海，在日本盛行一时。

金代的医学理论创新，在元代流传到南方，婺州义乌的朱丹溪师从杭州名医罗知悌，学习刘完素、张从正、李杲的学说，深感三家各有所短长，在前人理论的启发下，他结合自己的体会提出了"阳常有余，阴常不足"的理论。并在此基础上进而提出了相火论，从而开创了元代中期医学发展的新局面，成为滋阴派的一代宗师。

金元医学在短短的100多年间从诞生、成长到发展，始终贯穿着开拓、创新的新风尚，百家争鸣使得众多医家都能形成并发展其各自的理论，这与其时代特点有关。一方面金元时期的动荡社会环境使统治者没有过多的精力以传统思想横加干涉，有利于思想创新；另一方面不同的时代特征为众医家因时、因地制宜地提出相应理论创造了条件，正如葛应雷所说："刘守真（刘完素）、张子和（张从正）辈，值金人强盛，民悍气刚，故多宣泄之法。及其衰也，兵革之余，饥饿相仍，民劳志困，故张洁古（张元素）、李明之（李杲）辈，多加补益之功"。金元医学的创新对后世影响巨大，明代医家薛己、赵献可、张景岳等继承了易水学派的思想，又结合滋阴派的理论，创立了双补阴阳的温补学说；清代医家叶天士、吴瑭、王孟英等则吸收了河间学派和易水学派的学说特点，发展出了"辛凉解表、甘寒护阴"的温病学说。清朝《四库全书总目提要》说："儒之门户分于宋，医之门户分于金元。"张元素、刘完素、张从正、李杲、朱丹溪等人，对活跃学术氛围、丰富医学内容、推动医学发展做出了卓越贡献，他们的成就影响深远，在中国医学发展史上占有重要地位。

3. 民族医学的融合与中外医药的交流

女真、党项及蒙古等少数民族均擅长骑射，长期征战中骑兵发生箭伤、骨折、创伤较多，由此自元代起"正骨金镞"成为独立的学科，并从阿拉伯吸收了"回回医药"治疗骨折损伤的办法。此外，还有大量的回回方剂输入中国，在《饮膳正要》、《回回药方》等医书中收录了众多的回回方剂。

在元朝，西方诸国曾派传教士来华，带来了希腊、罗马医学体系中的内容，许多希腊文译成阿拉伯文又转译成蒙文或汉文，对元朝医学产生了一定的影响。在中国东北，与朝鲜半岛之间医药交流密切，互派医生诊病、传播医术。在药材交流方面，高丽多次派使节向元朝廷进献人参、松子、木果、榧实等物，元朝廷则回赠葡萄酒和沉香等物。除此之外，元代我国与日本、东南亚各国的医药交流也十分频繁。

二、按摩推拿学成就

金元时期，虽然官方医疗机构中没有设立按摩科，但按摩推拿手法在这一时期仍被继承、发展和流传了下来。除了对前朝保健养生按摩和膏摩的继承，金元时期医学经验的积累和医疗水平的提高也促进了按摩理论的探讨。同时，回回医学中的正骨手法融入中国传统手法学，并依靠印刷术的普及而保存了大量的珍贵文献。医疗十三科的划分使得部分按摩推拿的相关疗法从原有的按摩科中分离出来，融入各个专科当中各自发展，形成了现代中医推拿按摩术流派的雏形。

1. 复位手法的增加与伤科推拿的进步

如前文所述金元时期由于战争频繁，伤科疾病频发，如骨折、脱臼等十分常见，所以当时骨科和外科颇受重视，加上 13 世纪中叶阿拉伯医学的正骨术传到中国，使整复类推拿手法有了很大的发展。《永类钤方》记载了胸锁关节脱位的整复方法，还记载了"悬吊牵引复位法"治疗颈椎骨折脱位及"过伸位牵引复位法"治疗脊柱屈曲型骨折等方法，这些都是骨伤科发展史上的创举。稍后危亦林所著《世医得效方》也记载了手法复位的方法，书中将倒悬复位法用于脊柱骨折，通过自重牵引使其归位。

2. 对按摩推拿作用的认识

金元四大家之一的张从正对《黄帝内经》中按摩推拿的指导理论进行了演绎，在其所著的《儒门事亲》中将按摩归入汗、下、吐三法中汗法的范畴，认为按摩如同灸、蒸、熏、洗、熨、烙、针刺、导引诸法一样，都可用来疏散外邪以解表，从而把按摩同中医的病机和治则有机地联系起来。

3. 临床各科按摩推拿手法的应用

由于医学理论发展和实践的积累，这一时期的医学分科开始从依据医疗手段分科的模式转向依据病生理分科的模式，妇产科、儿科、外伤科等从医科中独立出来。按摩推拿术作为手法医学被广泛运用在临床各科，形成了专科手法。《世医得效方》评述按摩推拿时说："按摩导引之法甚多，随意用之皆可。"这种趋势丰富了按摩推拿学，同时使中医按摩术应用范围被界定下来，圈定了推拿按摩术的发展方向。

在金元时期的医学著作中可以找到临床各科运用按摩推拿方法的记载。在妇科方面,《儒门事亲》记载了直接在病区乳房上施以按摩推拿治疗乳痈的方法。在儿科方面,张从正针刺与按摩石门穴治疗小儿腹中痞块。在眼科方面,忽思慧所撰的《饮膳正要》提及眼部保健按摩"凡夜卧,两手摩令热,揉眼,永无眼疾"等。

4. 出现知名的按摩推拿人物

虽然按摩推拿的发展在金元时期从官坊变为民间,但当时一些善于按摩推拿的人物在史书或其他医学资料里都可见记载。如元代张廷玉为太医院使,善挢引按摩,名医项昕得其传。《绍兴医学史略》云:"张廷玉,系元名医张径之四世孙,选为太医院使。又善挢引按摩,甚奇。"项昕为浙江东嘉人,从张廷玉处学习了按摩之法应用于临床,"诊病决生死,无不立验"。《古今医史》、《医学入门》及《蒸里志略》记载元时擅长按摩的医者还有陆厚等人。

三、相关人物及著作

1. 张从正与《儒门事亲》

张从正,字子和,号戴人,金代睢州考城(今河南兰考县)人,家世业医,以其独特的医学理论和高明的医术著称。张从正学术思想形成之时正值刘完素河间学说兴起,张氏接受了河间学说的思想,结合《黄帝内经》、《难经》之经典,发挥汗、吐、下三法,创立了攻邪论。张氏著有《儒门事亲》15卷(前3卷为亲撰,后12卷为好友麻氏、常氏润色整理),刊行于1228年。著作中对按摩推拿学的贡献如下：

（1）将按摩归入汗法。张从正的攻下理论把所有治法划分为汗、吐、下三类，将按摩归入汗法。这是对《黄帝内经》及张仲景、华佗等按摩指导理论的补充。按照张氏的理论，推拿可以解表发汗，用于外感等疾病。但是，未见张氏具体的推拿发汗方法的记载。后世兴起的小儿推拿中应用了张氏的理论，论及小儿推拿的特定穴二扇门是专用于发汗的要穴；在手法中，开天门、推坎宫、运太阳及揉耳后高骨等四大手法均具有发汗解表的作用，常用于外感发热头痛等的治疗。这些明代的推拿方法都证明了张氏理论的正确性。

书中"解利伤寒"篇载："适于无药处，初觉伤寒、伤食、伤酒、伤风，便服太和汤、百沸汤是。避风处先饮半碗，或以齑汁亦妙。以手揉肚，觉恍惚，更服半碗；又用手揉至恍惚，更服，以至厌饮，心无所容，揉吐汗出则已。"此是通过揉法配合内服药物，以达到催吐、发汗来治疗伤寒、伤食、伤酒、伤风的目的。张氏明确地把推拿用于催吐，而"五积六聚治同郁断"篇记载："且积之成也，或因暴怒、喜、悲、思、恐之气，或伤酸、苦、甘、辛、咸之食，或停温、凉、热、寒之饮，或受风、暑、燥、寒、火、湿之邪，其初甚微，可呼吸按导而去之。"说明按摩导引可以消五积。因此，可以看出虽然张氏认为推拿属于汗法，而在其临床具体应用中，却也能用推拿催吐、泄下。

（2）记载按摩推拿的临床应用。《儒门事亲》记载了张从正治疗童子腹内有弦索状痞块的案例，"令按摩之，立欤"。书中还有多处关于推拿治疗的记载，如治疗伤寒表证，"无药处，可用两手指相交，紧扣脑后风府穴，向前礼拜百余，汗出自解"；以推揉法配合泻下药治疗"妇人腹中有块"；自我揉腹催吐治疗伤食、伤酒；揉目配合针刺治疗"目上长瘤"等。

（3）记载按摩推拿工具的使用。书中有用木梳梳乳法治妇人乳汁不下、乳痈："夫妇人有先天无乳者，不治。或因啼哭，悲怒郁结，气溢闭塞，以致乳脉不行。用精猪肉清汤，调和美食，于食后调益元散五七钱，连服三五服，更用木梳梳乳，周回百余遍，则乳汁自下也。"将木梳作为按摩工具，在乳房局部用梳法治疗，具有疏通乳管、排蓄腐乳的作用，对乳痈等有很好的临床治疗效果。书中"半产"篇及《卫生简易方》中亦记载有相同的内容，此法后世被广泛用于乳房疾患的手法治疗。

（4）提出"按导"之名。将按摩与导引合称"按导"是由张氏首先提出的。《古今医统大全》引其言："积之始成也，或因暴怒喜悲思恐之气，或伤酸苦甘辛咸之味，或停温凉寒热之饮，或受风寒暑湿燥火之邪，其初甚微，可呼吸按导，方寸大而去之，故不难矣。若久而延之，留滞不去，遂成五积。"后世将按摩与导引合称"按导"者还有明代罗洪先的《卫生真诀》等。时至今日仍有人主张将"按导"作为手法医学的学科名称，可见其影响之大。

2. 李仲南与《永类钤方》

《永类钤方》为元代李仲南所著，共 22 卷，成书于 1331 年。书中"风损伤折"卷为骨伤科证治方论，记载了多种骨折、脱臼的整复手法和夹板固定方法，还涉及若干医疗器械和骨科方药的内容。李氏的书除了介绍前朝蔺道人的经验外尚有新的发展，如书中介绍的胸锁关节脱位的整复方法、四头带牵引复位法、过伸位牵引法复位腰椎骨折及髋关节脱位的鉴别诊断与治疗均较前人有很大的创新。李氏对损伤、脱位的推拿治疗经验丰富，其整复手法特色分明、切于实用，在骨伤推拿的发展中起到了承前启后的作用。

3. 危亦林与《世医得效方》

危亦林，字达斋，是元代著名医学家，其所著《世医得效方》20 卷，于 1328 年刊行。该书不仅总结了骨折、脱臼、箭伤的诊断与治疗经验，而且记载了多种整复类按摩推拿治疗手法，如将倒悬复位法用于髋关节脱位，在患者倒悬的情况下"用手整骨节"使其复位等。

此外，书中还记载导引养生按摩的方法，"调气法"篇有记载："面向午，展两手于脚膝上，徐徐按擦肢节，口吐浊气，鼻引清气。良久，徐徐乃以手左托、右托、上托、下托、前托、俊托，瞑目张口，叩齿摩眼，押头拔耳，挽发放腰，咳嗽发扬振动也。双作只作，反手为之。然俊掣足仰振，数八十九十而止。"文中"面向午"疑乃"面向东"之误。古代养生家在调气、存想、导引、咽津时，常常面向东方，这在后文将要出现的一些按摩方法中都可见到。"徐徐按擦肢节"说明凡肢体百节都可徐缓地按摩、揉擦，"叩齿摩眼，押头拔耳，挽发放腰"、"双作只作，反手为之"、"然俊掣足仰振"是对全身多个部位实施不同的按摩手法。元代邹铉续增的《寿亲养老新书》、李鹏飞的《三元延寿参赞书》也记述了相关自我养生按摩疗法。

4. 朱丹溪与《丹溪心法》

朱丹溪，本名朱震亨，字彦修，婺州义乌（今浙江义乌）人，因世居丹溪，世人尊称丹溪翁。其著有《格致余论》、《局方发挥》、《本草衍义补遗》、《伤寒辨疑》、《外科精要新论》等书。在临床上，朱丹溪赞成张从正治疗乳痈的观点，在防治措施上强调"初起应忍痛揉，今稍软吮令汁透，自可消散。失此不治，必成痈疖"。同时，朱丹溪擅用膏摩，其创制的摩腰膏对虚寒腰痛、寒湿腰痛有很好的临床疗效。由于本方的疗效确切，后世流传极广，在临床久盛不衰。明代的《证治准绳》、《明医指掌》、《杂病治例》、《玉机微义》、《仁术便览》、《万氏家传宝命歌括》都相继记载并推行摩腰膏。直至清代，在《理瀹骈文》、《急救广生集》等书中还记载有人继续使用摩腰法。清代徐大椿在《兰台轨范》中提到了当时的应用盛况："此法近有人专用此治形体之病，凡虚人、老人颇有验，其术甚行。又此方加入倭硫磺、人参、鹿茸、沉香、水安息等大补之品，摩虚损及老人更妙。"

5.《回回药方》

《回回药方》的作者不详，推测为元代中国的回回医生所著，原书共 36 卷，现存残本 4 卷。从内容上看，《回回药方》是中外医药广泛交流的产物，全书用汉文写成，但在外来药物音译后多附有阿拉伯文。书中"金疮门"、"折伤门"属于骨伤科范畴，大部分内容继承了《仙授理伤续断秘方》、《世医得效方》和《永类钤方》等书中的知识，有些内容还结合阿拉伯外来医学知识，反映了元代中医骨伤科的鼎盛状况。除此之外，《回回药方》还介绍了膝关节脱位的牵引、揣捏复位法等推拿手法。

第九节　明代时期

一、社会背景

公元 1368 年，朱元璋称帝，建立明朝。明初社会经济逐渐发展，在明代中后期经济发展一度兴盛，商品经济的发展促进了人口流动和集中，科学技术在经济发展的推动下显著提高。这一时期出现了不少具有深远影响的科学著作，如《徐霞客游记》、《天工开物》、《农政全书》、《九章算法比类大全》等。科学技术的发展从理论观点、方法、技术等方面都对医学有重大的影响，套版印刷带来的出版业繁荣为医学著作的出版与普及创造了有利条件。这一时期医学发展的主要特点如下：

1. 医学人才素质的提高与医学知识的普及

明代 300 多年相对稳定的政治环境为普及文化及医学知识提供了有利条件。明朝实行科举制，只有一小部分人能够通过科举走上仕途道路，大量有才能的知识分子不得不为理想抱负另寻空间。由于当时儒学兴盛，强调孝悌，医学被视为履行孝悌的重要手段。在前朝"不为良相便为良医"的观点影响下，科举失意的文人转而涌入医学领域成为一种趋势，汪机、虞抟、李时珍、徐春甫、马莳、吴昆、李中梓等都是代表。此外，在医儒相通的观念影响下，一些经科举进入上层社会的知识分子也爱好研究医学，为医学传播与发展作出了贡献，代表人物有王纶、王肯堂、武之望等。

2. 医学典籍的整理与医学全书的问世

这一时期医学知识的迅速普及与快速传播使知识的系统化、规范化与理论化需求显得极为重要。面对浩瀚的医学文献，整理、校勘、注释等工作的开展被提上了日程。明代对医学典籍的整理研究空前，《内经》、《难经》、《神农本草经》、《伤寒论》等古籍的归类分析、注释研究对后世有重大的影响，其研究经典的方法也对清代产生了明显的影响。

在明代，医书的种类迅速增加，医史考证、病历书写、临床治则、医德规范及医患交往原则等都有所涉及。《医通》提出了书写病历要六法兼施，一望形色、二闻声音、三问情况、四切脉理、五论病原、六治方术。《医学入门》则对医生的学习和品德提出了明确要求。《万病回春》则就医患关系和医生行为规范进行了全面论述。明代还出现了以《医史》命名的医家传记、医案专辑、医学入门书籍和大型的医学全书、丛书、类书等。比较著名的有《石山医案》、《薛己医案》、《医经小学》、《医学入门》、《古今医统大全》、《景岳全书》、《医宗必读》、《证治准绳》等。

3. 医学活动空间扩大与新理论实践的出现

明代交通发达，信息传递日益进步，医学家不但可以四处拜访名师，还可以深入各地进行考察。李时珍就是在广泛阅读文献资料的基础上，跋山涉水，考察、采集标本，终写成医药学巨著《本草纲目》。这一时期吴有性发展了戾气学说，所著《瘟疫论》是我国第一部系统研究急性传染病的医学典籍。当时对天花的认识和人痘接种术的普遍应用，为医学实践最大的创新。

4. 按摩科的再度兴盛与衰落

明代初期太医院重启唐制，按摩疗法再次受到朝廷的重视，被列为医学十三科之一，官办教学和医疗机构的设立为按摩发展创造了一定条件。然而好景不长，隆庆五年（1571 年）医政改革将 13 科并为 11 科，取消了按摩、祝由科。在明朝兴旺了 200 年后，由于隆庆之变，按摩推拿从此在官方的地位不复存在。按摩推拿的应用显现衰落和向其他领域转向的趋势。

二、按摩推拿学成就

明政府取消了按摩科，使得按摩术的发展出现了巨大变化，按摩推拿逐渐转入民间。成人按摩由于受封建礼教的制约，只能以手法的形式寄存于骨伤科中，民间虽有传承，却日渐衰落。膏摩发展也出现了停滞的局面，刊行的膏方众多，但具有新意的创新方药却很少。这一时期按摩推拿的成就主要集中在养生保健、小儿推拿和伤科推拿三个方面。

1. 养生保健按摩进一步完善发展

明代继承了前朝养生导引的保健按摩和自我养生按摩，并进一步发展完善。这一时期，养生保健按摩从理论到操作方式较前朝都有明显的变化，不但秉承了原有道教长生之道，而且还吸收了佛家术式和儒家孝亲养亲之道。医家们著书立说，涌现出许多著名的医家、养生家及相关著作。

众多养生保健按摩的记述，形成了以保健推拿为主的养生学体系。如朱权的《仙活人心法》除收有仙术修养术、导引术外，还增加了摩肾、按夹脊、叩背、按腹等手法。徐春甫的《古今医统大全》除载有对多种病证的导引按摩疗法外，还与中医宣通壅滞的医理联系，使推拿应用更加广泛。《奇效良方》、《韩氏医通》、《本草纲目》、《寿世保元》等著作当中都蕴含了大量的自我按摩的内容。

对养生按摩繁琐术式体系的记述是明代养生保健按摩特点。这种术式体系包含了时间、手法、经络腧穴和宗教神灵信仰内容。如《老老恒言》曰："跌坐，擦热两掌，作洗面状，眼眶鼻梁耳根各处周到。"《摄生要义》记载："在子梭午前之时，平坐东向，以两手大指按拭两目过耳门，使两掌交会龄项梭，如此三九遍。"

2. 小儿推拿的出现与兴起

按摩推拿被政府取消后流传于民间，由于其迎合了小儿的需要，所以明代末期按摩推拿主要向小儿方面发展，形成了优势专科。当时儿科推拿名家辈出，小儿推拿专著大量涌现，在治疗小儿疾病方面也积累了丰富的经验，小儿推拿这一独立体系开始形成。

（1）"推拿"一词的正式出现。关于"推拿"这一名称的出处，众学者看法不一。有人认为"推拿"最早见于张介宾的《类经》注释，更多的人认为"推拿"一词的记载首见于万全的《幼科发挥》。近年来，亦有学者认为"推拿"一词最早的记载应为明代张四维的《医门秘旨》。《医门秘旨》一书国内已经失传，现在在日本宫内厅书陵部藏有万历同安恒德堂刊本。全书 4 册，15 卷，卷十一为"小儿科"，有"推拿掌法图"、"六筋治病法"、"治病脚法"、"看病之法"等小儿推拿内容。书中所载推拿所治病证仅限于小儿急惊风。

学科名词的更替反映了社会政治文化对医学的影响，《幼科发挥》和《医门秘旨》都成书于明朝隆庆五年（1571年）。按摩科被官方取缔之后，按摩已非合法，按摩手法却仍要生存，因而"推拿"一词的兴起蕴含了历史的因素。当时曾出现了许多按摩的代名词，如推拿、推法、拿捏、拿掐、拿、幼科拿法等，这些代称中只有"推拿"后来成了正式的学科名称。直接以推拿冠名的著作首见于龚云林的《小儿推拿方脉活婴秘旨全书》。

（2）小儿推拿体系的建立。小儿推拿在南方地区逐步流行，专科按摩推拿的实践完善了按摩的理论，并促进了儿科推拿的特殊穴位和特有操作手法的产生，大量儿科推拿文献的涌现确立了小儿推拿体系的形成。

现有资料表明，最早的小儿推拿专题文献是庄应琪、祝大年于1574年补辑的《补要袖珍小儿方论》，本书源于徐用宣于1405年撰写的《袖珍小儿方》，但原书中并无小儿推拿的内容，此部分内容为庄应琪补入的。《补要袖珍小儿方论》中的"秘传看惊掐筋口授手法论"首次论述了三关、六腑等小儿推拿特定穴位的定位、操作和主治。书中记载的大手法有"龙入虎口"和"苍龙摆尾"两种，此外还记载有手足推拿穴位图谱，手法以推、擦为主，主要适应证是小儿惊风。该篇文字是小儿推拿的原始雏形。由于这篇文字既不是专书也不是专卷，所以只能称之为最早的小儿推拿专题文献。这篇我国现存最早的小儿推拿专题文献反映了当时小儿推拿的发展成就。

从现存文献资料来看，《小儿按摩经》是现有最早的小儿推拿按摩专著，其收载于明代杨继洲所著的《针灸大成》。《小儿按摩经》的书名、作者等问题至今仍有颇多分歧，目前沿用《针灸大成》所载的四明陈氏。《小儿按摩经》的学术思想源于《补要袖珍小儿方论》的"秘传看惊掐筋口授手法论"，在此基础上该书增加了精宁、威灵、二扇门、二人上马、一窝风等特定穴位或部位，复式操作法由前书的 2 种增加到 28 种，后世小儿推拿都是在此基础上发展而来的。本书在按摩推拿学史上占有很重要的学术地位。

继《小儿按摩经》之后，又有两本重要的小儿推拿专著刊行。一本是龚云林所著的《小儿推拿方脉活婴秘旨全书》，对流传于民间的各种推拿疗法广泛收录与整理，内容详尽，具有较高的学术价值及文献价值。另一本是稍后问世的周于蕃纂辑的《小儿推拿秘诀》，书中对小儿各种推拿手法、诸惊证候以及杂症并推治法均有详细记载，并附有手法诀要歌及多种推拿图谱等。据《厘正按摩要术》介绍，该书曾经 3 次刻印，可见其影响之大、学术水平之高。

（3）小儿推拿的临床应用。明代推拿在儿科领域的应用已经初具规模，许多医家认识到了推拿在儿科疾病治疗中的优势，对小儿按摩推拿极为推崇。小儿推拿体系的建立，使儿科疾病的推拿方法有所增加，大致分为了两种。一种是沿用以往传统的按摩推拿方法，按八纲辨证将手法、穴位及膏摩方运用于一体。另一种是基于明代中后期发展起来的小儿推拿体系，其独特的手法特别是复式手法只用于小儿，手法所推运的部位及穴位都有别于传统的十四经穴理论体系中的内容。李盛春的《医学研悦》体现了小儿推拿体系用于临床的三种不同辨证方法。第一种是以手法或穴位（部位）为纲，"运五经，通五脏六腑之气。凡咽喉闭塞，肚腹膨胀，气血不利用此法"；第二种是以脏腑辨证为纲，如"肺经有病咳嗽多，离轻坎重久搓摩，肾水阴阳分左右，免教咳嗽到沉疴。退肺经之证，以泻肺为主，推肾水，分阴阳，凤凰单展翅，二龙戏珠，推天河水入虎口"；第三种是直接以病证为纲，如"治男女诸般证候并治法"，"四肢冷，推三关，补脾土四横纹为主"。

（4）著名的小儿推拿医家及著作产生。明代有关小儿按摩推拿的文献较多，著书者多为对小儿推拿很有见地的医家。除上文提到的《小儿按摩经》（四明陈氏著）、《小儿推拿方脉活婴秘旨全书》（龚云林著）、《小儿推拿秘诀》（周于蕃著）以外，还有《幼科百晓全书》（龚居中著）、《推拿秘旨》（黄贞甫著）、《万育仙书》（罗洪先著）等。明代小儿推拿的著名人物还有马郎、周汉卿、万全等人。

3. 伤科按摩推拿的发展

隆庆之变后，按摩除了向小儿方面发展形成优势专科外，一部分按摩术以正骨手法的形式保存于骨伤科之中，并逐渐发展成为伤科按摩。在明初太医院 13 科当中，骨伤科疾病属于金镞科和接骨科的治疗范畴，按摩科也承担了一部分筋骨损伤类疾病的治疗。太医院改为 11 科后，金镞科和接骨科改为外科和正骨科，治疗骨伤类疾病的按摩手法被归入正骨科。

《普济方》、《疡医准绳》、《外科正宗》等书记载了不少骨伤推拿技术，如《普济方》采用手牵足蹬法治肩关节脱位，《证治准绳》应用内收复位法治疗髋关节脱位，《外科正宗》手法治疗颞下颌关节脱位等。

推拿治疗骨伤类疾病主要是对关节脱位后的手法复位及软组织损伤后的活血祛瘀消肿治疗。骨折后的康复也属于推拿治疗的范畴，其中值得一提的是由异远真人创立的跌打点穴法在骨伤领域中的运用。异远真人，生卒年月及籍贯均无从考证，只知道是明正德至嘉靖年间的僧人，于1523 年著《跌损妙方》，被尊为少林派点穴疗伤之祖。他将经络学说的子午流注理论应用于骨伤科，创立了"血头行走穴道"说。他在书中指出人身气血运行有一个头，即"血头"，"血头"在十二时辰中分别经过十二个穴道。在这一学说指导下的外治手法称为跌打点穴治伤法，即根据"血头行走穴道"的时辰、穴道而实施手法治疗。现行的点穴疗法等与之同出一源。

4. 临床各科按摩推拿手法的应用

明代刊行了一部分小儿推拿专著，小儿推拿的临床运用呈燎原之势，但成人按摩的临床施治范围开始萎缩。原有治疗内科、妇科疾病的按摩术逐渐衰落，按摩推拿学科发展出现停滞，一些按摩推拿手法流传于浴室和理发业，社会地位低下。尽管成人推拿著作匮乏，但在现存的明代其他医书中仍可见到一些有关成人推拿的内容。如《证治准绳》中载有一则手法举胎利尿以治疗妊娠转胞的医案，这一手法在《医宗金鉴》中被称为"丹溪举胎法"。《针灸大成》则记载了以指代针治疗腰痛的案例。《医学入门》中还记叙了当时掐、按等推拿手法与针刺手法相配合使用的情况。在膏摩方面，在朱丹溪药摩膏的基础上明代有了一些新的化裁。《景岳全书》用麻油按摩腰部，可用于治疗外伤腰痛、劳损腰痛或外感腰痛。《韩氏医通》论述了摩腰结合摩脐治疗肾虚腰痛的方法等。

三、相关人物及著作

1. 龚云林与《小儿推拿方脉活婴秘旨全书》

《小儿推拿方脉活婴秘旨全书》又名《小儿推拿活婴全书》、《小儿推拿方脉全书》，由龚廷贤（字子才，号云林、悟真子）撰，姚国祯后补辑一卷，约成书于 1604 年。《小儿推拿方脉活婴秘旨全书》简称《小儿推拿秘旨》，是最早以"推拿"命名的专著，编辑《中国医学大成》的曹炳章先生称此书为"推拿最善之本"。全书分上、下两卷，上卷为儿科基本理论与推拿理法，下卷为儿科方脉。推拿内容包括"掌上诸穴手法歌"、"掌面推法歌"、"掌背穴治病歌"、"掌面诸穴图"、"掌背穴图"以及"脚上诸穴图"等手足推拿特定穴的定位、功效与手法，"十二手法主病赋"和"十二手法诀"等 12 种重要复式手法的功效与操作，叙述五脏六腑主要病证推拿法的"五脏主病歌"，分述小儿 24 种惊以及肚痛、火眼等杂证推拿治法的"二十四惊推法歌"。

本书中对流传于民间的推拿疗法作了系统整理，对小儿推拿疗法的介绍比《秘传看惊掐筋口授手法论》和《小儿按摩经》更为详尽。书中的推拿适应证已不仅仅局限于明代中期以前的小儿惊风，还扩展到了其他杂证。推拿特定穴方面，新增了靠山、甘载、小横纹、百虫、前承山等穴。乌龙摆双尾、老虎吞食、拿十二经络等操作法也是该书首先提出。

本书是最早的小儿推拿单行本，主要以歌诀形式写成，易懂、易记、易于应用，对小儿病证、病机以及推拿治法阐述简明，既是内容丰富的推拿专书，也是一本儿科医籍。该书作为现存最早的小儿推拿单行本，其中有许多独有的特点被后世推拿专书奉为蓝本。

2. 周于蕃与《小儿科推拿仙术》

《小儿科推拿仙术》又称为《小儿推拿秘诀》、《小儿科推拿秘诀》、《小儿科推拿仙术秘诀》，简称《推拿仙术》，是周于蕃（字岳夫）于 1605 年编撰的一部小儿推拿专著。本书包括"看小儿无患歌"、"看小儿被惊法歌"、"男女左右说"、"分阴阳推三关退六腑说"、"看五脏六腑定诀歌"等歌诀，"天门入虎口"、"水里捞明月"等手上推拿法，拿太阳、耳后、肩井、奶旁等身中十二拿法，"治男女诸般证候法"、"阳掌、阴掌诀法"、"诸惊证候并推治法"、"杂证治法"、"心得保婴妙法"等内容，并载有多种推拿图谱。本书为早期小儿推拿著作之一，成书略晚于《小儿按摩经》，内容与《小儿按摩经》、《小儿推拿方脉活婴秘旨全书》、《幼科百效全效幼科急救推拿奇法》、《万育仙书》等明代小儿推拿著作关系密切。清代重要的小儿推拿著作《厘正按摩要术》就是以此书为蓝本修订增补而成。有人认为清代以后的小儿推拿著作多以此书和《小儿推拿方脉活婴秘旨全书》为蓝本，而形成两大系列。

3. 罗洪先与《万育仙书》

《万育仙书》又名《万寿仙书》，为罗洪先（字达夫，号念庵）所撰，明末经曹无极增辑。全书共两卷，上卷为按摩目，下卷为导引目。按摩目专论小儿推拿。其中"五指筋图"、"手六筋图"、"手背面图"、"斗肘图"、"脚穴图"和另外3幅无名手掌图与《幼科百效全书》几乎相同，但"黄蜂入洞"等16幅手法操作图在《万育仙书》中首次出现。早期的小儿推拿著作仅有穴位图谱，但手法如何在穴位上实施，仅凭文字很难掌握。手法操作图的诞生，弥补了明代小儿推拿著作的缺憾，对小儿推拿的推广流传有很大作用，也是《万育仙书》最重要的特色。手足穴道主治、"马郎手掌歌"、"按摩应候诀"、"如常推拿法"等内容亦较有特色。本书注解详尽，在有关小儿疾病的诊断、推拿穴位、手法操作和主治病证等方面均有详细论述，是明末小儿推拿疗法的珍贵记录。

4. 龚居中与《幼科百效全书》

《幼科百效全书》又名《保幼全书》，由龚居中（字应园，号如虚子）撰。全书分3卷，成书年代不详。卷上专论小儿推拿疗法，卷名题"幼科急救推拿奇法"，卷上有"活幼心传说"、"手指五脏六腑歌"、"推法要诀歌"、"手法治疗歌"等37节，以推拿按摩内容为主。其中"家传秘法手诀"是龚氏推拿治疗小儿若干病证的独到经验，值得重视。据考证龚居中为龚廷贤的后裔，可知作者的推拿术得之家传。书中所载推拿内容大多见于《小儿按摩经》和《万育仙书》等。

5. 黄贞甫与《推拿秘旨》

《推拿秘旨》为黄贞甫著于1620年，清代徐赓云重编于1810年。全书共4卷，卷二有"推攒竹图"、"运太阳图"、"推坎宫图"、"运耳背图"等四大手法图，卷三有

"天河水过入洪池手法"、"灵龟入土手法"等 34 幅手部穴位操作图。书中操作图的名称出现了操作名加功效的表达方式。与明末其他小儿推拿著作有所不同，该书出现了采用歌赋体的形式叙述手法操作，便于学医者记忆。

6. 徐春甫与《古今医统大全》

《古今医统大全》是徐春甫（字汝元，号东皋）编撰的巨著，全书共 100 卷，一百余万字，是一部内容丰富的医学全书。在按摩推拿方面，该书丰富了导引保健法，并将其用于疾病治疗。徐氏倡导从头到足的按摩方法，认为按摩可以"行血脉，宣壅滞，泄邪气"，长期坚持可以葆青春，使"色如少女"。徐氏还继承前人对按摩推拿工具的使用，书中有详细的器械辅助治疗肩关节脱臼的记载。此外，从书中可以找到临床使用推拿方法治病的诸多记载，如"癫狂门"记载了用摩手足心法治癫痫，"附癫风证"记载了用四神散以擦法治紫白癜风等。

7. 龚廷贤与《寿世保元》

《寿世保元》为明代医家龚廷贤（字子才，号云林）的代表作之一。该书是一部综合性医学著作，也是龚氏多年临床经验的总结。全书共 10 卷，内容丰富实用，书中记载了大量的推拿内容，如对老年养生保健的记载、对推拿手法用于疾病诊断的记载及对临床病证推拿疗法的记载等，对后世医家影响深远，对推拿的继承与发展起到了积极的推动作用。

8. 张景岳与《景岳全书》

《景岳全书》为明代张介宾（字会卿，号景岳，别号通一子）所著，是我国明代医学的又一巨著。该书对于丰富和完善中医基础理论和临床治疗起了积极的作用和影响。书中包括了很多推拿内容，如推拿治疗乳痈、耳聋耳鸣及腰痛等，至今仍具有很大的临床指导意义和使用价值。此外，书中还多处关于刮痧治疗疾病的记载，张氏对刮痧的用具、介质及操作部位、方向、力度与时间等都有详细描述，操作之规范足见其对刮痧术的精通。

9. 高濂与《遵生八笺》

明代高濂（字深甫，号瑞南道人）所著《遵生八笺》共19卷，书中对保健按摩法进行了整理总结。全书按照养生形式，分为"清修妙论"、"四时调摄"、"起居安乐"、"延年却病"、"饮撰服食"、"燕间清赏"、"灵秘丹药"和"尘外遐举"等8个部分。在"延年却病"篇中还大量介绍了我国古代保健按摩的知识理论和方法，具体有"太上混元按摩法"、"天竺按摩法"、"擦涌泉穴说"、"擦肾俞穴说"等。"户枢不蠹，流水不腐"是高氏的指导思想，这种思想至今对自我养生保健仍有积极的指导意义。

10.《易筋经》

《易筋经》据传为达摩所作。后据考证，本书为1624年由天台紫凝道人托名达摩所作，全书旨在通过锻炼而达到强筋健骨的目的。书中的揉法专论对后世影响很大，后人不仅依此整理出"揉腹术"、"揉腹功"等防治疾病的推拿按摩保健方法，《石室秘录》还在此基础上指出了摩腹的动作要领为"不可缓，不可急，不可重，不可轻，最难之事，总以中和为主"，涵盖了现代摩法的规范化要求。《易筋经》中练功法开创了按摩练功的先河，成为推拿按摩术者的必练功法。

第十节　清代时期

一、社会背景

明朝后期政权日渐腐朽，与此同时北方女真族在努尔哈赤的带领下重新崛起，改称满族，并于 1616 年成立后金政权。20 年后皇太极改国号为清，1644 年李自成率领农民起义军攻进北京，明朝宣告灭亡。明朝总兵吴三桂在与李自成交战的同时引清兵入关，于是满族入主中原，正式建立了清王朝。

清廷先后镇压了各地的农民起义和明朝余党抗清武装，康熙时征服了蒙古、新疆、西藏等少数民族地区，继铲除吴三桂等藩王势力后收复台湾，从而使中国归于统一，逐步形成了康乾盛世。但从乾隆末年政治开始日渐腐败，嘉庆帝和道光帝也失去了早期君主锐意进取的精神，掌政风格日趋保守和僵化。官场中结党营私，相互倾轧，买官售爵，贿赂成风。军队里装备陈旧，操练不勤，营务废弛，纪律败坏。财政上国库日益亏空，入不敷出。阶级矛盾日益激化，相继爆发白莲教和天理教等农民起义，国势日趋衰落。至 1840 年，西方列强入侵，中国沦为半殖民地半封建国家。1911 年，辛亥革命爆发，清朝被推翻，从此结束了中国两千多年来的封建帝制。

中医学在这一时期的发展呈现出错综复杂的局面。一方面，中医的传统理论和临床实践经过长期的发展与积淀臻于完善，另一方面，由于西医的传入和西学东渐的影响，清朝后期中医受到了西方医学的强烈冲击。这一时期的医学发展主要有以下特点：

1. 尊崇经典，古籍整理盛极一时

为巩固统治，清政府在思想上采取压制政策，特别是康熙、雍正时期将文字狱发展到登峰造极的地步。受高压政治的影响，文人不得不埋头于故纸堆以求自保。在通读古书之后自然形成了尊崇经典的风气，古籍整理盛极一时。清代出版了大量的有关经典医籍整理和注解的读物，如张志聪主持编著的《黄帝内经素问集注》、黄元御撰写的《伤寒悬解》、陈修园撰写的《长沙方歌括》、张泰恒编撰的《伤寒类证解惑》等。

2. 温病学说发展成熟，温病学派形成

"温病"一词在《内经》中早有记载，汉代张仲景在《伤寒论》中对温病的证候特点做了描述，宋元时期温病开始脱离伤寒学说体系并在治疗上出现新解，到了明初温病进一步从伤寒学说中独立出来。明末吴有性所著的《温疫论》对温病病因提出了新的见解，其理论对温病学说的形成和发展产生了很大的促进作用。此后研究温病的学者逐渐增多，通过戴北山、喻嘉言、余师愚等人的发展，到了清代，温病学说已盛行于大江南北，其中杰出的代表人物叶天士、薛生白、吴鞠通和王孟英被称为"温病四大家"，由此标志着温病学派的形成。清代的温病学成就体现在创立了温病的辨证论治体系，不但有验齿、辨疹等独特的诊断方法，还确立了清热养阴的治则。一方面，理论上进一步明确了伤寒与温病的区别，另一方面，临床上补充了热病的治疗经验，使温病学说的发展成为清代中医学发展的最大特点。

3. 启蒙医书刊行, 医学杂志出现

清代临证各科都取得了许多新成就, 理论与实践内容丰富。为了便于学习, 许多医家编著了一些通俗易懂并切于实用的启蒙医书与方书, 包括基础理论与临证方药等内容, 对医学的普及和推广起到了很大的作用。这一时期的启蒙医书众多, 对后世影响较大的有《古今名医方论》、《医方集解》、《汤头歌诀》、《医学三字经》、《医学实在易》、《时方歌括》、《时方妙用》等。

清代出现了我国第一本医学杂志《吴医汇讲》, 标志着医学学术讨论有了新的方式。《吴医汇讲》是由长洲名医唐大烈于乾隆年间编辑出版, 是一本具有现代期刊特性的不定期刊物。当时长洲一带文化发达, 学术气氛浓厚, 名医荟萃, 唐氏为使同道间交流切磋更为充分, 广征医界佳作, 创刊《吴医汇讲》, 先后陆续出版 11 卷, 收录了江南一带数十位医家的各类医学论著文章近百篇, 对医学学术交流和普及产生了一定的影响, 并为后世在学术期刊中附作者小传开创了先河。

4. 传教活动使西洋医学传入中国

清朝初期来华的传教士与朝廷合作进行传教活动, 同时还担任文化交流使者的角色, 将西方的医药介绍给中国。康熙三十一年 (1692 年), 康熙身患疟疾, 法国传教士张诚和葡萄牙传教士徐日升用锭剂减轻了他的病情, 随后法国传教士又将金鸡纳皮送入宫中, "皇上未达药性, 派四大臣亲验, 先令患疟者 (三人) 服之, 皆愈。四大臣自服少许, 亦觉无害, 遂请皇上进用, 不日疟瘳"。康熙晚年宣布禁教，但没有拒绝传教士传授西学，使得懂医的传教士可以继续从事医疗活动。

由于禁教后中西商贸活动仅限于在广州十三行内进行，东印度医生常到广州或澳门为来华的商人诊治疾病，这些医生有时也为当地百姓治病，据记载，当时"中国之人民，平常尽皆恨恶我等……只有医学乃系中国之人颇肯信之……中国人亦信欧罗巴各国医道之妙手，即已稍肯就医"。嘉庆年间，基督教在华开设了第一家医疗诊所，随后更多的西洋医学传入中国。到了清末，西学东渐使得中医学受到了巨大的冲击，民国时形成了一部分文人提出取缔中医的局面。但另一方面，中医吸收了西洋医学所长，继续挣扎发展，以实际疗效取得了百姓的信任，继续得以流传。

二、按摩推拿学成就

按摩推拿学在清代的发展相对缓慢，清朝初期太医院将医学分为大方脉、伤寒、妇人、小方脉、痘诊、疮疡、眼科、口齿、针灸、正骨等11科，从此官办医疗体系中再未设立按摩科。除了正骨科采用部分按摩推拿手法进行治疗外，推拿基本上是在民间生存和发展，成人按摩包括膏摩的临床施治范围开始萎缩。鸦片战争后，随着西方文化的侵入，中医受到歧视，就连骨伤科医生也被视为"走江湖、卖膏药之下九流"，按摩推拿基本存在于浴室、理发、修脚等行业之中，状况堪忧。

1. 自我保健按摩的广泛流传与新发展

针对当时社会上过于依赖被动按摩的现象，医学界的有识之士力图恢复我国传统的自我按摩法。《医故》中言：

"古之按摩，皆躬自运动，振、捩、顿、拔、挼、捺、拗、伸，通其百节之灵，尽其四肢之敏，劳者多健，辟犹户枢。今人每至风痒拘挛，宛然流刺，然后委制于人。手足交拒，伤及神骸。而庸妄者，恃其术力，至以按摩名家，为人舞蹈，几自忘其所谓矣。"自我按摩法在当时颇受医家和养生家的重视，有关自我按摩的著作开始出现，一些优秀的自我按摩功法及套路在社会上流传。切实可行者有"陈真人床上功法"（《内外功图说辑要》）、"导引法仙术"（《仙术秘库》）、"澄阳子十二节沐浴法"（《炼金丹要诀引》）、"丹房八段锦"（《药功真传秘诀》）、"按摩十术"（《按摩十术》）、"祛病八则"（见于《修龄要旨》）、"十二段动功"（《寿世青编》）、"导引保真法"（《戒庵老人漫笔》）以及"延年九转法"（《延年九转法》）等。同时，这一时期的自我按摩逐渐细化，出现了局部保健按摩操作，如《陆地仙经》中所附的"治眼九法"就是针对单一病种的自我按摩系列手法。

面部美容按摩发展成熟是清代自我保健按摩的另一特点。其主要方法有摩面、熨面、按目眦、熨目、拭目、运睛、按太阳、擦鼻、掩耳拔气、旋耳、栉发、梳头、鸣天鼓、擦项等。《寿世传真》将"面要常擦"作为"修养十法"之首，又将摩面与摩目、运睛、擦鼻、按目四眦等面部美容按摩法配合运用，合称"擦面美容诀"，称有"光泽容颜，不致黑皱"之功。

2. 浴室及剃头、修脚处保健按摩的兴起

按摩推拿自明末便在民间发展，陆续出现在浴室、理发等服务性行业之中，经明代《净发须知》的提倡，保健按摩在理发行业已形成传统，甚至在宫廷里也设有包括按摩与剃头在内的"按摩处"。至清朝，按摩推拿以保健的名义继续存在于上述服务性行业之中。康熙年间石成金的《传家宝》在宣扬"剃头之乐"时，将"剃头"、"取耳"、"捶背"、"修脚"称为"养身四快"，并说"予舍傍一剃工最善此技，隔六七日即呼来一剃，兼令取耳、捶背。头痒止而体爽快，不亦乐乎"。可见当时按摩已成为理发的配套项目。从明代的"搔背"发展到清代的"养身四快"，应该说是保健按摩进入理发业后的一个很大的进步。

3. 小儿推拿体系的进一步成熟

清代是小儿推拿丰富和发展的阶段，这一时期理、法、方、术日趋完善，小儿推拿专业人员已遍及全国，推拿适用的范围进一步扩大，手法日渐增多，小儿推拿专著也大量涌现。其中最具代表性的有《小儿推拿广意》、《幼科推拿秘书》、《幼科铁镜》、《厘正按摩要术》等。清朝末期亦出现了不少专著，如《推拿易知》、《推拿抉微》、《增图考释推拿法》、《推拿捷径》、《幼科推拿术》、《幼科推拿法》、《幼科百效全书》、《保赤推拿秘术》、《小儿百病推拿法》、《小儿自疗法》、《小儿推拿补正》等。其中以钱祖荫的《小儿推拿补正》影响较大，该书除对引误的"十四经穴"加以纠正外，还对13种小儿推拿常用手法的操作方法及作用机理进行了逐一阐释，博而不杂，简明扼要，这在其他推拿专书中是不可多见的。

4. 伤科推拿手法在诊断与治疗中的运用

清代成人推拿集中于伤科，从理论到手法较前人都有了很大的进步。手法种类有摸、接、端、提、推、拿、按、摩、揉、抄、抖、搋、摇、缠、捻、捺、托、扳、挪、踏（踩跷）、擦、捏、捶（击）、振击、缠揉、搓捏、搓揉、揉摩、运等 20 余种，基本涵盖了现代推拿的摆动、摩擦、挤压、振动、击打及运动关节等六大类手法，推拿手法发展已基本趋于成熟。

清代太医院的教科书《医宗金鉴》对正骨手法作了全面总结，书中对手法为"正骨之首务"的论述确立了以"正骨八法"为代表的骨伤类整复手法在正骨科的地位。"摸、接、端、提、推、拿、按、摩"的正骨八法，包含检查诊断、复位、治疗康复、病因病机及治则等方面的内容，体现了更为精确细致的整复类按摩推拿手法，为后世所推崇。

5. 临床各科按摩推拿手法的应用

清代成人按摩散见于临床各科当中，多见于与其他疗法的配合使用。《医宗金鉴》记载了治孕妇小便不利的"丹溪举胎法"。另据《产翼论》记载，清代还有一套治疗转胞的手法：一为"按腹第六术"，二为"二指按左水道穴，并拘拽子宫"，三为"两掌合按左右水道穴两侧"，四为"跨立位抄举其腹部两侧并推托之口"。《沈氏尊生书》记载了整脊推拿治疗痧症："痧症属肝经者多，肝附于背第七骨节间。若犯痧，先循其七节骨缝中，将大指甲掐入，候内骨节响方止。如不响，必将盐重擦，必使透入，方能止疼。"该法现多用于治疗胆囊炎、胆绞痛等疾患。

三、相关人物及著作

1. 熊应雄与《小儿推拿广意》

《小儿推拿广意》又名《推拿广意》，为熊应雄（字运英）所辑，陈世凯（字紫山）重订，约成书于1676年。全书共3卷，上卷总论，首先论述推拿在小儿疾病治疗中的作用；次叙儿科诊断和治疗手法，介绍了手足45个小儿推拿特定穴及主治，提出了手部和头面部的推拿操作常规程序；最后为"脏腑歌"，论述脏腑病证的小儿推拿方法。中卷主要论述胎毒、惊风、诸热等17种病证的推拿治疗。下卷附有治疗小儿常见病的内服、外用方剂近200首。

《小儿推拿广意》是清代第一部小儿推拿专著，也是影响最大的小儿推拿著作。明代的小儿推拿，大多以治疗惊风为主，其他疾病往往述之不详。本书除专设惊风一门外，还设诸热、伤寒、呕吐、泄泻、腹痛、痢疾、疟疾、积证、痞疾、咳嗽、肿胀、目疾、杂症诸门，扩大了小儿推拿的治疗范围。此外，本书所绘的推拿手法操作图是对小儿推拿的另一大贡献。

2. 骆如龙与《幼科推拿秘书》

《幼科推拿秘书》成书于1691年，全书共5卷，为骆如龙（字潜庵）撰，骆民新抄订。卷一介绍一些小儿常见病证诊断及取穴推拿方法。卷二论述小儿推拿特定穴的定位、主治及补泻，亦论及推拿介质的四季选用。卷三是推拿手法，阐述了分阴阳、合阴阳、运八卦、运五经、推脾土、推肾水等42个穴位的单式手法及打马过天河、黄蜂入洞、按弦走搓摩等13个大手法的操作方法与适应证。卷四为推拿病证分类，阐述了每种病证的病因病机及其推拿取穴方法。骆氏认为分阴阳为"诸症之要领，众法之先声"，一切推法必以分阴阳为"起式"，诸证推毕又须以掐按肩井、拿食指、无名指为"总收法"。"起式"和"总收法"的提出是本书的手法特点。

3. 夏鼎与《幼科铁镜》

《幼科铁镜》为夏鼎（字禹铸）所撰，全书共 6 卷。本书的一大特点为文中所著均为作者家传或临床亲验，图穴亦经两代考索。夏氏指出"使人晓得用推拿便是用药味，药味既不可误投，推拿又何可乱用"，故对临床不效者如"老汉扳罾"、"猿猴摘果"之类手法均予删除。另外，夏氏诊病重视望面色、审苗窍以辨脏腑的寒热虚实，治病重视推拿疗法的临床应用，认为"用推拿就是用药味"，故作"推拿代药赋"。书中指出："寒热温平，药之四性，推拿揉掐，性与药同。用推即是用药，不明何可乱推。推上三关，代却麻黄肉桂；退下六腑，替来滑石羚羊；水底捞月，便是黄连犀角；天河引水，还同芩柏连翘；大指脾面旋推，味似人参白术，泻之则为灶土石膏；大肠侧推虎口，何殊诃子炮姜，反之则为大黄枳实。涌泉右转不揉，朴硝何异；一推一揉右转，参术无差。食指泻肝，功并桑皮桔梗；旋推止嗽，效争五味冬花。精威拿紧，岂羡牛黄贝母；肺俞重揉，漫夸半夏南星。"

本书对后世医家影响重大，《增订济婴撮要》、《孩儿药》、《幼科推拿秘诀》、《推拿秘法》、《保赤指南》、《佛海庵哑科精蕴》等书籍在论述小儿推拿时，多本于《幼科铁镜》，有的则直接引用本书的原文。

4. 夏云集与《保赤推拿法》

《保赤推拿法》为夏云集（字样宇，又字英白）所编，成书于 1855 年。书中论述了拿、推、掐、搓、摇、捻、扯、揉、运、刮、分、和等 12 种小儿推拿常用手法及小儿推拿注意事项。夏氏主张推拿小儿应先用开天门、分推太阴太阳、掐天庭至承浆及揉耳摇头等四法开官窍，然后辨证择用诸法，最后推毕各穴以掐肩井收功。在其所述 80 余种小儿推拿常用操作方法中，以中指尖推到横门、横门刮到中指尖、掐中指甲、掐大指甲、捻五指背皮、刮手背、揉手背等法较有特色。

5. 徐宗礼与《推拿小儿全书》

《推拿小儿全书》为徐宗礼（字谦光，号秩堂公）著于 1877 年，书无目录。全书开始以三字歌诀形式编成，便于初学者诵习，后人所称《推拿三字经》即指这一部分。其后有"推拿三字经序"和"四言脉诀"，并有推拿插图和操作方法，内容比三字经多。在书中徐氏强调推拿功用可抵御汤药，如"分阴阳，为水火两治汤；推三关，为参附汤；退六腑，为清凉散；天河水，为安心丹；运八卦，为调中益气汤；内劳宫，为高丽清心丸"等。另外，他还认为人的经络气血在成人与小儿没有本质的不同，故推拿治疗不分成人、小儿，只要根据年龄大小相应地调整推拿次数即可。徐氏主张 4 岁以下婴儿推拿 300 次，小儿为 3000 次，16 岁以上的成人可达 3 万次。由此，徐氏不仅把小儿推拿的治疗范围从常见疾病扩大到治疗霍乱、瘟疫、流行性腮腺炎、肺结核等方面，还把小儿推拿手法进一步扩充为成人疾病以及外科疮疡病的治疗方法。在选穴方面，徐氏主张独穴多推，如霍乱吐泻独推板门、流行性腮腺炎独取六腑等。

6. 张振鋆与《厘正按摩要术》

《厘正按摩要术》又名《小儿按摩术》，为张振鋆（原名醴泉，字莜杉，号惕厉子）所撰，全书 4 卷，成书于 1888 年。该书以明代周于蕃的《小儿科推拿仙术》为蓝本，删其重复，正其错误，补其阙漏，重新修改而成，故名"厘正"。卷一为"辨证"，除一般的望、闻、问、切四诊外，还将成人按胸腹法引入小儿推拿，新增"按胸腹"一法。卷二为"立法"，对明代以来流行的按、摩、掐、揉、推、运、搓、摇等小儿推拿 8 种基本手法作了全面总结，还介绍了 20 种外治法的具体运用。卷三为"取穴"，介绍十四经穴、小儿推拿特定穴以及推坎宫、推攒竹、双凤展翅、分阴阳、取天河水等复式操作法，其经络、穴位和操作均有图解。卷四为"列证"，介绍了 24 种小儿常见病证的辨证、推拿和方药治疗。本书是清代后期小儿推拿手法学较重要的著作，对了解小儿推拿发展全貌有重要参考意义。

7. 《动功按摩秘诀》

本书为明代汪启贤（字肇开）、汪启圣（字希贤）撰辑，初刻于 1696 年。《动功按摩秘诀》第一部分为成人推拿，首论各证选穴、施术手法、次数、选穴归经、位置，次述各兼证及治法。所述疾病以内、妇、五官科病证为主。其特点是一改以往单一推拿手法治疗病证的方法，以经络辨证结合脏腑辨证为主，根据不同的病变部位选用不同手法刺激相应的腧穴。第二部分为自我按摩与导引法，共阐述了 20 种病证的自我按摩与导引方法，大多方法可用于自我保健。自我按摩操作法有击天鼓、摩太阳、掐太阳、揉耳、擦脚心、摩昆仑、摩脐轮、摩鼻两旁、摩腿、擦胸、捶臂、扳脚、指按尾闾、熨丹田等。所治疗的疾病包括头昏、头痛、眼目昏花、青盲、目翳、耳鸣、耳聋、鼻血、牙痛、痄腮、胸膈痞闷、酒积、心痛、腰背疼痛、漏肩风、黄肿、腹痛、痢疾、梦遗、肺痨、咳嗽、伤寒、疟疾、二便不通、瘫痪等。第三部分为小儿推拿，有"辨小儿诸症"、"手诀"和"小儿诸惊推揉法"等3节，也采用了以辨证施治的方法选用相应手法治疗。

8.《按摩经》

本书成书于康熙年间，作者不详，1817年有人作了整理补充。本书为现存较早的成人推拿著作，理论与手法均别具一格。总论有"神拿"72法，手法操作从头部起始，经胸胁、肚腹、背部直至腿足。有穴位图标明操作的穴位、大筋和动脉等部位。该书对《黄帝内经》首创的动脉按压法作了系统总结，丰富并发展了这一独特的推拿术。

9. 一指禅推拿与《一指定禅》

一指禅推拿自清朝咸丰年间以来一直流传于江南，相传是禅宗派创始人达摩所创。目前唯一能考证的一指禅推拿学派，其师承的脉络可追溯到清朝咸丰年间（约1861年）一指禅推拿名家李鉴臣。后世一指禅传人皆尊李鉴臣为一指禅开山鼻祖。李氏将一指禅推拿术传与丁凤山，丁氏又传与王松山、丁树山、沈希圣等数人。一指禅推拿经丁氏再传弟子朱春霆的发扬光大，得以流行于世。一指禅推拿以中医的阴阳五行、脏腑经络、营卫气血等基本理论为指导，以四诊八纲为诊察手段，强调审证求因、辨证施治，注重练功，手法柔和深透，刚柔相济。一指禅推拿临床操作遵守"循经络、推穴位"的原则，手法包括推、拿、按、摩、搓、抄、滚、捻、缠、揉、抖、摇等12种。

《一指定禅》原书系清光绪二十年的手抄本，作者不详。原抄本由一指禅推拿前辈王松山所藏，并于 1958 年执教于上海推拿学校时献出。该书是第一本详细论述一指禅推拿学派治疗范围的专书。抄本上记有"兼得凤山丁夫子授教指法"，共计有推、缠、揉、按等 4 种手法。比现今流传的一指禅推拿手法少 8 种。《一指禅定》的问世不仅记述了清代按摩技术在民间的传承方式，也显示了中医推拿按摩流派的产生。

第二章　基础理论荟萃

中医学有数千年的历史，是中华民族在长期的生产生活实践中认识生命、维护健康、战胜疾病的宝贵经验总结。其在长期的医疗实践中积累了丰富的防治疾病的经验，并在此基础上形成了独特的理论体系。

推拿，古称按摩、按跷等，是以中医理论为指导，在人体体表经络腧穴及一定部位上运用各种手法，以及作某些特定的肢体活动来防治疾病和保健强身的一种方法。作为中医学的重要分支，其理论是在中医学的理论大基础上逐渐分支出来并完善起来的。按摩推拿对病证的检查、诊断、辨证及施治的全过程都是在中医基础理论的指导下完成的。因此，要掌握好按摩推拿医学，就必须对中医基本理论有系统的、完整的了解，如此才能做到完全掌握和运用自如。

中医基础理论是指中医学理论体系中，由最基本的概念和原理所构成的理论层面。它通过对中医的医学思想及其对人体和疾病的基本认识和防治原则的概略表述，阐明了中医的自然观、方法论和基本理论。传统的中医基础理论包含的主要内容有：指导思想，整体观念是中医学的认识论；基本方法，阴阳学说和五行学说是对整体观的一种方法实现，而辨证论治则是临床诊疗对阴阳五行学说的具体实践和变通运用，它们共同构成了一个从一般到具体的中医方法论体系以及人体生理、病因病机、预防治则、药理方论等。

　　中医学理论作为基础理论，必然对推拿按摩具有指导意义。但同时，按摩推拿学作为一门独立的学科，其在临床实践和治疗疾病过程中与处方用药相比有明显的不同之处。推拿按摩具有局部接触、手操作等独特作用方式，又有重经穴、明解剖等明显特点，因此在理论上、临床上都有其相对独立性，较之中医学大范畴又具备相对独立的知识体系。按摩推拿学基础理论是该学科知识体系的重要组成部分，是该学科之基石，是影响该学科生存和发展的重要因素。在熟练掌握中医理论的前提下，同样要对按摩推拿学相关理论熟练掌握，二者合璧才能最好地指导临床实践。

第一节　中国古代哲学与中医

一、精气学说

　　精气学说是研究精气的内涵及其运动变化规律，并用以阐释宇宙万物的构成本原及其发展变化的一种古代哲学思想，是对中医学影响较大的古代哲学思想之一。其概念和内容涉及医学与哲学两大学科，且其中概念交互错综。它滥觞于先秦时期，两汉时被"元气说"同化。由于先秦至两汉正值中医学理论体系的奠基时期，故此时盛行的精气学说必然对中医学理论体系的建立有着深刻的影响。精气学说在阐明其哲学与中医学基本概念及基本内容、深入理解中医理论、探讨中医学术等方面都具有重要的现实意义。

【原文】

（1）精气为物。（《周易·系辞上传》）

（2）非鬼神之力也，其精气之极也。一气能变曰精，一事能变曰智。（《管子·心术下第三十七》）

（3）烦气为虫，精气为人。（《淮南子·精神训》）

（4）人，水也。男女精气合而水流形。（《管子·水地第三十九》）

（5）男女构精，万物化生。（《周易·系辞下传》）

（6）有生于无。（《道德经·四十章》）

（7）虚者，所以列应天之精气也。（《素问·五运行大论》）

（8）天地合而万物生，阴阳接而变化起。（《荀子·礼论》）

（9）通天下一气耳。（《庄子·知北游》）

（10）宇宙生气，气有涯垠。清阳者薄靡而为天，重浊者凝滞而为地。（《淮南子·天文训》）

（11）故元者，为万物之本。（《春秋繁露·重政》）

（12）元者，气也。无形以起，有形以分，造起天地，天地之始也。（《公羊传解诂·隐公元年》）

（13）积阳为天，积阴为地。（《素问·阴阳应象大论》）

（14）天地感而万物化生。（《周易·咸象》）

（15）太虚无形，气之本体。（《正蒙·太和》）

（16）气合而有形。（《素问·六节藏象论》）

（17）气之升降，天地之更用也……升已而降，降者谓天；降已而升，升者谓地。天气下降，气流于地；地气上升，气腾于天。故高下相召，升降相因，而变作矣。

（《素问·六微旨大论》）

（18）太虚不能无气，气不能不聚为万物，万物不能不散而为太虚。（《正蒙·太和》）

（19）是以升降出入，无气不有。（《素问·六微旨大论》）

（20）地气上为云，天气下为雨。（《素问·阴阳应象大论》）

（21）物生谓之化，物极谓之变。（《素问·天元纪大论》）

（22）天地一气。（《庄子·天下》）

（23）人与天地相参也，与日月相应也。（《灵枢·岁露》）

（24）类同则召，气同则合，声比则应。（《吕氏春秋·应同》）

（25）精存自生，其外安荣。（《管子·内业第四十九》）

（26）气之生人，犹水之为冰也。水凝为冰，气凝为人。（《论衡·论死》）

（27）人之生，气之聚也。聚则为生，散则为死。（《庄子·知北游》）

（28）阴阳之气，凝而为人，年终寿尽，死还为气……人之所以生者，精气也，死而精气灭。（《论衡·论死》）

（29）阴阳匀平……命曰平人。（《素问·调经论》）

（30）精能生气，气能生神，则精气又生神之本也，保精以储气，储气以养神，此长生之要耳。（《养生肤语》）

（31）道生一，一生二，二生三，三生万物。（《老子》）

（32）人以天地之气生，四时之法成。（《素问·宝命全形论》）

（33）非出入，则无以生长壮老已；非升降，则无以生长化收藏。（《素问·六微旨大论》）

（34）凡人之生也，天出其精，地出其形，合此以为人。和乃生，不和不生。（《管子·内业第四十九》）

（35）气有阴阳，推行有渐为化。（《正蒙·神化》）

（36）其微也，为物之化。（《素问·六微旨大论》）

（37）天之在我者德也，地之在我者气也，德流气薄而生者也。（《灵枢·本神》）

（38）人受天地之气，以化生性命也。是知形者生之舍也，气者生之元也，神者生之制也。形以气充，气耗形病，神依气位，气纳神存。（《素问病机气宜保命集·原道》）

（39）天食（饲）人以五气，地食（饲）人以五味。（《素问·六节藏象论》）

【点评】以上条文对精气学说的基本概念和基本内容进行了相应的阐释。精气又称元气，精气学说又称元气论，或气一元论。古代哲学上的精气学说是一种用精气概念来解释自然界运动变化及其基本规律的学说，这一学说的产生由来于"精"与"气"两个概念。精气学说认为，在宇宙形成的初期，整个空间呈现着一派混混沌沌、烟蒙雾罩的景象，到处弥漫着极其细小的物质微粒，世界万物就是由这种形态极其微小的、潜在能量较强的、具有一定运动能力和运行规律的物质所构成的。这种微粒就是所谓"精气"。它的客观存在决定着世界万物的形成、变化乃至消亡。

"精"与"气"的概念，在古代哲学范畴中基本上是同一的，中医学受哲学思想影响以构筑理论框架，但"精"与"气"的概念在中医学确有区别：精，即指精微物质，是一种构成并维持人体生命活动的基本物质。从其范围看应有广义和狭义两种涵义。广义之精包括人体精、气、血、津、液，亦包括自然界对人体有营养的成分，如天之五气、地之五味等；狭义之精即指藏于肾脏之精。从来源看，精又可分先天之精与后天之精两种。先天之精系指禀受于父母，构成胚胎之原始物质；后天之精则是胚胎形成以后，取之于饮食五味，天地自然所化成之精微营养物质。气是构成人体并维持生命活动的最基本物质，在生命活动中起着推动、温煦、防御、气化、固摄、营养等作用。它生成于先天父母之精，壮大于饮食水谷、自然呼吸等后天之精，是人体不可缺少的物质，并在生命活动中起重要作用，谓之曰"物质气"。按其作用方向与部位不同，又有宗气、营气、卫气之不同名称，统属于元气的作用范畴。同时物质的气又可以通过脏腑经络的作用而具体地表现出来，亦可称之"功能气"，此即通常所称的脏腑之气、经络之气。

精气学说的基本内容着重在其构成世界物质运动的唯物辩证法思想方面，主要包括精气学说的物质性、运动性和变化性。精气学说作为对物质世界本原的解释，已渗入到以研究人体生命变化为己任的医学理论中，对中医学体系的各个环节都起到奠基性质的作用。从大范围分析，其所发挥的作用有以下几个方面：

第一，揭示生命本质的物质性。天地自然的物质性决定着人体的物质性，没有超物质的"神"存在。人的出生乃至死亡，无非是精气存在形式及其运动变化的结果。新生命的出现，是由精气凝聚而成。精气维持着生命活动的全过程，一旦精气离散，生命也就随之消失了。在精气学说的影响下，中医学体系中形成了一套独具特色的理论基础，即"气是构成和维持人体生命活动的基本物质"。这种人体"气"概念的建立，推动了医学从物质角度考察和分析人体的进程。在广义的"气"概念的基础上，中医学中还派生出许多具体的，即所谓狭义的"气"概念，诸如"神气"、"血气"、"脉气"、"津气"、"谷气"等。

第二，阐明了人体内外的整体性，对中医学整体观念构建产生重要影响。精气学说认为，精气是宇宙万物的构成本原，人类为自然万物之一，与自然有着共同的化生之源；运行于宇宙中的精气充塞于各个有形之物之间，具有传递信息的中介作用，使万物之间产生感应。精气的概念涵盖了自然、社会、人类的各个层面，精气是自然、社会、人类及其道德精神获得统一的物质基础。这些哲学思想渗透到中医学中，促使中医学形成了同源性思维和相互联系的观点，同时构建了表达人体自身完整性及人与自然社会环境统一性的整体观念。中医学认为，人与自然、社会环境之间时刻进行着各种物质与信息的交流。通过肺、鼻及皮肤，体内、外之气进行着交换；通过感官，感受与传递着自然与社会环境中的各种信息。因而，通过精气，人与自然社会相统一。同时，自然社会环境的各种变化对人的生理、病理也产生一定影响。中医学的整体观念强调从宏观上在自然与社会的不同角度，全方位研究人体的生理、病理及疾病的防治。

第三，阐明生命内部的运动性。精气具有较强的运动能力。中医学把物质的这一特性引入到对生命活动中生理、病理分析中来。体内气机的升、降、出、入，起到了沟通内外、协调功能、畅达气机、推动血运、布散精微、排泄废物等作用。通过气的运动及其所产生生理效应，起到促进生长发育的作用。随着气运动的减弱及其所产生的生理效应的降低，会出现人体的衰老，直至气的运动停止而导致死亡。另外，气的运动还参与了精神、意识、思维等心理活动。中医理论还认识到精神、意识、思维活动是物质运动的产物，特别是内脏生理功能的体现，这种把生理与心理相结合的理论方式，是对世界医学的巨大贡献。

中医学的精气学理论的研究范围，一般局限于机体内部的生理现象。从这个意义上讲，它虽然根源于精气学说，又有别于精气学说。精气学说所探讨的是整个宇宙范围内的精气现象和一般规律，而中医"气"学理论则专门研究人体的精气现象与特殊规律。

二、阴阳学说

阴阳学说源于中国古代朴素的唯物论和自发的辩证法思想。它认为世界是物质的，物质世界是在阴阳二气作用的推动下滋生、发展和变化的。这一学说对后来古代唯物主义哲学有着深远的影响，在长期医疗实践的基础上，人们将阴阳学说广泛地运用于医学领域，用以说明人类生命起源、生理现象、病理变化，指导着临床的诊断和防治，成为中医理论的重要组成部分，对中医学理论体系的形成和发展起着极为深刻的影响。

【原文】

（1）一阴一阳之谓道。（《易传·系辞上传》）

（2）夫阴阳者，天地之道也，万物之纲纪，变化之父母，生杀之本始，神明之府也。（《素问·阴阳应象大论》）

（3）阴阳者，有名而无形。（《灵枢·阴阳系日月》）

（4）水火者，阴阳之征兆也。（《素问·阴阳应象大论》）

（5）阴阳二字，固以对待而言，所指无定在。（《局方发挥》）

（6）二气交感，化生万物。（《太极图说》）

（7）阴阳者，数之可十，推之可百，数之可千，推之可万，万之大不可胜数，然其要一也。（《素问·阴阳离合论》）

（8）阴在内，阳之守也；阳在外，阴之使也。（《素问·阴阳应象大论》）

（9）动极者镇之以静，阳亢者胜之以阳。（《类经附翼·医易》）

（10）阴阳又各互为其根，阳根于阴，阴根于阳；无阳则阴无以生，无阴则阳无以化。（《医贯砭·阴阳论》）

（11）重阴必阳，重阳必阴。（《素问·阴阳应象大论》）

（12）阴生寒，阳主热；故寒甚则热，热甚则寒。故曰寒生热，热生寒。此阴阳之变也。（《灵枢·论疾诊尺》）

（13）人生有形，不离阴阳。（《素问·保命全形论》）

（14）言人身脏腑中阴阳，则脏者为阴，腑者为阳。肝、心、脾、肺、肾五脏皆为阴，胆、胃、大肠、小肠、膀胱、三焦六腑皆为阳……故背为阳，阳中之阳，心也；背为阳，阳中之阴，肺也；腹为阴，阴中之阴，肾也；腹为阴，阴中之阳，肝也；腹为阴，阴中至阴，脾也。（《素问·金匮真言论》）

（15）阴平阳秘，精神乃治；阴阳离决，精气乃绝。（《素问·生气通天论》）

（16）善诊者，察色按脉，先别阴阳。（《素问·阴阳

应象大论》）

（17）凡诊病施治，必须先审阴阳，乃为医道之纲领。阴阳无谬，治焉有差？医道虽繁，而可以一言蔽之者，曰阴阳而已。故证有阴阳，脉有阴阳，药有阴阳……设能明彻阴阳，则医理虽玄，思过半矣。（《景岳全书·阴阳篇》）

（18）壮水之主，以制阳光。益火之源，以消阴翳。（《素问·至真要大论》）

（19）天地者，万物之上下也；阴阳者，血气之男女也；左右者，阴阳之道路也；水火者，阴阳之征兆也；阴阳者，万物之能使也。（《素问·阴阳应象大论》）

【点评】上述条文叙述了阴阳的概念、特点、作用、相互关系及对疾病诊治的指导作用等内容。阴阳的概念源自古代中国的自然观，古人观察到自然界中各种对立又相连的大自然现象，如天地、日月、昼夜、寒暑、男女、上下等，以哲学的思想方式，归纳出"阴阳"的概念。早至春秋时代的《易经》以及老子的《道德经》都有提到阴阳。阴阳理论已经渗透到中国传统文化的方方面面，包括宗教、哲学、历法、中医、书法、建筑、占卜等。阴阳是"对立统一或矛盾关系"的一种划分或细分，两者是种属关系。

三、五行学说

五行学说同阴阳学说一样，也属于古代哲学的范畴。五行学说是以木、火、土、金、水五种物质的特性及其"相生"和"相克"规律来认识世界、解释世界和探求宇宙规律的一种世界观和方法论。五行学说认为世界是物质的，是由木、火、土、金、水五种要素所构成，随着这五个要素的盛衰，而使得大自然产生变化，不但影响到人的命运，同时也使宇宙万物循环不已。它强调整体概念，描绘了事物的结构关系和运动形式。如果说阴阳是一种古代的对立统一学说，五行则可以说是一种原始的朴素系统论。五行学说之所以能概括宇宙间的万事万物，其主要的思维方法是按照"五行"的特性，根据事物的不同性质、作用和形态，采用"取象比类"的方法，将事物或现象分为五大类，分别归属金、木、水、火、土五行之中，并根据五行之间的相互关系及其规律，说明各类事物或现象的联系和变化。在医学方面则藉以阐明人体脏腑组织之间在生理和病理上的复杂关系，以及人体与外在环境之间的密切关系。

【原文】

（1）天地之气，合二为一。分为阴阳，判为四时，列为五行。（《春秋繁露·五行相生》）

（2）水火者，百姓之所以饮食也；金木者，百姓之所以兴作也；土者，万物之所资生，是为人用。（《尚书·大传》）

（3）夫五运阴阳者，天地之道也。（《素问·天元纪大论》）

（4）木曰曲直，火曰炎上，土曰稼穑，金曰从革，水曰润下。（《尚书·洪范》）

（5）造化之机，不可无生，亦不可无制。无生则发育无由，无制则亢而为害。（《类经图翼·运气》）

（6）夫五行之理，甚而无以制之，则造化息矣。（《素问玄机原病式·六气为病·寒类》）

（7）木得金而伐，火得水而灭，土得木而达，金得火而缺，水得土而绝，万物尽然，不可胜竭。（《素问·保命

全形论》）

【点评】以上条文介绍了五行的由来作用、特性及五行之间的关系，即相生、相克关系。五行的相生、相克是不可分割的，如果没有生，就没有事物的发生和成长，就没有缤纷精彩的大千世界；如果没有克和制，就不能维持五行之间的动态平衡，某一行将亢盛为害，世界或者人体的正常活动过程将变得杂乱无章，混乱不堪。只有生中有制，制中有生，才能保持正常、动态的平衡关系，使人保持健康的身体。

第二节　藏象学说

"藏象"二字首见于《素问·六节藏象论》。"藏"同"脏"，指藏于体内的内脏，"象"指表现于外的生理、病理现象。"藏象"包括各个内脏实体及其生理活动和病理变化表现于外的各种征象。藏象学说是研究人体各个脏腑的生理功能、病理变化及其相互关系的学说。它是历代医家在医疗实践的基础上，在阴阳五行学说的指导下，概括总结而成的，是中医学理论体系中极其重要的组成部分。

藏象学说就是通过对人体生理、病理现象的观察，研究人体各个脏腑的生理功能、病理变化极其相互关系。这一学说的形成，虽以一定的古代解剖知识为基础，但其发展主要基于"有诸内，必形诸外"的观察研究方法，因而其观察、分析的结果必然大大超过了人体解剖学的脏腑范围，形成了独特的理论体系。因此，藏象学说中的脏腑名称虽与现代人体解剖学的脏器名称相同，但其生理、病理的含义却不完全相同。藏象学说中的一个脏腑的生理功能，可能包含着现代解剖学中几个脏器的生理功能；而现代解剖生理学中的一个脏器的生理功能可能分散在藏象学说的某几个脏腑的生理功能之中。藏象更重要的是概括了人体某一系统的生理和病理学概念。

一、五脏六腑总述

【原文】

（1）五脏者，所以藏精神血气魂魄者也。（《灵枢·本藏》）

（2）《内经》之五脏，非血肉之五脏，乃四时之五脏。（《群经见智录》）

（3）凡治病不明脏腑经络，开口动手便错。（《医门法律·卷一·明脉络之法》）

（4）脏居于内，形见于外，故曰脏象。（《类经·脏象》）

（5）大气入于脏腑者，不病而卒死矣。（《灵枢·五色》）

（6）经脉者，脏腑之枝叶；脏腑者，经脉之根本。（《类经·十二经离合》）

（7）五脏受气于其所生，传之于其所胜，气舍于其所生，死于其所不胜。（《素问·玉机真藏论》）

（8）五脏者，藏精气而不泻也，故满而不能实。六腑者，传化物而不藏，故实而不能满也。（《素问·五藏别论》）

（9）五脏应四时，各有收受乎？（《素问·金匮真言论》）

（10）脏病难治，腑病易治。（《难经·五十五难》）

（11）脏寒生满病。（《素问·异法方宜论》）

（12）脏实则声弘，脏虚则声怯。（《景岳全书》）

（13）脏宜藏，腑宜通，脏腑之体用各殊也。（《临证

指南医案·脾胃》）

（14）腑宜通即是补，甘凉濡润，胃气下行，则有效验……腑病以通为补。（《临证指南医案·脾胃》）

【点评】以上条文介绍了五脏六腑在人体正常生理活动过程中的作用，也介绍了五脏的生理特点和病理特点。比如，五脏宜藏，六腑宜通；五脏病难治，六腑病易治。也指出诊断过程中辨别虚实的方法，如病为实证时，病人的呻吟声或其他病声宏亮；病为虚证时，病人的呻吟声或其他病声低怯。通过这些条文，可以为学医者构建初步的藏象理论体系。

二、藏象各论

（一）心

【原文】

（1）诸血者皆属于心。（《素问·五藏生成篇》）

（2）盖心为火脏，烛照事物，故司神明，神有明而无物，即心中之火气也。（《血证论·脏腑病机论》）

（3）心为君主，奉心化赤，故诸血者，皆属于心。（《黄帝内经素问直解·五脏生成》）

（4）心主身之血脉。（《素问·痿论》）

（5）心者，生之本，神之处也，其华在面其充在血脉。（《素问·六节藏象论》）

（6）所以任物者谓之心。（《灵枢·本神》）

（7）心者，五脏六腑之大主也，精神之所舍也。（《灵枢·邪客》）

（8）心藏脉，脉舍神。（《灵枢·本神》）

（9）心为五脏六腑之大主，而总统魂魄，兼该意志。故忧动于心则肺应，思动于心则脾应，怒动于心则肝应，恐动于心则肾应，此所以五志惟心之所使也。（《类经·疾病类》）

（10）心，君主之官也。（《素问·灵兰秘典论》）

（11）心为阳中之太阳。（《素问·六节藏象论》）

（12）喜则气和志达，荣卫通利。（《素问·举痛论》）

（13）心气通于舌，心和则舌能知五味矣。（《灵枢·脉度》）

（14）心之合脉也，其荣色也。（《素问·五脏生成论》）

【点评】以上条文介绍了心的五行属性、主要生理功能、生理及病理特点。心属火，为阳中之阳，为五脏六腑之大主，主导五脏六腑的正常功能活动。心主血的生成，在血的生成过程中起到关键作用。心主血脉，除了生血，还起到推动血液运行的作用。血藏神，血与神志活动的关系息息相关。因此，心主血，又藏神，总管人的精神神志活动。心在志为喜，开窍于舌。心气和调时，方能感知五味。生活中情志舒畅，知足常乐，常保欢喜之心，则五脏和调，身体健康。

（二）肺

【原文】

（1）诸气者皆属于肺。（《素问·五脏生成篇》）

（2）食气入胃，浊气归心，淫精于脉，脉气流经，经气归于肺，肺朝百脉，输精于皮毛。（《素问·脉经别论》）

（3）肺者，相傅之官，治节出焉。（《素问·灵兰秘典论》）

（4）西方生燥，燥生金，金生辛，辛生肺。（《素问·阴阳应象大论》）

（5）肺朝百脉。（《素问·脉别论》）

（6）并精而出入者谓之魄。（《灵枢·本神》）

（7）故肺气通于鼻，肺和则鼻能知臭香矣。（《灵枢·脉度》）

（8）肺为清虚之府，其气能下行以制节诸脏。（《血证论·跌打血》）

（9）肺为娇脏。（《神医汇编》）

（10）肺体属金，譬若钟然，钟非叩不鸣。（《医学心语·医门八法》）

（11）肺清则气行，肺浊则气壅。（《奇症汇》）

（12）五脏六腑，俱受气于肺。（《诸病源候论·妊娠咳嗽候》）

（13）肺主收降之令，故苦上逆。（《素问集注·脏气法时论》）

（14）肺之令主行制节，以其居高，清肃下行，天道下际而光明，故五脏六腑皆润利而气不亢，莫不受其制节也……肺中常有津液润养其金，故金清火伏。（《血证论·脏腑病机论》）

【点评】以上条文介绍了肺的五行属性、生理功能、生理及病理特点。肺属金，肺为相傅之官，主治节。肺主气，司呼吸，主导气的生成和运行，在气的生成和运行过程中起到关键作用。肺主皮毛，能将卫气输送到体表，起到调节汗孔开合、抗御外邪的作用。肺在志为悲，开窍于鼻，肺气和调，则鼻息通畅，能闻香臭；肺气受损，则鼻塞流涕，不闻香臭。肺通过呼吸道直接与外界相通，因此肺为娇脏，易受外邪侵袭。

（三）脾

【原文】

（1）食气入胃，散精于肝……浊气归心，淫精入脉……饮入于胃，游溢精气，上输于脾；脾气散精，上归于肺。（《素问·经脉别论》）

（2）脾主为胃行其津液者也。（《素问·厥论》）

（3）一有此身，必资谷气。谷入于胃，洒陈于六腑而气至，和调于五脏而血生，而人资之以为生者也，故曰后天之本在脾。（《医宗必读·肾为先天本脾为后天本论》）

（4）脾宜升则健。（《临证指南医案·脾胃》）

（5）升降之机者，在乎脾土之健运。（《医门棒喝》）

（6）脾气通于口，脾和则口能知五谷也。（《灵枢·脉度》）

（7）脾主身之肌肉。（《素问·痿论》）

（8）脾主中央土，乃仓廪之官，主运化水谷之精，以生养肌肉，故合肌肉。（《素问集注·五脏生成篇》）

（9）脾之合肉也，其荣唇也。（《素问·五脏生成篇》）

（10）夫子言脾为孤脏，中央土以灌四傍。（《素问·玉机真藏论》）

（11）脾为百骸之母。（《理虚元鉴·治虚三本》）

（12）脾喜燥而恶湿，喜温恶寒。（《脏腑药式补正》）

（13）脾胃乃百病之源，然每恶寒而喜热。（《九岭山房集》）

（14）脾统血，脾气虚则不能收摄，脾化血，脾气虚则不能运化。（《景岳全书·便血》）

【点评】上述条文大致介绍了脾的五行属性、生理功能、生理及病理特点。脾属土，主运化、升清，能将吸收来的精微物质输送到心、肺，再转送至全身各处，营养全身。脾主肌肉，开窍于口，其华在唇。脾的功能正常与否，可以通过肌肉情况、人体活动情况和口唇情况进行判断。脾统血，可以统摄血液在脉中运行而不溢出，并且脾为血的生成提供原料，在血的生成过程中起到重要作用。脾喜燥而恶湿，湿盛则脾无以运化，津液不得输送，精微不得转输，可变生痰湿，影响消化，造成食欲减退甚至腹胀、泄泻。

（四）肝

【原文】

（1）发生之纪，是谓启陈，土疏泄，苍气达。（《素问·五常政大论》）

（2）主闭藏者，肾也；司疏泄者，肝也。（《格致余论·阳有余阴不足论》）

（3）木之性主于疏泄，食气入胃，全赖肝木之气以疏泄之，而水谷乃化。设肝之清阳不升，则不能疏泄水谷，渗泄中满之症，在所不免。（《血证论·脏腑病机论》）

（4）故人卧血归于肝。（《素问·五脏生成篇》）

（5）肝受血而能视。（《素问·五脏生成篇》）

（6）以肝属木，木气冲和调达，不致遏郁，则血脉通畅。（《血证论》）

（7）脾统血，肝藏血，崩之为患，或脾胃虚损，不能摄血；或肝经有火，血热妄行；或怒动肝火，血热沸腾。（《张氏医通·妇人门上·经候》）

（8）肝者，罢极之本，魂之居也，其华在爪，其充在

筋，以生血气，其味酸，其色苍，此为阳中之少阳，通于春气。(《素问·六节藏象论》)

(9) 肝藏血，血摄魂。(《灵枢·本神》)

(10) 肝主身之筋膜。(《素问·痿论》)

(11) 肝之合筋也，其荣爪也。(《素问·五脏生成篇》)

(12) 肝气，肝风，肝火，三者同出而异名。(《西溪书屋夜话录》)

(13) 恚怒气逆，上而不下则伤肝。(《难经·四十九难》)

(14) 肝为风木之脏，又为将军之官，其性急而动，故肝脏之病较他脏为多，而于妇女尤甚。(《临证指南医案·木乘土》)

(15) 呕苦，知邪在胆，吐酸，识火入肝。(《证治汇补》)

【点评】上述条文大致介绍了肝的五行属性、生理功能、生理及病理特点。肝属木，其性刚强，喜条达舒畅而恶抑郁。肝主疏泄，主藏血，能保证血液在脉内的正常运行。主藏血是指肝能调节血量，在运动时将血液运输至全身需要血的部位，在安静或休息时再将血液贮存到肝中备用。肝主筋，其华在爪，开窍于目。肝的生理功能正常与否可以通过筋腱、指甲和双眼的情况判断出来。肝藏魂，在志为怒，其性刚强。因此，肝恶抑郁，抑郁则易怒，容易激动。心主导人的情绪活动，肝则在情绪活动中起到重要的辅助调节作用。

(五) 肾

【原文】

(1) 肾者，主蛰，封藏之本，精之处也。(《素问·六

节藏象论》)

（2）肾者主水，受五脏六腑之精而藏之。(《素问·上古天真论》)

（3）女子七岁，肾气盛，齿更发长；二七而天癸至，任脉通，太冲脉盛，月事以时下，故有子；三七，肾气平均，故真牙生而长极；四七，筋骨坚，发长极，身体盛壮；五七，阳明脉衰，面始焦，发始堕；六七，三阳脉衰于上，面皆焦，发始白；七七，任脉虚，太冲脉衰少，天癸竭，地道不通，故形坏而无子也。丈夫八岁，肾气实，发长齿更；二八，肾气盛，天癸至，精气溢泻，阴阳和，故能有子；三八，肾气平均，筋骨劲强，故真牙生而长极；四八，筋骨隆盛，肌肉满壮；五八，肾气衰，发堕齿槁；六八，阳气衰竭于上，面焦，发鬓斑白；七八，肝气衰，筋不能动；八八天癸竭，精少，肾脏衰，形体皆极，则齿发去。(《素问·上古天真论》)

（4）肾者水脏，主津液。(《素问·逆调论》)

（5）肺为气之主，肾为气之根，肺主出气，肾主纳气，阴阳相交，呼吸乃和。(《类证治裁·喘证》)

（6）肾气通于耳，肾和则耳能闻五音矣。(《灵枢·脉度》)

（7）盖肾为胃关，开窍于二阴，所以二便之开闭皆肾脏之所主。(《景岳全书·泄泻》)

（8）齿者，肾之标，骨之本也。(《杂病源流犀烛·口齿唇舌病源流》)

（9）肾之合骨也，其荣发也。(《素问·五脏生成篇》)

（10）经水出诸肾。(《傅青主女科》)

（11）久坐湿地，强力入水则伤肾。（《难经·四十九难》）

（12）五脏皆有精而内舍于肾，以育百骸。（《普济方》）

（13）阳为汗之根，而肾为阳之宅。（《伤寒贯珠集》）

（14）肾为性命之根。（《理虚元鉴·治虚三本》）

【点评】以上原文介绍了肾的五行属性、生理功能、生理及病理特点。肾属水，主全身水液的代谢平衡，在水液的生成和排泄过程起到主导作用，所以肾又被称为水脏。肾的主要生理功能是藏精，主生殖发育，肾的功能正常才能保证儿童的正常发育和成人的正常生殖功能。肾主骨生髓，其华在发，开窍于耳及二阴。肾的功能正常，则骨骼强健，精髓能生，脑髓充足，听觉灵敏，二便正常。肾有问题，则腰膝酸软，脑转耳鸣，甚至出现水肿、二便不通等表现。肾在志为恐，长期恐惧容易伤肾。

（六）胆

【原文】

（1）肝之余气，溢入于胆，聚而成精。（《东医宝鉴·胆腑》）

（2）胆者，中正之官，决断出焉。（《素问·灵兰秘典论》）

（3）凡十一脏，取决于胆也。（《素问·六节藏象论》）

（4）呕苦知邪在胆，吐酸识火入肝。（《证治汇补·胸膈门·呕吐》）

【点评】关于胆的条文较少，以上条文主要介绍胆的功能及病理特点。胆主藏胆汁，肝所生成的胆汁流入胆内贮藏，待进食时排入肠道，帮助消化过程的顺利进行。胆与肝关系密切，胆经与肝经相表里，因为二者关系密切，故俗语称"肝胆相照"。胆主决断，与人的精神情志活动有关，决定了一个人的判断、决定能力及其胆量。条文中还举出其中一个胆的病理特点，"呕苦知邪在胆"，即出现呕吐苦水尤其是黄绿苦水时，可知发病源头在胆。

（七）胃

【原文】

（1）五脏者皆禀气于胃，胃者五脏之本也。（《素问·玉机真藏论》）

（2）夫饮食不节则胃病，胃病则气短精神少而生大热，有时而显火上行，独燎其面，《黄帝针经》云：面热者，足阳明病。（《脾胃论·脾胃胜衰论》）

（3）胃不和则卧不安。（《素问·调逆论》）

（4）胃乃脾之刚，脾乃胃之柔，表里之谓也。饮食不节，则胃先病，脾无所禀而治病；劳倦则脾先病，不能为胃行气而后病。其所生病之先后虽异，所受邪则一也。（《脾胃论·脾胃胜衰论》）

（5）胃者，仓廪之官，五味出焉。胃者，水谷血气之海也。胃大一尺五寸，径五寸，长二尺六寸。横屈。受水谷三斗五升，其中常留三斗，水一斗五升而满。（《医宗必读·改正内景脏腑图说》）

（6）有胃气则生，无胃气则死，此百病之大纲也。（《临证指南医案·不食》）

（7）胃气壮，则五脏六腑皆壮。（《医学启源》）

（8）胃者，太仓也。（《灵枢·胀论》）

（9）胃阳不伤不吐，脾阳不伤不泻，邪正不争不痛，营卫不乘不寒热。（《温病条辨·中焦篇·暑温伏暑》）

（10）胃热则消谷，谷消故善饥。（《灵枢·大惑论》）

（11）胃气不行，内伤特重……胃气重伤，死在旦夕。（《明医杂著·卷之三·饮食过伤》）

（12）吐血之后，当以胃药收功。（《医述》）

（13）胃气为养生之主。（《景岳全书·论脾胃》）

（14）四时百病，胃气为本。（《疫疹一得》）

（15）舌竟无苔，胃气绝也。（《医述》）

（16）吐必伤胃，胃伤则口渴引饮；泻必伤脾，脾伤则肌肉顿消。（《清代名医医案精华》）

（17）脾喜刚燥，胃喜柔润。（《临证指南医案·脾胃》）

【点评】以上条文主要是介绍胃的五行属性、生理功能、生理及病理特点。胃的五行属性与脾相同，皆为土，两者关系密切，脾主升而胃主降，协调运作，保证消化吸收和中焦气机的正常功能。胃的主要生理功能是受纳和腐熟水谷，并通过它的特性把初步消化后的食物下传到肠中，进行下一步消化，因此，胃以降为顺。若胃气不得降，则胃气上逆，可致恶心、呕吐、嗳气、呃逆等。若胃的功能过于亢盛，可致消化功能过旺，多食易饥。这是胃的两种常见病理特点。

（八）小肠

【原文】

（1）小肠后附脊，左环回周迭积，其注于回肠者，外附于脐上。（《灵枢·肠胃》）

（2）小肠者，受盛之官，化物出焉。（《素问·灵兰秘典论》）

（3）小肠居胃之下，受盛胃中水谷而分清浊，水液由

此渗于前，糟粕由此而归于后，脾气化而上升，小肠化而下降，故曰化物出焉。（《类经·十二宫》）

【点评】小肠属火，它的主要功能是受盛化物，泌别清浊。即接受胃下传的水谷，并进一步消化，将其中清的部分吸收后上传到心、肺，并传输到全身各处，剩下浊的部分，传入大肠或进入膀胱，最后排出体外。

（九）大肠

【原文】

（1）回肠者，以其回叠也；广肠即回肠之更大者；直肠又广肠之末节也，下连肛门，是为谷道后阴，一名魄门，总皆大肠也。（《医宗必读·改正内景脏腑图说》）

（2）大肠者，传道之官，变化出焉。（《素问·灵兰秘典论》）

（3）大肠之所以能传导者，以其为肺之腑，肺气下达，故能传导。（《医经精义·脏腑之官》）

【点评】大肠的五行属性与肺同属金，它的主要生理功能是主传导。其将小肠吸收过后所剩的食物残渣再进一步吸收，将其中所剩水分和养分吸收完毕后，变成粪便，并排出体外。大肠的病理特点是常见传导功能失调，传导功能失调时。常导致泄泻、便秘或痢疾等。

（十）膀胱

【原文】

（1）膀胱者，州都之官，津液藏焉，气化则能出矣。（《素问·灵兰秘典论》）

（2）三焦者，中渎之腑也，水道出焉，属膀胱。（《灵枢·本输》）

（3）膀胱，本州之官，藏津液。州都者，下邑也，远于京师，且津液必气化而后能出……水液自小肠泌，则汁渗入膀胱之中，胞气化之而为尿，以泄出也。（《杂病源流·膀胱病源流》）

（4）膀胱不利为癃、不约为遗尿。（《素问·宣明五气》）

【点评】膀胱属水，与肾联系密切。它的主要生理功能是化气行水，将肾气化而来的尿液贮藏于其中，适时排出。膀胱有固摄尿液的作用，可以控制尿液的排泄时机，如果膀胱功能异常，常导致小便不利、尿闭、尿频、尿涩、尿痛及尿失禁等。

（十一）三焦

【原文】

（1）脏唯有五，府独有六者，何也？所以府有六者，谓三焦也。有原气之别焉，主持诸气，有名而无形。（《难经·三十八难》）

（2）心主与三焦为表里，俱有名而无形。（《难经·二十五难》）

（3）上焦如雾，中焦如沤，下焦如渎。（《难经·三十八难》）

（4）三焦，古作膲，即人身上下内外相联之油膜也。（《血证论·脏腑病机论》）

（5）脏腑之外，躯体之内，包罗诸脏，一腔之大腑。（《类经·脏腑有相合，三焦曰孤腑》）

（6）三焦者，原气之别使也，主通行三气，经历于五脏六腑。（《难经·六十六难》）

（7）三焦者，水谷之道。（《难经·三十一难》）

（8）三焦者，决渎之官，水道出焉。（《素问·灵兰秘典论》）

（9）上焦出于胃上口，并咽以上，贯膈而布胸中。（《灵枢·营卫生会》）

（10）下焦溢为水。（《素问·宣明五气论》）

（11）上焦不治，则水泛高原；中焦不治，则水留中脘；下焦不治，则水乱二便。（《类经·藏象类》）

【点评】三焦的主要生理功能是通行诸气和运行水液。它是诸气尤其是元气所运行的通道，它还是全身水液上下运行的通道。与脾、肺、肾共同完成体内水液的吸收、代谢、排泄过程，保证体内水液的协调平衡。

（十二）脑

【原文】

（1）脑为髓之海。（《灵枢·海论》）

（2）诸髓者皆属于脑。（《素问·五脏生成论》）

（3）髓海有余，则轻劲多力，自过其度；髓海不足，是脑转耳鸣，胫酸眩冒，目无所见，懈怠安卧。（《灵枢·海论》）

（4）故上气不足，脑为之不满，耳为之苦鸣，头为之苦倾，目为之眩。（《灵枢·口问》）

（5）诸骨皆有髓而上属于脑，以镇诸阳。（《普济方》）

（6）小儿善忘者，脑未满也，老人健忘者，脑渐空也。（《本草备要》）

（7）两耳通脑，所听之声归于脑……两目系如线，长于脑，所见之物归于脑……鼻通于脑，所闻香臭归于

脑……至周岁，脑渐生……舌能言一二字。(《医林改错·脑髓说》)

【点评】脑是奇恒之腑，又名髓海、元神之府。脑主宰生命活动和精神活动，所以被称为"元神之府"。脑的功能正常，则精神饱满，意识清楚，思维灵敏，语言清晰有条理，记忆力强，情绪平稳正常。如果脑的功能失常，则常见精神疾病，甚至意识恍惚、昏迷等。脑还有感觉、运动的功能，接受眼、耳、口、鼻、舌等处传来的视觉、听觉、嗅觉、味觉等，并能主导人身肢体的活动。脑对人的生命至关重要，脑死则人速亡矣。

三、脏腑之间的联系

【原文】

(1) 肺为气之主，肾为气之脏。(《仁斋直指方论·血荣气卫论》)

(2) 肺燥则痿，肾燥则消。(《本草纲目·序例上·十剂·润剂》)

(3) 肺为气之主，肾为气之藏。(《丹溪心法附余》)

(4) 喘症之因，在肺为实，在肾为虚。(《临证指南医案·喘》)

(5) 肺出气，肾纳气。(《赤水玄珠·眩晕门》)

(6) 聚于胃，关于肺。(《素问·咳论》)

(7) 此皆木虚土必摇。(《静香楼医案·内风》)

(8) 心肺在上，主脉气也；肝肾在下，藏精血也；脾居中州，胃精血脉气之养也。(《普济方》)

(9) 心恶热，肺恶燥，肝恶风，脾恶湿，肾恶寒。

（《素问·宣明五气》）

（10）故曰：乙癸同源。东方之木，无虚不可补，补肾即所以补肝；北方之水，无实不可泻，泻肝即所以泻肾。（《医宗必读·乙癸同源论》）

（11）心虚则惊，肝虚则恐。（《诸病源候论·风惊恐候》）

（12）心为生血之源，肝为藏血之脏。（《内经素问吴注》）

（13）咳谓有声，肺气伤而不清；嗽谓有痰，脾湿动而生痰。咳嗽者，因伤肺气而动脾湿也。病虽分六气五脏之殊，而其要皆主于肺。（《明医杂著·卷之二·咳嗽》）

（14）有痰之嗽主脾湿，无痰之咳主肺伤。（《症因脉治》）

（15）脾非先天之气不能化，肾非后天之气不能生。（《傅青主女科》）

（16）脾为五脏之根本，肾为五脏之化源。（《景岳全书·治形论》）

（17）肾气虚者，脾气必弱；脾气弱者，肾气必虚。（《医述》）

（18）先天之本在肾，肾应北方之水，水为一天之源。后天之本在脾，脾为中宫之土，土为万物之母……上古圣人见肾为先天之本，故著之脉曰：人之有尺，犹树之有根。枝叶虽枯槁，根本将自生。见脾胃为后天之本，故著之脉曰：有胃气则生，无胃气则死。所以伤寒必诊太溪，以察肾气之盛衰；必诊冲阳，以察胃气之有无。（《医宗必读·肾为先天本脾为后天本》）

（19）血之源头在乎肾，气之源头在乎脾。（《病机沙篆》）

（20）肺主气属卫，心主血属营。（《温热论》）

（21）癫狂者分心肝之热极；痫证者寻痰火之重轻。（《医学传心录·病因赋》）

（22）二阳之病发心脾。（《素问·阴阳别论》）

（23）健忘两证，虽似心病，实由于肾虚也。（《医述》）

（24）精之藏制虽在肾，而精之主宰则在心。（《景岳全书·遗精》）

（25）故欲补心者先实肾，使肾得升；欲补肾者须宁心，使心得降。（《医原·用阳治法大论》）

（26）肾中真水，次第而上生肝木，肝木又上生心火。肾中真火，次第而上生脾土，脾土又上生肺金。故生人之本，从下而起，如羲皇之画卦然。（《理虚元鉴·治虚三本》）

（27）暴热病在心肺，积热病在肝肾。（《脉因证治》）

（28）肺主身之皮毛，心主身之血脉，肝主身之筋膜，脾主身之肌肉，肾主身之骨髓。（《素问·痿论》）

（29）肝木由脾土而升，胆木由胃土而降。（《医学求是》）

（30）肝生于左，肺藏于右，心部于表，肾治于里，脾为之使，胃为之市。（《素问·刺禁论》）

（31）呼出之气，由心达肺；吸入之气，肝肾相济。（《医醇賸义·卷一·脉法》）

（32）精气并于心则喜，并于肺则悲，并于肝则忧，并于脾则畏，并于肾则恐。（《素问·宣明五气篇》）

（33）予曰：大劳则火起于筋，醉饱则火起于胃，房劳则火起于肾，大怒则火起于肝。（《格致余论》）

（34）血生于心火而下藏于肝，气生于肾水而上主于肺，其间运上下者，脾也。（《血证论·阴阳水火气血论》）

（35）肾者胃之关，木者土之贼。（《伤寒法祖·阳明病解第二》）

（36）呼出心与肺，吸入肾与肝。（《难经·四难》）

（37）尿血治心与肝而不愈者，当兼治其肺。肺为水之上源，金清则水清，水宁则血宁。（《血证论·尿血》）

【点评】本段条文介绍了脏腑之间的相互关系，其中包括了五脏之间的关系、六腑之间的关系、五脏与六腑之间关系等。人体五脏六腑之间存在密切联系，主要表现为相互制约、相互依存、相互协调、相互为用，只有各个脏腑相互协调合作，相生相制，才能保证机体的正常生理活动。

心与肺：心主血，推动血的运行，而肺生成的宗气可协助心推动血液。肺主一身呼吸之气，但是血为气之母，血载气运至全身。因此，只有正常的血液运行，才能保证肺主呼吸的功能正常。

心与脾：脾的运化有赖于心阳的辅助，而心主血生血，则需要脾为其提供原料。另外，血液的正常运行有赖于心与脾的协调合作，心生血，并推动血液运行，提供动力，而脾主统血，使血液流在脉中而不溢出脉外。

心与肝：心主血，肝藏血；心主行血，肝主疏泄；心藏神，肝藏魂。因此，心与肝的关系主要体现在血液循环、血量调节及调控情绪方面。

心与肾：心与肾，一阳一阴，两者互济。心阳下降，温暖肾阴；肾阴上济，滋养心阳；两相交济，动静结合，阴阳相交。如果能保持这一平衡状态，则"水火既济"，"心肾相交"。若不能保证心与肾的相交相济，就会出现失眠、多梦、健忘、遗精等心阳亢盛、肾水不足的表现，称为"心肾不交"。

肝与肺：肝与肺的关系主要体现在气血的关系上。肝主疏泄，使气能够顺畅地转输全身。同时，血能载气，也给气提供载体。气有推动作用，帮助肝正常的行使疏泄功能。

肝与脾：肝与脾的关系主要体现在疏泄、运化及血液运行上。肝的疏泄功能可以促进脾的运化，使脾将吸收来的水谷精微顺利上输到心、肺，并且保证中焦气机的升降运动，使消化吸收的功能正常。此外，肝主疏泄，可以使血液顺畅运行，而脾主统血，可以使血液流行于脉中而不溢出脉外，两者与心肺共同完成血液的正常循环过程。

肝与肾：两者的关系主要体现在精血的互化和精的封藏上。肝所藏之血与肾所藏之精，皆由水谷精微化生而来，所以"乙癸同源"、"精血同源"。因此，在正常生理情况下，肝血与肾精可以相互滋养，相互转化。肝主疏泄，肾主封藏。肝气疏泄可促使肾气开合有度，肾藏精的同时，又能在肝的作用下适时疏泄，完成其促进生长、发育、生殖的生理功能；同时，肾气的闭藏可防止肝气疏泄太过。疏泄与封藏相反相承，协调互助，保证并调节女子月经、排卵和男子泄精功能的正常。

脾与肺：脾与肺的相互关系主要体现在气的生成和水液代谢两方面。肺主呼吸，吸入自然界的清气；脾主运化，化生水谷精微。清气与谷气相合化成宗气、元气等一身之气，因此，两者协调运作才能保证全身之气的生成。在水液代谢方面，肺气宣发肃降，通调水道，使水液得以正常地输布与排泄；脾主运化水湿，使水液正常地生成，并输布至心、肺等处。肺、脾两脏协同合作，是保证津液生成、输布与排泄的关键环节。

脾与肾：脾为后天之本，肾为先天之本，两者的关系体现在先后天互助方面，其次还体现在水液代谢方面。一方面，脾主运化水谷精微，化生气血，为后天之本；肾藏先天之精，是生命之本原，为先天之本。两者相互资助，相互促进。另一方面，脾要正常发挥主运化水液的功能需依赖于肾气的蒸化和肾阳的温煦；而肾主水，使水液正常吸收和排泄的功能又依赖于脾气及脾阳的协助。因此脾、肾两脏协同作用，共同完成水液代谢的正常进行。

肺与肾：肺与肾的关系主要体现在水液代谢和呼吸运动方面。肺主通调水道的功能，有赖于肾的蒸腾气化作用；肾主水，肾气所蒸化及升降的水液需依赖于肺气的肃降作用才能下归于肾。两脏协同，合作为用，才能保证机体水液输布与排泄的正常。肺主气，司呼吸，但还需要肾主纳气的作用以维持足够的呼吸深度。只有肾气充盛，吸入的自然界之气才能经过肺之肃降作用而下纳于肾。

腑与腑之间的关系：六腑的共同的生理特点是"以通为用"、"传化物而不藏"。因此六腑之间的相互关系主要体现在饮食物的受纳、消化与排泄等方面。饮食物进入胃后，经胃的腐熟，进行初步消化，成为食糜，下降于小肠，小肠受盛后进一步消化，并发挥泌别清浊的作用。清者成为水谷精微，输布各处以营养全身，剩余的水液在吸收后，以三焦为通道渗入膀胱；浊者成为食物残渣下传到大肠。渗入膀胱的水液，经气化作用转成为尿。进入大肠的食物残渣，经大肠主津与传导的作用，形成粪便并由肛门排出体外。在上述饮食物的消化吸收过程中，还需要有胆排泄胆汁以助消化，和三焦疏通水道、以渗水液的作用。六腑功能异常由"不通"引起，因此有六腑"以通为补"之说。

脏与腑之间的关系：五脏在里为阴，六腑主表为阳，五脏六腑组成了一表一里相互配合的表里关系。肺与大肠相表里，大肠的传导功能有赖于肺的肃降，而大肠传导功能正常，肺才能顺利地肃降。心与小肠相表里，心气正常，小肠才能正常地泌别清浊。肝与胆相表里，肝的疏泄功能正常，才能生成胆汁并在进食时排入肠道，若胆的贮藏功能失常，则影响肝的正常生理功能，导致黄疸等。脾与胃相表里，脾主升，胃主降，脾喜燥，胃喜润，一升一降，一燥一润，共同完成中焦气机的正常运作和水谷的正常运化。肾与膀胱相表里，肾主一身之水，肾的气化功能可将代谢后的水液转化为尿液，并储存于膀胱中，达到一定量后排泄而出。两者共同完成水液的代谢过程。

第三节　气血津液

气、血、津液是构成人体和保证人体正常生命活动的基本物质，是人体脏腑经络、形体官窍进行生理活动的物质基础，其在人体生命活动中占有极其重要的位置。而这些物质的生成及其在体内的代谢，又都依赖于脏腑、经络、形体、官窍等的正常生理活动。因此，无论在生理还是病理状态下，这些基本物质与脏腑经络形体官窍之间，始终存在着相互依赖、相互影响的密切联系。中医学关于气、血、津液的理论早在《黄帝内经》中就已有全面系统的论述，这一系统理论的形成和发展不仅受到古代哲学思想中朴素唯物论的影响，而且与藏象学说的形成和发展有着密切的关联。

一、气

古代哲学的气是运动不息的细微物质的概念，气之运动推动和调控宇宙万物发生发展和变化的思想，对中医学的气概念的形成，气升降出入运动推动和调控着人体生命活动等理论的构建，都具有重要的方法论意义。但又因中医学之气是研究人体这一具体生命形式中气的概念、代谢、功能及其与脏腑、气血等关系的，故与古代哲学的气概念又有着严格的区别。中医学的气，是客观存在于人体中的具体的气，是在人体内不断升降出入运动的精微物质，是构成人体的基本物质，对人体生命活动起着推动和调控的作用。

【原文】

（1）夫精者，身之本也。（《素问·金匮真言论》）

（2）精也者，气之精者也。（《管子·内业第四十九》）

（3）一气能变曰精。（《管子·心术下第三十七》）

（4）天地之袭精为阴阳，阴阳之专精为四时，四时之散精为万物。（《淮南子·天文训》）

（5）精气为人。（《淮南子·精神训》）

（6）气主煦之。（《难经·二十二难》）

（7）精气为物，游魂为变。（《易传·系辞上传》）

（8）天地感而万物化生。（《易传·咸彖》）

（9）天地合而万物生，阴阳接而变化起。（《荀子·

礼论》）

（10）天地合气，万物自生。（《论衡·自然》）

（11）余闻气合而有形。（《素问·六节藏象论》）

（12）气实者，热也；气虚者，寒也。（《素问·刺志论》）

（13）其流溢之气，内溉脏腑，外濡腠理。（《灵枢·脉度》）

（14）是以升降出入，无器不有。（《素问·六微旨大论》）

（15）气始而生化，气散而有形，气布而蕃育，气终而象变，其致一也。（《素问·五常政大论》）

（16）天唯运动一气，鼓万物而生。（《横渠易说·系辞下》）

（17）太虚之气，阴阳一物也。然而有两体，健顺而已。（《横渠易说·系辞下》）

（18）类同则召，气同则合，声比则应。（《吕氏春秋·应同》）

（19）二气感应以相与。（《易传·象下》）

（20）气者，人之根本也。（《难经·八难》）

（21）两神相搏，合而成形，常先身生，是谓精。（《灵枢·决气》）

（22）人始生，先成精。（《灵枢·经脉》）

（23）肾藏精，精者血之所成也。（《诸病源候论·虚劳精血出候》）

（24）喻昌曰：天积气耳，也积气耳，人气以成形耳。惟气以成形，气聚则形存，气散则形亡。（《医门法律·卷一·明胸中大气之法》）

（25）人之生死，全赖乎气。气聚则生，气壮则康，

气衰则弱，气散则死。(《医权初编》)

(26) 丹田者，出气之海。(《医学心悟·医门八法》)

(27) 后天之气得先天之气，则生生而不息；先天之气得后天之气，始化化而不穷也。(《医宗金鉴·删补名医方论》)

(28) 真气者，所受于天，与谷气并而充身者也。(《灵枢·刺节真邪》)

(29) 气化则水行。(《素问集注·经脉别论》)

(30) 气之在人，和则为正气，不和则为邪气。(《类经·情志九气》)

(31) 阴阳相得，其气乃行，大气一转，其气乃散。实则失气，虚则遗尿，名曰气分。(《金匮要略·水气病脉证并治第十四》)

(32) 天食人以五气，地食人以五味。五气入鼻，藏于心肺，上使五色修明，音声能彰。五味入口，藏于肠胃，味有所藏，以养五气，气和而生，津液相成，神乃自成。(《素问·六节藏象论》)

(33) 气一耳，以期行于脉外，则曰卫气；行于脉中，则曰营气；聚于胸中，则曰宗气。名虽有三，气本无二。(《医碥·气》)

【点评】精和气的概念是有严格区别的，精是构成人体的最基本物质，也是维持人体生命活动的基本物质；而气是由精化生的极细微物质，是流动在人体内的、活动力很强、富有营养物质的物质，是构成人体和维持人体生命活动的物质，是生命得以存在的物质基础。同时，中医学还认为，精是脏腑功能活动的物质基础，气是推动和调控脏腑生理活动的动力。但是，气只是总称，根据气在体内分布部位不同，其功能也不同。气主要分为元气、宗气、营气、卫气。

（一）元气

【原文】

（1）元气之充足，皆由脾胃之气无所伤，而后能滋养元气。（《脾胃论·脾胃虚实传变论》）

（2）脐下肾间动气者，人之生命也，十二经之根本也，故名曰原。（《难经·六十六难》）

（3）命门者……原气之所系也。（《难经·三十六难》）

【点评】元气起源于肾，由先天之精化生而来，所以称为元气。元气是生命的动力，激发和推动机体各个脏腑的功能活动。元气除了需要先天之气转化，还需要后天之气不断充养，方能持续不断。

（二）宗气

【原文】

（1）宗气者，动气也。凡呼吸言语声音，以及肢体运动，筋骨强弱者，宗气之功用也。（《读医随笔·气血精神论》）

（2）其大气之抟而不行者，积于胸中，命曰气海。（《灵枢·五味》）

（3）出于肺，循喉咽，故呼则出，吸则入。（《灵枢·五味》）

（4）宗气留于海，其下者注于气街，其上者走于息道。（《灵枢·刺节真邪》）

（5）故宗气积于胸中，出于喉咙，以贯心脉，而行呼

吸焉。(《灵枢·邪客》)

(6) 或谓大气，即宗气之别名。宗者，尊也，主也，十二经脉奉之为尊主也。(《医门法律·卷一·明胸中大气之法》)

(7) 胃之大络，名曰虚里，贯膈络肺。出于左乳下，其动应衣，脉宗气也。(《素问·平人气象论》)

【点评】宗气积于胸中，由肺吸入的自然界清气与脾胃运化而来的水谷精气结合而成。宗气助肺呼吸，宗气的盛衰与人的呼吸强度、语音强弱有关。另外，宗气还可进入血脉中，起助心行血的作用。

(三) 营气

【原文】

(1) 荣者，水谷之精气也，和调于五脏，洒陈于六腑，乃能入于脉也，故循脉上下，贯五脏络六腑也。(《素问·痹论》)

(2) 营气者，泌其津液，注之于脉，化以为血。(《灵枢·邪客》)

【点评】营气流行于脉中，有营养作用，荣养全身，所以，营气又被称为荣气。营气是血液的组成部分，两者关系密切，所以营与血常并称营血。营气随血液流行全身，营养全身上下、内外、表里、五脏六腑、四肢百骸。

(四) 卫气

【原文】

(1) 卫者，水谷之悍气也。(《素问·痹论》)

(2) 卫者……其气慓疾滑利，不能入于脉也，故循皮肤之中，分肉之间，熏于肓膜，散于胸腹。(《素问·痹论》)

（3）卫气者，所以温分肉，充皮肤，肥腠理，司开阖者也。（《灵枢·本藏》）

（4）卫气者，为言护卫周身，温分肉，肥腠理，不使外邪侵犯也。（《医旨绪余·宗气营气卫气》）

（5）故卫气者，热气也。凡肌肉之所以能温，水谷之所以能化者，卫气之功用也。虚则病寒，实则病热。（《读医随笔·气血精神论》）

（6）人以卫气固其表，卫气不固，则表虚自汗而津液为之发泄也。（《景岳全书·汗证》）

（7）卫者，卫护周身，在于皮毛之间也。（《内外伤辨惑论·辨阴证阳证》）

（8）卫气和则分柔解利，皮肤调柔，腠理致密矣。（《灵枢·本脏》）

（9）荣卫之行不失其常，故昼精而夜瞑。（《灵枢·营卫生会》）

（10）其营气衰少而卫气内伐，故昼不精，夜不瞑。（《灵枢·营卫生会》）

（11）荣卫之气，无处不行。（《诸病源候论·疽发口齿候》）

（12）荣气虚则不仁，卫气虚则不用。（《素问·逆调论》）

（13）其清者为营，浊者为卫，营在脉中，卫在脉外，营周不休，五十而复大会，阴阳相贯，如环无端。（《灵枢·营卫生会》）

（14）气血者，气实则宜降、宜清；气虚则宜温、宜补。（《医宗必读·辨治大法论》）

【点评】卫气行于体表，流行于脉外，是水谷精微所化而来的慓疾滑利之气。卫气白天行于阳分，夜晚行于阴分，日夜不停周行于肌肉、四肢、皮肤、脏腑，并温养全身各处。它的主要功能是固表卫外，起到防御外邪、司汗孔开合的作用。

二、血

【原文】

（1）盖饮食多自能生血，饮食少则血不生。（《医门法律·卷六·虚痨论》）

（2）肾藏精，精者，血之所成也。（《诸病源候论·虚劳病诸候下》）

（3）中焦受气取汁，变化而赤，是谓血。（《灵枢·决气》）

（4）欲调其血，先调其气。（《医统正脉全书·秘传证治要诀》）

（5）阳虚不能生血，所以血宜温而不宜寒；阳亢最能伤阴，所以血宜静不宜动。（《银海指南·血病论》）

（6）气不耗，归精于肾而为精；精不泄，归精于肝而化清血；血不泻，归精于心，得离火之化，而为真血以养脾脏，以司运动，以奉生身，莫贵乎此。（《张氏医通·诸血门·诸见血证》）

（7）人心动，则血行于诸经。（《医学入门·脏腑》）

（8）血气者，人之神，不可不谨养。（《素问·八正神明论》）

（9）血脉和利，精神乃居。（《灵枢·平人绝谷》）

（10）血者神气也。（《灵枢·营卫生会》）

（11）夫血者，水谷之精气也，和调于五脏，洒陈于六腑，男子化而为精，女子上为乳汁，下为经水。（《赤水玄珠·调经门》）

（12）中焦亦并胃中，出上焦之后，此所受气者，泌糟粕，蒸津液，化其精微，上注于肺脉，乃化而为血，以奉生身，莫贵于此，故独得行于经隧。（《灵枢·营卫生会》）

（13）肝为藏血之脏，血所以运行周身，赖冲、任、带三脉以管领之，而血海胞中，又血所转输归宿之所，肝则司主血海，冲、任、带三脉又肝所属，故补血者总以补肝为要。（《血证论·吐血》）

（14）故旧血不去，则新血断然不生，而新血不生，则旧血亦不能自去也。（《血证论·吐血》）

（15）血宜疏通而恶壅滞，补血之终兼以活血乃善用补药也。（《周氏医学丛书·脏腑药式》）

【点评】血是循行于脉中富含营养物质的红色液体，是构成人体和维持人体生命活动的基本物质。通过条文可知血的生成来源，即脾胃运化而来的水谷精微，这些水谷精微和营气一同进入脉中，化赤而变成红色的血液。血的生理特点是"宜疏通而恶壅滞"，血的正常运行有赖于肝的疏泄以保证脉管通畅。如果血脉不通，则血瘀而不动，导致各种血瘀证。肝藏血，所以血与肝的关系十分密切，因此有"补血者，总以补肝为要"的说法。

三、津液

【原文】

（1）津液各走其道。故上焦出气，以温肌肉，充皮肤，为津；其留而不行者，为液。（《灵枢·五癃津液别》）

（2）液者，所以灌精濡空窍者也。（《灵枢·口问》）

【点评】以上条文介绍了津液的作用和水液进入身体后的完整代谢过程。津液是人体内所有正常水液的总称，包括脏腑形体、五官九窍的液体及身体内的正常分泌物。津液是构成人体、维持正常生命活动的基本物质之一。津液的主要作用是滋润、濡养和充养血脉，可以"温肌肉，充皮肤"，濡养全身。津液的生成和代谢与多脏有关，水液进入胃后，由脾胃上输于肺，肺通调水道，将津液送至全身，代谢完后，下输膀胱，排出体外。这是津液在体内的大体代谢过程。

四、气血与津液之间的关系

（一）气与血

【原文】

（1）气中有血，血中有气，气与血不可须臾相离，乃阴阳互根，自然之理也。（《难经本义》）

（2）血气不和，百病乃变化而生。（《素问·调经论》）

（3）生血之气，荣气也。荣盛即血盛，荣衰即血衰。（《读医随笔·气血精神论》）

（4）然有因气而致血滞者，以行气为先，亦有因瘀而致气滞者，以活血为主。（《不居集·血证八法扼要证治》）

（5）有形之血不能自生，生于无形之气。（《医宗金鉴·删补名医方论》）

（6）气逆则血溢，气陷则血泄。（《孟河马培之医案论精要·吐血论》）

（7）夫有形之血，行于脉中，无形之气，行于脉外。（《素问集注·水热穴论》）

（8）盖气者血之帅也，气行则血行，气止则血止，气温则血滑，气寒则血凝。（《普济方·血荣气卫论》）

（9）夫载气者，血也，而运血者，气也，人之生也，全赖乎气，血脱而气不脱，虽危犹生。（《血证论·脉证死生论》）

（10）气属阳而无形，血属阴而有形。（《类经·经络类》）

（11）天地之大用，莫先于水火；人身之至宝，不外乎气血。（《医醇賸义·卷一·脉法》）

（12）夫人之生，以气血为本；人之病，未有不先伤其气血者。（《妇人大全良方·卷之一·调经门·室女经闭成劳方论第九》）

（13）气为主，血为辅；气为重，血为轻。（《医学真传·气血》）

（14）气常有余，血常不足。（《脉因证治·杂证》）

（15）气与血犹水也，盛则流畅，虚则鲜有不滞者。（《医方集解·泻火剂·左金丸》）

（16）血有形之物，难以速生，气乃无形之物，易于迅发。（《傅青主女科》）

（17）补气者，当求之脾肺；补血者，当求之肝肾。

（《成方便读·补养之剂》）

（18）气逆则血随气升，宜降气活血；气滞则血随气积，宜利气行血。（《不居集·血症八法扼要》）

（19）李东垣曰：若血受病，亦先调气，谓气不调则血不行，气夫血妇也。（《医方集解·和解之剂·小柴胡汤》）

（20）无形之气易补，有形之血难偿。（《医家心法·诊法》）

（21）汪按：血虚者，补其气而血自生；血滞者，调其气而血自通；血外溢者，降其气而血自下；血内溢者，固其气而血自止。（《温病条辨·杂说·治血论》）

【点评】以上原文反映出气与血的关系，包括病生理特点、生理及病理上的相互影响等。两者关系主要体现在两方面，即"气为血之帅"、"血为气之母"。

气为血之帅，指气能生血、行血、摄血。气能生血主要指营气在血液生成中的作用，因此"血虚者，补其气而血自生"。气能行血，指气能推动血液运行，气少则血液运行不畅，可导致瘀血。从病理上说，气机上逆，可推动血液同升，即"气逆则血随气升"；气滞时，无法顺利推动血液流行，则致血瘀，即"气滞则血随气积"。气能摄血，指气能将血固摄在脉中，不致溢出脉外，这一功能主要体现在"脾主统血"上。

"血为气之母"，指血能养气、血能载气。血能养气，指气的充盛，需要血的供养、滋养，因此，血虚之人气不足生，常伴见气虚。血能载气，指气存于血中，依附于血，依赖血液这一载体，将其运到全身，发挥温养的功能。从病理上说，气依附于血，所以大出血的病人气会随着所出之血流出体外，即"气随血脱"。

（二）气与津液

【原文】

（1）盖人身之气，生于脐下丹田气海之中，脐下者肾与膀胱，水所归宿之地也。此水不自化为气，又赖鼻间吸入天阳，从肺管引心火下入于脐之下，蒸其水，使化为气……然气生于水，即能化水，水化于气，亦能病气……总之，气与水本属一家，治气即治水，治水即治气。（《血证论·阴阳水火气血论》）

（2）气行则水行，气滞则水滞。（《医经溯洄集》）

（3）人之气道贵于顺，顺则津液流通。（《严氏济生方·痰饮论治》）

（4）气化则水行。（《素问集注·经脉别论》）

（5）营行脉中，附丽于血；卫行脉外，附丽于津。（《研经言》）

【点评】气与津液的关系主要体现在五个方面，包括气能生津、气能行津、气能摄津、及"水可化气"、"气生于水"。

气能生津，气是津液生成与输布的物质基础和动力；津液源于水谷精气，而水谷精气赖脾胃之腐熟运化而生成。气推动和激发脾胃的功能活动，使中焦之气机旺盛，运化正常，则津液充足。

气能行津，指气可以推动津液输布全身，是津液流行的原动力，这一点和气能行血类似。所以说，"气行则水行，气滞则水滞"。

气能摄津，指气能使人体内水液适时排放，而不会无故流失。这一功能，主要体现在气对汗液、尿液、精液的固摄上，气的固摄不足，则可致多汗、自汗、遗尿、遗精等症。

水可化气，气生于水。水谷化生的津液，通过脾气升清散精，上输于肺，再经肺之宣降通调水道，下输于肾和膀胱。在肾阳的蒸动下，化而为气，升腾敷布于脏腑，发挥其滋养作用，以保证脏腑组织的正常生理活动。此外，津液是气的载体，气必须依附于津液而存在，否则就将涣散不定而无所归。因此，津液的丢失，必导致气的耗损。

（三）血与津液

【原文】

（1）故夺血者无汗，夺汗者无血。（《灵枢·营卫生会》）

（2）水与血原并行而不悖。（《血证论·阴阳水火气血论》）

（3）孙络水外溢，则经有留血。（《素问·调经论》）

（4）经为血，血不利则为水，名曰血分。（《金匮要略·水气病脉证并治第十四》）

（5）汗出过多则伤血，下后亡津液则伤血，热结膀胱则下血，是水病而累血也。（《血证论·阴阳水火气血论》）

（6）吐血咳血，必兼痰饮，血虚则精竭水结，痰凝不散，失血家往往水肿，瘀血化水，亦发水肿，是血病而兼水也。（《血证论·吐血》）

【点评】血与津液的关系主要为"津血同源"、"津血相生"。因为血和津液都是由水谷精气化生而来，所以说津血同源；全身组织中的津液，渗于脉中时即可成为血液的组成部分，而当血液渗出脉外时，则转化为津液，此即

"津血相生"。在病理上，血液和津液也相互影响。例如失血过多时，津液便迅速转入脉中以补充血液的不足，继而造成津液的不足，出现口渴、尿少、皮肤干燥等症状。而当津液大量损耗时，血液渗出脉外以补充津液的不足，也就导致血脉空虚。

第四节　经络学说

经络学说是研究人体经络系统的组成、循行分布、生理功能、病理变化以及与脏腑、气血等相互关系的中医学理论，是中医学理论体系的重要组成部分，也是针灸及推拿学的理论核心。经络学说是在阴阳五行学说指导下形成的，与藏象、气血津液等学说互为补充，独到而深刻地阐明了人体生理活动和病理变化规律，对临床诊断疾病、拟定治则、处方遣药，特别是针灸、推拿以及气功等，具有重要的指导作用。故有"学医不知经络，开口动手便错"之说。

经络，是经和络的总称。经，又称经脉，有路径之意。经脉贯通上下，沟通内外，是经络系统中纵行的主干。故曰："经者，径也。"经脉大多循行于人体的深部，且有一定的循行部位。络，又称络脉，有网络之意。络脉是经脉别出的分支，较经脉细小。故曰："支而横出者为络。"络脉纵横交错，网络全身，无处不至。经络相贯，遍布全身，形成一个纵横交错的联络网，通过有规律的循行和复杂的联络交会，组成了经络系统，把人体五脏六腑、肢体官窍及皮肉筋骨等组织紧密地联结成统一的有机整体，从而保证了人体生命活动的正常进行。所以说，经络是运行气血，联络脏腑肢节，沟通内外上下，调节人体功能的一种特殊的通路系统。

【原文】

（1）脉有奇常，十二经者，常脉也；奇经八脉则不拘于常，故谓之奇经。盖以人之气血常行于十二脉，其诸经满溢则流入奇经焉。（《圣济总录》）

（2）夫十二经脉者，内属于脏腑，外络于肢节。（《灵枢·海论》）

（3）足太阳与少阴为表里，少阳与厥阴为表里，阳明与太阴为表里，是为足阴阳也。手太阳与少阴为表里，少阳与心主为表里，阳明与太阴为表里，是为手之阴阳也。（《素问·血气形志篇》）

（4）凡此八脉者，皆不拘于经，故曰奇经八脉也。（《难经·二十七难》）

（5）督脉为病，脊强反折。（《素问·骨空论》）

（6）督之为病，脊强而厥。（《难经·二十九难》）

（7）夫任者妊也，此是人之生养之本。（《太平圣惠方·辨奇经八脉法》）

（8）太冲脉盛，月事以时下，故有子。（《素问·上古天真论》）

（9）夫带下俱是湿证，而以带名者，因带脉不能约束而有此病。（《傅青主女科》）

（10）夫带者，言束也，言总束诸脉，使得调柔也。（《太平圣惠方·辨奇经八脉法》）

（11）冲任督三脉，同起而异行，一源而三歧，皆络

带脉。（《儒门事亲·卷一·证妇人带下赤白错分寒热解六》）

（12）阳跷主一身左右之阳，阴跷主一身左右之阴。（《奇经八脉考》）

（13）夫跷者捷疾也。言此脉是人行走之机要。动作之所由也。故曰跷脉焉。（《太平圣惠方·辨奇经八脉法》）

（14）阴跷、阳跷，阴阳相交，阳入阴，阴出阳，交于目锐眦，阳气盛则瞋目，阴气盛则瞑目。（《灵枢·寒热病》）

（15）阳维者，维络诸阳，起于诸阳之会也；阴维者，维络诸阴，起于诸阴之交也。（《难经集注·二十八难》）

（16）十二经脉，三百六十五络，其血气皆上于面而走空窍。（《灵枢·邪气脏腑病形》）

（17）凡十二经络脉者，皮之部也。（《素问·皮部论》）

（18）察其所痛，左右上下，知其寒温，何经所在。（《灵枢·官能》）

（19）经脉者，所以行血气而营阴阳，濡筋骨，利关节者也。（《灵枢·本藏》）

（20）气之不得无行也，如水之流，如日月之行不休，故阴脉荣其脏，阳脉荣其腑，如环之无端，莫知其纪，终而复始。（《灵枢·脉度》）

（21）经脉者，所以能决死生，处百病，调虚实，不可不通。（《灵枢·经脉》）

（22）学医不知经络，开口动手便错。盖经络不明，无以识病证之根源，究阴阳之传变。（《扁鹊心书·当明经络》）

（23）学医道者，不可不明乎经络。（《十四经发挥·序二》）

（24）经，径也。径直者为经，经之支派旁出者为络。（《医学入门·经络》）

（25）经脉为里，支而横者为络，络之别者为孙。（《灵枢·脉度》）

（26）经即大地之江河，络犹原野之百川也。（《类经·经络类》）

（27）阳明多气多血，津液所聚而荫养百脉，故阳明以津液为本。（《医学心传·卷一》）

（28）阴阳经络，气相交贯。（《难经本义》）

（29）人之经络，循环于身，左右表里皆周遍。若气血调和，不生虚实，邪不能伤。（《诸病源候论·左胁痛如刀刺候》）

（30）人头者，诸阳之会也，诸阴脉皆至颈、胸而还，独诸阳脉皆上至头耳。（《难经·四十七难》）

（31）手之三阴，从脏走手；手之三阳，从手走头；足之三阳，从头走足；足之三阴，从足走腹。（《灵枢·逆顺肥瘦》）

（32）而督脉则为之都纲，故曰阳脉之海。（《十四经发挥·十四经脉气所发篇》）

（33）所出为井，所溜为荥，所注为俞，所行为经，所入为合。（《灵枢·九针十二原》）

（34）任脉为阴脉之海。（《古今医统大全·卷六》）

（35）任脉为病，男子内结七疝，女子带下瘕聚。（《素问·骨空论》）

（36）督脉统络诸阳，任脉统络诸阴，以为十二经络之纲领故也。（《类经·经络类》）

（37）冲脉者为十二经之海。（《灵枢·海论》）

（38）夫冲脉者，五脏六腑之海也，五脏六腑皆禀焉。（《灵枢·逆顺肥瘦》）

（39）邪客于皮则腠理开，开则邪客于络脉，络脉满则注于经脉，经脉满则入舍于脏腑也。（《素问·皮部》）

（40）冲脉起于胞中，为十二经精血之海，故五脏六腑皆禀焉。（《类经·针刺类》）

（41）带脉者，起于季胁，回身一周。（《难经·二十八难》）

（42）带脉者，所以约束胞胎之系也，带脉无力，则难以提系，必然胞胎不固。（《太平圣惠方·辨奇经八脉篇》）

（43）阳维则维络诸阳，阴维则维络诸阴。阴阳自相维持，则诸维常调。（《十四经发挥·奇经八脉篇》）

【点评】通过以上原文，可以对经络的概念、构成、主要作用、病理特点及经络与脏腑、肢体、官窍和精气血之间的联系等内容有初步了解。

经络系统由十二经脉、十二经别、奇经八脉、十五络脉、十二经筋、十二皮部组成。十二经脉是经络系统的核心部分，十五络脉和十二经别都是从十二经脉分出的。"十二经脉者，内属于府藏，外络于肢节"，这概括说明了十二经脉的分布特点：在机体内部隶属于脏腑，在机体外部分布于躯体各处。经脉有"行血气"的作用，所以经脉的循行有一定方向，即"脉行之逆顺"，后来称之为"流注”；各经脉之间还通过分支互相联系，即“外内之应，皆有表里”。十二经脉的循行走向是：手三阴经从胸走手，手三阳经从手走头，足三阳经从头走足，足三阴经从足走胸腹。正如《灵枢·逆顺肥瘦》所载：“手之三阴，从脏走手，手之三阳，从手走头；足之三阳，从头走足；足之三阴，从足走腹。”十二经脉的表里关系与脏腑的表里关系是一致的，即手太阴肺经与手阳明大肠经相表里，手厥阴心包经与手少阳三焦经相表里，手少阴心经与手太阳小肠经相表里，足太阴脾经与足阳明胃经相表里，足厥阴肝经与足少阳胆经相表里，足少阴肾经与足太阳膀胱经相表里。十二经脉的流注顺序：起于中焦，从肺经开始，循大肠经、胃经、脾经、心经、小肠经、膀胱经、肾经、心包经、三焦经、胆经，最后终于肝经，再从肝经上注肺，开始新的循环。

十二经别指的是别行的正经。十二经别是从十二经脉的四肢部（多为肘、膝以上）别出（称为“离”），进入人体体腔深部并联络脏腑（称为“入”），然后浅出体表（称为“出”）而上循头面，阴经的经别合入阳经的经别而分别注入六阳经脉（称为“合”）。因此，十二经别的循行特点，可用“离、入、出、合”来概括。每一对相表里的经别组成一“合”，十二经别共组成“六合”。十二经别的主要功能是加强经脉与经脉之间、经脉与脏腑之间，以及人体各器官组织之间的联系。

十二经脉和任、督二脉各自分出一络脉，再加上脾之大络，共计 15 条络脉，称为十五络脉。在四肢部的十二经别络的作用，是加强十二经中表里两经的联系，沟通表里两经的经气，补充了十二经脉的循行不足。躯干部的任脉别络、督脉别络和脾之大络，则分别沟通了腹、背和全身经气，也补充了十二经脉循行的不足。

奇经八脉包括督脉、任脉、冲脉、带脉、阴维脉、阳维脉、阴跷脉、阳跷脉的总称。奇经八脉是与正经相对而言的，由于它们的分布不如十二正经规律，也不直属络于五脏六腑，相互之间也没有表里配合关系，"别道奇行"，故称"奇经八脉"。其中，八脉中的督、任、冲脉皆起于胞中，同出会阴，称为"一源三歧"。奇经八脉的主要作用是加强十二经脉的联系和调节十二经脉的气血。比如"带脉者，起于季胁，回身一周"。带脉围绕身体腰部环行走行，能约束纵行诸经，同时沟通腰腹部的众多经脉。

第五节　病因学说

导致人体发生疾病的原因，称之为病因，又称作"致病因素"。疾病是人体在一定条件下，由致病因素所引起的有一定表现形式的病理，包括发病形式、病机、发展规律和转归的一种完整的过程。疾病病因作用于人体之后，导致机体的生理状态被破坏，产生了形态、功能、代谢的某些失调、障碍或损害。换言之，病因是指能破坏人体生理动态平衡而引起疾病的特定因素。病因包括六淫、疫疠、七情、饮食、劳倦、外伤，以及痰饮、瘀血、结石等。病因学说，就是研究致病因素及其性质、致病特点和临床表现的学说。

根据邪正交争的理论，中医学认为，无论外感六淫，还是内伤七情、饮食劳逸，在正气旺盛，生理功能正常的情况下，不会导致人体发病。只有在正气虚弱，人体功能活动不能适应诸因素的变化时，才会成为致病因素，使人发病。在疾病的发生发展过程中，原因和结果是相互制约、相互作用的。在一定的条件下，因果之间可以互相转化。在某一病理阶段中是病理的结果，而在另一阶段中则可能成为致病的原因。例如，痰饮和瘀血，是脏腑气血功能失调所形成的病理产物，但这种病理产物一旦形成，又可作为新的病因，导致其他病理变化，出现各种症状和体征。这种病因和病变的因果关系，是通过人体脏腑功能失调而发生的。

一、外感致病因素

【原文】

（1）夫百病之始生也，皆生于风雨寒暑，阴阳喜怒，饮食居处，大惊卒恐。（《灵枢·口问》）

（2）人知百病生于气，而不知血为百病之胎也。（《医学入门·内伤·血》）

（3）中伤寒暑风湿瘟疫时气，皆外所因；脏腑虚实，五劳六极，皆内所因；其如金疮踒折，虎狼毒虫，涉不内外，更有三因备具，各有其名，所谓名不正则言不顺，言不顺则事不成，学不可不备。（《三因极一病证方论·卷之二·五科凡例》）

（4）故天之邪气，感则害人五脏；水谷之寒热，感则害于六腑；地之湿气，感则害皮肉筋脉。（《素问·阴阳应象大论》）

（5）余知百病生于气也。（《素问·举痛论》）

（6）百病皆生于六气，诸症莫逃乎四因。（《医学传心录·病因赋》）

（7）六邪之感于外者，又唯风寒为最，盖风为百病之长，寒为杀厉之气。（《景岳全书·表证篇》）

（8）凡人之所苦，谓之病；所以致此病者，谓之因。（《医学源流论·病同因别论》）

（9）夫邪之生也，或生于阴，或生于阳。其生于阳者，得之风雨寒暑；其生于阴者，得之饮食居处，阴阳喜怒。（《素问·调经论》）

（10）千般疢难，不越三条：一者，经络受邪，入脏腑，为内所因也；二者，四肢九窍，血脉相传，壅塞不通，为外皮肤所中也；三者，房室、金刃、虫兽所伤，以此详之，病由都尽。（《金匮要略·脏腑经络先后病脉证第一》）

【点评】外感病因指来自外界的致病因素，多经皮肤肌腠、口鼻、孔窍等体表部分侵入人体而引起，也常称为外邪。从原文可知，外感病因主要包括六淫和疠气，六淫又包括风、寒、暑、湿、燥、火。

（一）风邪

【原文】

（1）风者善行而数变。（《素问·风论》）

（2）身体强直，口噤不能开，四肢颤掉，骨髓疼痛，面目㖞斜，此皆损伤之处中于风邪，故名破伤风。（《太平圣惠方》）

（3）盖六气之中，唯风能全兼五气，如兼寒则曰风寒，兼暑则曰暑风，兼湿则曰风湿，兼燥则曰风燥，兼火则曰风火。盖因风能鼓荡此五气而伤人，故曰百病之长也。(《临证指南医案·风》)

(4) 故风者百病之长也。(《素问·风论》)

(5) 风邪袭人，不论何处感受，必内归于肺。(《杂病源流犀烛·感冒篇》)

【点评】风邪的基本特性是轻扬开泄、善行数变、动摇不定、多兼它邪。因此，风邪有易袭阳位，病位游移不定，发病急骤、变化无常，肢体动摇，常为先导等致病特点。"风者，善行而数变"，即反映出风邪致病后常致病位游移、变化，比如风疹，发疹时无所定处，此起彼伏。"身体强直，口噤不能开，四肢颤掉，骨体疼痛，面目歪斜，此皆损伤之处中于风邪"，则反映出风邪动摇不定的致病特点，即常导致肢体的异常运动。"风者，百病之长也"，则提示风邪常作为外邪致病的先导，使寒、湿、暑、燥、火等邪依附而入人体，加重病情。

(二) 寒邪

【原文】

(1) 寒在表者，为憎寒，为身冷，为浮肿，为容颜青惨，为四肢寒厥。(《景岳全书·寒热》)

(2) 寒在中焦，则食入不化。(《景岳全书·反胃》)

(3) 寒在下者，为清浊不分，为鹜溏痛泄，为阳痿，为遗溺，为膝寒足冷。(《景岳全书·寒热篇》)

(4) 寒气入经而稽迟，泣而不行，客于脉外则血少，客于脉中则气不通，故卒然而痛。(《素问·举痛论》)

(5) 痛者，寒气多也，有寒故痛也。(《素问·痹论》)

（6）寒则皮肤急而腠理闭。（《灵枢·岁露》）

【点评】以上原文介绍了寒邪的致病特点和引起疾病的主要表现。寒邪致病常发生于冬季。导致疾病时，常表现出寒象，比如"寒在表者，为憎寒，为身冷，为浮肿，为容颜青惨，为四肢寒厥"。"痛者，寒气多也，有寒故痛也"，提示寒邪的另一个特点——寒主痛。寒邪可凝滞气血，因此，寒邪致病常引起疼痛表现，且多为局部冷痛，得温则减，遇寒加重。"寒则气收"则指寒邪侵袭人体后，常致气机收敛，腠理闭塞，常导致无汗及肢体关节拘急屈伸不利，即"寒则皮肤急而腠理闭"。

（三）火（热）邪

【原文】

（1）其在天为热，在地为火……其性为暑。（《素问·五运行大论》）

（2）诸逆冲上，皆属于火。（《素问·至真要大论》）

（3）诸躁狂越，皆属于火。（《素问·至真要大论》）

（4）壮火食气。（《素问·阴阳应象大论》）

（5）大热不止，热胜则肉腐，肉腐则为脓，故名曰痈。（《灵枢·痈疽》）

（6）气有余，则化火；液有余，则化为痰。（《明医指掌·痰证》）

（7）火能令人昏，水能令人清。神昏谵语，水不足而火有余，又有秽浊也。（《温病条辨·上焦篇·风温温热湿疫温毒冬温》）

（8）痈疽原是火毒生。（《医宗金鉴·痈疽总论歌》）

【点评】热邪又称为温邪或温热之邪，热之极则为火邪。火邪的特点，包括火性炎热、火性炎上、火性急迫。"诸逆冲上，皆属于火"，提示火邪的炎上特点，易于侵犯人体上部，常使气血上扰头面，导致头痛、耳鸣、咽喉肿等。火热致病时，常引起阳热表现，且易于伤津伤气，即"壮火食气"。火热内侵，易生风动血，常导致抽搐症状，甚至全身抽搐，角弓反张。火热易扰心神，可致精神异常，因此说"诸躁狂越，皆属于火"。"大热不止，热胜则肉腐，肉腐则为脓，故名曰痈"，提示火热邪气致病的最后一个特点，即火热邪气易致阳性疮痈，容易腐蚀血肉。

（四）湿邪

【原文】

（1）夫湿者，在天为雨，在地为土，在人脏为脾，故湿喜归脾，脾虚喜中湿，故曰湿流关节。（《三因极一病证方论·卷之二·叙中湿论》）

（2）湿伤人隐而缓，隐则莫见，而受之也深；缓则不觉，而发之也迟。（《医原·湿气论》）

（3）因于湿，首如裹。（《素问·生气通天论》）

（4）伤于湿者，下先受之。（《素问·太阴阳明论》）

（5）湿为阴邪，自长夏而来，其来有渐，且其性氤氲黏腻，非若寒邪之一汗即解，温热之一凉即退，故难速已。（《温病条辨·上焦篇·湿温寒湿》）

（6）湿为重浊有质之邪，若从外而受者，皆由地中之气升腾，从内而生者，皆由脾阳之不运。（《临证指南医案·湿》）

（7）湿喜归脾著肾。（《医方类聚·诸湿门·永类钤方·中湿》）

（8）湿胜则阳微也。（《温热经纬·叶香岩外感温热篇》）

（9）湿气伤人，在上则头重目黄，鼻塞声重，在中则痞闷不舒，在下则足胫跗肿。（《证治汇补·湿症》）

【点评】湿邪的特性是重浊、黏滞、趋下。其致病特点包括：湿为阴邪，易伤阳气；易阻遏气机；易袭阴位；湿性重浊，缠绵难愈。"湿盛则阳微"，指湿邪为阴邪，侵入人体后，容易伤人阳气。湿为阴邪，有趋下之性，因此易伤阴位，即人体小腹、下肢等，即"伤于湿者，下先受之"。"湿为重浊有质之邪"，所以湿邪为患，可使头身肢体困重，自觉全身沉重疲乏，比如"因于湿，首如裹"。而浊，指湿邪侵入时，常使排泄物和分泌物秽浊不清、黏滞不爽。湿性黏滞，不易清除，因此湿邪引起的疾病有缠绵难愈的特点。

（五）暑邪

【原文】

（1）先夏至日者为病温，后夏至日者为病暑。（《素问·热论》）

（2）炅则腠理开，荣卫通，汗大泄，故气泄。（《素问·举痛论》）

（3）阴暑者，因暑而受寒者也。阳暑者，乃因暑而受热者也。（《景岳全书·暑证》）

（4）因于暑，汗，烦则喘喝，静则多言，体若燔炭，汗出而散。（《素问·生气通天论》）

【点评】暑邪独见于夏日，有明显的季节性，且只见于外感，没有内生。暑邪炎热、升散、易于挟湿。因此，暑邪伤人，表现为阳热之象，如"烦则喘喝，静则多言，体若燔炭"。暑为阳热之邪，易致"腠理开，汗大泄"，津可载气，津出而气随而出，所以暑易伤津耗气，故言"气虚身热，得之伤暑"。夏日多雨多湿，因此，暑邪侵袭，常与湿邪共袭，临床上常见发热、烦渴等热象，伴见四肢困倦、胸闷呕恶、大便溏等湿邪为病之象。不过，并非伤暑必兼伤湿。

（六）燥邪

【原文】

（1）燥病属凉，谓之次寒。（《医征女科附翼金匮·燥病论》）

（2）燥气在里，耗其津液，则大便秘结。（《古今医鉴·燥证》）

（3）盖燥微则物畅其机，燥甚则物即于萎；湿微则物受其滋，湿甚则物被其腐。（《医原·百病提纲论》）

（4）燥病须防其夹湿，湿病须防其化燥。（《医原·百病提纲论》）

（5）燥万物者，莫熯乎火。（《周易·说卦传》）

【点评】燥邪性质干燥、涩滞，燥邪致病，虽可引起口干唇燥、鼻咽干燥、皮肤干裂等阳邪表现，但是实际上燥为阴邪，"燥病属凉，谓之次寒"。提示燥的阴邪属性。燥邪致病，特点是易伤津液，易于伤肺。"燥气在里，耗其津液，则大便秘结"，指燥邪易伤津液，导致全身干燥的致病特点。肺为娇脏，直接与外界相通，肺又喜润恶燥，因此燥邪最易伤肺，伤肺则见干咳少痰、痰少难咳甚至痰中带血等症。

（七）疠气

【原文】

（1）人感乖戾之气而生病，则病气转相染易，乃至灭门。（《诸病源候论》）

（2）时气者，乃天疫暴病之气流行。凡四时之令不正者，乃有此气行也。若人感之，则长幼相似而病，及能传染于人。（《证治准绳·伤寒》）

（3）夫疫者，感天地之疠气也……多见于兵荒之岁。（《温疫论·伤寒例正误》）

（4）温疫者，厉气流行，多兼秽浊，家家如是，若役使然也。（《温病条辨·上焦篇·风温温热温疫湿毒冬温》）

（5）世多言寒疫者，究其病状，则憎寒壮热，头痛骨节烦疼，虽发热而不甚渴，时行则里巷之中，病俱相类，若役使者然，非若温病之不甚头痛，骨痛而渴甚，故名曰寒疫耳。（《温病条辨·卷四·杂说寒疫论》）

（6）时毒疫气，必应司天，癸丑湿土气化运行，后天太阳寒水湿寒合德，挟中运之火流行，气交阳光不治，疫气大行。（《叶氏温热论案新编·卷五》）

（7）夫温疫之为病，非风，非寒，非湿，乃天地间别有一种异气所感。（《温疫论·原序》）

（8）五疫之至，皆相染易，无问大小，病状相似。（《素问·刺法论》）

（9）疫疠之邪，都从口鼻而入，直行中道，留布三焦。（《医学举要·时邪和论》）

【点评】疠气，又称疫气，指一类有强烈传染性和致病性的外感病邪。疠气引起的疾病，称为"疫病"、"瘟

病"、"瘟疫病"。疠气的致病特点有三：传染性强，易趋流行；特异性强，症状相似；发病急骤，病情危重。条文还指出了疠气盛行的其中一条原因，即"多见于兵荒之岁"，战乱因素，属于疫病盛行的社会因素之一，其余因素主要有气候异常、环境污染、饮食不洁等。

二、内伤致病因素

内伤性致病因素包括七情内伤、饮食失宜、劳逸失度等。内伤致病则指人体因七情、饮食、劳逸等因素不循常法，而致气血失调，脏腑失和。

【原文】

（1）人有五脏化五气，以生喜怒悲忧恐。（《素问·阴阳应象大论》）

（2）血有余则怒，不足则恐。（《素问·调经论》）

（3）怒则气逆，甚则呕血及飧泄。（《素问·举痛论》）

（4）悲则心系急，肺布叶举，而上焦不通，荣卫不散，热气在中，故气消矣。（《素问·举痛论》）

（5）恐惧而不解则伤精，精伤则骨酸痿厥，精时自下。（《灵枢·本神》）

（6）大喜坠阳。（《淮南子·精神训》）

（7）惊则心无所倚，神无所归，虑无所定，故气乱矣。（《素问·举痛论》）

（8）故谷不入，半日则气衰，一日则气少矣。（《灵枢·五味》）

（9）饮食者，热无灼灼，寒无沧沧，寒温中适，故气将持，乃不致邪僻也。（《灵枢·师传》）

（10）久而增气，物化之常也。气增而久，夭之由也。（《素问·至真要大论》）

（11）是故多食咸，则脉凝泣而变色；多食苦，则皮槁而毛拔；多食辛，则筋急而爪枯；多食酸，则肉胝胎而唇揭；多食甘，则骨痛而发落。（《素问·五脏生成》）

（12）久立伤骨，久行伤筋。（《素问·宣明五气篇》）

（13）久卧伤气，久坐伤肉。（《素问·宣明五气篇》）

（14）喜怒不节，寒暑过度，生乃不固。（《素问·阴阳应象大论》）

（15）喜怒不节则伤脏。（《灵枢·百病始生》）

（16）然七情之伤，虽分五脏，而必归本于心。（《医醇賸义·卷二·劳伤》）

（17）心有所思，则精有所耗，神无所归，气无所附，百病生焉。（《清代名医案精华·马培之医案》）

（18）惊则气浮，真阳外越，真阴不守，心悸筋惕。（《医醇賸义·卷二·劳伤》）

【点评】七情，指喜、怒、忧、思、悲、恐、惊等七种正常的精神情绪活动，是人体对外界刺激的不同反应。但是，刺激过强或过久，超过正常人情志活动的调节范围时，可导致七情的异常变化，乘逆气机，损伤脏腑，引起疾病。这时，异常的七情活动则成为致病因素，称为"内伤七情"。七情内伤导致疾病，可直接伤及脏腑，影响气机，波动情绪，影响病情。

常见的饮食失宜致病有饮食不节、饮食不洁、饮食偏嗜等。正常的饮食习惯应该是按时、按量、保质，这样才能保证身体健康。当过饥、过饱或不按时进食时，就容易损伤消化系统，损伤正气，变生疾病。比如"谷不入，半日则气衰，一日则气少矣"，"饮食自倍，肠胃乃伤"。再如饮食偏嗜，"多食咸，则脉凝泣而变色；多食苦，则皮槁而毛拔；多食辛，则筋急而爪枯；多食酸，则肉胝皱而唇揭；多食甘，则骨痛而发落"。饮食物的寒、热、温、凉之性不同，酸、苦、甘、辛、咸的五味也不同，所以，偏食热食五味太过的食物，都可能导致机体阴阳失调，从而导致疾病的发生。

劳逸失度，包括过劳和过逸，过劳又有劳力过度、劳神过度、房劳过度之不同。"心有所思，则精有所耗，神无所归，气无所附，百病生焉"，指劳神过度，常因用脑过度引起。

三、病理产物性致病因素

病理产物性致病因素包括痰饮、瘀血和结石，此三者是继发于其他病理过程的产物。这些病理产物又可引起体内其他的病理变化，此时，这些病理产物就成了致病因素，它们既是病理产物，又是致病因素。需要注意的是，并非痰饮、瘀血和结石一定是致病因素，只有当它们引起其他病理过程的时候，才具有病理产物和致病因素的双重特性。

【原文】

（1）病痰饮者，当以温药和之。（《金匮要略·痰饮咳嗽病脉证并治第十二》）

（2）痰之为物，流动不测，故其为害，上至巅顶，下至涌泉，随气升降，周身内外皆到，五脏六腑俱有。（《杂

病源流犀烛》）

（3）痰饮生源于土湿，土湿本源于水寒。（《丁甘仁医案·膏方》）

（4）痰者，津液所生也。（《医旨绪余·论痰为津液脾湿所生》）

（5）盖痰者，病名也。原非人身之所有，非水泛为痰，即水沸为痰，但当分有火无火之异耳。（《医贯·先天要论·痰论》）

（6）痰饮之患，未有不从胃起者矣。其深者，由胃上入阳分，渐及于心、肺；由胃下入阴分，渐及脾、肝、肾。（《医门法律·痰饮门》）

（7）百病多因痰作祟。（《汤头歌诀·礞石滚痰丸》）

（8）痰为诸病之源，怪病皆由痰成。（《杂病源流犀烛·痰饮源》）

（9）无痰不作眩，痰因火动。（《丹溪心法·头眩六十七》）

（10）怪病多属痰，暴病多属火。（《本草经疏·论痰饮药宜分治》）

（11）百病中多有兼痰者，世所不知也。（《丹溪心法·痰十三》）

（12）痰乃疾之标，非病之本也，善治者治其所以生痰之源，则不消痰而痰自无矣。（《临证指南医案·痰》）

（13）须知痰水之壅，由瘀血使然。但去瘀血，则痰水自消。（《血证论·咳嗽篇》）

（14）积者，五脏所生，聚者，六府所成。（《难经·五十五难》）

（15）瘀血在里则口渴。（《血证论·瘀血》）

（16）脾为生痰之源，肺为贮痰之器。（《证治汇补·痰证》）

【点评】"痰饮生源于土湿"，说明痰饮的形成与水液代谢有密切关系，是水液代谢障碍的病理产物，其形成与肺、脾、肾及三焦主司水液代谢的功能有关。其核心又在脾和肺，就如《证治汇补》所说："脾为生痰之源，肺为贮痰之器"。痰饮的致病特点是易抑气机，壅塞气血；易扰心神；症状复杂，变化多端；病势缠绵，病程较长。痰饮黏滞，入经入络，常使气机壅塞不通。痰浊易扰心神，可致头目眩晕，如"无痰不作眩"；亦常致精神疾病，如神昏、痴呆、癫痫等。其症状复杂，变化多端的特点，在古书中也多有阐述："百病多因痰作祟"、"痰为诸病之源，怪病皆由痰成"、"怪病多属痰"。这些记载对临床应用多有帮助。痰饮与湿邪类似，有黏滞之性，产生后不易短时间内清除，因而难以速愈。

血液的正常运行有赖于心、脾、肝、肺的协同合作，因此，血液的正常运行与气的推动、温煦、固摄功能，血液的温度、充盈情况，脉管完整性、通畅性等有关。常见的瘀血形成原因包括气虚、气滞、血寒、血热、津亏。瘀血形成后，血液即失去其正常功能，不再具有濡养机体的作用，反而变成致病因素，导致其他病理过程。瘀血的致病特点包括阻滞气机、瘀塞经脉、损伤脏腑，常引起疼痛、肿块、出血、紫绀等表现。

第六节 病机学说

病机，指疾病发生、发展及其变化的机理，又称病理，包括病因、病性、证候、脏腑气血虚实的变化及其机理，它揭示了疾病发生、发展与变化、转归的本质特点及其基本规律。

中医学认为，疾病的发生、发展和变化，与患病机体的体质强弱和致病邪气的性质密切相关。病邪作用于人体，人体正气奋起而抗邪，引起了正邪相争。斗争的结果，邪气对人体的损害居于主导地位，破坏了人体阴阳的相对平衡，或使脏腑气机升降失常，或使气血功能紊乱，并进而影响全身脏腑组织器官的生理活动，从而产生了一系列的病理变化。

病机学说是根据以五脏为中心的藏象学说，把局部病变同机体全身状况联系起来，从机体内部脏腑经络之间的相互联系和制约关系来探讨疾病的发展和转变，从而形成了注重整体联系的病理观。中医的病机学说，不仅坚持了唯物主义的病因观，而且还通过阴阳五行学说和脏象学说等把人体同外界环境及人体内部各脏腑经络之间的相互联系、相互制约的关系结合起来，既强调了正气在发病过程中的决定作用，又重视邪气的重要作用，把疾病看成是人体内外环境邪正斗争的表现，是人体阴阳相对平衡状态受到破坏的结果。既注意到病变局部与整体的联系，又注意疾病的发展和传变；既看到疾病传变的一般规律，又注意疾病传变的特殊情况，从整体联系和运动变化的观点来认识疾病的发生、发展和变化过程，坚持了唯物辩证的病理学观点。

一、基本病机

基本病机主要指气机失调和气化失常。"人之所有唯气与血"，人体内所有的生理活动都是以气机活动和气化过程为基础的。因此，任何具体的生理活动都是气机运动和气化活动的一部分，都可以用气机运动和气化过程加以概括。所以说，在疾病的发生、发展过程中，任何病机变化不论是产生于局部，还是发生于全身，都必然要引起气机运动的失调和气化活动的失常。从这一意义上讲，气机失调和气化失常是疾病的基本病机。其实，机体在致病因素作用下所出现的基本病理变化，是疾病发生后疾病本质的一般规律。

【原文】

（1）邪气盛则实，精气夺则虚。（《素问·通评虚实论》）

（2）至虚之病，反见盛势。（《景岳全书·虚实篇》）

（3）大实之病，反有羸状。（《景岳全书·虚实篇》）

（4）阴胜则阳病，阳胜则阴病。（《素问·阴阳应象大论》）

（5）阴虚之久者阳亦虚，终是阴虚为本。（《理虚元鉴·理虚二统》）

（6）阳虚之久者阴亦虚，终是阳虚为本。（《理虚元鉴·理虚二统》）

（7）阴气太盛，阳气不得相营也。不相营者，不相入

也。既不相入则格阴于外，故曰阳盛格阴也。(《医宗金鉴·伤寒心法要诀》)

(8) 阳气太盛，阴气不得相营也。不相营者，不相入也。既不相入，则格阳于外，故曰阴盛格阳也。(《医宗金鉴·伤寒心法要诀》)

(9) 盖伤寒之邪留恋在表，然后化热入里，温邪则热变最速。(《温热经纬·叶香岩外感温热篇》)

(10) 湿郁者，周身走痛，或关节痛，遇阴寒则发，脉细沉。(《丹溪心法·六郁五十二》)

(11) 血气俱虚，风邪并入，在于阳则皮肤缓，在于阴则腹里急。(《诸病源候论·风病诸候》)

(12) 盖关门不固，则气随泻去，气去则阳衰。(《景岳全书·泄泻》)

(13) 邪从气分下行为顺，邪入营分内陷为逆。(《温热经纬·叶香岩外感温热篇》)

(14) 至如至实有羸状，误补益疾；至虚有盛候，反泻含冤。(《医宗必读·疑似之症须辨论》)

(15) 邪入于阳则狂，邪入于阴则痹。(《素问·宣明五气》)

(16) 湿胜则濡泄，甚则水闭胕肿。(《素问·六元正纪大论》)

(17) 阳病久必伤阴，阴病久必伤阳。(《叶案存真·卷二》)

(18) 病在阳，则热而脉躁；在阴，则寒而脉静。(《素问·疟论》)

(19) 寒极生热，热极生寒。(《素问·阴阳应象大论》)

（20）阴气太盛，则阳气不能荣也，故曰关。阳气太盛，则阴气弗能荣也，故曰格。（《灵枢·脉度》）

（21）阳候多语，阴症无声。多语者易济，无声者难荣。（《中藏经·阴阳大要调神论》）

（22）阳病则旦静，阴病则夜宁。（《中藏经·阴阳大要调神论》）

（23）阳虚则外寒，阴虚则内热。（《素问·调经论》）

（24）阳盛则外热，阴盛则内寒。（《素问·调经论》）

（25）重寒则热，重热则寒……重阴必阳，重阳必阴。（《素问·阴阳应象大论》）

（26）阳气衰于下，则为寒厥；阴气衰于下，则为热厥。（《素问·厥论》）

（27）阴气不足则内热，阳气有余则外热。（《灵枢·刺节真邪》）

（28）阴气少而阳气胜，故热而烦满也。（《素问·逆调论》）

（29）阳气者，大怒则形气绝，而血菀于上，使人薄厥。（《素问·生气通天论》）

（30）阳强则寿，阳衰则夭。（《景岳全书·阳不足再辨》）

（31）凡阴病见阳脉者生，凡阳病见阴脉者死。（《丹溪手镜·伤寒》）

（32）或外寒者，阳亏于表，或内寒者，火衰于中。（《景岳全书·十问篇》）

（33）阳惟畏其衰，阴惟畏其盛。（《类经附翼·大宝论》）

（34）阳邪化热，热则伤气。阴邪化寒，寒则伤形。

（《景岳全书·表证篇》）

（35）阴虚体质最宜化燥。燥固为燥，即湿亦化为燥；阳虚体质最宜化湿，湿固为湿，即燥亦必夹湿。（《医原·百病提纲论》）

（36）自汗属气虚、血虚、湿、阳虚、痰……故阴虚阳必凑，发热而自汗；阳虚阴必乘，发厥而自汗，故阴阳偏胜所致也。（《丹溪心法·自汗》）

（37）故阳强不能密，阴气乃绝。（《素问·生气通天论》）

（38）阴虚者必伤精，伤精者必连脏。（《景岳全书·传忠录》）

（39）阴虚则病，阴绝则死。（《丹溪心法·火六》）

（40）阴虚者能发热，此以真阴亏损，水不制火也。（《景岳全书·火证》）

（41）阳虚者，气多陷而不举。（《医学读书记·补中益气汤六味地黄汤方合论》）

（42）阴虚者，气每上而不下。（《医学读书记·补中益气汤六味地黄汤方合论》）

（43）阳虚者亦能发热，此以元阳败竭，火不归源也。（《景岳全书·火证》）

（44）凡厥者阴阳气不相顺接，便为厥。厥者，手足逆冷者是也。（《伤寒论·辨厥阴病脉证并治第十二》）

（45）假热者，水极似火也。（《景岳全书·寒热真假辨》）

（46）假寒者，火极似水也。（《景岳全书·寒热真假辨》）

（47）病在气分，游行不定；病在血分，沉着不移。

（《古今医统大全·附录》）

（48）通则不痛，痛则不通。（《内经知要·病能》）

（49）风能胜湿，热能耗液而反燥。（《素问·玄机原病式·火类》）

（50）夫百病者皆生于气，正以气之为用，无所不至，一有不调，则无所不病。（《景岳全书·诸气》）

（51）血之所以不安者，皆由气之不安故也，宁气即是宁血。（《血证论·吐血》）

（52）血受寒则凝结成块，血受热则煎熬成块。（《医林改错·膈下逐瘀所治之症目》）

（53）血之为物，热则行，冷则凝，见黑则止，遇寒亦止。（《血证论·吐血》）

（54）初为气结在经，久则血伤入络。（《临证指南医案·积聚》）

（55）气血虚损，则诸邪辐辏，百病丛集。（《医宗必读·古今元气不同论》）

（56）盖气与血，两相维附，气不得血，则散而无统；血不得气，则凝而不流。（《张氏医通·诸血门·吐血》）

（57）气和则血循经，气逆则血越络。（《类证治裁·血证总论》）

（58）元气既虚，必不能达于血管，血管无气，必停留而淤。（《医林改错·论小儿抽风不是风》）

（59）郁则生火，凡气郁皆属火。（《本草集要·随证治气要论》）

（60）气浮者多热。（《医学读书记·补中益气汤六味地黄汤合论》）

（61）气结则血凝，气虚则血脱，气迫则血走，气不止而血欲止不可得矣。（《血证论·吐血》）

（62）清气在下，则生飧泄；浊气在上，则生䐜胀。（《素问·阴阳应象大论》）

（63）气虚不能统血，气寒不能生血。（《血证论·创血》）

（64）气伤痛，形伤肿。（《素问·阴阳应象大论》）

（65）气虚则寒，营虚则热。（《丁甘仁医案·产后》）

（66）气有一息之不运，则血有一息之不行。（《仁斋直指方论·总论》）

（67）气瘀则为水，血瘀则为火。（《医学衷中参西录·七期》）

（68）先伤其气者，气伤必及于精；先伤其精者，精伤必及于气。（《理虚元鉴·虚证有六因》）

（69）尝闻血属阴，不足则生热。（《古今医鉴·杂病赋》）

（70）血实则身凉，血虚则身热。（《医方集解·理血之剂·当归补血汤》）

（71）血衰则形萎，血败则形坏。（《景岳全书·血证》）

（72）凡失血等证，身热脉大者难治，身凉脉静者易治。（《景岳全书·血证》）

（73）血瘀则营虚，营虚则发热，热久则蒸其所瘀之血，化而为虫。（《医门法律·卷六·虚劳论》）

（74）血证气盛火旺者十居八九。（《血证论·用药宜忌论》）

（75）卒中寒者，阳微阴盛，最危最急之候。（《医门法律·卷二·阴病论》）

（76）营血一亏，则内失所养，而脏腑皆燥，火亦随生，令人毛发衰脱，肌肤枯槁，身热咽干。（《医醇賸义·卷二·火》）

（77）内伤脾胃，乃伤其气，外感风寒，乃伤其形。伤其外为有余，有余者泻之，伤其内为不足，不足者补之。（《脾胃论·饮食劳倦所伤始为热中论》）

（78）水气上逆，得阳煎熬则稠而成痰，得阴凝聚则稀而成饮。（《医学三字经·痰饮》）

（79）瘀血在经络脏腑间之，则结为癥瘕。（《血证论·瘀血》）

【点评】以上原文内容包括病邪出入、虚实变化、疾病转归、阴阳失调及气、血、津液、精的失常。"阳虚则外寒，阴虚则内热"，反映了阳虚和阴虚这一阴阳失调的病理状态。阳虚则阳偏衰，阳气不足以温煦、鼓动全身，机能活动减退，表现为阴象，故寒。阴虚则阴偏衰，阴不足以制阳，阳气相对亢盛，反现热象，故而内热。"阳盛则外热，阴盛则内寒"则指阴阳偏盛的病理状态。阳盛，则身体内阳气过旺，热量剩余，机能亢奋，表现出热象，因此称为外热。阴盛，则机体阴气偏盛，机体机能状态减退，热量不足，表现出一派寒象，因而内寒。条文中还提到阴阳互损，即"阴虚之久者，阳亦虚，终是阴虚为本"，"阳虚久者亦阴虚，终是阳虚为本"，简言之，即为"阴损及阳"，"阳损及阴"，阴阳的其中一方若虚损日久，阴阳互生不足，则可导致另一方不足，造成阴阳两虚。这一理论对临床应用有指导作用，临床治疗久病阴虚或久病阳虚的病人，在使用补阴药或补阳药的同时，加用补阳药或补阴药，可以提高治疗效果。

阴阳失调的另一种常见情况是阴阳格拒。"阴气太盛，阳气不得相营也。不相营者，不相入也，则格阳于外，故曰阴盛格阳也"，"阳气太盛，不得相荣也。不相荣者，不相入也。既不相入，则格阴于外，故曰阳盛格阴也"，这两句即指阴盛格阳和阳盛格阴这两种病机，临床上常见于急危重症。

原文中还提到气、血、津液及精的失常病机，比如瘀血的成因："血受寒则凝结成块，血受热则煎熬成块"，提示瘀血的两种成因，即为血寒和血热。

二、内生五邪

内生五邪，也名内生五气或五气病理，指疾病发展过程中，由脏腑失调、阴阳失和，气、血、津液异常所产生的类似风、寒、湿、燥、火这五种外邪所致疾病特征的病理变化。这五种病机包括风气内动、寒从中生、湿浊内生、津伤化燥。

【原文】

（1）夫血犹舟也，津液水也，医者于此，当知增水行舟之意。（《读医随笔·卷三》）

（2）内风乃身中阳气之变动。（《临证指南医案·中风》）

（3）诸病水液，澄澈清冷，皆属于寒。（《素问·至真要大论》）

（4）诸涩枯涸，干劲皴揭，皆属于燥。（《素问玄机原病式·六气为病·燥类》）

（5）诸呕吐酸，暴注下迫，皆属于热。（《素问·至真要大论》）

【点评】"内风乃身中阳气之变动"中的内风，即指风气内动，又可分为肝阳化风、热极生风、阴虚风动和血虚生风。"诸湿肿满，皆属于脾"则指出内湿的病因，总归于脾运化水湿的功能失调，因此，临床治疗湿盛的疾病时，应在利湿的治则下辅以健脾，才能标本同治，提高疗效。

三、脏腑病机

脏腑病机是指五脏六腑功能失常时所能导致的症状及失常的一般规律。诸脏诸腑的功能和特性各有不同，因此，导致脏腑功能失常的原因及所表现出的症状也各不相同。

【原文】

（1）诸风掉眩，皆属于肝。诸寒收引，皆属于肾。诸气膹郁，皆属于肺。诸湿肿满，皆属于脾。诸热瞀瘛，皆属于火。诸痛痒疮，皆属于心。（《素问·至真要大论》）

（2）故先哲云：脾为生痰之源。又曰：治痰不理脾胃，非其治也。（《医宗必读·痰饮》）

（3）总之，肺气一伤，百病蜂起，风则喘，痰则嗽，火则咳，血则咯，以清虚之脏，纤芥不容，难护易伤故也。（《理虚元鉴·劳嗽症论》）

（4）肺位最高，邪必先伤。（《幼科要略·风温》）

（5）肺气虚则鼻塞不利，少气；实则喘喝胸盈仰息。（《灵枢·本神》）

（6）肺不能行下降之令，故大便闭。（《医述·大便》）

（7）肝气横逆，犯胃则呕，克脾则泻。（《丁甘仁医案·泄泻》）

（8）肝气虚则恐。（《灵枢·本神》）

（9）心不内守，则气自散，神自乱，精自耗。（《寿世传真·修养宜宝精宝气宝神》）

（10）胃不和则卧不安。（《素问·逆调论》）

（11）脾胃实，诸病皆实；脾胃虚，诸病皆虚。（《医权初编·论治病当以脾胃为先》）

（12）今脾病不能为胃行其津液，四肢不得禀水谷气，气日以衰，脉道不利，筋骨肌肉皆无气以生，故不用焉。（《素问·太阴阳明论》）

（13）脾本喜燥，但燥热太过，则为焦土，而生机将息，令人体瘦便硬，反不思食。（《医醇賸义·卷二·秋燥》）

（14）脾气虚则四肢不用，五脏不安；实则腹胀，经溲不利。（《灵枢·本神》）

（15）若饮食不节，胃气不及，大肠、小肠无所禀受，故津液涸竭焉。《内经》云：耳鸣、耳聋，九窍不利，肠胃之所生也。此胃弱不能滋养手太阳小肠、手阳明大肠，故有此证。（《脾胃论·大肠小肠五脏皆属于胃胃虚则俱病论》）

（16）脾胃一虚，肺气先绝。（《内外伤辨惑论·饮食劳倦论》）

（17）胃气强则五脏俱盛，胃气弱则五脏俱衰。（《类经·脉色类》）

（18）上焦不行者，清阳不升也，下脘不通者，浊阴不降也。（《医学溯洄集·内伤余议》）

（19）上焦不治则水泛高原；中焦不治则水留中脘；下焦不治则水乱二便。（《类经·脏象类》）

（20）心劳神损，肺劳气损，脾劳食损，肝劳血损，肾劳精损。（《明医指掌·经论总抄》）

（21）五脏之伤，穷必及肾。（《景岳全书·虚损》）

（22）肾虚精枯，而血必随之。（《医宗金鉴·删补名医方论》）

（23）亦有由于肾关不开而胃关愈闭者，则当以下焦为主。（《温病条辨·下焦篇·湿温》）

（24）故肾者胃之关也，关门不开，则水无输泄而为肿满；关门不闭，则水无底止而为消渴。（《医门法律·卷六·消渴论》）

（25）心乱则百病生，心静则万病息。（《卫生宝鉴·中风门》）

（26）心虚则惊。（《诸病源候论·风病诸候上》）

【点评】诸脏、诸腑功能失常时，其表现各不相同：肝的功能失常，常见眩晕；肾的功能失常，常表现为寒象；肺的功能失常，常出现胸闷气不畅等表现；脾的功能失调，则容易导致痰湿、水肿性病证；心的功能失常，则多见痛、痒和阳性疮痈。这些记载，对临床诊断有重要意义，当某些症状或体征出现时，可以判断出病变的本源之脏，比如，"脾弱胃强，则消谷而便溏"，当患者消谷善饥和大便溏滞同现时，可以判断出其病源即胃强脾弱，这时就可以进一步确定健脾和胃的治则，做到治病求本，以达万全。

除了介绍各脏腑异常时可导致的表现，以上条文还指出各脏腑异常时引起其他脏腑异常的情况。人体是一个整体，是在五脏六腑的共同协作下得以维持生命活动的，五脏六腑彼此联系、互相影响。发生疾病时，脏腑之间也必然存在互相传变的情况。比如"脾胃一虚，肺气先绝"，"肝气横逆，犯胃则呕，克脾则泻"，"五脏之伤，穷必及肾"，"肾关不开而胃关愚闭"等。掌握了脏腑的疾病传变规律后，才能在治疗某脏的疾病时及时处理可能出现的另一脏疾病，做到既病防变。

四、经络病机

【原文】

（1）气盛则身以前皆热，其有余于胃，则消谷善饥，溺色黄。气不足则身以前皆寒栗，胃中寒则胀满。（《灵枢·经脉》）

（2）巨阳之厥，则肿首头重，足不能行，发为眴仆。（《素问·厥论》）

（3）厥气上逆则霍乱。（《灵枢·经脉》）

（4）经言是动者，气也；所以生病者，血也。（《难经·二十二难》）

（5）太阳之脉，其终也戴眼反折瘛疭，其色白，绝汗乃出，出则死矣。少阳终者，耳聋百节皆纵，目𥈤绝系，绝系一日半死，其死也色先青白，乃死矣。阳明终者，口目动作，善惊妄言，色黄，其上下经盛，不仁，则终矣。

少阴终者，面黑齿长而垢，腹胀闭，上下不通而终矣，太阴终者，腹胀闭不得息，善噫善呕，呕则逆，逆则面赤，不逆则上下不通，不能则面黑皮毛焦而终矣。厥阴终者，中热嗌干，善溺心烦，甚则卷舌卵上缩而终矣。此十二经之所败也。（《素问·诊要经终论》）

（6）阳络伤则血外溢……阴络伤则血内溢。（《素问·百病始生篇》）

（7）故阳道实，阴道虚。（《素问·太阴阳明论》）

【点评】经络病机指经络气血发生异常变动时表现出来的疾病规律。对这些规律的掌握分析，有助于临床上明确诊断，确定为何经病变，有的放矢，顺利治愈疾病，此为经络学说中经络诊断的临床应用。

临床上，基本病机、脏腑病机和经络病机三者应结合应用，才能不误诊、不漏诊，才能做到万无一失。

第七节　养生与防治

生、老、病、死是生命发展的必然规律。医学的任务就是认识疾病的发展规律，据此确立正确的养生与防治原则，消灭疾病，保障人们身体健康和长寿。中医学在长期的发展过程中，形成了一整套比较完整的养生及防治理论，至今仍有重要的指导意义。

中医养生学是在中医理论指导下，研究中国传统的颐养心身、增强体质、预防疾病、延年益寿的理论和方法，它历史悠久，源远流长，为中华民族的繁衍昌盛作出了杰出的贡献。中医学认为，预防和治疗疾病是人们同疾病作斗争的两种不同手段和方法，两者是辩证统一的关系。在未发病之前，防是矛盾的主要方面，故提出"不治已病治未病"的光辉思想。但既病之后，倡导及早治疗，防止疾病的发展与传变，在具体方法上又要分清疾病的主要矛盾和次要矛盾，注意先后缓急，做到防治结合。

一、养生

【原文】

（1）恬淡虚无，真气从之，精神内守，病安从来？（《素问·上古天真论》）

（2）春夏养阳，秋冬养阴，以从其根。（《素问·四气调神大论》）

（3）人与天地相应。（《灵枢·邪客》）

（4）主明则下安，以此养生则寿……主不明则十二官危，以此养生则殃。（《素问·灵兰秘典论》）

（5）人受天地之气，以化生性命。（《素问病机气宜保命集，原道》）

（6）善养生者，必宝其精，精盈则气盛，气盛则神全，神全则身健，身健则病少，神气坚强，老而宜壮，皆本乎精也。（《类经·摄生类》）

（7）智者之养生也，必顺四时而适寒暑，和喜怒而安居处，节阴阳而调刚柔，如是则僻邪不至，长生久视。（《灵枢·本神》）

（8）土气为万物之源，胃气为养生之主。胃强则强，胃弱则弱，有胃则生，无胃则死，是以养生家当以脾胃为先。（《景岳全书·脾胃》）

（9）人生如天地。和煦则春，惨郁则秋。春气融融，故能生万物；秋气肃肃，故能杀物。明乎生杀之机者，可与论养生。（《医述·医学溯源》）

（10）善养生者，先寝食，后医药。（《友渔斋医话·一览延龄》）

（11）阴阳四时者，万物之始终也，死生之本也。逆之则灾害生，从之则苛疾不起，是谓得道。（《素问·四气调神大论》）

【点评】养生，又名摄生、道生、保生等，保养身体之谓。换言之，养生是指根据生命发展的规律，采取保养身体，减少疾病，增进健康，延年益寿等措施而进行的一种健身益寿活动。中医养生流派有静神、动形、固精、调气、食养及药饵之分。养生内容广泛，方法众多，而以调饮食、慎起居、适寒温、和喜怒为其基本养生观点。顺应自然、形神共养、保精护肾和调养脾胃是养生的四大基本基本原则。

（1）顺应自然：人以天地之气生，四时之法成。人生于天地之间，依赖于自然而生存，也就必须受自然规律的支配和制约，即人与天地相参，与日月相应。这种天人相应或称天人合一学说，是中医效法自然，顺时养生的理论依据。顺应自然养生包括顺应四时调摄和昼夜晨昏调养。昼夜变化，比之于四时，所谓朝则为春，日中为夏，日入为秋，夜半为冬。白昼阳气主事，入夜阴气主事。四时与昼夜的阴阳变化，人亦应之。所以，生活起居，要顺应四时昼夜的变化，动静和宜，衣着适当，饮食调配合理，体现春夏养阳、秋冬养阴的原则。

（2）形神共养：形神合一，又称形与神俱，形神相因，是中医学的生命观。所谓形神共养，是指不仅要注意形体的保养，而且还要注意精神的摄生，使形体强健，精力充沛，身体和精神得到协调发展，才能保持生命的健康长寿。中医养生学的养生方法很多，但从本质上看，统而言之，不外"养神"与"养形"两端，即所谓"守神全形"和"保形全神"。形神共养，神为首务，神明则形安。神为生命的主宰，宜于清静内守，而不宜躁动妄耗。故中医养生观以调神为第一要义，守神以全形。通过清静养神、四气调神、积精养神、修性怡神、气功练神等，以保持神气的清静，增强心身健康，达到调神和强身的统一。静以养神，动以养形，动静结合，刚柔相济，以动静适宜为度。形神共养，动静互涵，才符合生命运动的客观规律，有益于强身防病。

（3）保精护肾：保精护肾是指利用各种手段和方法来调养肾精，使精气充足，体健神旺，从而达到延年益寿的目的。精是构成人体和促进人体生长发育的基本物质，精是气形神的基础，为健康长寿的根本。精禀于先天，养于水谷而藏于五脏。五脏安和，精自得养。五脏之中，肾为先天，主藏精，故保精重在保养肾精。中医养生学强调节欲以保精，使精盈充盛，有利于心身健康。保养肾精之法甚多，除节欲保精外，尚有运动保健、导引补肾、按摩益肾、食疗补肾和药物调养等。

（4）调养脾胃：脾胃为后天之本，气血生化之源，故脾胃强弱是决定人之寿夭的重要因素。脾胃健旺，水谷精微化源充盛，则精气充足，脏腑功能强盛，神自健旺。脾胃为气机升降之枢纽，脾胃协调，可促进和调节机体新陈代谢，保证生命活动的正常进行。因此，中医养生学十分重视调养脾胃，通过饮食调节、药物调节、精神调节、针灸按摩、气功调节、起居劳逸等调摄，以达到健运脾胃，调养后天，延年益寿的目的。先天之本在肾，后天之本在脾，先天生后天，后天养先天，二者相互促进，相得益彰。调补脾肾是培补正气之大旨，也是全身形而防早衰的重要途径。

二、预防

【原文】

（1）圣人下治已病治未病，不治已乱治未乱。（《素问·四气调神大论》）

（2）是故已病而后治，所以为医家之法；未病而先治，所以明摄生之理。（《丹溪心法》）

（3）谨察阴阳所在而调之，以平为期。（《素问·至真要大论》）

（4）能之七损八益，则两者可调，不知用此，则早衰之节也。（《素问·阴阳应象大论》）

（5）毋以脾胃热冷物，毋以脾胃软硬物，毋以脾胃熟生物。（《医述·养生》）

（6）饱食即卧，乃生百病。（《千金要方·道林养性》）

（7）人体欲得劳动，但不当使极尔。动摇则谷气得消，血脉流通。病不得生，譬犹户枢不朽是也。（《三国志·魏书·华佗传》）

（8）问曰：上工治未病，何也？师曰：夫治未病者，

见肝之病，知肝传脾，当先实脾，四季脾王不受邪，即勿补之。(《金匮要略·脏腑经络先后病脉证第一》)

(9) 术数，修身养性之法。(《类经·摄生类》)

(10) 病之始生浅，则易治；久而深入，则难治。(《医学源流论·防微论》)

(11) 见微知著，弥患于未萌，是为上工。(《医学心悟》)

(12) 善医者，知病势之盛而必传也，预为之防，无使结聚，无使泛滥，无使并合，此上工治未病之说也。(《医学源流论·表里上下论》)

(13) 五脏相通，移皆有次，五脏有病，则各传其所胜。(《素问·玉机真脏论》)

(14) 与其病后求良药，孰若病前能自防。(《泰定养生主论·论衰老》)

(15) 上士别床，中士异被，服药千裹，不如独卧。(《养性延命录·御女损益篇》)

【点评】预防，就是采取一定的措施，防止疾病的发生和发展。《内经》称之为"治未病"。从"圣人下治已病治未病，不治已乱治未乱"就可见古人早已认识到预防疾病，防患于未然的重要意义。所谓治未病包括未病先防和既病防变两个方面的内容。

未病先防，是指在人体未发生疾病之前，采取各种措施，做好预防工作，以防止疾病的发生。这是中医学预防疾病思想最突出的体现。未病先防旨在提高抗病能力，防止病邪侵袭。精神调摄、身体锻炼、药物预防和人工免疫及防止病邪的侵袭是未病先防的主要内容。精神情志活动是脏腑功能活动的体现。突然强烈的精神刺激，或反复持续的刺激，可以使人体气机紊乱，气血阴阳失调而发病，而在疾病的过程中，情志变动又能使疾病恶化。因此，调养精神就成为养生的第一要务。"生命在于运动"，人体通过运动，可使气机调畅，气血流通，关节疏利，增强体质，提高抗病力，不仅可以减少疾病的发生，促进健康长寿，而且对某些慢性病也有一定的治疗作用。生活起居应有规律，要做到饮食有节，起居有常，适应自然规律。

既病防变，是指在疾病发生以后，应早期诊断、早期治疗，以防止疾病的发展与传变。既病防变的方法包括早期诊断、防止传变等。疾病初期，病情轻浅，正气未衰，所以比较易治。倘若不及时治疗，病邪就会由表入里，病情加重，正气受到严重耗损，以至病情危重。因此既病之后，就要争取时间及早诊治，防微杜渐，这是防治疾病的重要原则。在疾病防治工作中，只有掌握疾病发生发展规律及其传变途径，做到早期诊断，有效地治疗，才能防止疾病的传变，制止疾病的发展或恶化。

三、治则

【原文】

（1）夫阴阳者，天地之道也，万物之纲纪，变化之父母，生杀之本始，神明之府也。治病必求于本。（《素问·阴阳应象大论》）

（2）故凡治病者，在必求于本，或本于阴，或本于阳，知病之所由生而直取之，乃为善治。若不知根本，则茫如望洋，无可问津矣。（《医门法律·申明内经法律》）

（3）谨察阴阳之所在而调之，以平为期。（《素问·至真要大论》）

（4）诸有水者，腰以下水肿，当利小便，腰以上肿，当发汗乃愈。（《金匮要略·水气病脉证并治》）

（5）治主以缓，治客以急。（《素问·标本病传论》）

（6）人禀天地之气以生，故其气随地不同。西北之人，气深而厚，凡受风寒，难于透出，宜用疏通重剂；东南之人，气浮而薄，凡遇风寒，易于疏泄，宜用疏通轻剂。（《医学源流论》）

（7）小大不利，治其标。（《素问·标本病传论》）

（8）谨察间甚，以意调之。间者并行，甚则独行。（《素问·标本病传论》）

（9）用温远温，用热远热；用凉远凉，用寒远寒。（《素问·六元正纪大论》）

（10）治病之要诀，在明气血。（《医林改错》）

（11）气之亢于上者，抑而降之；陷于下者，升而举之；散于外者，敛而固之；结于内者，流而散之。（《读医随笔·升降出入论》）

（12）气血冲和，百病不生，一有怫郁，诸病生焉。故人生诸病，多生于郁。（《丹溪心法》）

（13）气逆于脏……当以顺气为先。（《景岳全书·血证》）

（14）血实者宜决之。（《素问·阴阳应象大论》）

（15）血动之由，惟火惟气耳。（《景岳全书·血证》）

（16）气为血之帅，血为气之母，气即病矣，则血不得独行，故亦从而病焉。是以治气药中必兼理血之药。

（《医家四要》）

（17）气为主，血为辅，气为重，血为轻。（《医学真传·气血》）

（18）气血俱要，而补气在补血之先，阴阳并需，而养阳在滋阴之上。（《医宗必读·水火阴阳论》）

（19）有因气病而及血者，先治其气；因血病而及气者，先治其血。（《医宗必读·辨治大法论》）

（20）虚虚实实，补不足，损有余。（《素问·通评虚实论》）

（21）形不足者，温之以气；精不足者，补之以味。（《素问·阴阳应象大论》）

（22）医风先医血，血行风自灭是也。治之先宜养血，然后驱风，无不愈者。（《妇人大全良方·卷之三·妇人贼风偏枯方论第八》）

（23）宜行血不宜止血，宜补肝不宜伐肝，宜降气不宜降火。（《先醒斋医学广笔记》）

（24）救阴不在血，而在津与汗；通阳不在温，而在利小便。（《温热经纬论·叶香岩外感温热篇》）

（25）行血则便脓自愈，调气则后重自除。（《素问病机气宜保命论·泻痢论》）

（26）上燥治气，下燥治血，此为定评。（《临证指南医案·燥》）

（27）凡病经多日，疗治不瘥，须当为之调血。（《普济方·诸血门》）

（28）补上治上制以缓，补下治下制以急。（《素问·至真要大论》）

（29）其高者，因而越之；其下者，引而竭之。（《素问·阴阳应象大论》）

（30）疮疡初起宜消，脓成宜托，溃后宜补。（《疮疡大全》）

（31）脾宜升则健，胃宜降则和。太阴湿土，得阳始运；阳明阳土，得阴自安。（《临证指南医案·脾胃》）

（32）治妇人之病，当以经血为先。（《景岳全书·妇人规》）

（33）治病之要诀，在明白气血。（《医林改错·气血合脉说》）

（34）凡治病，察其形气色泽，脉之盛衰，病之新故，乃治之，无后其时。（《素问·玉机真藏论》）

（35）有形之血，不能速生；无形之气，所当急固。（《医学心语·医门八法》）

（36）谚有之曰：药补不如食补。（《医学心悟·首卷·医门八法》）

（37）调经莫先于养血，养血莫先于调气。（《医述·月经》）

（38）善补阳者，必于阴中求阳，则阳得阴助而生化无穷；善补阴者，必于阳中求阴，则阴得阳升而源泉不竭。（《景岳全书·补略》）

（39）阴无骤补之法，非多服药不效。（《先醒斋医学广笔记·吐血三要法》）

（40）凡病有外证未解，不可下之。（《医心方·卷一》）

（41）见病医病，医家大忌。（《慎斋遗书·辨证施治》）

（42）见痰休治痰，见血休治血，无汗不发汗，有热

莫攻热，喘气休耗气，精遗勿涩泄，明得个中趣，方是医中杰。(《类经·论治类》)

(43) 先热而后生中满者治其标……大小不利治其标。(《素问·标本病传论》)

(44) 凡治病，总宜使邪有出路。(《读医随笔·用药须使邪有出路》)

(45) 若急病而用缓药，是养杀人也。缓病而用急药，是逼杀人也。(《扁鹊心书·要知缓急》)

(46) 病有新久，新则势急，宜治以重剂；久则势缓，宜治以轻剂。(《慎斋遗书·二十六字元机·缓》)

(47) 治先天根本，则有水火之分……治后天根本，则有饮食、劳倦之分。(《医宗必读·肾为先天本脾为后天本论》)

(48) 凡治痢，和血勿伤血，调气勿破气。(《医述·痢》)

(49) 少阳太阴从本，少阴太阳从本从标，阳明厥阴不从标本从乎中也。(《素问·至真要大论》)

(50) 是以专补肾水者，不如补肺以滋其源。肺为五脏之天，孰有大于天者哉！专补命火者，不如补脾以建其中。脾为百骸之母，孰有大于地者哉！(《理虚元鉴·治虚二统》)

(51) 人徒知滋阴之可以降火，而不知补阳之可以生水。(《质疑录·论苦寒补阴之误》)

(52) 大抵病在上，宜求之下；在下，宜求之上。(《慎柔玉书·师训》)

(53) 大抵疼痛实泻，痒麻虚补。(《针经指南·标幽赋》)

(54) 大抵诸病多有兼郁者，或郁久而生病，或病久

而生郁，或用药杂乱而成郁，故凡病必参郁治。(《景岳全书·郁证》)

(55) 大毒治病十去其六，常毒治病十去其七，小毒治病十去其八，无毒治病十去其九，谷肉果菜食养尽之，无使过之伤其正也。(《素问·五常政大论》)

(56) 凡积病不可用下药，徒损真气，病亦不去，当用消积药，使之融化，则根除矣。(《丹溪心法·积聚痞块五十四》)

(57) 大积大聚，其可犯也，衰其大半而止，过者死。(《素问·六元正纪大论》)

(58) 凡逐邪者，随其所在，就近而逐之。(《温病条辨·中焦篇·风温温热温疫温毒冬温》)

(59) 上下交通，其枢在胃。欲沟阴阳，当通胃腑；欲通胃腑，当化湿痰。(《张聿青医案·瘰疬》)

(60) 上病治下，滋苗灌根，以脾肾为资生立命之本。(《孟河马培之医案论精要·噎膈》)

(61) 凡治噎膈，大法当以脾肾为主。(《景岳全书·噎膈》)

(62) 喘病，气虚，阴虚，有痰。凡久喘之证未发，宜扶正气为主，已发则用攻邪为主。(《丹溪心法·喘十五》)

(63) 古人有言，凡用下药攻邪气，汤剂胜丸散。(《医学心悟·首卷·医门八法》)

(64) 凡血枯经闭者，当求生血之源，源在胃也；而呕血吐血者，当求动血之源，源在脏也。(《景岳全书·血证》)

(65) 凡阳胜者不必泻阳，只补其阴以配阳，使水火均平，自无偏胜之患也。(《医方集解·补养之剂·虎潜丸》)

（66）凡治气郁、气升、有余之证，当用降火药，乃是制其本也。（《本草集要·随证治气药论》）

（67）凡治目聋，必先调气开郁。（《医述·耳》）

（68）凡治血证，不论阴阳，俱以照顾脾胃为收功良策。（《医学心悟·第三卷·虚劳》）

（69）凡治阳虚者，只宜补阳，阳胜则燥，而阴湿自退；阴虚者，只宜壮水，真水既行，则邪湿自无所容矣。（《景岳全书·湿证》）

（70）凡治病，不察五方风气，服食居处，各不相同，一概施治，药不中窍，医之过也。（《医门法律·卷一·申明内经法律》）

（71）凡治病，有当逆其势而正治者，有当从其势而反治者，若不悬鉴对照，而随手泛应，医之罪也。（《医门法律·卷一·申明内经法律》）

（72）凡治病服药，必知时禁、经禁、病禁、药禁。（《脾胃论·用药宜禁论》）

【点评】治则是治疗疾病时所必须遵循的法则，又称"治之大则"。治则是在整体观念和辨证论治理论指导下，根据四诊（望、闻、问、切）所获得的客观资料，在对疾病进行全面分析、综合与判断的基础上，而制定出来的对临床立法、处方、遣药具有普遍指导意义的治疗规则。

中医学认为，"治病必求于本"。就是在治疗疾病时，必须寻找出疾病的根本原因，抓住疾病的本质，并针对疾病的根本原因进行治疗。它是中医辨证论治的一个根本原则，也是中医治疗中最基本的原则。"阴平阳秘，精神乃治，阴阳乖戾，疾病乃起。"阴阳失调是人体失去生理状态而发生病理变化的根本原因，治疗疾病就是要解决阴阳失调——偏胜偏衰的矛盾，使之重归于新的动态平衡。所以，治病求本，本者本于阴阳之谓，即治病必须追究疾病的根本原因，审察疾病的阴阳逆从，而确定治疗方法。中医学治疗疾病的总则，概而言之，就是治病求本，以平为期，知常达变，因势利导。

中医学的基本治则包括以下几个方面：

（1）扶正祛邪：扶正和祛邪是相互联系的两个方面，扶正是为了祛邪，通过增强正气的方法，驱邪外出，从而恢复健康，即所谓"正盛邪自祛"。祛邪是为了扶正，消除致病因素的损害而达到保护正气，恢复健康的目的，即所谓："邪去正自安"。

（2）标本先后：缓则治本、急则治标、标本同治是其主要内容。一般来说，凡病势发展缓慢的，当从本治；发病急剧的，首先治标；标本俱急的，又当标本同治。临床上必须以"动"的观点来处理疾病，善于抓住主要矛盾，借以确定治疗的先后缓急。故曰："谨察间甚，以意调之。间者并行，甚则独行。"

（3）正治与反治：二者都是针对疾病的本质而治的，同属于治病求本的范畴。但正治与反治的概念有别，其适用病证也有不同：病变本质与临床表现相符者，采用正治；病变本质与临床表现的属性不完全一致者，则适于用反治。由于在临床上，大多数疾病的本质与其征象的属性是相一致的，因而，正治是最常用的一种治疗法则。

（4）调整阴阳：即针对机体阴阳偏盛偏衰的变化，采取损其有佘，补其不足的原则，使阴阳恢复于相对的平衡状态。从根本上讲，人体患病是阴阳间协调平衡遭到破坏，出现了偏盛偏衰的结果：故调整阴阳，"以平为期"是中医治疗疾病的根本法则。

（5）调和气血：即根据气和血的不足及其各自功能的异常，以及气血互用的功能失常等病理变化，采取"有余泻之，不足补之"的原则，使气顺血和，气血协调。它是中医治疗疾病的重要原则，适于气血失调之候。

（6）调整脏腑：人体是一个有机的整体，脏与脏、脏与腑、腑与腑之间，生理上相互协调，相互为用，在病理上也相互影响。一脏有病可影响他脏，他脏有病也可影响本脏。因此，调整脏腑就是在治疗脏腑病变时，既要考虑一脏一腑之阴阳气血失调，更要注意调整各脏腑之间的关系，使之重新恢复平衡状态。这是调整脏腑的基本原则。

（7）因时、因地、因人制宜：疾病的发生、发展与转归，受多方面因素的影响，如气候变化、地理环境、个体的体质差异等。因此治疗疾病时，必须把这些因素考虑进去，根据具体情况具体分析，区别对待，以采取适宜的治疗方法。因时、因地、因人制宜的治疗原则，充分体现了中医治疗疾病的整体观念和辨证论治在实际应用上的原则性和灵活性。

第八节　按摩推拿的原理及应用

推拿通过作用于人体体表的特定部位而对机体生理、病理产生影响。概括起来，推拿具有疏通经络、行气活血、理筋整复、滑利关节、调整脏腑功能、增强抗病能力等作用。

一、推拿的作用原理

【原文】

（1）形数惊恐，经络不通，病生于不仁，治之以按摩醪药。（《素问·血气形志》）

（2）寒气客于肠胃之间，膜原之下，血不得散，小络急引故痛。按之则血气散，故按之痛止。（《素问·举痛论》）

（3）寒气客于背俞之脉则脉泣，脉泣则血虚，血虚则痛，其俞注于心，故相引而痛。按之则热气至，热气至则痛止矣。（《素问·举痛论》）

（4）惊则脉气并，恐则神不收，故经络不通。而病不仁，按摩者开通闭塞，导引阴阳。（王冰《补注黄帝内经素问》）

（5）是故血和则经脉流行，营复阴阳，筋骨劲强，关节清利也。（《灵枢·本藏》）

（6）高子曰：人身流畅，皆一气之所周通。气流则形和，气塞则形病。故《元道经》曰："元气难积而易散，关节易闭而难开"。人身欲得摇动，则谷气易消，血脉疏利。仙家按摩导引之术，所以行血气，利关节，辟邪外，使恶气不得入吾身中耳。传曰："户枢不蠹，流水不腐。"人之形体，亦犹是也。故延年却病，以按摩导引为先。（《遵生八笺·延年却病笺上》）

（7）因跌扑闪失，以致骨缝开错，气血郁滞，为肿为痛，宜用按摩法，按其经络，以通郁闭之气。（《医宗金

鉴·正骨心法要旨》)

（8）按摩可驱浮淫于肌肉……宜按摩而不按摩，则使人淫归肌肉，久留不消……不当按摩而按摩，则使人肌肉䐜胀……大凡治疗，要合其宜……外无淫气，勿按摩。（《景岳全书·传忠录上·䐜论》)

（9）灸、蒸、熏、渫、洗、熨、烙、针刺、砭射、导引、按摩。凡解表者，皆汗法也。（《儒门亲事·汗吐下三法该尽治病诠十三》)

【点评】以上条文从各个方面对手法的作用机理做了精辟论述，认为推拿的作用原理一方面主要通过对人体体表的直接刺激促进气血运行，或通过对机体体表做功产生热效应而加速气血的流动，从而疏通经络、行气活血、散寒止痛；另一方面通过作用于损伤局部，运用整复手法通过力学的直接作用来纠正筋出槽、骨错缝，达到理筋整复的目的，同时运用被动运动手法松解粘连，滑利关节，从而促进气血运行，消肿祛瘀，理气止痛。此外，推拿还可以通过对体表相应腧穴进行刺激，通过经络介导而对脏腑疾病进行治疗。

二、按摩工具的应用

【原文】

（1）燔隋（椭）石，淬中，以熨。（《五十二病方》)

（2）员针者，针如卵形，揩摩分间，不得伤肌肉，以泻分气；鍉针者，锋如黍粟之锐，主按脉勿陷，以致其气。（《灵枢·九针十二原》)

（3）员针以其针锋圆如卵，揩摩分肉之间，以泻其邪气，用以治疗分肉之间的病证；铍针以其针尖圆而微尖，不刺人皮肤，以针头按摩经脉，以达疏通经络恢复正气的功效，治疗经脉有病兼有气虚者。(《针方六集·卷之三》)

(4) 以匕周婴儿瘛所。(《五十二病方》)

(5) 治一切眼疾，及生发，退热毒气，摩顶膏方。每欲用时，夜间临卧时，以铁匙取少许，涂顶上，细细以匙摩，摩令消散入发孔中，顿觉清凉。(《太平圣惠方》)

(6) 治风热冲目，赤脉胬肉，摩顶明目膏方。每日饭后，及卧时，开发滴顶心，以生铁熨斗子，摩顶一二千下，兼去目中热毒，昏障痛涩。(《圣济总录·卷一百五》)

(7) 摩顶膏，治肝肾虚，风上攻眼，生黑花如水浪……临卧用旧铧铁一片，重二三两，蘸药于顶上，摩二三十遍，令人发窍中。次服决明丸，忌铁器。(《奇效良方·卷五十七》)

(8) 治便毒初起觉肿痛，即用铁秤锤于上按摩数即消。(《济世神验良方·外科附录》)

(9) 木杵、木槌皆用坚木为之，降真香为最佳，文楠、紫檀次之，花梨、白檀、铁梨又次之。杵长六寸，中径五分，头圆尾尖，即为合式。槌长一尺，围圆四寸，把细顶粗，其粗之中处略高少许。其高处着肉，而两头尚有空，是为合式。(《易筋经·内壮论上卷·木杵木槌说》)

(10) 木杵、木槌用于肉处，其骨缝之间悉宜石袋打之。(《易筋经·内壮论上卷·石袋说》)

(11) 两手之动，又不如是。必使两人反转病人之手在背后，以木槌转槌之，槌至两臂酸麻，而后以汤药与之可愈。(《石室秘录·卷四》)

（12）涌泉二穴，人之精气所生之地，养生家时常欲令人摩擦。今置木凳，长二尺，阔六寸，高如常。四桯镶成，中分一档，内二空，中车圆木二根，两头留轴转动，凳中凿窍活装。以脚踹轴滚动，往来脚底。令涌泉穴受擦，无烦童子。终日为之便甚。（《遵生八笺·起居安乐笺下》）

（13）几下脚踏矮凳，坐时必需。凳之制，大抵面作方棂，仅供脚踏而已，当削而圆之，宽着其两头，如辘轳可以转动。脚心为涌泉穴，俾踏处时时转动，心神为之流畅，名滚脚凳。（《老老恒言·卷三·书几》）

【点评】从古代到现在，按摩推拿用具逐渐演变，形状各异，质地千变万化，样式丰富多彩，但总原则始终是以方便实用为目的。

远古时代，古人所用"砭石"，即采用各种形状大小不同的石块，略加磨制而成。如果是卵圆形的，就制成光滑圆润的砭石，用于按摩揉搓。如果是长而圆的，就制作成"石棒"或"石杵"，用于拍打或敲击，或点穴或点按经脉。如果是扁而利，有刃的，就加工磨制成锋利的刃，用于切剖疮痈，切割伤口。如果是尖锐的，就磨出尖锐的针尖，作为放血、排脓的工具或针刺穴位的工具。在远古时期，人类即将各种不同形状的砭石加工用做不同的工具，是人类医疗历史上最早的医疗工具，而且是多功能的综合性医疗工具，至今仍在国内外广泛应用。

随着人类历史的发展，在砭石的基础上，逐渐发展出运用于推拿按摩手法、点穴、顺经、敲击拍打之类的按摩推拿医疗用具。比如，在《易筋经》中，记有"木槌、木杵、石袋、五谷袋"等用于点穴或拍打的按摩用具；在

《医宗金鉴》中记载"振梃"等用于敲打的工具。随着历史的发展，更多材料被用于制作按摩工具，比如坚硬的木头、牛角、鹿角、象牙、檀香木、降香木及铝、铜、铁等金属。近几十年来，随着电机的普遍应用，研制出多种类型的电动按摩器具，临床实践中，医师以手法为主，各种按摩用具作为辅助的工具及辅助的治疗方法。

三、按摩推拿疗效的影响因素

影响和决定推拿按摩作用的因素涉及许多方面，诸如穴位特性、手法、时间因素以及患者的年龄、形体、体质与功能状态等因素，了解和掌握这些因素，才能做到"一旦临证，机触于外，巧生于内，手随心转，法从手出"，对提高手法疗效具有重要临床意义。

【原文】

（1）夫经脉十二，络脉三百六十五，此皆人所明知，工之所循用也。所以不十全者，精神不专，志意不理，外内相失，故时疑殆。（《素问·徵四失论》）

（2）一旦临证，机触于外，巧生于内，手随心转，法从手出。（《医宗金鉴·正骨心法要旨》）

（3）今见按摩之流，不知利害，专用刚强手法，极力困人，开人关节，走人元气，莫为此甚。病者亦以谓法所当然，即有不堪，勉强忍受，多见强者致弱，弱者不起，非唯不能治病，而适以增害，用若辈者，不可不为知慎。（《类经·官能》）

（4）揉讫，自龟尾擦上七节骨为补……必自上七节骨擦下龟尾为泄，推第二次再用补。（《幼科推拿秘书·揉脐

及龟尾并擦七节骨》)

（5）掐脾土，左转为补，直推为泻。(《小儿按摩经》)

（6）急摩为泻，缓摩为补。(《小儿推拿秘诀》)

（7）春夏汤宜薄荷，秋冬又用木香，咳嗽、痰吼加葱姜……加以油射少许推之。(《幼科推拿秘诀》)

（8）凡推拿，古人以之代药，后人竟以推拿为儿戏，并不知推应何经，拿应何脏，所代何药，以致轻症加重，重予速死……药味既不可误投，推拿又何可乱用。(《幼科铁镜》)

（9）若用推拿须下午，推拿切莫在清晨。(《幼科铁镜》)

【点评】上述条文主要就推拿疗效的影响因素做了相关阐述。结合历代医家的论述，从辨证、组方、手法、力度、部位、频率、方向、时间、推拿介质等多方面分析了影响推拿疗效的关键因素，为临床医生更好的掌握推拿，提高推拿的临床疗效提供了可靠的依据。

推拿治疗疾病是一个复杂统一的过程，其疗效受到多方面因素的影响，主要包括以下几方面：

（1）辨证论治。辨证论治是中医的精髓，是取得临床疗效的前提和关键，不同证候选用不同方法进行治疗是中医各科所共同遵循的原则，推拿虽有别于针药，但它是中医外治法之一，理应在中医理论指导下进行医事活动。手法治疗前，首先要辨证明确，根据不同情况，酌情施法。如证候之阴阳、表里、寒热、虚实，病程之长短，病情之轻重，病变部位之深浅，治疗部位之大小，肌肉的厚薄及耐受程度之差异等，都属辨证的范围，在此基础上，才能确定具体的治疗手法。

（2）经络腧穴特性是影响推拿按摩疗效的重要因素。推拿是用手法作用于患者体表的特定部位或穴位来治病的一种疗法。因此，手法的治疗作用很大一方面取决于被刺激部位或腧穴的特异性。采用相同手法作用于不同部位，其疗效明显不同。可见治疗部位或穴位的选取、配伍、组合对推拿疗效有重要的影响。

腧穴是人体脏腑经络之气输注于体表的特殊部位，既是疾病的反应点，又是推拿按摩的施术部位。如同要熟悉不同药物的药性及作用机理，对症下药才能药到病除一样，推拿按摩首先要掌握经络腧穴的特性。只有熟悉掌握穴位的规律特点，临证才能恰当地组方配穴。了解穴位特性，直接关系到配穴得当与否及疗效的好坏。尤其是同一病证其部位、性质不同，则辨证亦不同，取穴也有差异。如头痛一证：前额部连眉棱骨痛，属阳明经头痛，因足阳明之脉循发际至额颅，行于前头部及额部，故邪犯阳明经可引起前额痛；侧头痛，痛以两太阳穴为甚者，属少阳经头痛；后头部连颈项痛，属太阳经头痛；巅顶痛属厥阴经头痛。只有明白其中机理，根据不同情况准确选择经络及穴位，才能保障手法疗效。

（3）手法的选择和操作。手法是推拿治病的主要手段，同正确的辨证，准确的取穴一样是取得良好效果的前提和关键。古人把手法比作药物，可见适当地选择手法如同正确用药一样重要。适当的手法能够激发和控制循经传感，对于疗效好坏起到决定性作用。

推拿手法名称见之于文字的多达 400 多种，常用 100

余种。这些手法的种类，有的按动作方式，如推、拿、按、摩等；有的按动作形象，如狮子滚绣球、凤凰单展翅等；有的根据手法作用，如通、和、舒、补等；有的根据施术部位，如开天门、打马过天河等；有的按操作过程，如开手、收式等。通常根据推拿手法的动作形态将其分为6类：①摆动类手法，以指或掌、腕关节做协调的连续摆动动作，包括一指禅推法、缠法、滚法和揉法等。②摩擦类手法，以掌、指或肘贴附在体表作直线或环旋移动，包括摩法、擦法、推法、搓法、抹法等。③挤压类手法，用指、掌或肢体其他部位按压或对称挤压体表，包括按、点、压、拿、提、挤、捻等。④振动类手法，以较高频率的节律轻重交替刺激，持续作用于人体，包括抖法、振法等。⑤叩击类手法，用手掌、拳背、手指、掌侧面和桑枝棒等叩打体表，包括拍法、击法、弹法等。⑥运动关节类手法，使关节做被动活动的一类手法，包括摇法、扳法、拉法等。关于推拿手法的种类，各家说法不一。现代临床常用的手法主要有推法、拿法、按法、摩法、滚法、擦法、摇法、扳法、拉法、振法、击法、理法等。这些手法可以单独使用，也可把两种手法结合起来组成复合手法，如按揉法、掐揉法、拿捏法等。各类手法适用于不同病证，是临床推拿疗效的重要前提之一。

手法的补泻是指在中医辨证思想指导下，借助介质（如药膏）以适当的手法、力度、方向、频率、时间，作用于体表相应部位和穴位，调整机体生理功能，起到扶正祛邪的作用。区分手法补泻暂时没有统一标准，一般来讲，能激发正气的手法即为补法，具有升阳、兴奋或营养机体，促进脏腑生理功能等作用。补益类手法多具有顺经络循行方向操作、向心性或顺时针；手法轻柔；手法操作频率慢；操作时间长等特点。能祛邪气的手法即为泻法，有降温、抑制脏腑生理功能，祛除外邪、调畅气机等作用。清泻类手法多具有逆经络循行方向操作、离心性或逆时针；手法较重；手法操作频率快；操作时间短等特点。补和泻只是相对而言，不能决然分开，很多时候补泻作用可以同时存在，两者相互促进，泻中有补，补中有泻。补泻性质是影响手法疗效的一个重要方面，而影响手法补泻效果的因素有很多：如推拿手法的质量（力度、方向、频率等）、腧穴的相对特异性、机体功能状态、介质的性质等。

手法的轻重因各人的体质、施术部位、接受刺激的阈值而异。临床上多从患者的酸胀感来衡量，产生较强烈酸胀感的为重手法，轻微酸胀感的为轻手法。一般来讲，对于体质壮实、肌肉丰厚、耐受力强的患者，刺激量可大一些，时间可稍长。反之，则刺激量要小一些，时间缩短。在头面、腹部，大多采用柔和类手法，在颈、肩、腰背部及四肢肌肉发达处手法力量偏重。病变范围较广、部位较深，或者肌肉较丰满部位，可选择接触面大，刺激力量较强手法，反之，则相应采取较弱手法；并非手法越有力越好，应该因人因病而宜，尤其是进行小儿推拿要轻柔。掌握正确的手法力度，是施行补泻、发挥手法效应、提高手法疗效的重要环节，也是避免手法危险的关键。

手法方向不但决定补泻迎随，而且从局部意义上看，同一穴（部）位可由手法方向不同，循经传感方向不同，治疗作用有异，治疗病种也不同。根据经络迎随补泻理论，一般认为，手法操作运动方向与经络走向一致为补，与经络走向相反为泻。根据手法方向调节补泻在小儿推拿中运用尤为广泛。一般来说，小儿推拿中手法操作大多以向心为补，离心为泻，逆时针急摩为泻，顺时针缓摩为补。

频率是推拿手法的一个重要物理特性，与手法的刺激量成正比关系。在临床，针对不同病情，手法的频率可影响补泻性质和临床疗效。

手法的质量是推拿治病的关键，具备了其他各种条件，手法的质量达不到要求也不会有较好的疗效，推拿赖以治病的手段就是手法，而手法的质量又是关键中之关键。较高质量的手法要求手法的动作技术要持久、有力、均匀、柔和，从而达到深透的目的。

（4）时间因素。推拿的时间因素主要包括：手法治疗时机、单次治疗持续时间、间隔时间与疗程。其与手法疗效有必然联系。

人体是与自然界及时间条件相适应的，四时气候变化，对人体的生理功能、病理变化均可产生一定影响，择时适时治疗对手法获效有非常大的影响。不同时令受邪生病与主时之脏的密切关系。天人相应，不同脏腑、不同疾病有不同发病规律；经络穴位气血盛衰规律因时而异，治疗作用有异，存在不同的最佳治疗时机。这就要求推拿治疗应与时间条件相应。同时，一些与时间密切相关的疾病，推拿治疗时间也很重要，如失眠，治疗以下午为宜；哮喘，应该选择夏天治疗；疟疾，治疗以发作前一至两小时为宜等。一般就手法来讲，因时制宜，春夏季节，阳气升发，人体腠理疏松开泄，应少用擦法，防止以热助热，开泄太过，耗伤气阴；秋冬季节，阳气敛藏于内，阴盛阳衰，宜多用摩法，摩能温阳，可扶阳制阴。

手法治病，不但有最佳治疗时机，还要注意单次治疗的持续时间。机体对手法机械刺激的反应有一定规律，须经过一段时间，效应才开始显现。随着操作时间的持续，效应逐渐上升，达到峰值，再逐渐下降，而且这种规律因人而异。因此，治疗时间，对于不同情况而不同，掌握好其规律，是临床提高疗效的重要因素。

治疗间隔时间与疗程是推拿疗效的另一重要环节，很多病证一次推拿并不能明显缓解或治愈，常常需要第二次或多次治疗。而每次手法间隔多长时间、多少疗程才能有效地维持疗效以达到治愈疾病的目的，与疾病的性质及所处的时期有很大的关系。其基本原则是：急性病或慢性病急性发作，其治疗间隔时间相对短；慢性病证或疾病恢复期，需适当延长间隔时间，增加疗程。

（5）个体差异。每个患者从年龄、形体、体质及功能状态等各方面即存在不同程度的个体差异。对于不同年龄和形体的人，生理功能和病理特点也不同，推拿治疗时也应该充分考虑。由于体质和机体功能状态的不同，手法得气也会有快慢强弱，循经感传或有或无，疗效或好或差之分。例如，一般情况下，阴阳之气平衡协调之人，其得气感能适时而来。阴气偏多，阳气衰少的人，则得气感出现较慢；年轻体壮及机体正气未衰，手法疗效好；年老体衰或正气以虚，疗效相对较差。因此，了解个体体质和功能状态因人、因时、因地而异，其手法疗效也各异，治疗时相应地调节手法性质以取得最佳疗效。

（6）介质。应用推拿介质，其作用一方面是加强润滑作用，减小摩擦，防止患者皮肤破损；另一方面发挥介质和手法的综合作用，提高疗效。早在我国东汉时期就已经开始在推拿的同时应用介质，随着时代的发展，逐渐形成了膏摩这一学术分支，以中药作为介质，用来治疗各科疾病。目前小儿推拿临床常用滑石粉、葱姜汁等作介质，足以看出介质在推拿临床上的广泛应用和作用。介质的应用与否，对推拿疗效亦有一定的影响，适当地应用相应的介质，能有效地提高手法的作用。

总之，从古到今推拿按摩都是一门重要的医学技术，广泛运用于临床，掌握各种影响因素对于充分发挥其治疗作用有重要意义。不同手法的性质及同种手法在不同情况下的补泻作用均不同。临床推拿治疗一定要在辨证的基础上，结合患者体质，循经取穴，选择恰当的手法种类、补泻，适时辅以介质，以确保并提高推拿临床疗效。

第三章　推拿常用腧穴荟萃

　　腧穴是人体脏腑气血输注于体表的部位，从古至今有许多的别称，如《素问·气穴论》称"气穴"；《素问·气府论》称"气府"；《素问·骨空论》称"骨空"。《内经》其他篇章中亦称"节"、"络"、"腧"、"俞"、"谷"、"豁"、"会"、"经俞"、"络俞"、"奇俞"等。《针灸甲乙经》称"孔穴"，《太平圣惠方》称"穴道"，近代俗称"穴位"等。人身的腧穴遍布全身，数目很多，主要分为三类：十四经穴、经外奇穴、阿是穴。凡属于十二经脉与任、督二脉的腧穴称为"十四经穴"，简称"经穴"。未能归属于经脉且对一些疾病有奇特疗效的腧穴称为"经外奇穴"，简称"奇穴"。在病变部位或其附近，有按压出现快感或痛楚的地方也可作为腧穴，即阿是穴。阿是穴源于《内经》记载的"以痛为腧"，名称首见于唐代孙思邈的《千金方》："有阿是之法，言人有病痛，即令捏（掐）其上，若里（果）当其处，不问孔穴，即得便快成（或）痛处，即云阿是，灸刺皆验，故曰阿是穴也。"由于这类穴位没有固定的位置，故《玉龙经》称之为"不定穴"，《医学纲目》称之为"天应穴"。

　　原则上人体的腧穴都可以用于推拿治疗，小儿推拿除了十四经穴、经外奇穴、阿是穴外，还有相当一部分小儿推拿独有的穴位，一般称为小儿推拿特定穴。虽然都称为

"特定穴"，但小儿推拿的特定穴不同于经络学说中的特定穴，主要表现为：①小儿特定穴的形态不仅有"点"状的，还有"线"状的和"面"状的；②虽然小儿特定穴的主治也与脏腑相关，但不像十四经穴那样有腧穴经络的连属关系；③小儿特定穴的分布并不均匀，主要分布于手掌、手背与上肢；④小儿特定穴的按摩操作常有固定的手法步骤，穴位名称与手法名称往往紧密相连，如"推脾经"、"运内劳宫"、"清天河水"等。目前临床小儿推拿所涉及的穴位主要有50余个，但古代文献中所涉及的穴位远远不止这些。需要注意的是，小儿推拿的一些穴位名称与成人的穴位名称虽然相同，但位置相异，而有些穴位则是位置相同，名称相异，阅读文献时需加以鉴别。

无论是成人的三类腧穴还是小儿的特定穴，命名皆有规律可循，古人主要采用取类比象的方法，通过以自然、物象、人体为本体，参考腧穴的形态、功用及归属等进行命名。

（1）自然类：①以天文学上的日、月、星辰等参考命名，如太阳、上星、天枢、太乙等；②以地理中的山、陵、海、溪、沟、池等参考命名，如承山、山根、大陵、小海、阳溪、水沟、洪池等。

（2）物象类：①以动物的名称来参考命名，如鱼际、鸠尾、伏兔、鹤顶、犊鼻、老龙、龟尾等；②以植物的名称来参考命名，如攒竹、禾髎等；③以建筑物体的名称来参考命名，如天庭、内关、三关、天窗、气街、水道、紫宫等。

（3）人体类：①以人体大体解剖部位的名称来参考命

名，如腕骨、完骨、大椎、五指节、肚角、大横纹等；②以人体内脏解剖部位的名称来参考命名，如心俞、肝俞、肺俞、脾俞、心俞、大肠俞、膀胱俞等；③以人体的生理功能来参考命名，如承浆、承泣、听会、听宫、劳宫等；④以腧穴的治疗作用来参考命名，如光明、水分、通天、迎香、筋缩、端正、精宁等；⑤以人体的阴阳气血来参考命名，如气海、血海、阴都、阳纲、阴陵泉、阳陵泉等；⑥以人体的经络循行轨迹来参考命名，如三阴交、三阳络等。

关于腧穴的取穴方法，无论小儿还是成人，都按体表标志、骨度分寸、手指比量法取穴。体表标志取穴法是依据人体表面具有特征的部位作为标志，来选定穴位。骨度分寸法以骨节为主要标志测量周身各部的大小、长短，并依其比例折算成尺寸选定穴位，此法最早见于《灵枢·骨度》。手指比量法是用手指局部长度代表身体局部长度选定穴位的方法。人体是作为一个整体生长发育的，人体的手指与身体的其他部位在生长发育过程中，在大小、长度上有相对的比例，这样选定手指一部分作长度单位，量取同一人其他部位的长度是合理可行的。

手指比量法又可分为中指同身寸法、拇指同身寸法和一夫法。中指同身寸法源于唐代孙思邈的《千金方》："中指上第一节为同身寸"，《太平圣惠方》指出："手中指第二节，内度两横纹相去一寸"，明代徐凤的《针灸大全》又作了具体说明："大指与中指相屈如环，取中指中节横纹，上下相去长短为一寸"，后人大多以此为准，如《幼科推拿秘书》中说："屈小儿中指节，度之为寸，折半为五分，非分寸之谓也"。拇指同身寸及一夫法亦出自《千金方》，"中指上第一节为一寸，亦有长短不定者，即取于大拇指第一节横度为一寸"，"凡量一夫之法，覆手并舒四指，对度四指上中节上横过为一夫"。前者的做法是将拇指伸直，横置于所取部位之上下，依拇指关节外形的横向长度为 1 寸，来量取穴位；后者的做法是将食、中、无名、小指相并拢，以中指中节横纹处为准，量取四横指之横度，定为 3 寸。

第一节　十二经脉

一、手太阴肺经

本经一侧 11 穴，左右两侧共 22 穴，两穴在胸上部，九穴分布在上肢掌面桡侧，首穴中府，末穴少商。本经腧穴主治呼吸系统病证和本经脉所经过部位的病证。

1. 中府

【原文】吐不止，宜服橘皮桔梗汤，灸中府。(《脉经》)

【点评】中府为肺之募穴，位于胸部，横平第 1 肋间隙，锁骨下窝外侧，前正中线旁开 6 寸。标准取穴时患者正坐位，以手叉腰，先取锁骨外端下方凹陷处的云门穴，当云门穴直下约 1 寸，与第 1 肋间隙平齐处是穴。或仰卧位，自乳头（指男子）向外 2 寸处，再直线向上摸取肋骨，于第 1 肋间隙处定穴。本穴处皮肤有颈丛的锁骨上神经中间支分布，皮下组织内除含有上述皮神经和少量脂肪外，还有胸肩峰动脉的终末支穿胸肌及其筋膜至下筋膜及皮肤。中府具有调理肺气，宽胸止痛的作用。主治包括咳嗽、气喘、胸膈胀满等肺系病证。

2. 云门

【原文】云门、髃骨、委中、髓空，此八者，以泻四肢之热也。（《素问·水热穴论》）

【点评】云门在胸部，锁骨下窝凹陷中，肩胛骨喙突内缘，前正中线旁开6寸。标准取穴时患者正坐位，用手叉腰，于锁骨外端下缘出现的三角凹窝的中点处定穴。本穴处皮肤有锁骨上神经的中间支和外侧支分布。皮下组织除上述神经外，还有头静脉经过。云门具有肃肺理气，泻四肢热的作用。主治包括咳嗽、气喘、胸痛等肺系病证及肩背痛。

3. 天府

【原文】腋下动脉，臂太阴也，名曰天府。（《灵枢·寒热病》）

【点评】天府在臂前区，腋前纹头下3寸，肱二头肌桡侧缘处。标准取穴时患者正坐位，微曲肘，于肱二头肌外侧沟平腋前纹头处至尺泽连线的上1/3与下2/3的交界处定穴。简便取穴时患者正坐位，臂向前平举，俯头，鼻尖接触上臂侧处是穴。本穴处皮肤有臂外侧皮神经分布。皮下组织内有头静脉和臂外侧皮神经经过。天府具有疏调肺气，镇惊止血的作用。主治包括咳嗽、气喘、鼻衄等肺系病证及上臂痛。

4. 侠白

【原文】侠白，在天府下，去肘五寸动脉中，手太阴之别。（《针灸甲乙经》）

【点评】侠白在臂前区，腋前纹头下 4 寸，肱二头肌桡侧缘处。标准取穴时患者正坐位，于肱二头肌外侧缘，腋前纹头下 4 寸处定穴。本穴处皮肤有臂外侧皮神经分布。皮下组织内的头静脉向上，穿三角肌与胸大肌间隙入深筋膜，至锁骨下窝处汇入腋静脉。侠白具有宣肺理气，宽胸和胃的作用。主治包括咳嗽、气喘、烦满等肺系病证及干呕、上臂痛。

5. 尺泽

【原文】筋急不开手难伸，尺泽从来要认真。(《针灸大成·玉龙歌杨氏注解》)

【点评】尺泽为手太阴肺经之合穴，在肘区，肘横纹上，肱二头肌腱桡侧缘凹陷中。标准取穴时患者仰掌，微屈肘，于肘关节掌面，肘横纹桡侧端定穴。本穴处皮肤有前臂外侧皮神经分布。皮下组织内除上述神经外，还有头静脉和前臂外侧皮神经经过。尺泽具有滋阴润肺，止咳降逆的作用。主治包括咳嗽、气喘、咯血、胸部胀满、咽喉肿痛等肺系实热性病证；吐泻、绞肠痧等胃肠病证；急性吐泻、中暑、小儿惊风等急症及肘臂挛痛。

6. 孔最

【原文】孔最，手太阴之郄，去腕七寸。(《针灸甲乙经》)

【点评】孔最为手太阴肺经之郄穴，在前臂前区，腕掌侧远端横纹上 7 寸，尺泽与太渊连线上。标准取穴时患者伸臂仰掌，于尺泽与太渊连线上距腕掌侧远端横纹 7 寸处定穴。本穴处皮肤有前臂外侧皮神经分布。孔最具有清热解毒，降逆止血的作用。主治包括咯血、衄血、咽喉肿痛、气喘等肺系病证及肘臂挛痛、屈伸不利。

7. 列缺

【原文】手太阴之别，名曰列缺，起于腕上分肉间，并太阴之经，直入掌中，散于鱼际。(《灵枢·经脉》)

【点评】列缺为手太阴肺经之络穴，亦作为八脉交会穴与任脉相通，在前臂腕掌侧远端横纹上1.5寸，拇短伸肌肌腱与拇长展肌肌腱之间，拇长展肌肌腱沟的凹陷中。标准取穴时患者立掌或侧掌，把拇指向外上方翘起，先取两筋之间的阳溪穴，在阳溪穴上1.5寸的桡骨茎突中部有一凹陷即是。简便取穴时患者以左右两手虎口交叉，一手食指压在另一手的桡骨茎突上，当食指尖到达之凹陷处是穴。本穴处皮肤由前臂外侧皮神经和桡神经的浅支双重支配。列缺具有祛风散邪，通调任脉的作用。主治包括咳嗽、气喘、少气不足等肺系病证；偏正头痛、牙痛、项强、口眼㖞斜等头项五官疾患。

8. 经渠

【原文】经渠，寸口中也，动而不成，为经。(《灵枢·本输》)

【点评】经渠为手太阴肺经之经穴，在前臂前区，腕掌侧远端横纹上1寸，桡骨茎突与桡动脉之间，即太渊上1寸，约腕掌侧近端横纹中。标准取穴时患者手掌平放，掌心与拇指向上，距腕掌侧远端横纹上1寸的桡动脉搏动处定穴，即医者按脉时中指所按之处是穴。本穴处皮肤有前臂外侧皮神经分布。经渠具有宣肺平喘，开胸顺气的作用。主治包括咳嗽、气喘、胸痛、咽喉肿痛等肺系病证及手腕痛。

9. 太渊

【原文】阳中之少阴，肺也，其原出于太渊。（《灵枢·九针十二原》）

【点评】太渊为手太阴肺经之输穴、原穴，亦为八会穴之脉会，在腕前区桡骨茎突与舟状骨之间，拇长展肌肌腱尺侧凹陷中，即腕掌侧远端横纹桡侧，桡动脉搏动处。标准取穴时患者仰掌，当掌后第一横纹上，用手摸有脉搏跳动处的桡侧凹陷中定穴。本穴处皮肤薄，有前臂外侧皮神经分布。太渊具有止咳化痰，通调血脉，健脾益气的作用。主治包括咳嗽、气喘等肺系病证；无脉证及手腕痛。

10. 鱼际

【原文】溜于鱼际。（《灵枢·本输》）

【点评】鱼际为手太阴肺经之荥穴，在手外侧第 1 掌骨桡侧中点赤白肉际处。标准取穴时患者侧掌，微握掌，腕关节稍向下屈，于第 1 掌骨中点赤白肉际处定穴。本穴位于手掌与手背皮肤移行处，有桡神经浅支和正中神经的第一指掌侧总神经分布。鱼际具有疏风清热，宣肺利咽的作用。主治包括咳嗽、咯血、失音、咽喉肿痛、咽干等肺系热性病证及小儿疳积。

11. 少商

【原文】

（1）肺出于少商，少商者，手大指端内侧也，为井木。（《灵枢·本输》）

（2）掐大指少商穴：治湿痰、疟、痢。（《小儿推拿秘旨·卷一·掌背穴图》）

【点评】少商为手太阴肺经之井穴，在拇指末节桡侧，指甲根角侧上方 0.1 寸。标准取穴时患者侧掌，微握拳，拇指上翘，拇指爪甲桡侧缘和基底部各作一线，相交处定穴。本穴处皮肤较薄，有正中神经指掌侧固有神经的指背支分布。少商具有清热解表，通利咽喉，醒神开窍的作用。主治包括咽喉肿痛、鼻衄、高热等肺系热性病证；中风昏迷、癫狂、小儿惊风等神志疾患。

二、手阳明大肠经

本经一侧 20 穴，左右两侧共 40 穴，三穴在颈肩部，15 穴分布在上肢背面桡侧，首穴商阳，末穴迎香。本经腧穴主治眼、耳、口、牙、鼻、咽喉等器官的病证，胃肠等腹部疾病和本经脉所经过部位的病证。

1. 商阳

【原文】大肠上合手阳明，出于商阳，商阳，大指次指之端也，为井金。（《灵枢·本输》）

【点评】商阳为手阳明大肠经之井穴，在食指末节桡侧，指甲根角侧上方 0.1 寸。标准取穴时患者微握拳，食指前伸，食指爪甲桡侧与基底部各作一线，相交处定穴。本穴处皮肤较薄，有正中神经指掌侧固有神经的指背支分布。皮下组织内有少量的纤维束连于皮肤的真皮层和骨膜之间。商阳具有清热解表，醒神开窍的作用。主治包括喉痹、咽喉肿痛、口干、齿痛等头面五官疾患；热病汗不出、中风、昏厥等热证及急症。

2. 二间

【原文】商阳，大指次指之端也，为井金；溜于本节之前二间，为荥。（《灵枢·本输》）

【点评】二间为手阳明大肠经之荥穴，位于手指第 2 掌指关节桡侧远端赤白肉际处。标准取穴时患者微握拳，在第 2 掌指关节前缘桡侧，当赤白肉际处定穴。本穴处皮肤由桡神经的指背神经与正中神经的指掌侧固有神经双重支配。皮下筋膜内除上述神经外，还有同名动、静脉经过。二间具有解表清热，通利咽喉的作用。主治包括喉痹、鼻衄、齿痛等头面五官病证。

3. 三间

【原文】溜于本节之前二间为荥，注于本节之后三间，为俞；过于合谷。（《灵枢·本输》）

【点评】三间为手阳明大肠经之输穴，在手背第 2 掌指关节桡侧近端凹陷中。标准取穴时患者微握拳，在第 2 掌指关节后缘桡侧，当赤白肉际处取穴。本穴处皮肤由桡神经的指背神经与正中神经的指掌侧固有神经双重支配。本穴具有清泄热邪，止痛利咽的作用。主治包括齿痛、咽喉肿痛等五官疾患；腹胀、肠鸣等胃肠病证及嗜睡。

4. 合谷

【原文】产后脉绝不还，针合谷入三分，急补之。（《千金翼方·卷二十六·针灸上·妇人第三》）

【点评】合谷为手阳明大肠经之原穴，在手背第 2 掌骨桡侧的中点处。标准取穴时沿第 2 掌骨桡侧直推，中点处定穴。简便取穴时可令患者拇、食两指张开，以另一手的拇指关节横纹放在虎口，下按，拇指尖处定穴，或患者拇、食两指合拢，在两指间肌肉最高点处定穴。本穴处皮肤有桡神经的指背侧神经分布，皮下组织内有桡神经浅支及其分支的背静脉网桡侧部。合谷具有镇静止痛，通经活络，解表泄热的作用。主治包括头痛目眩、鼻衄、鼻塞、耳聋耳鸣、目赤肿痛、牙痛、口疮、口噤、口眼㖞斜等头面五官疾患；热病无汗、汗出伤风、咳嗽等外感病证；月经不调、痛经、经闭、滞产、胎衣不下、恶露不止、乳少等妇产科病证；胃痛、便秘、痢疾等胃肠疾患及瘾疹、皮肤瘙痒等。

5. 阳溪

【原文】行于阳溪。阳溪，在两筋间，陷者中也，为经。（《灵枢·本输》）

【点评】阳溪为手阳明大肠经之经穴，在腕背远端横纹桡侧，桡骨茎突远端，即解剖学"鼻烟窝"的凹陷中。标准取穴时患者拇指充分外展和后伸，可见手背外侧部两筋（拇长伸肌肌腱与拇短伸肌肌腱）之间形成一明显的凹陷，凹陷最低点处定穴。本穴处皮肤有桡神经浅支分布，皮下组织较疏松，有桡动脉的腕背支经过。手背深筋膜的腕背侧增厚形成腕背侧韧带。阳溪具有清热散风，舒筋利节的作用。主治包括头痛、目赤肿痛、耳聋、耳鸣等头面五官疾患；热病心烦、癫狂、痫证、狂证等神志疾患；手腕痛、五指拘急等病证。

6. 偏历

【原文】手阳明之别，名曰偏历。（《灵枢·经脉》）

【点评】偏历为手阳明大肠经之络穴，在前臂阳溪与曲池的连线上，腕背侧远端横纹上 3 寸。标准取穴时患者侧腕屈肘，在前臂部桡侧做阳溪与曲池的连线下 1/4 与上 3/4 的交点处定穴。本穴处皮肤有前臂外侧皮神经分布，皮下筋膜较薄。偏历具有清热利尿，通经活络的作用。主治包括耳聋、耳鸣、鼻衄等五官疾患；肠鸣、腹痛等胃肠疾患；腹部胀满水肿、小便不利、风疾汗不出及臂腕疼痛。

7. 温溜

【原文】狂仆，温溜主之。（《针灸甲乙经》）

【点评】温溜为手阳明大肠经之郄穴，在前臂阳溪与曲池的连线上，腕背侧远端横纹上 5 寸。标准取穴时患者侧腕屈肘，在前臂部桡侧做阳溪与曲池的连线，距腕背侧远端横纹上 5 寸处定穴。本穴处皮肤有前臂外皮神经分布。皮下筋膜内除上述神经还有头静脉经过。温溜具有理肠胃，清邪热的作用。主治包括急性肠鸣、腹痛等胃肠疾患；疗疮；面赤肿、咽喉肿痛等头面病证及肩背酸痛。

8. 下廉

【原文】溺黄，下廉主之。（《针灸甲乙经》）

【点评】下廉在前臂阳溪与曲池的连线上，肘横纹下 4 寸。标准取穴时患者屈肘，在前臂部桡侧做阳溪与曲池的连线，距肘横纹下 4 寸处定穴。本穴处皮肤有前臂外侧皮神经分布。下廉具有调肠胃，清邪热，通经络的作用。主治包括头风、眩晕、齿痛、目赤痛、目不明、唇干、流口水等头面疾患；腹痛、腹胀、食物不化、吐泻等胃肠疾患；肘臂疼痛。

9. 上廉

【原文】肠鸣相逐，上廉主之。（《针灸甲乙经》）

【点评】上廉在前臂阳溪与曲池的连线上，肘横纹下 3 寸。标准取穴时患者屈肘，在前臂部桡侧做阳溪与曲池的连线，距肘横纹下 3 寸处定穴。本穴处皮肤有前臂外侧皮神经分布。上廉具有调肠腑，通经络的作用。主治包括腹痛、腹胀、吐泻、肠鸣等胃肠疾患；手臂肿痛、上肢不遂、手肘肩无力、手臂麻木等本经脉所过部位的疾患；头痛、眩晕等头面疾患。

10. 手三里

【原文】腰痛不得卧，手三里主之。（《针灸甲乙经》）

【点评】手三里在前臂阳溪与曲池的连线上，肘横纹下 2 寸。标准取穴时患者屈肘，在前臂部桡侧做阳溪与曲池的连线，距肘横纹下 2 寸处定穴。本穴处皮肤有前臂外侧皮神经分布。手三里具有通经活络，清热明目，理气通腑的作用。主治包括腹痛、腹泻等胃肠疾患；齿痛、颊肿、目赤痛、目不明等头面疾患；手臂痛、上肢不遂等本经脉所过部位的疾患。此外弹拨手三里对消除针刺不当引起的不适感有效。

11. 曲池

【原文】

（1）入于曲池，曲池，在肘外辅骨陷者中，屈臂而得之，为合。（《灵枢·本输》）

（2）一掐肘下筋，曲池上总筋，治急惊。（《按摩经·手诀》）

【点评】曲池为手阳明大肠经之合穴，在肘区尺泽与肱骨外上髁连线的中点处。标准取穴时患者屈肘 90°，于肘横纹外侧端尽头凹陷处定穴，屈肘非 90°时于尺泽与肱骨外上髁上连线的中点处定穴。本穴处皮肤有臂后神经分布，皮下筋膜内还有前臂外侧皮神经经过。曲池具有清热祛风，调和营血，降逆活络的作用。主治包括手臂肿痛，上肢不遂，手、肘、肩无力，臂神经疼痛等本经脉所过部位的疾患；咽喉肿痛、咳嗽、气喘、热病等外感疾患；腹痛、吐泻、痢疾、肠痈、便秘等胃肠疾患；齿痛、目赤痛、目不明等头面疾患；疮、疥、瘾疹、丹毒等皮肤病；心中烦满、癫狂、善惊、头痛、神经衰弱等神志疾患。此外每日按压曲池穴 1～2 分钟，使酸胀感向下扩散，有预防高血压的作用。

12. 肘髎

【原文】肩肘节酸重，臂痛不可屈伸，肘髎主之。（《针灸甲乙经》）

【点评】肘髎在肘区，肱骨外上髁上缘，髁上嵴的前缘。标准取穴时患者屈肘，从曲池向外斜上方 1 寸，当肱三头肌的外缘、肱骨边缘处定穴。本穴处皮肤有臂后皮神经分布，皮下组织稍厚，有少量的脂肪组织。肘髎具有通经活络的作用。主治包括肩臂肘疼痛、上肢麻木、拘挛等局部病证。

13. 手五里

【原文】脉外之气血，从手阳明之五里。布散于肤表，是手足诸阳之气。（《灵枢·邪气脏腑病形》）

【点评】手五里在臂部，曲池与肩髃的连线上，肘横纹上 3 寸。标准取穴时患者垂臂屈肘，在上臂部做曲池与肩髃的连线，距曲池上 3 寸处定穴。本穴处皮肤有臂外侧皮神经分布，皮下组织较疏松，有少量脂肪。手五里具有理气散结，通经活络的作用。主治包括手臂肿痛、上肢不遂等本经脉所过部位的疾患；疟疾、瘰疬等病证。

14. 臂臑

【原文】适肩臂痛不可举，臂臑主之。(《针灸甲乙经》)

【点评】臂臑在臂部，曲池与肩髃的连线上，曲池上7寸，三角肌前缘处，横平臑会。标准取穴时患者垂臂屈肘，在上臂部做曲池与肩髃的连线，距曲池上7寸处定穴。本穴处皮肤有臂外侧皮神经分布，皮下筋膜稍厚，富含脂肪组织。臂臑具有清热明目，祛风通络的作用。主治包括目赤痛、目不明等眼部疾患；肩臂疼痛、上肢不遂、颈项拘急等本经脉所过部位的疾患及瘰疬。

15. 肩髃

【原文】手阳明之证，从手循摩乳，别于肩髃。(《灵枢·经别》)

【点评】肩髃在三角肌区，肩峰外侧缘前端与肱骨大结节两骨间凹陷中。标准取穴时患者屈臂外展，于肩峰外侧缘前端凹陷中定穴。本穴处皮肤有锁骨上神经的外侧支分布，皮下筋膜较致密。肩髃具有通利关节，疏散风热的作用。主治包括肩臂痛、手臂挛急、上肢不遂等肩、上肢病证；瘰疬、瘾疹等疾患。

16. 巨骨

【原文】巨骨，在肩端上行两叉骨间陷者中，手阳明、跷脉之会，刺入一寸五分，灸五壮。(《针灸甲乙经》)

【点评】巨骨在肩胛区，锁骨肩峰端与肩胛冈之间的凹陷中。标准取穴时患者正坐垂肩，在肩锁关节后缘，于冈上窝外端两骨（锁骨肩峰端及肩胛冈）间凹陷中定穴。本穴处皮肤有颈丛的锁骨上神经分布。巨骨具有通经活络的作用。主治包括肩臂痛、手臂挛急、上肢不遂等局部病证；瘰疬、诸瘿、瘾疹等症。

17. 天鼎

【原文】天鼎，在颈缺盆上，直扶突，气舍后一寸五分，手阳明脉气所发。刺入三分，灸五壮。(《针灸甲乙经》)

【点评】天鼎在颈外侧部，胸锁乳突肌后缘，即扶突直下，横平水突处。标准取穴时患者正坐，头微侧抑，喉结旁开 3 寸，取胸锁乳突肌的胸骨头与锁骨头之间的扶突穴，再从扶突穴直下 1 寸，当胸锁乳突肌后缘处取穴。本穴处皮肤有颈丛的锁骨上神经分布。在皮下筋膜内有颈阔肌和颈前浅静脉，颈阔肌受面神经的颈支支配，颈前浅静脉是锁骨静脉的属支。天鼎具有清咽，散结，理气，化痰的作用。主治包括咳嗽、气喘、咽喉肿痛、暴暗等肺系疾患；瘰疬、诸瘿、梅核气等。

18. 扶突

【原文】二次脉手阳明也，名曰扶突。(《灵枢·本输》)

【点评】扶突在胸锁乳突肌区，横平喉结，当胸锁乳突肌的前、后缘中间。标准取穴时患者正坐，头微侧仰，先取甲状软骨与舌骨之间的廉泉穴，从廉泉向外 3 寸，当胸锁乳突肌的胸骨头与锁骨头之间处。本穴处皮肤有颈丛的颈横（皮）神经分布，皮下筋膜除皮神经外，还有颈阔肌及颈外（浅）静脉，前者由面神经的颈支支配，后者注入锁骨下静脉。扶突具有清咽，散结，理气，化痰的作用。主治包括咳嗽、气喘、咽喉肿痛、喉中痰鸣、暴暗等肺系疾患；瘰疬、诸瘿、梅核气等。

19. 口禾髎

【原文】鼽衄有痈，禾髎主之。(《针灸甲乙经》)

【点评】口禾髎在面部，横平人中沟上 1/3 与下 2/3 交点，鼻孔外缘直下。标准取穴时患者正坐仰靠或仰卧，先取水沟穴，再旁开 0.5 寸定本穴。本穴处皮肤薄而柔软，有上颌神经的眶下神经分布，并有面动静脉的上唇支。口禾髎具有祛风开窍的作用。主治包括鼻塞流涕、鼻衄、口㖞等局部病证。

20. 迎香

【原文】在禾髎上，鼻下孔旁。(《针灸甲乙经》)

【点评】迎香在面部，鼻翼外缘中点旁，鼻唇沟中。标准取穴时患者正坐仰靠或仰卧，在鼻翼外缘中点旁开，鼻唇沟中定穴。本穴处皮肤有上颌神经的眶下神经分布，皮下组织内有面神经的分支和面动脉的鼻外侧动脉经过。迎香具有通窍祛风，理气止痛的作用。主治包括鼻塞、不闻香臭、鼻衄、鼻渊等鼻部疾患及胆道蛔虫症。

三、足阳明胃经

本经一侧 45 穴，左右两侧共 90 穴，3 穴在颈肩部，15 穴分布在下肢前外侧面，余穴分布在腹部、胸部和头面部。首穴承泣，末穴厉兑。本经腧穴主治眼、耳、口、牙、鼻、咽喉等器官的病证，胃肠等腹部疾病和本经脉所经过部位的病证。

1. 承泣

【原文】承泣在目下七分，直目瞳子。(《针灸甲乙经》)

【点评】承泣在面部，眼球与眶下缘之间，瞳孔直下。

标准取穴时患者正坐或仰卧位，可闭目取穴。本穴处皮肤有上颌神经的眶下神经分布。承泣具有散风清热，明目止泪的作用。主治包括眼睑瞤动、目赤肿痛、迎风流泪、夜盲、面肌痉挛、口眼㖞斜等头面疾患。

2．四白

【原文】四白在目下一寸，向頄骨颧空，足阳明脉气所发。（《针灸甲乙经》）

【点评】四白在面部，眶下孔凹陷处。标准取穴时患者正坐或仰卧位取穴。本穴处皮肤有上颌神经的眶下神经分布。四白具有祛风明目，通经活络的作用。主治包括目赤痛痒、迎风流泪、目翳、眼睑瞤动、口眼㖞斜、面肌痉挛、三叉神经痛等头面疾患及头痛、眩晕等。

3．巨髎

【原文】巨髎在夹鼻孔旁八分，直瞳子。（《针灸甲乙经》）

【点评】巨髎在面部，瞳孔直下，横平鼻翼下缘。标准取穴时患者正坐或仰卧位取穴。本穴处皮肤有上颌神经的眶下神经分布。皮下筋膜内弹性纤维连于皮肤的真皮层，并与表情肌的肌质相交织。巨髎具有清热息风，明目退翳的作用。主治包括口眼㖞斜、眼睑瞤动、目翳、鼻衄、齿痛、唇颊肿等局部病证。

4．地仓

【原文】地仓……夹口旁四分，如近下是。（《针灸甲乙经》）

【点评】地仓在面部，口角旁鼻唇沟或鼻唇沟的延长线上，约口角旁开0.4寸。标准取穴时患者正坐或仰卧，眼向前平视，于瞳孔垂线与口角水平线之交点处取穴。本穴处皮肤由上、下颌神经的分支双重支配。地仓具有祛风止痛，舒筋活络的作用。主治包括唇缓不收、口角歪斜、流涎、齿痛颊肿、三叉神经痛等局部病证。

5. 大迎

【原文】臂阳明有入烦遍齿者，名曰大迎，下齿龋取之。（《灵枢·寒热病》）

【点评】大迎在面部，下颌角前方，咬肌附着部的前缘凹陷中，面动脉搏动处。标准取穴时患者正坐或仰卧，闭口鼓腮，在下颌骨边缘现一沟形，按之有动脉搏动处是穴。本穴处皮肤有下颌神经的下牙槽神经末支分布，皮下组织内有颈阔肌，受面神经颈支支配。大迎具有祛风通络，消肿止痛的作用。主治包括唇缓不收、口角歪斜、颊肿、齿痛等局部病证。

6. 颊车

【原文】胃足阳明之脉……出大迎，循颊车，上耳前。（《灵枢·经脉》）

【点评】颊车在面部，下颌角前上方一横指，即沿下颌角角平分线向上一横指。标准取穴时患者正坐或侧卧，定位时上下齿用力咬紧，咬肌凸起最高处，放松时，用手切掐有凹陷处定穴。本穴处皮肤有下颌神经的下牙槽神经的末支分布，该神经与面神经的下颌缘支相交通。颊车具有祛风清热，开关通络的作用。主治包括口角歪斜、牙关紧闭、颊肿、齿痛等局部病证。

7. 下关

【原文】刺上关者，呿不能欠；刺下关者，欠不能呿。

（《灵枢·本输》）

【点评】下关在面部，颧弓下缘中央与下颌切迹之间的凹陷中。标准取穴时患者正坐或侧卧，定位时闭口取穴，于颧骨下缘，下颌骨髁状突稍前方定穴。本穴处皮肤有下颌神经的耳颞神经分布。在皮下组织内，有横行于腺体实质内的血管，主要有上颌动静脉、面横动静脉、面神经及其神经丛。下关具有清头明目，止痛镇惊的作用。主治包括口眼喎斜、齿痛、牙关开合不利、口噤、三叉神经痛等口面疾患；耳聋、耳鸣等耳疾。

8. 头维

【原文】寒热，头痛如破，目痛如脱，喘逆烦满，呕吐，流汗，难言，头维主之。（《针灸甲乙经》）

【点评】头维在头部，额角发际直上 0.5 寸，头正中线旁开 4.5 寸。标准取穴时患者正坐或仰卧，先取头临泣，并以此为基点，向外量取头临泣至神庭间距离，入前发际 0.5 寸处定穴。本穴处皮肤有眼神经的眶上神经分布。皮下筋膜致密。头维具有息风镇惊，明目止痛的作用。主治包括偏正头痛、目眩、目痛、迎风流泪、视物不明、眼睑𥆧动等头目病证。

9. 人迎

【原文】一次任脉侧之动脉，足阳明也，名曰人迎。（《灵枢·本输》）

【点评】人迎在颈部，横平喉结，胸锁乳突肌前缘，颈总动脉搏动处。标准取穴时患者正坐仰靠，令患者头转向对侧以显露胸锁乳突肌（抗阻力转动时肌肉显露更明显），于有动脉应手之处，避开动脉定穴。本穴处皮肤有颈丛的颈横皮神经分布，皮下组织内除颈丛的皮神经以外，还有颈前浅静脉及面神经颈支支配的颈阔肌。人迎具有利咽散结，理气降逆的作用。主治包括胸满气逆、呼吸喘鸣、咳嗽喘息等胸肺疾患；咽喉肿痛、瘰疬、瘿气、吐逆、饮食难下等局部病证；高血压。

10. 水突

【原文】咳逆上气……喘息不通，水突主之。（《针灸甲乙经》）

【点评】水突在颈部，横平环状软骨，胸锁乳突肌前缘。标准取穴时患者正坐仰靠，令患者头转向对侧以显露胸锁乳突肌（抗阻力转动时肌肉显露更明显），在甲状软骨下缘外侧，胸锁乳突肌前缘定穴。本穴处皮肤有颈横神经分布，皮下组织内除颈丛的皮支外，还有颈阔肌、颈前静脉、颈静脉弓。水突具有清热利咽，降逆平喘的作用。主治包括胸满气逆、咳嗽喘息等胸肺疾患；咽喉肿痛、饮食难下等局部病证。

11. 气舍

【原文】咳逆上气，魄户及气舍主之。（《针灸甲乙经》）

【点评】气舍在胸锁乳突肌区，锁骨上小窝，锁骨胸骨端上缘，胸锁乳突肌胸骨头与锁骨头中间的凹陷中。标准取穴时患者正坐仰靠，令患者头转向对侧以显露胸锁乳突肌（抗阻力转动时肌肉显露更明显），在锁骨胸骨端上缘，胸锁乳突肌胸骨头与锁骨头中间的凹陷中定穴。本穴处皮肤有颈丛的锁骨上内侧神经分布。皮下组织内除颈丛的皮支外，还有颈外浅静脉、颈静脉弓和颈阔肌，该肌由面神经颈支支配。气舍具有清咽利肺，理气散结的作用。

主治包括咽喉肿痛、瘰疬、瘿气等局部病证；胸满气逆、呼吸喘鸣、咳嗽喘息等胸肺疾患；颈部强痛等疾患。

12. 缺盆

【原文】上出柱骨之会上，下入缺盆，络肺下膈，属大肠。其支者，从缺盆直上至颈，贯颊，下入齿中，还出侠口。(《针灸甲乙经》)

【点评】缺盆在颈外侧区，锁骨上大窝，锁骨上缘凹陷中，前正中线旁开 4 寸。标准取穴时患者正坐仰靠，在乳中线上，锁骨上窝中点定穴。本穴处皮肤有颈丛锁骨上中间神经分布。皮肤组织内有颈外静脉及面神经颈支支配的颈阔肌。缺盆具有宽胸利膈，止咳平喘的作用。主治包括咳嗽喘息、咽喉肿痛、缺盆中痛等肺系及局部病证；瘰疬等疾患。

13. 气户

【原文】胸胁榰满，喘满上气，呼吸肩息，不知食味，气户主之。(《针灸甲乙经》)

【点评】气户在胸部，锁骨下缘，前正中线旁开 4 寸。标准取穴时患者仰卧，于锁骨中线与第 1 肋骨之间的凹陷处定穴。本穴处皮肤有锁骨上神经中间神经和内侧神经双重分布。气户具有理气宽胸，止咳平喘的作用。主治包括咳嗽、气喘、呃逆、胸胁支满等气机升降失常病证；胸痛等疾患。

14. 库房

【原文】胸胁榰满，咳逆上逆，呼吸多喘，浊沫脓血，库房主之。(《针灸甲乙经》)

【点评】库房在胸部，第 1 肋间隙，前正中线旁开 4

寸。标准取穴时患者仰卧位，从锁骨内侧端，轻按第 1 肋间，在乳中线上定穴。本穴处皮肤有第 1、2 肋间神经的前皮支双重分布。库房具有理气宽胸，清热化痰的作用。主治包括胸满气逆、呼吸喘鸣、胸胁胀痛、咳唾脓血、咳嗽喘息等胸肺疾患。

15. 屋翳

【原文】身肿皮痛，不可近衣，淫泺苛获，久则不仁，屋翳主之。(《针灸甲乙经》)

【点评】屋翳在胸部，第 2 肋间隙，前正中线旁开 4 寸。先于胸骨角水平确定第 2 肋，其下为第 2 肋间隙。标准取穴时患者仰卧位，在锁骨中点下缘与乳头连线上第 2 肋间隙处定穴。本穴处皮肤有第 1～3 肋间神经前皮支重叠分布。屋翳具有止咳化痰，消痈止痒的作用。主治包括胸满气逆、呼吸喘鸣、胸胁胀痛、咳唾脓血、咳嗽喘息等胸肺疾患；乳痈、乳癖等乳疾。

16. 膺窗

【原文】乳痈寒热，短气，卧不安，膺窗主之。(《针灸甲乙经》)

【点评】膺窗在胸部，第 3 肋间隙，前正中线旁开 4 寸。标准取穴时患者仰卧位，在锁骨中点下缘与乳头连线上第 3 肋间隙处定穴。本穴处皮肤有第 2～4 肋间神经的前皮支分布。胸部皮肤的神经分布阶段性明显，但又有重叠性。膺窗具有止咳宁嗽，消肿清热的作用。主治包括胸满气逆、呼吸喘鸣、咳嗽喘息等胸肺疾患；乳痈、乳癖等疾患。

17. 乳中

【原文】乳中，禁不可刺灸。(《针灸甲乙经》)

【点评】乳中在胸部，乳头中央。标准取穴时患者仰卧位，在锁骨中点下缘与乳头连线上第 4 肋间隙处定穴。乳房皮肤的神经分布来自锁骨上神经的分支及第 3～5 肋间神经的前皮支的乳房内侧支和外侧皮支的乳房外侧支。该处皮肤还有汗腺、皮脂腺、平滑肌。交感神经纤维随外侧动脉和肋间动脉入乳房，分布于血管、平滑肌及腺组织。乳中具有调气醒神的作用。现代常以此穴作为胸部取穴标志，不作针灸治疗。研究表明产后按摩产妇乳中和乳根穴能有效促进乳汁分泌。

18. 乳根

【原文】乳痛，凄索寒热，痛不可按，乳根主之。(《针灸甲乙经》)

【点评】乳根在胸部，第 5 肋间隙，前正中线旁开 4 寸。标准取穴时患者仰卧位，在锁骨中点下缘与乳头连线上第 5 肋间隙处定穴。本穴处皮肤有第 4～6 肋间神经前皮支分布。乳根具有通乳化瘀，宣肺利气的作用。主治包括乳汁不足、乳痛、乳癖等乳疾；胸痛、胸闷、咳嗽、气喘等胸肺病证。

19. 不容

【原文】呕吐……不可咳，咳则肾痛，不容主之。(《针灸甲乙经》)

【点评】不容在上腹部，脐中上 6 寸，前正中线旁开 2 寸。标准取穴时患者仰卧，于前正中线旁开 2 寸的垂线与脐中上 6 寸的水平线交汇点定穴。本穴处皮肤有第 6～8

肋间神经前皮支分布。不容具有调中和胃，理气止痛的作用。主治包括胃痛、呕吐、食欲不振、呕血、腹胀等胃部疾患。

20. 承满

【原文】肠鸣相逐，不可倾侧，承满主之。(《针灸甲乙经》)

【点评】承满在上腹部，脐中上 5 寸，前正中线旁开 2寸。标准取穴时患者仰卧，于前正中线旁开 2 寸的垂线与脐中上 5 寸的水平线交汇点定穴。本穴处皮肤有第 6～8肋间神经的前皮支重叠分布。皮下筋膜内有皮神经和胸腹壁浅静脉的属支。承满具有理气和胃，降逆止呕的作用。主治包括胃痛、呕吐、腹胀、食欲不振、呕血等胃部疾患。

21. 梁门

【原文】腹中积气结痛，梁门主之。(《针灸甲乙经》)

【点评】梁门在上腹部，脐中上 4 寸，前正中线旁开 2寸。标准取穴时患者仰卧，于前正中线旁开 2 寸的垂线与脐中上 4 寸的水平线交汇点定穴。本穴处皮肤有第 7～9肋间神经的前皮支重叠分布。皮下筋膜内浅静脉吻合丰富，形成网状。梁门具有和胃理气，健脾调中的作用。主治包括胃痛、呕吐、腹胀、肠鸣、食欲不振、便溏、呕血等胃部疾患。

22. 关门

【原文】身肿，关门主之。(《针灸甲乙经》)

【点评】关门在上腹部，脐中上 3 寸，前正中线旁开 2寸。标准取穴时患者仰卧，于前正中线旁开 2 寸的垂线与脐中上 3 寸的水平线交汇点定穴。本穴处皮肤有第 7～9 肋间神经的前皮支重叠分布。关门具有调理肠胃，利水消肿的作用。主治包括胃痛、呕吐、腹胀、肠鸣、食欲不振、呕血等胃部疾患。

23. 太乙

【原文】狂癫疾，吐舌，太乙及滑肉门主之。(《针灸甲乙经》)

【点评】太乙在上腹部，脐中上 2 寸，前正中线旁开 2 寸。标准取穴时患者仰卧，于前正中线旁开 2 寸的垂线与脐中上 2 寸的水平线交汇点定穴。本穴处皮肤有第 8～10 肋间神经的前皮支分布。太乙具有涤痰开窍，镇惊安神，健脾益气，和胃消食的作用。主治包括胃痛、呕吐、腹胀、肠鸣、食欲不振、呕血等胃部疾患；癫狂、心烦不宁等神志疾患。

24. 滑肉门

【原文】狂癫疾，吐舌，太乙及滑肉门主之。(《针灸甲乙经》)

【点评】滑肉门在上腹部，脐中上 1 寸，前正中线旁开 2 寸。标准取穴时患者仰卧，于前正中线旁开 2 寸的垂线与脐中上 1 寸的水平线交汇点定穴。本穴处皮肤有 8～10 肋间神经的前皮支重叠分布。滑肉门具有涤痰开窍、镇惊安神、理气和胃、降逆止呕的作用。主治包括胃痛、呕吐、腹胀、肠鸣、食欲不振、腹水、呕血等胃肠疾患；癫狂等神志疾患。

25. 天枢

【原文】天枢以下至横骨长六寸半，过则回肠广长，

不满则狭短。(《灵枢·骨度》)

【点评】天枢为大肠之募穴，在腹部，横平脐中，前正中线旁开2寸。标准取穴时患者仰卧，于前正中线旁开2寸的垂线与脐中的水平线交汇点定穴。本穴处皮肤有第9～11肋间神经的前皮支重叠分布。天枢具有调中和胃，理气健脾的作用。主治包括呕吐、纳呆、食不化、腹胀肠鸣、绕脐切痛、泄泻、赤白痢疾、便秘等胃肠疾患；月经不调、痛经、经闭、崩漏、产后腹痛等妇科疾患。

26. 外陵

【原文】腹中尽痛，外陵主之。(《针灸甲乙经》)

【点评】外陵在下腹部，脐中下1寸，前正中线旁开2寸。标准取穴时患者仰卧，于前正中线旁开2寸的垂线与脐中下1寸的水平线交汇点定穴。本穴处皮肤有第10～12肋间神经的前皮支重叠分布。外陵具有和胃化湿，理气止痛的作用。主治包括腹痛、腹胀、疝气等肠胃疾患；痛经、月经不调等妇科病证。

27. 大巨

【原文】偏枯，四肢不用，善惊，大巨主之。(《针灸甲乙经》)

【点评】大巨在下腹部，脐中下2寸，前正中线旁开2寸。标准取穴时患者仰卧，于前正中线旁开2寸的垂线与脐中下2寸的水平线交汇点定穴。本穴处皮肤有第10～12肋间神经的前皮支分布。大巨具有调肠胃，固肾气的作用。主治包括小腹胀满、疝气；小便不利等水液输布失常性疾患；遗精、早泄、阳痿等男科疾患。

28. 水道

【原文】三焦约，大小便不通，水道主之。(《针灸甲乙经》)

【点评】水道在下腹部，脐中下 3 寸，前正中线旁开 2 寸。标准取穴时患者仰卧，于前正中线旁开 2 寸的垂线与脐中下 3 寸的水平线交汇点定穴。本穴处皮肤有第 11、12 肋间神经前支和髂腹下神经前支重叠分布。水道具有利水消肿，调经止痛的作用。主治包括小腹胀满、疝气；小便不利等水液输布失常性疾患；遗精、早泄、阳痿等男科疾患；痛经、月经不调等妇科病证。

29. 归来

【原文】奔豚，卵上入，痛引茎，归来主之。(《针灸甲乙经》)

【点评】归来在下腹部，脐中下 4 寸，前正中线旁开 2 寸。标准取穴时患者仰卧，于前正中线旁开 2 寸的垂线与脐中下 4 寸的水平线交汇点定穴。本穴处皮肤有肋下神经和髂腹下神经的前皮支分布。归来具有活血化瘀，调经止痛的作用。主治包括小腹胀满、疝气；痛经、月经不调、带下、阴挺等妇科病证。

30. 气冲

【原文】妇人无子及少腹痛，刺气冲。(《针灸甲乙经》)

【点评】气冲在腹股沟区，耻骨联合上缘，前正中线旁开 2 寸，动脉搏动处。约天枢下 5 寸。标准取穴时患者仰卧，于前正中线旁开 2 寸的垂线与耻骨联合上缘的水平线交汇点定穴。本穴处皮肤有髂腹下神经的皮支分布。气冲具有调经血，舒宗筋，理气止痛的作用。主治包括肠鸣腹痛；疝气；遗精、早泄、阳痿等男科疾患；痛经、月经不调等妇科病证。

31. 髀关

【原文】胃足阳明之脉……以下髀关。(《灵枢·经脉》)

【点评】髀关在股前区，股直肌近端，缝匠肌与阔筋膜张肌三条肌肉之间的凹陷中，约相当于髂前上棘、髌骨外侧端连线与耻骨联合下缘水平线的交点处。标准取穴时患者仰卧，令其跷足，稍屈膝，大腿稍外展外旋，紧绷肌肉，大腿上段显现三条肌肉围成的一个三角形凹陷，三角形顶角下凹陷为本穴。简便取穴时操作者将手掌第一横纹中点按于伏兔穴处，手掌平伸向前，当中指尖到处是穴。本穴处皮肤有腰丛的股外侧皮神经分布。皮下组织内有股外侧静脉及旋髂浅静脉，阔筋膜。髀关具有强腰膝，通经络的作用。主治包括腰膝疼痛、下肢酸软麻木、足麻不仁、筋急不能屈伸等下肢病证。

32. 伏兔

【原文】胃足阳明之脉……以下髀关，抵伏兔。(《灵枢·经脉》)

【点评】伏兔在股前区，当髂前上棘与髌骨外侧端的连线上，髌骨上6寸。标准取穴时患者正坐屈膝，操作者以手掌第一横纹正中按在膝盖上缘中点处，手指并拢压在肌腱上，当中指尖所止处定穴。简便取穴时令患者下肢伸直，足尖用力向前屈，可见膝上股前有一肌肉（股直肌）隆起，状如伏兔，这一肌肉的中点处定穴。本穴处皮肤有腰丛的神经前支分布。股直肌和股中间肌由股神经支配，在两肌之间，有旋股外侧动、静脉。伏兔具有散寒化湿，疏通经络的作用。主治包括腰膝疼痛、下肢酸软麻木、足麻不仁、筋急不能屈伸等下肢病证；疝气；脚气等疾患。

33. 阴市

【原文】疝痛腹胀满，痿厥少气，阴市主之。(《针灸甲乙经》)

【点评】阴市在股前区，当髂前上棘与髌骨外侧端的连线上，髌骨上3寸。相当于伏兔与髌骨外侧端连线中点。标准取穴时患者正坐屈膝，于膝盖外上缘直上四横指处定穴。本穴处皮肤有股前皮神经和股外侧皮神经分布。皮下富有脂肪组织。阴市具有温经散寒，理气止痛的作用。主治包括下肢痿痹、膝关节屈伸不利等下肢病证；疝气等疾患。

34. 梁丘

【原文】大惊乳痛，梁丘主之。(《针灸甲乙经》)

【点评】梁丘为足阳明胃经之郄穴，在股前区，股外侧肌与股直肌肌腱之间，髌骨上2寸。标准取穴时令患者大腿肌肉绷紧，显现股直肌肌腱与股外侧肌，于两肌之间，阴市直下1寸处定穴。本穴处皮肤有股外侧皮神经和股神经前皮支双重分布。梁丘具有理气和胃，通经活络的作用。主治包括胃脘疼痛、肠鸣泄泻等急性胃肠疾患；膝肿痛、下肢不遂等下肢病证；乳痈、乳痛等乳疾。

35. 犊鼻

【原文】刺犊鼻者，屈不能伸。(《灵枢·本输》)

【点评】犊鼻在膝前区，髌韧带外侧凹陷中。标准取穴时患者屈膝45°，于髌骨外下方的凹陷中定穴。本穴处皮肤有股前皮神经分布，此处大腿深筋膜致密坚韧。犊鼻具有通经活络，消肿止痛的作用。主治包括膝痛、屈伸不利、下肢不遂等下肢、膝关节疾患。

36. 足三里

【原文】

（1）补三里以温之……皆调于三里。（《灵枢·五邪》）

（2）三里，揉之治麻木顽痹。（《小儿推拿广意》）

【点评】足三里为足阳明胃经之合穴，亦为胃之下合穴，在小腿外侧，犊鼻与解溪连线上，犊鼻下3寸。标准取穴时患者正坐屈膝，于小腿外侧做犊鼻与解溪的连线，距犊鼻下3寸处定穴。本穴处皮肤有腓肠外侧皮神经分布，穴下为胫骨前肌。足三里具有健脾和胃，扶正培元，通经活络，升降气机的作用。主治包括胃痛、呕吐、腹胀、肠鸣、泄泻、便秘、痢疾等胃肠疾患；膝胫酸痛、下肢不遂、痿痹等下肢病证；不寐、癫狂等心神疾患；脏气虚惫、五痨七伤、虚劳诸症等。本穴为强壮保健要穴。

37. 上巨虚

【原文】上廉，一名上巨虚。（《千金翼方·卷二十六·针灸上·取孔穴法第一》）

【点评】上巨虚为大肠之下合穴，在小腿外侧，犊鼻与解溪连线上，犊鼻下6寸。标准取穴时患者正坐屈膝，于小腿外侧做犊鼻与解溪的连线，距犊鼻下6寸处定穴。本穴处皮肤有腓肠外侧皮神经和隐神经双重分布，穴下为胫骨前肌。上巨虚具有调和肠胃，通经活络的作用。主治包括饮食不化、肠中切痛、痢疾、泄泻、便秘、腹胀、肠鸣、肠痈等胃肠疾患；下肢不遂、膝胫酸痛等下肢病证。

38. 条口

【原文】胫痛，足缓失履，湿痹，足下热不能久立，条口主之。(《针灸甲乙经》)

【点评】条口在小腿外侧，犊鼻与解溪连线上，犊鼻下8寸。标准取穴时患者正坐屈膝，于小腿外侧做犊鼻与解溪的连线，距犊鼻下8寸处定穴。本穴处皮肤有腓肠外侧皮神经和隐神经双重分布，穴下为胫骨前肌。条口具有舒筋活络，理气和中的作用。主治包括脘腹疼痛；小腿冷痛、不仁、足痿、足冷、转筋等下肢病证；肩臂痛等疾患。

39. 下巨虚

【原文】下廉，一名下巨虚。(《千金要方》)

【点评】下巨虚为小肠之下合穴，在小腿外侧，犊鼻与解溪连线上，犊鼻下9寸。标准取穴时患者正坐屈膝，于小腿外侧做犊鼻与解溪的连线，距犊鼻下9寸处定穴。本穴处皮肤有腓肠外侧皮神经和隐神经双重分布，穴下为胫骨前肌。下巨虚具有调肠胃，通经络，安神志的作用。主治包括肠鸣、腹痛、腹泻、痢疾等肠胃疾患；小腿麻木不仁、脚气、足痿、足冷、转筋等下肢病证；乳痈。

40. 丰隆

【原文】足阳明之别，名曰丰隆。(《灵枢·经脉》)

【点评】丰隆为足阳明胃经之络穴，在小腿外侧，犊鼻与解溪连线上，犊鼻下8寸，在条口外侧一横指处。标准取穴时患者正坐屈膝，犊鼻下8寸，平条口的水平线上，距胫骨前缘二横指处定穴。本穴处皮肤有腓肠外侧皮神经分布。丰隆具有健脾化痰，和胃降逆，开窍醒神的作用。主治包括头痛、头晕等头面疾患；癫狂、善笑、痫证、多寐、脏躁、梅核气等神志疾患；咳嗽痰多等痰饮病证；下肢酸痛、痿痹等下肢病证；腹胀、便秘等胃肠病证。

41. 解溪

【原文】行于解溪。（《灵枢·本输》）

【点评】解溪为足阳明胃经之经穴，在踝区，踝关节前面中央凹陷中，踇长伸肌肌腱与趾长伸肌肌腱之间。标准取穴时令患者足趾上跷，显现足背部两肌腱，穴在两肌腱间，相当于内、外踝尖连线的中点。本穴处皮肤有腓浅神经分布。小腿深筋膜致密，在踝关节前方形成小腿十字韧带。该韧带由附着于跟骨外侧前部的外侧束和附着内踝及足内侧缘的内侧上、下支组成。解溪具有舒筋活络，清胃化痰，镇惊安神的作用。主治包括下肢痿痹、足下垂、踝关节及其周围软组织损伤等疾患；头痛、眩晕等头面疾患；腹胀、便秘等胃肠疾患；癫狂等神志疾患。

42. 冲阳

【原文】过于冲阳。（《灵枢·本输》）

【点评】冲阳为足阳明胃经之原穴，在足背第2跖骨基底部与中间楔状骨关节处，可触及足背动脉。标准取穴时患者坐位垂足或仰卧，于足背触及动脉搏动处，避开动脉取穴。本穴处皮肤有腓浅神经分布。皮下有足背静脉网，外侧引出小隐静脉，内侧则有大隐静脉的起始。冲阳具有和胃化痰，通络宁神的作用。主治包括口眼㖞斜、齿痛、颊肿等头面疾患；呕吐、腹胀、胃脘痛、不嗜食等胃肠疾患；善惊、狂疾、癫痫等神志疾患；足痿、足缓不收、足背红肿等下肢病证。

43. 陷谷

【原文】注于陷谷。(《灵枢·本输》)

【点评】陷谷为足阳明胃经之输穴，在足背第 2、3 跖骨间，第 2 跖趾关节近端凹陷中。标准取穴时患者正坐垂足或仰卧，于第 2、3 跖趾关节后方，第 2、3 跖骨结合部之前的凹陷中定穴。本穴处皮肤较薄，有腓浅神经分布，皮下布有神经及足背静脉网。足背深筋膜薄，但很坚韧，其形成的足背韧带的表面有足背动脉网。陷谷具有清热解表，和胃行水，理气止痛的作用。主治包括肠鸣、腹痛等胃肠疾患；面目浮肿、水肿等水液输布失常性疾患；足背肿痛等疾患。

44. 内庭

【原文】溜于内庭。(《灵枢·本输》)

【点评】内庭为足阳明胃经之荥穴，在足背第 2、3 趾间，趾蹼缘后方赤白肉际处。标准取穴时患者正坐垂足或仰卧，于足背第 2 跖趾关节前方，当第 2、3 趾缝间的纹头处定穴。本穴处皮肤有腓浅神经的足背内侧皮神经的外侧支分布。内庭具有清胃泻火，理气止痛的作用。主治包括腹痛、腹胀、泄泻、痢疾等胃肠疾患；齿痛、头面痛、口喝、喉痹、鼻衄等五官热性病证；热病；足背肿痛、趾跖关节痛等疾患。

45. 厉兑

【原文】胃出于厉兑。(《灵枢·本输》)

【点评】厉兑为足阳明胃经之井穴，在足趾第 2 趾末节外侧，趾甲根角侧后方 0.1 寸。标准取穴时患者正坐垂

足或仰卧，第 2 趾爪甲外侧缘与基底部各作一线，相交处
定穴。本穴处皮肤有腓浅神经的足背内侧皮神经的外侧支
分布。厉兑具有清热和胃，苏厥醒神，通经活络的作用。
主治包括鼻衄、齿痛、咽喉肿痛等五官热性病证；多梦、
癫狂等神志疾患；热病；足痛等。

四、足太阴脾经

本经一侧 21 穴，左右两侧共 42 穴，11 穴分布在下肢
内侧面，10 穴分布在腹部、侧胸部。首穴隐白，末穴大
包。本经腧穴主治胃肠等腹部疾病和本经脉所经过部位的
病证。

1. 隐白

【原文】脾出于隐白。（《灵枢·本输》）

【点评】隐白为足太阴脾经之井穴，在足大趾末节内
侧，趾甲根角侧后方 0.1 寸。标准取穴时患者正坐垂足或
仰卧，在足大趾末节内侧缘与基底部各作一线，相交处定
穴。本穴处皮肤为踇趾背侧与其跖侧皮肤移行处，有腓浅
神经的足背内侧皮神经的内侧支分布。隐白具有调经统
血，健脾回阳的作用。主治包括月经过多、崩漏等妇科病
证；吐血、衄血、尿血、便血等血证；癫狂、多梦、烦心
善悲、慢惊风等神志疾患；腹胀、暴泄、善呕等脾胃疾
患。本穴为十三鬼穴之一，统治一切癫狂病证。

2. 大都

【原文】溜于大都。（《灵枢·本输》）

【点评】大都为足太阴脾经之荥穴，在足趾第 1 跖趾
关节远端赤白肉际凹陷中。标准取穴时患者伸足，于足内

侧缘，当第 1 跖趾关节前下方赤白肉际凹陷处定穴。本穴处皮肤有腓浅神经足背内侧皮神经的内侧支分布。大都具有泄热止痛，健脾和中的作用。主治包括腹胀、腹痛、胃痛、食不化、呕逆、泄泻、便脓血、便秘等脾胃疾患；手足厥冷；热病无汗等病患。

3. 太白

【原文】注于太白。（《灵枢·本输》）

【点评】太白为足太阴脾经之输穴，亦为足太阴脾经之原穴，在第 1 跖趾关节近端赤白肉际凹陷中。标准取穴时患者正坐垂足，在第 1 跖骨小头后下方 1 寸处定穴。本穴处皮肤有腓浅神经的足背内侧皮神经的内侧支分布。太白具有健脾和胃，清热化湿的作用。主治包括胃痛、腹胀、腹痛、肠鸣、呕吐、泄泻、痢疾、便秘、疳证、饥不欲食、善噫、食不化等脾胃疾患；痿证、身重节痛等疾患。

4. 公孙

【原文】

（1）足太阴之别，名曰公孙。（《灵枢·经脉》）

（2）公孙本节后一寸。（《厘正按摩要术·脾经图注》）

（3）公孙穴：治小儿寒颤咬牙，掐之。（《厘正按摩要术》）

【点评】公孙为足太阴脾经之络穴，亦作为八脉交会穴与冲脉相通，在第 1 跖骨底的前下缘赤白肉际处。标准取穴时患者正坐垂足或仰卧，于足大趾内侧后方沿太白向后推至凹陷即是本穴。本穴处皮肤有腓浅神经的分支，足背两侧皮神经的内侧和隐神经双重分布。皮下组织内有血管网及少量的脂肪。公孙具有健脾胃，调冲任的作用。主治包括呕吐、呃逆、反胃、噎膈、腹痛、胃脘痛、食不化、肠鸣、泄泻、痢疾等胃肠疾患；烦心、失眠、发狂、妄言、嗜卧等神志病证；逆气里急、冲逆攻痛、气冲胸膈等冲脉病证。

5. 商丘

【原文】行于商丘。(《灵枢·本输》)

【点评】商丘为足太阴脾经之经穴，在内踝前下方，舟骨粗隆与内踝尖连线中点凹陷中。标准取穴时患者正坐垂足或仰卧，于内踝前缘直线与内踝下缘横线之交点处取穴。本穴处皮肤有股神经的皮支（隐神经）分布。皮下筋膜较疏松，除皮神经外，还有足静脉网及大隐静脉属支的起始部。商丘具有健脾化湿，通调肠胃的作用。主治包括呕吐、吞酸、肠鸣、泄泻、食不化、便秘、痢疾等胃肠疾患；黄疸；两足无力，足踝痛。

6. 三阴交

【原文】

(1) 湿痹不能行，三阴交主之。(《针灸甲乙经》)

(2) 按三阴交：三阴交在内踝踝尖上三寸，以右手大指按之，能通血脉、治惊风。(《厘正按摩要术》)

(3) 推三阴交。蘸汤，从上往下推之，治急惊；从下往上推之，治慢惊。(《厘正按摩要术·推法》)

(4) 小便淋漓法，炒盐不以多少热填满病人脐内是神阙穴也。却用小麦大艾炷灸七壮良验或灸三阴交穴。(《幼科类萃·卷之二十小便淋证门·灸法》)

【点评】三阴交在小腿内侧，内踝尖直上3寸，胫骨内侧缘后际。标准取穴时患者正坐或仰卧，内踝尖直上4横指处，胫骨内侧面后缘定穴。本穴处皮肤有隐神经分布。皮下组织内有隐神经和起于足背静脉网内侧的大隐静脉，神经和静脉并行。三阴交具有健脾胃，益肝肾，调经带的作用。主治包括脾胃虚弱、肠鸣腹胀、腹痛、泄泻、胃痛、呕吐、呃逆、痢疾、黄疸、霍乱、饮食不化等消化系疾患；月经不调、崩漏、赤白带下、经闭、癥瘕、难产、不孕、产后血晕、恶露不行等妇产科疾患；水肿、小便不利、遗尿、癃闭、阴挺、遗精、阳痿、阴茎痛、疝气、睾丸缩腹等泌尿生殖系统疾病；失眠、惊风、心悸等心系疾患；足痿、痹痛、脚气、下肢神经痛或瘫痪等下肢病证。

7. 漏谷

【原文】少腹胀急，小便不利，厥气上头巅，漏谷主之。(《针灸甲乙经》)

【点评】漏谷在小腿内侧，内踝尖直上6寸，胫骨内侧缘后际。标准取穴时患者正坐或仰卧，在小腿内侧做内踝尖与阴陵泉的连线，距内踝尖6寸处定穴。本穴处皮肤有隐神经分布。皮下组织内脂及组织增多，有隐神经和大隐静脉伴行经过。漏谷具有健脾和胃，利尿除湿的作用。主治包括脾胃虚弱、肠鸣腹胀、腹痛、泄泻、饮食不化等脾胃疾患；水肿、小便不利；遗精、阳痿、睾丸缩腹等泌尿生殖系统疾病；足痿、痹痛、脚气、下肢神经痛或瘫痪等下肢病证。

8. 地机

【原文】溏瘕，腹中痛，脏痹，地机主之。(《针灸甲乙经》)

【点评】地机为足太阴脾经之郄穴，在小腿内侧，阴陵泉直下3寸，胫骨内侧缘后际。标准取穴时患者正坐或仰卧，于阴陵泉直下3寸，胫骨内侧面后缘处取穴。本穴处皮肤有隐神经分布。地机具有健脾渗湿，调经止带的作用。主治包括痛经、崩漏、白带过多、月经不调等妇科病证；食欲不振、腹胀、腹痛、大便溏泄、痢疾等脾胃疾患；水肿、小便不利等水输布失常性疾患。

9. 阴陵泉

【原文】入于阴之陵泉。（《灵枢·本输》）

【点评】阴陵泉为为足太阴脾经之合穴，在小腿内侧，胫骨内侧髁下缘与胫骨内侧缘之间的凹陷中。标准取穴时患者正坐屈膝或仰卧，操作者用拇指沿胫骨内缘由下往上推，至拇指抵膝关节下方时，胫骨向内上弯曲的凹陷中定穴。本穴处皮肤有隐神经分布。大隐静脉正行于该穴的皮下。阴陵泉具有清利湿热，健脾理气，益肾调经，通经活络的作用。主治包括腹痛、腹胀、水肿、小便不利或失禁、遗尿、腹泻等脾不运化水湿的病证；膝痛、脚气、痿证等本经脉所过部位的疾患。

10. 血海

【原文】妇人漏下，若血闭不通，逆气胀，血海主之。（《针灸甲乙经》）

【点评】气海在股前区，髌骨内侧端上2寸，股内侧肌隆起处。标准取穴时患者正坐屈膝，于髌骨内上缘上2寸，当股内侧肌突起中点处取穴；或正坐屈膝，医生面对患者，用手掌按在患者膝盖骨上，掌心对准膝盖骨顶端，拇指向内侧，当拇指尖所到之处是穴。本穴处皮肤有股前皮神经分布。皮下筋膜内脂肪较厚，有隐神经行经。血海具有调经统血，健脾化湿的作用。主治包括崩漏、月经不调、痛经、白带过多、产后血晕、恶露不行、癥瘕等妇产科病证；湿疹、荨麻疹、丹毒、疥疮等血热性皮肤病；膝痛、股内侧痛、脚气、痿证等本经脉所过部位的疾患。

11. 箕门

【原文】箕门，在鱼腹上越两筋间，动脉应手。(《针灸甲乙经》)

【点评】箕门在股前区，髌骨内侧端与冲门的连线上1/3与下2/3的交点，长收肌和缝匠肌交角的动脉搏动处。标准取穴时患者正坐屈膝或仰卧，两腿微张开，于缝匠肌内侧缘，距血海上6寸处取穴。本穴处皮肤有股前皮神经分布，皮下组织的脂肪较厚，内有肌前皮神经、隐神经及其伴行的大隐静脉及该静脉与深静脉的交通支。大腿筋膜内侧与前面较外侧薄弱。箕门具有健脾渗湿，通利下焦的作用。主治包括小便不通、遗尿、五淋、阴囊湿疹、腹股沟肿痛等疾患。

12. 冲门

【原文】寒气腹满……冲门主之。(《针灸甲乙经》)

【点评】冲门在腹股沟斜纹中，髂外动脉搏动处的外侧。标准取穴时患者仰卧，先取曲骨穴，曲骨穴旁开3.5寸处定穴。本穴处皮肤有髂腹下神经分布。皮下筋膜分布脂肪层和膜性层。前者以脂肪组织为主，其厚薄因人而异；后者以纤维组织为主，在腹股沟韧带下方一横指附着于阔筋膜。两层之间有腹壁浅动脉和静脉、肋间动脉和静脉及皮神经经过。冲门具有健脾化湿，理气解痉的作用。

主治包括腹痛、霍乱吐泻、疝气、腹满积聚等下腹部病证；胎气上逆、赤白带过多、产后出血、恶露不行、女子癥瘕等妇产科病证。

13. 府舍

【原文】厥逆霍乱，府舍主之。(《针灸甲乙经》)

【点评】府舍在下腹部，脐中下 4.3 寸，前正中线旁开 4 寸。本穴处皮肤有髂腹下神经的前皮支分布。皮下组织内有旋髂浅动、静脉。府舍具有健脾理气，散结止痛的作用。主治包括腹痛、霍乱吐泻、疝气、腹满积聚等下腹部病证。

14. 腹结

【原文】腹屈，一名腹结，在大横下一寸三分，刺入七分，灸五壮。(《针灸甲乙经》)

【点评】腹结在下腹部，大横下 1.3 寸，前正中线旁开 4 寸。本穴处皮肤有第 10～12 肋间神经外侧支重叠分布。皮下筋膜分布为脂性层和膜性层。腹结具有健脾温中，宣通降逆的作用。主治包括绕脐腹痛、泄泻、疝气等疾患。

15. 大横

【原文】大风逆气，多寒善悲，大横主之。(《针灸甲乙经》)

【点评】大横在腹部，脐中旁开 4 寸。标准取穴时患者仰卧，先取脐中(神阙穴)，于脐中旁开 4 寸处取穴。本穴处皮肤有第 8～10 肋间神经的前皮支重叠分布。大横具有温中散寒，调理肠胃的作用。主治包括腹胀、腹痛、痢疾、泄泻、便秘等脾胃病证。

16. 腹哀

【原文】便脓血，寒中，食不化，腹中痛，腹哀主之。（《针灸甲乙经》）

【点评】腹哀在上腹部，脐中上 3 寸，前正中线旁开 4 寸。标准取穴时患者仰卧，于前正中线旁开 4 寸的垂线与脐中上 3 寸的水平线交汇点定穴。本穴处皮肤有第 8～10 肋间神经的前皮支重叠分布。皮下组织内有胸腹壁浅静脉及皮神经经过。腹哀具有健脾和胃，理气调肠的作用。主治包括绕脐痛、消化不良、便秘、痢疾等脾胃肠腑病证。

17. 食窦

【原文】食窦，在天溪下一寸六分陷者中。（《针灸甲乙经》）

【点评】食窦在胸部，第 5 肋间隙，前正中线旁开 6 寸。标准取穴时患者仰卧，于前正中线旁开 6 寸的垂线与第 5 肋间隙交汇点定穴。本穴处皮肤有第 4～6 肋间神经的外侧皮支分布。皮下筋膜疏松，内有皮神经及胸腹壁浅静脉经过。食窦具有宣肺平喘，健脾和中，利水消肿的作用。主治包括胸引背痛不得卧；腹胀、反胃等胃气失降性病证；小便不利、水肿等疾患。

18. 天溪

【原文】天溪，在胸乡下一寸六分陷者中。（《针灸甲乙经》）

【点评】天溪在胸部，第 4 肋间隙，前正中线旁开 6 寸。标准取穴时患者仰卧，于前正中线旁开 6 寸的垂线与第 4 肋间隙交汇点定穴。本穴处皮肤有第 3～5 肋间神经的外侧皮支分布。皮下筋膜疏松，内有皮神经及胸腹壁浅静脉经过。天溪具有宽胸理气，止咳通乳的作用。主治包括胸部疼痛、咳嗽、胸胁胀痛、胸引背痛不得卧；乳痈、乳汁少、肋间神经痛等疾患。

19. 胸乡

【原文】胸胁榰满，却引背痛，卧不得转侧，胸乡主之。（《针灸甲乙经》）

【点评】胸乡在胸部，第 3 肋间隙，前正中线旁开 6 寸。标准取穴时患者仰卧，于前正中线旁开 6 寸的垂线与第 3 肋间隙交汇点定穴。本穴处皮肤有第 2～4 肋间神经的外侧皮支分布。皮下筋膜内脂肪组织稍厚，有胸腹壁浅静脉经过。胸乡具有宣肺止咳，理气止痛的作用。主治包括胸胁胀痛、胸引背痛不得卧等疾患。

20. 周荣

【原文】周荣，在中府下一寸六分陷者中。（《针灸甲乙经》）

【点评】周荣在胸部，第 2 肋间隙，前正中线旁开 6 寸。标准取穴时患者仰卧，于前正中线旁开 6 寸的垂线与第 2 肋间隙交汇点定穴。本穴处皮肤有第 1～3 肋间神经的外侧支和锁骨上神经的分支分布。皮下筋膜较厚，富有脂肪组织。周荣具有宣肺平喘，理气化痰的作用。主治包括胸胁胀满、胁肋痛、咳嗽、气喘、食不下等。

21. 大包

【原文】脾之大络，名曰大包。（《灵枢·经脉》）

【点评】大包为脾之大络，在胸外侧区，第 6 肋间隙，在腋中线上。标准取穴时患者侧卧举臂，在第 6 肋间隙与腋中线的交点处。本穴处皮肤较薄，有第 5～7 肋间神经外侧支分布。皮下筋膜疏松，内有胸腹壁浅静脉。大包具有宽胸益脾，调理气血的作用。主治包括胸胁痛、气喘等胸肺疾患；全身疼痛；岔气；四肢无力等疾患。

五、手少阴心经

本经一侧 9 穴，左右两侧共 18 穴，1 穴分布在腋窝部，8 穴分布在上肢掌侧面的尺侧。首穴极泉，末穴中冲。本经腧穴主治心胸循环系统疾病和本经脉所经过部位的病证。

1. 极泉

【原文】极泉，在腋下筋间动脉入胸中。（《针灸甲乙经》）

【点评】极泉在腋区，腋窝中央，腋动脉搏动处。标准取穴时患者上臂外展位取穴，即屈肘，手掌按于后枕，于腋窝中部有动脉搏动处定穴。本穴处皮肤较厚，皮内汗腺发达，表面长有腋毛，有肋间臂神经和臂内侧皮神经双重分布。极泉具有宽胸理气，通经活络的作用。主治包括心痛、心悸等心疾；胁肋疼痛、肩臂疼痛等经脉所过部位的疾患；腋臭、瘰疬等疾患。

2. 青灵

【原文】青灵，穴在肘上三寸，伸肘举臂取之。（《太平圣惠方》）

【点评】青灵在臂前区，肘横纹上 3 寸，肱二头肌的内侧沟中。标准取穴时患者屈肘举臂，在极泉与少海连线的上 2/3 与下 1/3 交点处定穴。本穴处皮肤有臂内侧皮神经分布。皮下组织内除上述神经外，还有起自手背静脉网内侧的贵要静脉。青灵具有理气通络，宁心安神的作用。主治包括头痛、肩臂痛、胁痛。

3. 少海

【原文】手太阳根于少泽，溜于阳谷，注于小海。（《灵枢·根结》）

【点评】少海为手少阴心经之合穴，在肘前区，横平肘横纹，肱骨内上髁前缘。标准取穴时患者屈肘举臂，以手抱头，在肘内横纹内侧端与肱骨内上髁连线的中点处取穴。本穴处皮肤有前臂内侧皮神经分布。在皮下组织内有贵要静脉。少海具有理气通络，宁心安神的作用。主治包括心痛、癫狂、善笑、痫证等心神疾患；暴喑、肘臂挛痛、麻木等经脉所过部位的疾患。

4. 灵道

【原文】灵道者，金也，在掌后一寸五分。（《针灸甲乙经》）

【点评】灵道为手少阴心经之经穴，在前臂前区，腕掌侧远端横纹上 1.5 寸，尺侧腕屈肌腱的桡侧缘。标准取穴时患者仰掌，于尺侧腕屈肌腱桡侧缘，腕横纹上 1.5 寸处取穴。本穴处皮肤较薄，有前臂内侧皮神经分布。灵道具有宁心安神，活血通络的作用。主治包括心悸怔忡、心痛、悲恐善笑等心神疾患；暴喑、舌强不语、肘臂挛急、手麻木不仁等经脉所过部位的疾患。

5. 通里

【原文】手少阴之别，名曰通里。（《灵枢·经脉》）

【点评】通里为手少阴心经之络穴，在前臂前区，腕掌侧远端横纹上 1 寸，尺侧腕屈肌腱的桡侧缘。标准取穴时患者仰掌，于豌豆骨上缘桡侧直上 1 寸取穴。本穴处皮肤有前臂内侧皮神经分布。通里具有安神志，清虚热，通经，活络的作用。主治包括心痛、虚烦、善忘、不寐、惊悸、怔忡、脏躁、痴呆、癫狂、痫证、头痛、头昏等心神疾患；臂腕疼痛、咽喉肿痛、暴喑、舌强、舌疮、目眩等经脉所过部位的疾患；腕臂痛。

6. 阴郄

【原文】阴郄在掌后动脉。(《千金要方》)

【点评】阴郄为手少阴心经之郄穴，在前臂前区，腕掌侧远端横纹上 0.5 寸，尺侧腕屈肌腱的桡侧缘。标准取穴时患者仰掌，于豌豆骨上缘桡侧直上 0.5 寸，横平尺骨头的下缘取穴。本穴处皮肤较薄，有前臂内侧皮神经分布，在皮下筋膜内除皮神经外，尚有起于手背静脉尺侧部的贵要静脉。阴郄具有清心安神，固表开音的作用。主治包括心痛、心烦、惊悸、怔忡、头痛、眩晕、惊恐等心神疾患；咳嗽、衄血、盗汗、吐血、小儿骨蒸等胸肺疾患；腕痛等局部软组织疾患；急性舌肌麻痹等经脉所过部位的疾患。

7. 神门

【原文】神门者，土也。(《针灸甲乙经》)

【点评】神门为手少阴心经之输穴、原穴，在腕前区，腕掌侧远端横纹尺侧端，尺侧腕屈肌腱的桡侧缘。标准取穴时患者仰掌，于豌豆骨上缘桡侧凹陷中，在腕掌侧远端横纹上取穴。本穴处皮肤皱纹致密，形成腕远侧横纹，有前臂内侧皮神经和尺神经的掌皮支分布。神门具有宁心安神，通经活络的作用。主治包括心痛、心悸、怔忡、心烦、善忘、不寐、痴呆、癫狂、痫证、头痛、头昏等心神疾患；目眩、目黄、咽干、失音、手臂疼痛、麻木等经脉所过部位的疾患；高血压；胸胁痛。

8. 少府

【原文】少府者，火也，在小指本节后陷者。(《针灸甲乙经》)

【点评】少府为手少阴心经之荥穴，在手掌，横平第 5 掌指关节近端，第 4、5 掌骨指间。标准取穴时患者握拳，小指尖所指处是穴，横平劳宫。本穴处手掌皮肤厚而坚韧，尺侧有尺神经的掌皮支分布。皮下组织致密，内含脂肪组织，并被由掌腱膜浅层发出的纤维束连向皮肤而分隔。少府具有清心泻火，理气活络的作用。主治包括心悸、胸痛、善笑、悲恐、善惊等心神疾患；阴痒、阴挺、阴痛等前阴疾患；掌中热、小手指拘挛、臂神经痛等本经所过部位的疾患；痈疡等疾患。

9. 少冲

【原文】心出少冲。(《针灸甲乙经》)

【点评】少冲为手少阴心经之井穴，在手指，小指末节桡侧，指甲根角侧上方 0.1 寸。标准取穴时患者微握拳，掌心向下，小指上翘，沿小手指爪甲桡侧画一直线与爪甲基底缘水平线相交，交点处定穴。本穴处皮肤较薄，有尺神经的指背支分布。皮下筋膜较致密，有少量的纤维束连于皮肤的真皮层和指骨的骨膜。少冲具有清热息风，醒神开窍，理血通经的作用。主治包括心痛、心悸、癫狂、昏迷、悲恐善惊、喜怒无常等心神疾患；肘臂肿痛、手挛不伸、手掌热、目黄、口中热、咽痛等经脉所过部位的疾患；热病；胸肋痛。

六、手太阳小肠经

本经一侧 19 穴，左右两侧共 38 穴，4 穴分布在头颈部，7 穴分布在肩背部，8 穴分布在上肢外侧面的后缘。首穴少泽，末穴听宫。本经腧穴主治小肠、心胸、咽喉、颈、面、五官疾病和本经脉所经过部位的病证。

1. 少泽

【原文】手太阳小肠者，上合手太阳，出于少泽。（《灵枢·本输》）

【点评】少泽为手太阳小肠经之井穴，在手指，小指末节尺侧，指甲根角侧上方 0.1 寸。标准取穴时患者微握拳，掌心向下，伸直小指，于小指爪甲尺侧缘与基底部各作一线，两线相交处定穴。本穴处皮肤有指掌侧固有神经的指背支分布。少泽具有清热通乳，散瘀利窍的作用。主治包括乳痈、乳汁少等乳疾；昏迷、热病等急症、热证；头痛、目翳、耳聋、喉痹、舌强不语等头面疾患。

2. 前谷

【原文】手太阳小肠者，上合手太阳……溜于前谷。（《灵枢·本输》）

【点评】前谷为手太阳小肠经之荥穴，在手指，第 5 掌指关节尺侧远端赤白肉际凹陷中，即半握拳，第 5 掌指横纹尺侧端。标准取穴时患者微握拳，于第 5 掌指关节前缘赤白肉际处定穴。本穴处皮肤有尺神经的指背神经和指掌侧固有神经分布。前谷具有疏风散热，清头明目，通经活络的作用。主治包括热病汗不出、寒热、疟疾等外感疾患；目痛泣出、目中白翳、耳鸣、鼻塞不利、鼻衄、颊肿、咽肿喉痹等头面五官疾患；头项急痛、颈项不得回顾、臂痛不得举等本经脉所过部位的疾患；妇人产后无乳、乳痈等疾患。

3. 后溪

【原文】肾水小指与后溪，推上为清下补之，小便闭赤清之妙，肾虚便少补为宜（小指正面属肾水）。（《幼科铁镜》）

【点评】后溪为手太阳小肠经之输穴，亦作为八脉交会穴与督脉相通，在手内侧，第 5 掌指关节尺侧近端赤白肉际凹陷中。标准取穴时患者半握拳，掌远侧横纹（尺侧）赤白肉际处定穴。本穴处皮肤有尺神经手背支和手掌支双重分布。皮下组织内除皮神经外，还有手背静脉网的尺侧部。后溪具有清头明目，安神定志，通经活络的作用。主治包括热病汗不出、寒热、疟疾、黄疸等疾患；目痛泣出、目中白翳、目赤、目眩、耳鸣、耳聋、鼻塞不利、鼻衄、颊肿、咽肿喉痹等头面五官疾患；癫狂痫、脏躁、失眠、中风等神经系统疾患。

4. 腕骨

【原文】六腑，推之止热泻赤痢，在掌右曲泽上退下腕骨至。亦治潮热惊。（《小儿推拿直录·手掌诸穴治法》）

【点评】腕骨为手太阳小肠经之原穴，在腕区，第 5 掌骨底与三角骨指间的赤白肉际凹陷中。标准取穴时患者微握拳，掌心向前，在第 5 掌骨尺侧后下方定穴，或由后溪向上沿掌骨直推至一突起，于两骨之间凹陷中定穴。本穴处皮肤为手背和手掌皮肤移行处，有尺神经的手背支和掌支双重分布。腕骨具有利湿退黄，通窍活络，增液消渴的作用。主治包括手指拘挛，头项强痛；目翳；黄疸；热病；疟疾。

5. 阳谷

【原文】行于阳谷。(《灵枢·本输》)

【点评】阳谷为手太阳小肠经之经穴，在腕后区，尺骨茎突与三角骨指间的凹陷中。标准取穴时患者俯掌，由腕骨穴直上，相隔一骨（三角骨）与尺骨茎突指间的凹陷中定穴。本穴处皮肤有尺神经手背支和前臂内侧皮神经分布。阳谷具有清心明目，镇惊聪耳的作用。主治包括汗不出、寒热等外感热病；头痛、耳鸣、耳聋、目痛、目眩、龋齿痛、舌强等头面五官疾患；癫狂痫等神志疾患；肩痛不举、臂腕外侧痛、胸胁痛等本经脉所过部位的疾患。

6. 养老

【原文】养老，手太阳郄，在手踝骨上一空，腕后一寸陷者中。(《针灸甲乙经》)

【点评】养老为手太阳小肠经之郄穴，在前臂后区，腕背横纹上1寸，尺骨头桡侧凹陷中。标准取穴时患者掌心向下，用一手指按在尺骨头的最高点上，然后手掌旋后，在手指滑入的骨缝中。本穴处皮肤有前臂后皮神经分布。皮下组织内除皮神经外，还有贵要静脉和头静脉的起始部行经。养老具有明目清热，舒筋活络的作用。主治包括视物不明、青盲内障等目疾；肩臂酸痛、手臂痛、头痛、面痛等本经脉所过部位的疾患；急性腰痛、急性腰扭伤、半身不遂。

7. 支正

【原文】手太阳之别，名曰支正。（《灵枢·经脉》）

【点评】支正为手太阳小肠经之络穴，在前臂后区，腕背侧远端横纹上 5 寸，尺骨尺侧与尺侧腕屈肌指间。标准取穴时患者屈肘俯掌，于阳谷与小海连线中点下 1 寸处定穴。本穴处皮肤有前臂内侧皮神经分布。皮下组织内除上述神经外，还有贵要静脉行经。支正具有清热解毒，安神定志，通经活络的作用。主治包括头痛、寒热等外感疾患；癫狂痫、惊恐、悲忧、好笑善忘等神志疾患；肘挛、手指痛、项强等本经脉所过部位的疾患；疣证。

8. 小海

【原文】入于小海。（《灵枢·本输》）

【点评】小海为手太阳小肠经之合穴，在肘后区，尺骨鹰嘴与肱骨内上髁之间凹陷中。标准取穴时患者屈肘抬臂，与肘窝横纹平齐之尺骨鹰嘴与肱骨内上髁之间。用手指弹敲该部分时有电麻感直达小指。本穴处皮肤有前臂内侧皮神经和臂内侧皮神经双重分布。皮下筋膜疏松，内有少量脂肪，以保护深部经过的神经。小海具有清热祛风，宁神定志的作用。主治包括恶寒、头痛等外感疾患；耳聋、目黄、齿龈肿、齿龈炎等五官疾患；癫、狂、痫等神志疾患；肘臂疼痛。

9. 肩贞

【原文】脏俞五十穴……肩贞二穴。（《素问·气穴论》）

【点评】肩贞在肩胛区，肩关节后下方，腋后纹头直上 1 寸。标准取穴时患者臂内收时，腋后纹头直上 1 寸，三角肌后缘取穴。本穴处皮肤有腋神经的下支臂上外侧皮神经分布。皮下组织内富有脂肪。肩贞具有清热止痛，通络聪耳的作用。主治包括肩胛痛、手臂麻痛、缺盆痛；瘰疬。

10. 臑俞

【原文】臑俞，在肩髎后大骨下，胛上廉陷者中。手足太阳、阳维、跷脉之会，举臂取之。（《针灸甲乙经》）

【点评】臑俞在肩胛区，腋后纹头直上，肩胛冈下缘凹陷中。标准取穴时患者正坐垂肩，上臂内收，用手指从腋后纹头肩贞穴直上推肩胛冈下缘下定穴。本穴处皮肤有腋神经上支（皮神经）分布。臑俞具有舒筋活络，消肿化痰的作用。主治包括肩臂酸痛无力，肩肿，瘰疬等疾患。

11. 天宗

【原文】天宗在秉风后，大骨下陷者中。（《针灸甲乙经》）

【点评】天宗在肩胛区，肩胛冈中点与肩胛骨下角连线上 1/3 与下 2/3 交点凹陷中。标准取穴时患者前倾坐位或俯卧位，在冈下缘与肩胛骨下角的等分线上，当上、中 1/3 交点处；或肩胛冈下缘与肩胛骨下角连一直线，与第 4 胸椎棘突下间平齐处，与臑俞、肩贞成三角形处定穴。本穴处皮肤有第 3~5 胸神经后支的外侧皮神经重叠分布。天宗具有通经活络，理气消肿的作用。主治包括肩胛疼痛、肩背部损伤等局部病证；气喘等疾患。

12. 秉风

【原文】秉风，夹天髎，在外肩上小髃骨后，举臂有空，手阳明太阳、手足少阳之会，举臂取之。（《针灸甲乙经》）

【点评】秉风在肩胛区，肩胛冈中点上方冈上窝中。标准取穴时患者前倾坐位或俯卧位，于肩胛冈上窝中央约肩胛冈中点上缘上 1 寸处取穴，与臑俞、天宗成三角形处定穴。本穴处皮肤较厚，有第 1～3 胸神经后支重叠分布。秉风具有疏风活络，止咳化痰的作用。主治包括肩胛疼痛不举、上肢酸麻等肩胛及上肢病证。

13．曲垣

【原文】曲垣，在肩中央曲甲陷者中，按之动脉应手。（《针灸甲乙经》）

【点评】曲垣在肩胛区，肩胛冈内侧端上缘凹陷中。标准取穴时患者前倾坐位或俯卧位，于臑俞与第 2 胸椎棘突连线的中点处定穴。本穴处皮肤有第 1～3 胸神经后支的外侧支重叠分布。曲垣具有舒筋活络，散风止痛的作用。主治包括肩胛拘挛疼痛、肩胛疼痛不举、上肢酸麻等局部病证。

14．肩外俞

【原文】肩外俞在肩胛上廉，去脊三寸陷者中。（《针灸甲乙经》）

【点评】肩外俞在脊柱区，第 1 胸椎棘突下，后正中线旁开 3 寸。标准取穴时患者前倾坐位或俯卧位，肩胛骨脊柱缘的垂线与第 1 胸椎棘突下对水平线相交处定穴。本穴处皮肤较厚，由第 8 颈神经和第 1、2 胸神经后支的外侧支重叠分布。肩外俞具有舒筋活络，散风止痛的作用。主治包括肩背酸痛、颈项强急、上肢冷痛等。

15．肩中俞

【原文】肩中俞，在肩胛内廉，去脊二寸陷者中。

（《针灸甲乙经》）

【点评】肩中俞在脊柱区，第 7 颈椎棘突下，后正中线旁开 2 寸。标准取穴时患者前倾坐位或俯卧位，在第 7 颈椎棘突下，肩胛骨上角的内侧取穴，即大椎旁开 2 寸处定穴。本穴处皮肤有第 8 颈神经和第 1、2 胸神经后支的外侧支分布。肩中俞具有宣肺解表，活络止痛的作用。主治包括咳嗽、气喘、唾血；肩背酸痛、颈项强急、上肢冷痛等局部病证。

16. 天窗

【原文】三次脉手太阳也，名曰天窗。（《灵枢·本输》）

【点评】天窗在颈部，横平喉结，胸锁乳突肌的后缘。标准取穴时患者头转向对侧以显露胸锁乳突肌，抗阻力转动时则肌肉显露更明显。于胸锁乳突肌后缘处取穴，平甲状软骨与舌骨肌之间的廉泉穴。本穴处皮肤有第 8 颈神经和第 1、2 胸神经后支的外侧支分布。天窗具有利咽聪耳，祛风定志的作用。主治包括耳聋、耳鸣、咽喉肿痛、暴喑等五官病证；颈项强急等疾患。

17. 天容

【原文】四次脉足少阳也，名曰天容。（《灵枢·本输》）

【点评】天容在颈部，下颌角后方，胸锁乳突肌的前缘凹陷中。标准取穴时患者头转向对侧以显露胸锁乳突肌，抗阻力转动时则肌肉显露更明显。平下颌角，在胸锁乳突肌停止部前缘，二腹肌后腹的下缘处定穴。本穴处皮肤有耳大神经分布。皮下组织内有面神经颈支支配的颈阔肌。天容具有聪耳利咽，清热降逆的作用。主治包括咽喉肿痛、耳鸣、耳聋、颊肿等五官病证；头项痛肿、咽中如梗、瘿气、呕逆等局部病证。

18. 颧髎

【原文】颧髎，一名兑骨。在面顺下廉陷者中，手少阳太阳之会。(《针灸甲乙经》)

【点评】颧髎在面部，颧骨下缘，目外眦直下凹陷中。标准取穴时患者正坐或仰卧位，于颧骨下缘平线与目外眦角垂线之交点处定穴，约与迎香同高。本穴处皮肤有上颌神经的眶下神经分布。皮下组织内的筋膜疏松，以纤维束连于真皮和肌质，其间有面横动、静脉经过。颧髎具有清热消肿，祛风通络的作用。主治包括颊肿、面赤、目黄、眼睑𬌗动、口眼㖞斜、龈肿齿痛、面肌痉挛、面瘫、三叉神经痛等面部疾患。

19. 听宫

【原文】刺此者，必于日中，刺其听宫，中其眸子，声闻于耳，此其腧也。(《灵枢·刺节真邪》)

【点评】听宫在面部，耳屏正中与下颌骨髁突之间的凹陷中。标准取穴时患者微张口，耳屏正中前缘凹陷中即为该穴，在耳门与听会之间。本穴处皮肤薄，有下颌神经的耳颞神经分布。皮下组织内除耳颞神经外，还有颞浅动、静脉。听宫具有宣开耳窍，宁神定志的作用。主治包括耳鸣、耳聋、聤耳等耳疾及齿痛等疾患。

七、足太阳膀胱经

本经一侧 67 穴，左右两侧共 134 穴，49 穴分布在头面部、颈部、背腰部，18 穴分布在下肢后面的正中线和足的外侧部。首穴睛明，末穴至阴。本经腧穴主治泌尿系统、生殖系统、消化系统、循环系统、呼吸系统疾病和本经脉所经过部位的病证。

1. 睛明

【原文】睛明……在目内眦外。(《针灸甲乙经》)

【点评】睛明在面部，目内眦内上方眶内侧壁凹陷中。标准取穴时患者闭目，在目内眦内上方0.1寸的凹陷中定穴。本穴处皮肤有三叉神经眼支的滑车上神经分布，皮下组织内血管有内眦动、静脉的分支或属支。睛明具有明目退翳，祛风清热的作用。主治包括目赤肿痛、迎风流泪、内眦痒痛、胬肉攀睛、目翳、目视不明、近视、夜盲、色盲等目疾；急性腰扭伤、坐骨神经痛；心悸、怔忡。

2. 攒竹

【原文】风头痛，鼻鼽衄，眉头痛……目系急，瘛疭，攒竹主之。(《针灸甲乙经》)

【点评】攒竹在面部，眉头凹陷中，额切迹处。标准取穴时患者直视，沿睛明直上至眉头边缘可触及一凹陷，即穴处。本穴处皮肤有额神经的滑车上神经分布，皮下组织内含有眶上动、静脉的分支。攒竹具有清热散风，活络明目的作用。主治包括头痛、眉棱骨痛、眼睑𥆧动、口眼㖞斜等神经系统疾病；眼睑𥆧动、目赤肿痛、迎风流泪、近视、目视不明等五官科系统疾病；腰背肌扭伤；膈肌痉挛；呃逆。

3. 眉冲

【原文】寸口脉紧，若头痛骨肉痛，是伤寒……针眉冲、颞颥，摩治伤寒膏。(《脉经》)

【点评】眉冲在头部，额切迹直上入发际0.5寸，位于神庭与曲差中间。标准取穴时患者取正坐仰靠或仰卧位，于神庭穴水平线与攒竹穴垂线之交点处取穴。本穴处皮肤厚而致密，有丰富的血管及淋巴管，其分布有额神经的滑车上神经。皮下筋膜内含有脂肪和粗大而垂直的纤维束，连于皮肤与帽状腱膜之间。眉冲具有明目安神，祛风通络的作用。主治包括眩晕、痫证、头痛、鼻塞、鼻衄、目视不明等病证。

4. 曲差

【原文】头痛身热，鼻窒，喘息不利，烦满汗不出，曲差主之。（《针灸甲乙经》）

【点评】曲差在头部，前发际正中直上 0.5 寸，旁开 1.5 寸。标准取穴时患者取正坐仰靠或仰卧位，于神庭与头维连线的内 1/3 与外 2/3 的交点处取穴。本穴处皮肤有额神经的眶上神经和滑车上神经分布。皮下筋膜由脂肪和纤维束组成，内含丰富的血管及神经末梢。曲差具有清头明目，通窍安神的作用。主治包括头痛、身热、鼻塞、鼻衄、目痛、目视不明等头面疾患。

5. 五处

【原文】痉，脊强反折，瘛疭，头重，五处主之。（《针灸甲乙经》）

【点评】五处在头部，前发际正中直上 1 寸，旁开 1.5 寸。标准取穴时患者正坐仰靠，先取曲差，于其直上 0.5 寸处定穴。本穴处皮肤有额神经的眶上神经和滑车上神经分布。五处具有清头明目，泄热熄风的作用。主治包括癫痫；小儿惊风；头痛、目眩、目视不明等病证。

6. 承光

【原文】承光，在五处后二寸，足太阳脉气所发，刺入三分。（《针灸甲乙经》）

【点评】承光在头部，前发际正中直上 2.5 寸，旁开 1.5 寸。标准取穴时患者正坐或仰卧位，先取曲差，于其后 2 寸处定穴。本穴处皮肤有额神经的眶上神经分布。皮下筋膜致密，由脂肪和纤维束组成。承光具有清热散风，明目通窍的作用。主治包括头痛、鼻塞多涕，热症无汗，目痛，目眩，目视不明等病证。

7. 通天

【原文】头项痛重，暂起僵仆，鼻窒鼽衄，喘息不得通，通天主之。（《针灸甲乙经》）

【点评】通天在头部，前发际正中直上 4 寸，旁开 1.5 寸。标准取穴时患者正坐仰靠位，先取曲差，于其后 4 寸处取穴；或先取百会，在百会穴旁开 1.5 寸，再向前 1 寸处取穴。本穴处皮肤有眶上神经分布。通天具有宣肺利鼻，散风清热的作用。主治包括头痛、眩晕；鼻塞多清涕、鼻衄、鼻渊等鼻部病证。

8. 络却

【原文】癫疾僵仆，目妄见，恍惚不乐，狂走瘈疭，络却主之。（《针灸甲乙经》）

【点评】络却在头部，前发际正中直上 5.5 寸，旁开 1.5 寸。标准取穴时患者正坐或仰卧位，先取百会，在百会穴旁开 1.5 寸，再向后 0.5 寸处定穴。本穴处皮肤厚而致密，有耳大神经、耳颞神经和枕大神经重叠分布。皮下筋膜由脂肪和纤维束组成。该层有与神经伴行的耳后动静脉、颞浅动静脉的顶支和枕动静脉等。络却具有的祛风清热，明目通窍作用。主治包括口㖞、眩晕、癫狂、痫证、鼻塞、目视不明、项肿、瘿瘤、耳鸣等病证。

9. 玉枕

【原文】头眩目痛，头半寒，玉枕主之。(《针灸甲乙经》)

【点评】玉枕在头部，横平枕外隆凸上缘，后发际正中旁开 1.3 寸。即斜方肌外侧缘直上与枕外隆凸上缘水平线的交点。标准取穴时患者正坐或俯卧位，先取枕外粗隆上缘凹陷处的脑户穴，当脑户旁开 1.3 寸处是穴。本穴处皮肤有枕大神经、枕小神经和耳大神经重叠分布。皮下筋膜由脂肪和纤维束组成，纤维束之间有随神经走行而分布的枕动静脉、耳后动静脉的分支。玉枕具有开窍明目，通经活络的作用。主治包括头痛、恶风寒、鼻塞、目痛，近视等病证。

10. 天柱

【原文】六次脉足太阳也，名曰天柱。(《灵枢·本输》)

【点评】天柱在颈后区，横平第 2 颈椎棘突上际，斜方肌外缘凹陷中。标准取穴时患者正坐低头或俯卧位，先取哑门，再旁开 1.3 寸，当斜方肌外侧取之。本穴处皮肤厚而坚韧，有枕下神经皮支分布。皮下筋膜致密，富有脂肪，有纤维束连于皮肤与项筋膜。天柱具有的强筋骨，安神志，清头目作用。主治包括后头痛、项强、鼻塞、不闻香臭，目赤肿痛、咽痛等热病，肩背痛，癫狂、痫等病证。

11. 大杼

【原文】取之于其天府、大杼三痏，又刺中膂以去其

热，补足手太阴以去其汗。(《灵枢·刺节真邪》)

【点评】大杼为八会穴之骨会，在脊柱区，第 1 胸椎棘突下，后正中线旁开 1.5 寸。标准取穴时患者正坐低头或俯卧位，于第 1 胸椎棘突下，先取陶道穴，旁开 1.5 寸处是穴。本穴处皮肤有第 1 颈神经和第 1、2 胸神经后支的侧支分布。皮下筋膜致密，由脂肪及纤维束组成。大杼具有清热散风，强健筋骨的作用。主治包括颈项强、肩背痛、腰背强痛、骨髓冷痛等项背疾患；伤风不解、咳嗽气急、喘息、胸胁支满等胸肺疾患；喉痹、鼻塞、头痛、目眩等头面疾患；中风、癫痫、虚劳等病证。

12. 风门

【原文】风眩头痛，鼻不利，时嚏，清涕自出，风门主之。(《针灸甲乙经》)

【点评】风门在脊柱区，第 2 胸椎棘突下，后正中线旁开 1.5 寸。标准取穴时患者俯卧位，先取身柱，向上一个棘突，旁开 1.5 寸定穴。本穴处皮肤有第 1～3 胸神经后支的内侧支分布。风门具有益气固表，祛风解表，泄胸中热的作用。主治包括外感；伤风咳嗽，发热头痛，鼻流清涕，鼻塞，咳嗽气喘等肺部病证；颈项强痛，胸背疼痛，发背痈疽等项背部疾患；其它病证如呕吐，黄疸，水肿，角弓反张。

13. 肺俞

【原文】

(1) 肺俞在三焦之傍。(《灵枢·背俞》)

(2) 推肺俞。肺俞在第三椎下两旁相去脊各一寸五分，对乳引绳取之。须蘸葱姜汤，左旋推属补，右旋推属

泄。但补泄需分四六数用之，治风寒。（《厘正按摩要术·推法》）

【点评】肺俞为肺之背俞穴，在脊柱区，第 3 胸椎棘突下，后正中线旁开 1.5 寸。标准取穴时患者取俯卧位，于第 3 胸椎棘突下取身柱，旁开 1.5 寸处取穴。本穴处皮肤有第 2～4 胸神经后支的内侧支重叠分布。肺俞具有清热解表，宣理肺气的作用。主治包括咳嗽上气、胸满喘逆、咳血、喉痹、自汗、盗汗、骨蒸潮热、胸闷心悸等胸肺疾患；背偻如龟、脊背疼痛等背部疾患；皮肤瘙痒症、荨麻疹、痤疮等皮肤病；眩晕、呕吐、黄疸、癫狂、肉痛皮痒等病证。

14. 厥阴俞

【原文】胸中膈气，聚痛好吐，灸厥阴俞随年壮。（《千金要方》）

【点评】厥阴俞为心之背俞穴，在脊柱区，第 4 胸椎棘突下，后正中线旁开 1.5 寸。标准取穴时患者取俯卧位，先取身柱，向下一个棘突，旁开 1.5 寸定穴。本穴处皮肤有第 3～5 胸神经后支重叠分布。厥阴俞具有活血理气，清心宁志的作用。主治包括心痛、心悸、胸闷等心部疾患；胸胁满痛、咳嗽等肺胸疾患；逆气呕吐、肩胛酸痛等病证。

15. 心俞

【原文】心俞在五焦之傍。（《灵枢·背俞》）

【点评】心俞在脊柱区，第 5 胸椎棘突下，后正中线旁开 1.5 寸。标准取穴时患者取俯卧位，于第 5 胸椎棘突下取神道穴，其旁开 1.5 寸处定穴。本穴处皮肤有第 4～6

胸神经后支的内侧支重叠分布。心俞具有调气血，通心络，宁心神的作用。主治包括胸引背痛、心痛、心悸、心烦胸闷等心部疾患；癫狂、痫证、失眠、健忘等神志疾患；梦遗、盗汗、溲浊；气喘、咳嗽、咯血；呕吐不食、噎膈；肩背痛、痈疽发背等病证。

16．督俞

【原文】督俞二穴，在第六椎下两旁，相去同身寸一寸半是穴。（《太平圣惠方》）

【点评】督俞在脊柱区，第 6 胸椎棘突下，后正中线旁开 1.5 寸。标准取穴时患者取俯卧位，于第 6 胸椎棘突下取灵台穴，其旁开 1.5 寸处定穴。本穴处皮肤有第5～7胸神经后支的内侧支重叠分布。督俞具有理气活血，强心通脉的作用。主治包括心痛、胸闷、寒热、气喘，腹痛、腹胀、肠鸣、呃逆等肠胃症状。

17．膈俞

【原文】膈俞在七焦之傍。（《灵枢·背俞》）

【点评】膈俞为八会穴之血会，在脊柱区，第 7 胸椎棘突下，后正中线旁开 1.5 寸。标准取穴时患者俯卧位，于第 7 胸椎棘突下取至阳穴，其旁开 1.5 寸定穴，约与肩胛下角相平。本穴处皮肤有第6～8胸神经后支的内侧支重叠分布。膈俞具有理气降逆，活血通脉的作用。主治包括呕吐、呃逆、气喘、吐血等上逆之证；贫血；瘾疹，皮肤瘙痒；潮热，盗汗；血瘀诸证。

18．肝俞

【原文】肝俞在九焦之傍。（《灵枢·背俞》）

【点评】肝俞为肝之背俞穴，在脊柱区，第 9 胸椎棘突下，后正中线旁开1.5寸。标准取穴时患者俯伏或俯卧位，于第九胸椎棘突下筋缩穴旁开1.5寸处定穴。本穴处皮肤有第8～10胸神经后支外侧支分布。肝俞具有疏肝理气，利胆解郁的作用。主治包括脘腹胀满、胸胁支满、黄疸结胸、吞酸吐食、饮食不化、心腹积聚痞等肝胆疾患；癫狂、痫证等神志疾患；目赤痛痒、胬肉攀睛、目生白翳、多眵、雀目、青盲、目视不明等眼病；咳血、吐血、鼻衄等血证；颈项强痛、腰背痛、寒疝等经筋病；月经不调、闭经、痛经等妇科病证。

19. 胆俞

【原文】胆俞在背第十椎。（《脉经》）

【点评】胆俞为胆之背俞穴，在脊柱区，第10胸椎棘突下，后正中线旁开1.5寸。标准取穴时患者俯伏或俯卧位，于第10胸椎棘突下中枢穴旁开1.5寸处定穴。本穴处皮肤有第9～11胸神经后支外侧支分布。胆俞具有疏肝利胆，养阴清热，和胃降逆的作用。主治包括脘腹胀满、饮食不下、呕吐胆汁、口苦、目黄、反胃、噎膈、黄疸等肝胆胃疾患；胸胁疼痛、腋下肿痛等胸胁疾患；肺痨、潮热、头痛振寒、惊悸不寐等病证。

20. 脾俞

【原文】脾俞在十一椎之傍。（《灵枢·背俞》）

【点评】脾俞为脾之背俞穴，在脊柱区，第11胸椎棘突下，后正中线旁开1.5寸。标准取穴时患者俯卧位，于第11胸椎棘突下脊中穴旁开1.5寸处定穴。本穴处皮肤有第10～12胸神经后支的外侧支分布。脾俞具有健脾和胃益气的作用。主治包括腹胀、纳呆、呕吐、泄泻、痢疾、完谷不化、噎膈、胃痛等脾胃肠腑疾患；吐血、便血、尿血等血证；黄疸、水肿、羸瘦、痃癖积聚、四肢不收、遗精、白浊、喘息、腰背痛等病证。

21. 胃俞

【原文】胃俞在背第十二椎。（《脉经》）

【点评】胃俞为胃之背俞穴，在脊柱区，第 12 胸椎棘突下，后正中线旁开 1.5 寸。标准取穴时患者俯卧位，于第 12 胸椎棘突下，旁开 1.5 寸处。本穴处皮肤有第 11、12 胸神经和第 1 腰神经后支的外侧支分布。胃俞具有和胃健脾，消食利湿的作用。主治包括胃脘痛、反胃、呕吐、肠鸣、完谷不化、噎膈、泄泻、痢疾、小儿疳积等脾胃肠腑疾患；腰脊挛痛；痿证；咳嗽；经闭；痈疽等病证。

22. 三焦俞

【原文】头痛，食不下，肠鸣胪胀欲，时呕泄，三焦俞主之。（《针灸甲乙经》）

【点评】三焦俞为三焦之背俞穴，在脊柱区，第 1 腰椎棘突下，后正中线旁开 1.5 寸。标准取穴时患者俯卧位，先定第 12 胸椎棘突，下数第 1 个棘突即第 1 腰椎棘突。于第 1 腰椎棘突下悬枢穴旁开 1.5 寸处取穴。本穴处皮肤有第 12 胸神经和第 1、2 腰神经后支的外侧支分布。三焦俞具有调三焦，利水道，益元气，强腰膝的作用。主治包括水肿、小便不利、遗尿、腹水等三焦气化不利病证；呕吐呃逆、完谷不化、肠鸣泄泻、黄疸等脾胃疾患；头痛目眩、腰脊强痛、肩背拘急、妇人瘕聚、遗精等病证。

23. 肾俞

【原文】肾俞在十四椎之傍。(《灵枢·背俞》)

【点评】肾俞为肾之背俞穴，在脊柱区，第 2 腰椎棘突下，后正中线旁开 1.5 寸。标准取穴时患者俯卧位，先定第 12 胸椎棘突，下数第 2 个棘突即第 2 腰椎棘突，取与脐相对的命门穴，再于命门旁 1.5 寸处取穴。本穴处皮肤有第 1~3 腰神经后支分布。肾俞具有益肾强腰，壮阳利水，明目聪耳的作用。主治包括头晕、耳鸣、耳聋、腰酸痛等肾系病证；遗尿、遗精、阳痿、早泄等生殖泌尿系疾患；月经不调、带下、不孕等妇科病证。

24. 气海俞

【原文】气海俞二穴，在第十五椎下两旁。(《太平圣惠方》)

【点评】气海俞在脊柱区，第 3 腰椎棘突下，后正中线旁开 1.5 寸。标准取穴时患者取俯卧位，先取命门，于命门下一个棘突旁开 1.5 寸处定穴。本穴处皮肤有第 2~4 腰神经后支分布。气海俞具有补肾壮阳，行气活血的作用。主治包括肠鸣腹胀、痛经、痔漏、腰痛、腿膝不利等病证。

25. 大肠俞

【原文】大肠俞在背第十六椎。(《脉经》)

【点评】大肠俞为大肠之背俞穴，在脊柱区，第 4 腰椎棘突下，后正中线旁开 1.5 寸。标准取穴时患者俯卧位，先取两髂嵴最高点连线，第 4 腰椎棘突下间的腰阳关穴，再从腰阳关旁开 1.5 寸处定穴。本穴处皮肤有第 3~5 腰神经后支重叠分布。大肠俞具有疏调肠胃，理气化滞的作用。主治包括腹痛、腹胀、泄泻、肠鸣、便秘、痢疾等胃肠病证及腰脊强痛。

26. 关元俞

【原文】关元俞二穴，在第十七椎下两旁。(《太平圣惠方》)

【点评】关元俞在脊柱区，第 5 腰椎棘突下，后正中线旁开 1.5 寸。标准取穴时患者俯卧位，先取腰阳关穴，再向下一个棘突，于第 5 腰椎棘突下旁开 1.5 寸处定穴。本穴处皮肤有第 4、5 腰神经和第 1 骶神经后支重叠分布。关元俞具有培元固本，调理下焦的作用。主治包括腹胀、泄泻、小便不利、遗尿、腰痛等病证。

27. 小肠俞

【原文】小肠俞在背第十八椎。(《脉经》)

【点评】小肠俞为小肠之背俞穴，在骶区，横平第 1 骶后孔，骶正中嵴旁开 1.5 寸。横平上髎。标准取穴时患者俯卧位，于第 1 骶椎棘突下，后正中线旁开 1.5 寸处定穴。本穴处皮肤有第 5 腰神经和第 1、2 骶神经外支的后侧支重叠分布。小肠俞具有清热利湿，通调二便的作用。主治包括痢疾、泄泻、疝气、痔疾等肠道疾患；遗精、遗尿、尿血、小便赤涩、白带、小腹胀痛等泌尿生殖疾患；腰腿痛、骶髂关节炎等病证。

28. 膀胱俞

【原文】膀胱俞在第十九椎。(《脉经》)

【点评】膀胱俞为膀胱之背俞穴，在骶区，横平第 2 骶后孔，骶正中嵴旁开 1.5 寸。横平次髎。标准取穴时患者俯卧位，于第 2 骶椎棘突下，后正中线旁开 1.5 寸处定穴。本穴处皮肤有第1~3骶神经后支的外侧支分布。膀胱俞具有清热利尿，培补下元的作用。主治包括小便赤涩、癃闭、遗尿、遗精、阴部湿痒肿痛、阴部生疮等泌尿生殖疾患；腹痛、泄泻、便秘等肠道疾患；腰脊强痛、膝足寒冷无力等病证。

29. 中膂俞

【原文】中膂俞，在二十椎下，两旁各一寸五分。（《针灸甲乙经》）

【点评】中膂俞在骶区，横平第3骶后孔，骶正中嵴旁开1.5寸。横平中髎。标准取穴时患者俯卧位，于第3骶椎棘突下，后正中线旁开1.5寸处定穴。本穴处皮肤有第2、3骶神经后支的外侧支分布。中膂俞具有温阳理气，清热散寒的作用。主治包括腰脊强痛、消渴、疝气、腹泻、痢疾等病证。

30. 白环俞

【原文】白环俞，第二十一椎下。两旁各一寸五分。（《针灸甲乙经》）

【点评】白环俞在骶区，横平第4骶后孔，骶正中嵴旁开1.5寸。骶管裂孔旁开1.5寸，横平下髎。标准取穴时患者俯卧位，于第4骶椎棘突下，后正中线旁开1.5寸处定穴。本穴处皮肤有第3骶神经后支的外侧支分布。皮下筋膜发达，富有纤维束和脂肪，尤以臀部后下方更为坚硬而致密，形成脂肪垫。白环俞具有调理下焦，温经活络的作用。主治包括白带、月经不调、疝气、遗尿、遗精、腰腿痛等病证。

31. 上髎

【原文】女子绝子，阴挺出，不禁白沥，上髎主之。
(《针灸甲乙经》)

【点评】上髎在骶区，正对第1骶后孔中。次髎向上触摸到的凹陷即第1骶后孔。简便取穴时患者俯卧位，食指尖按在小肠俞与后正中线之间，小指按在尾骨上方小黄豆大圆骨突起（骶角）的上方，中指与无名指等距离分开按放，各指尖所到之处分别为：食指尖为上髎，中指尖为次髎，小指尖为下髎。本穴处皮肤有第1、2骶神经的外侧支臀中皮神经分布。上髎具有补益下焦，清热利湿的作用。主治包括月经不调、带下等妇科疾患；二便不利、遗精、阳痿、阴挺等泌尿生殖系统疾患；腰骶痛、膝软等病证。

32. 次髎

【原文】女子赤白沥，心下积胀，次髎主之。(《针灸甲乙经》)

【点评】次髎在骶区，正对第2骶后孔中。髂后上棘与第2骶椎棘突连线的中点凹陷处，即第2骶后孔。简便取穴参看上髎穴。本穴处皮肤有第1~3骶神经后支的外侧支臀中皮神经分布。次髎具有补益下焦，清热利湿的作用。主治泌尿生殖系统疾病（同上髎）。

33. 中髎

【原文】女子赤淫时白，气癃，月事少，中髎主之。(《针灸甲乙经》)

【点评】中髎在骶区，正对第3骶后孔中。次髎向下触摸到的第1个凹陷即第3骶后孔。简便取穴参看上髎穴。本穴处皮肤有第1～3骶神经后支的外侧支臀中皮神经分布。中髎具有补益下焦，清热利湿的作用。主治同上髎。

34. 下髎

【原文】肠鸣泄注，下髎主之。（《针灸甲乙经》）

【点评】下髎在骶区，正对第4骶后孔中。次髎向下触摸到的第2个凹陷即第4骶后孔，横平骶管裂孔。简便取穴参看上髎穴。本穴处皮肤有第1～3骶神经后支的外侧支臀中皮神经分布。下髎具有补益下焦，清热利湿的作用。主治同上髎。

35. 会阳

【原文】五脏肠中有寒热，泄注，肠辟便血，会阳主之。（《针灸甲乙经》）

【点评】会阳在骶区，尾骨端旁开0.5寸。标准取穴时患者俯卧或跪伏位，按取尾骨下端旁软陷处定穴。本穴处皮肤有第4、5骶神经后支和尾神经分布。第5骶神经和尾神经由骶骨裂孔突出，分布于尾骨表面的皮肤。会阳具有清热利湿，理气升阳的作用。主治包括泄泻、痢疾、痔疾、便血；阳痿；带下等病证。

36. 承扶

【原文】阴胞有寒，小便不利，承扶主之。（《针灸甲乙经》）

【点评】承扶在股后区，臀沟的中点。标准取穴时患者俯卧位，于大腿与臀部交界之臀沟中点取穴。本穴处皮肤较厚，有股后皮神经的臀下皮神经分布。承扶具有舒筋活络，通调二便的作用。主治包括腰、骶、臀、股部疼痛；下肢瘫痪；痔疮等病证。

37. 殷门

【原文】腰痛得俯不得仰，仰则恐仆，得之举重，恶血归之，殷门主之。(《针灸甲乙经》)

【点评】殷门在股后区，臀沟下 6 寸，股二头肌与半腱肌指间。标准取穴时患者俯卧位，在大腿后面，当承扶与委中连线中点上 1 寸处取穴。本穴处皮肤有骶丛的股后皮神经分布。皮下筋膜稍厚，脂肪组织较好。殷门具有舒筋通络，强健腰腿的作用。主治包括腰、骶、臀、股部疼痛，下肢瘫痪等病证。

38. 浮郄

【原文】不得卧，浮郄主之。(《针灸甲乙经》)

【点评】浮郄在膝后区，腘横纹上 1 寸，股二头肌腱的内侧缘。标准取穴时患者俯卧位，先取膝窝正中外 1 寸的委阳穴，于其直上 1 寸，股二头肌腱内侧处定穴。本穴处皮肤薄，易移动，有股后皮神经分布。皮下筋膜内富有脂肪、淋巴结、淋巴管以及疏松结缔组织。浮郄具有通经活络，舒筋利节的作用。主治包括腰、骶、臀、股部疼痛，下肢瘫痪，便秘等病证。

39. 委阳

【原文】委阳者，屈伸而索之。(《灵枢·邪气脏腑病形》)

【点评】委阳为三焦之下合穴，在膝部，腘横纹上，股二头肌腱的内侧缘。标准取穴时患者俯卧位，稍屈膝，即可显露明显的股二头肌腱，先取腘窝正中的委中穴，向外 1 寸处定穴。本穴处皮肤有股后皮神经分布。委阳具有通利三焦，舒筋通络的作用。主治包括腰背痛、肢筋急痛、腿足挛缩等腰及下肢病证及腹痛、小便不利等病证。

40. 委中

【原文】

（1）惊时，若身往前扑，即将外委中穴下掐住，身便直。（《幼科铁镜》）

（2）委中穴在腿弯处。小儿脚不缩，重拿之，向前蹼掐之。（《幼科推拿秘书·拿委中》）

【点评】委中为足太阳膀胱经之合穴，亦为膀胱之下合穴，在膝后区，腘横纹中点。标准取穴时患者俯卧位取穴，在腘横纹中点，当股二头肌腱与半腱肌之间定穴。本穴处皮肤较柔软，有股后皮神经分布。委中具有清暑泄热，凉血解毒，醒脑安神，舒筋活络的作用。主治包括腰脊痛、尻股寒、髀枢痛、风寒湿痹、半身不遂、下肢痿痹、筋肉挛急、脚弱无力、脚气等本经脉所过部位的疾患；丹毒、疔疮、疖肿、肌衄、皮肤瘙痒等皮肤疾患；腹痛、急性吐泻等肠胃疾患；小便不利，遗尿。

41. 附分

【原文】附分，在第二椎下，附项内廉两旁。（《针灸甲乙经》）

【点评】附分在脊柱区，第2胸椎棘突下，后正中线旁开3寸。标准取穴时患者取俯卧位，于第2胸椎棘突下，后正中线旁开3寸处取穴。本穴处皮肤有第1～3胸神经后支的内侧支分布。附分具有祛风散邪，疏通经络的作用。主治包括肩背拘急疼痛、颈项强痛、肘臂麻木疼痛等痛证。

42. 魄户

【原文】肩膊间急，凄厥恶寒，魄户主之。(《针灸甲乙经》)

【点评】魄户在脊柱区，第 3 胸椎棘突下，后正中线旁开 3 寸。本穴与内侧的肺俞、身柱均位于第 3 胸椎棘突下水平。标取穴时患者取卧位，先取第 3 胸椎棘突下之身柱穴，于其旁 3 寸处取穴。本穴处皮肤有第2~4胸神经后的内侧支重叠分布。皮下组织除胸神经后支的内侧支外，还有相伴行的动、静脉。魄户有补肺滋阴，下气降逆的作用。主治包括肺痨、咳嗽、气喘等肺疾；项强、肩背痛等病证。

43. 膏肓

【原文】膏肓俞无所不治。(《针灸甲乙经》)

【点评】膏肓在脊柱区，第 4 胸椎棘突下，后正中线旁开 3 寸。本穴与内侧的厥阴俞均位于第 4 胸椎棘突下水平。标准取穴时患者俯卧位取穴，在背部，当第 4 胸椎棘突下，旁开 3 寸。本穴处皮肤有第3~5胸神经后支内侧分布，皮下组织除胸神经分支外，还有相伴行的动、静脉。膏肓有补虚益损，调理肺气的作用。主治包括各种慢性虚损的病证；肺痨、咳嗽、气喘、盗汗、健忘、遗精、完谷不化、肩胛痛等病证。

44. 神堂

【原文】肩痛胸腹满，凄厥，脊背急强，神堂主之。(《针灸甲乙经》)

【点评】神堂在脊柱区，第 5 胸椎棘突下，后正中线旁开 3 寸。本穴与内侧的心俞、神道均位于第 5 胸椎棘突下水平。标准取穴时患者取俯卧位，于第5胸椎棘突下，神道旁开3寸处取穴。本穴处皮肤有第4～6胸神经后支的内侧支分布。神堂具有宁心安神，活血通络的作用。主治包括咳嗽、气喘、胸闷等肺胸病证及脊背强痛。

45. 譩譆

【原文】䏚络季胁引少腹而痛胀，刺譩譆。(《素问·骨空论》)

【点评】譩譆在脊柱区，第6胸椎棘突下，后正中线旁开3寸。本穴与内侧的督俞、灵台均位于第6胸椎棘突下水平。标准取穴时患者俯卧位，于第6胸椎棘突下，灵台旁开3寸处取穴。本处皮肤有第5～7胸神经后支的内侧支重叠分布。譩譆具有止咳平喘，通窍活络的作用。主治包括咳嗽、气喘、热病汗不出、鼻衄、目眩、疟疾、肩背痛、季胁痛等病证。

46. 膈关

【原文】膈关，在第七椎下，两旁各3寸陷者中。(《针灸甲乙经》)

【点评】膈关在脊柱区，第7胸椎棘突下，后正中线旁开3寸。本穴与内侧的膈俞、至阳均位于第7胸椎棘突下水平。标准取穴时患者取俯卧位，先取约与肩胛骨下角平齐的至阳穴，于至阳穴旁开3寸处定穴。本穴处皮肤有第6～8胸神经后支的内侧支重叠分布。膈关具有理气宽胸，和胃降逆的作用。主治包括饮食不下、呕吐、嗳气、胸中噎闷等气上逆之病证；脊背强痛。

47. 魂门

【原文】魂门在第九椎下，两旁各三寸陷者中。(《针

灸甲乙经》)

【点评】魂门在脊柱区，第 9 胸椎棘突下，后正中线旁开 3 寸。本穴与内侧的肝俞、筋缩均位于第 9 胸椎棘突下水平。标准取穴时患者俯卧位，于第 9 胸椎棘突下，筋缩旁开 3 寸处定穴。本穴处皮肤有第 8～10 胸神经后支的外侧支重叠分布。魂门具有疏肝理气，健脾和胃的作用。主治包括胸胁胀痛、饮食不下、呕吐、肠鸣泄泻、背痛等病证。

48. 阳纲

【原文】食饮不下，腹中雷鸣，大便不节，小便赤黄，阳纲主之。(《针灸甲乙经》)

【点评】阳纲在脊柱区，第 10 胸椎棘突下，后正中线旁开 3 寸。本穴与内侧的胆俞、中枢均位于第 10 胸椎棘突下水平。标准取穴时患者俯卧位，于第 10 胸椎棘突下，中枢旁开 3 寸处定穴。本穴处皮肤有第 9～11 胸神经后支的外侧支重叠分布。阳纲具有清热利胆，和中化滞的作用。主治包括泄泻、黄疸、腹痛、肠鸣、消渴等病证。

49. 意舍

【原文】意舍，在第十一椎下，两旁各三寸陷者中。(《针灸甲乙经》)

【点评】意舍在脊柱区，第 11 胸椎棘突下，后正中线旁开 3 寸。本穴与内侧的脾俞、脊中均位于第 11 胸椎棘突下水平。标准取穴时患者俯卧，于背部当第 11 胸椎棘突下，旁开 3 寸处定穴。本穴处皮肤有 10～12 胸神经后支的外侧支重叠分布。意舍具有健脾和胃，清热利湿的作用。主治包括腹胀、泄泻、呕吐、纳呆等胃肠病证。

50. 胃仓

【原文】胃仓在第十二椎下，两旁各三寸。(《针灸甲乙经》)

【点评】胃仓在脊柱区，第 12 胸椎棘突下，后正中线旁开 3 寸。本穴与内侧的胃俞均位于第 12 胸椎棘突下水平。标准取穴时患者俯卧，在背部当第 12 胸椎棘突下，旁开 3 寸处定穴。本穴处皮肤有第 11、12 胸神经和第 1 腰神经后支的外侧支重叠分布。胃仓具有健脾和胃，消积导滞的作用。主治包括胃痛、小儿食积、腹胀等脾胃病证及水肿、脊背痛。

51. 肓门

【原文】肓门，在第十三椎下，两旁各三寸。(《针灸甲乙经》)

【点评】肓门在腰区，第 1 腰椎棘突下，后正中线旁开 3 寸。本穴与内侧的三焦俞、悬枢均位于第 1 腰椎棘突下水平。标准取穴时患者俯卧，在腰部当第 1 腰椎棘突下，旁开 3 寸处定穴。本穴处皮肤有第 12 胸神经后支和第 1、2 腰神经后支的外侧支重叠分布。肓门具有调理肠胃，化滞消痞的作用。主治包括痞块、上腹痛、便秘等腹部疾患及妇人乳疾。

52. 志室

【原文】腰痛脊急，胁下满，少腹坚急，志室主之。(《针灸甲乙经》)

【点评】志室在腰区，第 2 腰椎棘突下，后正中线旁开 3 寸。本穴与内侧的肾俞、命门均位于第 2 腰椎棘突下水平。标准取穴时患者取俯卧位，在腰部当第 2 腰椎棘突下，命门旁开 3 寸处取穴。本穴处皮肤有第 1～3 腰神经后支的外侧分布。志室具有补肾益精，调经止带，利湿通淋，强壮腰膝的作用。主治包括遗精、阳痿等肾系病证；小便不利；腰脊强痛。

53. 胞肓

【原文】腰背痛，恶寒，少腹满坚，癃闭不重，不得小便，胞肓主之。(《针灸甲乙经》)

【点评】胞肓在骶区，横平第 2 骶后孔，骶正中嵴旁开 3 寸。本穴与内侧的膀胱俞、次髎均位于第 2 骶后孔水平。标准取穴时患者俯卧，在臀部平第 2 骶后孔，骶正中嵴旁开 3 寸处定穴。本穴处皮肤有第 1～3 腰神经后支的外侧支分布，皮下筋膜内含有丰富的脂肪，纤维组织致密。胞肓具有补肾壮腰，舒筋活络的作用。主治包括腹胀、肠鸣、便秘等胃肠病证及小便不利；腰脊强痛等。

54. 秩边

【原文】秩边，在第二十一椎下，两旁各三寸陷者中。(《针灸甲乙经》)

【点评】秩边在骶区，横平第 4 骶后孔，骶正中嵴旁开 3 寸。本穴位于骶管裂孔旁开 3 寸，横平白环俞。标准取穴时患者取俯卧位，与骶管裂孔相平，后正中线旁开 3 寸处取穴。本穴处皮肤有第 1～3 腰神经后支形成的臀上皮神经分布。秩边具有舒筋通络，强健腰膝，疏调下焦的作用。主治包括腰骶痛、下肢痿痹、痔疾、二便不利，阴痛等病证。

55. 合阳

【原文】合阳，在膝横纹中央下二寸。(《针灸甲乙经》)

【点评】合阳在小腿后区，腘横纹下2寸，腓肠肌内、外侧头之间。标准取穴时患者取俯卧或正坐垂足位，于腘窝横纹中点，委中穴直下2寸处定穴。本穴处皮肤有股后皮神经分布。皮下筋膜内小隐静脉经外踝后下方升至小腿后面，穿腘筋膜注入腘静脉。合阳具有活血调经，舒筋通络，强健腰膝的作用。主治包括腰脊痛、下肢酸痛、痿痹；崩漏、带下、疝气等病证。

56. 承筋

【原文】胫痹不仁，承筋主之。（《针灸甲乙经》）

【点评】承筋在小腿后区，腘横纹下5寸，腓肠肌两肌腹指间。标准取穴时患者俯伏或正坐垂足，于腓肠肌之中央取穴，当合阳与承山的中点。本穴处皮肤有股后皮神经分布。承筋具有舒筋通络，强健腰膝，通调大肠的作用。主治包括腰背拘急，小腿转筋、疼痛，痔疮等病证。

57. 承山

【原文】气在胫者，止之于气街与承山、踝上以下。（《灵枢·卫气》）

【点评】承山在小腿后区，腓肠肌两肌腹与肌腱交角处。标准取穴时患者取俯卧位，下肢伸直，足趾挺而向上，其腓肠肌部出现人字陷纹，从其尖下取穴。本穴处皮肤有腓肠神经和股后皮神经重叠分布。承山具有舒筋活络，调理肠腑的作用。主治包括痔疮、便秘、脱肛、鼻衄、疝气、腰背疼、腿痛等病证。

58. 飞扬

【原文】足太阳根于至阴，溜于京骨，注于昆仑，入于天柱、飞扬也。（《灵枢·根结》）

【点评】飞扬为足太阳膀胱经之络穴，在小腿后区，昆仑直上 7 寸，腓肠肌外下缘与跟腱移行处。标准取穴时患者正坐垂足，于承山外侧斜下方 1 寸处定穴，穴下直对昆仑。本穴处皮肤有腓总神经的分支腓肠外侧皮神经分布。飞扬具有舒筋活络，清热消肿的作用。主治包括头痛、目眩、鼻衄、颈项强等头项疾患；腰腿痛、膝胫无力、腓肠酸痛、足痿、历节痛风足趾不得屈伸、脚气等腰腿疾患；寒疟、痔疮、癫狂等病证。

59. 跗阳

【原文】痿厥风头重……四肢不举，跗阳主之。(《针灸甲乙经》)

【点评】跗阳为阳跷脉之郄穴，在小腿后，昆仑直上 3 寸，腓骨与跟腱指间。标准取穴时患者正坐垂足或俯卧，于外踝尖与跟腱连线中点的昆仑穴直上 3 寸处定穴。本穴处皮肤有腓肠外侧皮神经分布。跗阳具有通经活络，清热散风的作用。主治包括腰、骶、髋、股后外疼痛、膝胫酸重、霍乱转筋、寒湿脚气、外踝红肿、两足生疮、头重如石、头重目眩等本经脉所过部位的疾患。

60. 昆仑

【原文】行于昆仑。(《灵枢·本输》)

【点评】昆仑为足太阳膀胱经之经穴，在踝区，外踝尖与跟腱之间的凹陷中。标准取穴时患者正坐垂足着地或俯卧，在足部外踝后方，当外踝尖与跟腱之间的凹陷处定穴。本穴处皮肤有腓肠神经分布。昆仑具有舒筋活络，清头明目的作用。主治包括后头痛、目眩、目痛、鼻衄等头面疾患；项强、腰骶疼痛、肩背拘急、脚跟肿痛等经脉所过部位的疾患及惊痫、难产、疟疾等。

61. 仆参

【原文】

（1）癫疾，僵仆，转筋，仆参主之。（《针灸甲乙经》）

（2）小儿马痫，张口摇头，身折反马鸣也，灸仆参穴各三壮，取法：在足跟骨下，白肉际陷中，拱取之是穴。（《幼科类萃·卷之十四·风痫门·风痫灸法》）

【点评】仆参在足跟区，昆仑直下，跟骨外侧，赤白肉际处。标准取穴时患者正坐垂足着地或俯卧位，在足外侧部，外踝后下方，昆仑直下，跟骨外侧赤白肉际处定穴。本穴处皮肤有腓肠神经分布，皮下筋膜疏松。仆参具有舒筋骨，利腰腿的作用。主治包括下肢痿弱、足跟痛、腿痛转筋、脚气、膝肿等经脉所过部位的疾患及癫痫等病证。

62. 申脉

【原文】癫狂互相僵仆，申脉主之。（《针灸甲乙经》）

【点评】申脉作为八脉交会穴与阳跷脉相通，在踝区，外踝尖直下，外踝下缘与跟骨之间凹陷中，与照海内外相对。标准取穴时患者正坐垂足着地或仰卧位，在外踝直下，前后有筋，上有踝骨，下有软骨，其穴居中。本穴处皮肤有腓肠神经分布。申脉具有活血理气，宁志安神的作用。主治包括失眠、癫狂、痫证、中风不省人事等神志疾患；偏正头痛、目赤肿痛、眩晕、眉棱骨痛、鼻衄、口眼㖞斜等头面五官疾患；腰背痛、肢节酸痛、足跟肿痛、足胫寒、不能久坐、半身不遂等本经脉所过部位的疾患。

63. 金门

【原文】

（1）尸厥暴死，金门主之。（《针灸甲乙经》）

（2）金门穴：治大人小儿手足冷、多痰者，揉之。（《小儿推拿直录·左右脚外踝图》）

（3）金门，申脉下一寸。（《厘正按摩要术·膀胱经图注》）

【点评】金门为足太阳膀胱经之郄穴，在足背，外踝前缘直下，第5跖骨粗隆后方，骰骨下缘凹陷中。标准取穴时患者正坐垂足着地或仰卧，于申脉穴前下方0.5寸，骰骨外侧凹陷中取穴。本穴处皮肤坚厚致密，有足背外侧皮神经分布。皮下筋膜有致密结缔组织和脂肪组织形成。致密的结缔组织形成纤维束，连于皮肤与足底深筋膜。金门具有通经活络，清脑安神的作用。主治包括头风、牙痛等头面疾患；癫痫、惊风、尸厥等神志疾患；肩背痛、腰膝酸痛、下肢不遂、历节痛风、外踝红肿、足部扭伤、霍乱转筋等本经脉所过部位的疾患及小儿惊风。

64. 京骨

【原文】过于京骨。（《灵枢·本输》）

【点评】京骨为足太阳膀胱经之原穴，在跖区，第5跖骨粗隆前下方，赤白肉际处。本穴在足外侧缘，约当足跟与跖趾关节连线的中点处可触到明显隆起的骨，即第5跖骨粗隆。标准取穴时患者正坐垂足着地或仰卧，在足外侧，第5跖骨粗隆下方赤白肉际处定穴。本穴处皮肤有足背外侧皮神经分布。京骨具有清热散风，宁心安神的作用。主治包括头痛、眩晕、目赤目翳、鼻塞鼻衄等头目疾患；背寒、脊强、腰尻疼痛、髀枢痛、急性腰扭伤等背腰疾患；半身不遂、膝胫酸痛、寒湿脚气、两足生疮等下肢疾患；癫狂、痫证等神志疾患；心痛、腹满、泄泻、便血、疟疾等病证。

65. 束骨

【原文】注于束骨。(《灵枢·本输》)

【点评】束骨为足太阳膀胱经之输穴，在跖区，第5跖趾关节的近端，赤白肉际处。标准取穴时患者正坐垂足着地或仰卧，在足外侧，足小趾本节的后方赤白肉际处定穴。本穴处皮肤有足背外侧皮神经分布。束骨具有通经活络，清热散风的作用。主治包括头痛、目赤、耳聋、眩晕等头面部疾患；癫狂、惊痫等精神疾患；颈强、腰背痛、背生疔疮、痔疮下肢后侧痛等本经脉所过部位的疾患。

66. 足通谷

【原文】溜于通谷。(《灵枢·本输》)

【点评】足通谷为足太阳膀胱经之荥穴，在第5跖趾关节的远端，赤白肉际处。标准取穴时患者正坐垂足着地或仰卧，在足外侧，足小趾本节的前方赤白肉际处定穴。本穴处皮肤为足背和足底皮肤移行部位，皮肤较厚，有足背外侧皮神经和足底外侧神经的浅支重叠分布。皮下筋膜内足趾的浅静脉注入足背静脉网的外侧并有纤维束连于皮肤和足筋膜。足通谷具有疏通经气，安神益智的作用。主治包括头痛、项强、目眩、鼻衄等头项疾患；癫狂；膝痛；热病汗不出、咳喘、胸满等病证。

67. 至阴

【原文】

（1）膀胱出于至阴。（《灵枢·本输》）

（2）推六腑蘸沸汤，由曲池推至阴池，主凉性，病热者多推之。（《厘正按摩要术·推法》）

【点评】至阴为足太阳膀胱经之井穴，在足趾，小趾末节外侧，趾甲根角侧后方 0.1 寸。标准取穴时患者正坐垂足着地或仰卧，于足小趾爪甲外侧缘与基底部各作一直线，两线交点处定穴。本穴处皮下筋膜致密，由纤维束和脂肪组织形成。至阴具有活血理气，正胎催产，清头明目的作用。主治包括头痛、鼻塞、鼻衄、目痛等头面部疾患；胞衣不下、胎位不正、难产等胎产疾患及足下热。

八、足少阴肾经

本经一侧 27 穴，左右两侧共 54 个穴，10 个穴分布在足、下肢内侧后缘，17 个穴分布在胸腹部。首穴涌泉，末穴俞府。本经腧穴主治生殖泌尿系统、消化系统、呼吸系统、循环系统疾病和本经脉所经过部位的疾病。

1. 涌泉

【原文】

（1）肾出于涌泉，涌泉者，足心也，为井木。（《灵枢·本输》）

（2）后刺足心。（《素问·缪刺论》）

（3）涌泉刺深杀人。（《千金翼方·卷二十八·针灸下》）

（4）涌泉不可伤，伤即令人百神俱散。（《圣济总录》）

（5）退烦热亦妙，引热下行。（《幼科推拿秘书·揉

涌泉》)

【点评】涌泉为足少阴肾经之井穴，在足底，屈足卷趾时足心最凹陷中。标准取穴时患者仰卧或俯卧位，五趾跖屈，屈足掌，约当足底第2、3趾蹼缘与足跟连线的前1/3与后2/3交点凹陷中定穴。本穴处足底皮肤坚厚致密，有足底内、外侧神经及其伴行的动脉分布。涌泉具有滋阴益肾，平肝息风、醒脑开窍的作用。主治包括癫狂、痫证、善恐、善忘、小儿惊风等神志疾患；头痛、头晕、目眩、舌干、咽喉肿痛、鼻衄、暴喑等头面五官疾患；喘逆、咳嗽短气、咳血、肺痨等胸肺疾患；阳痿、经闭、难产、妇人无子等前阴疾患；足心热、五趾尽痛、下肢瘫痪、奔豚气等本经脉所过的疾患。

2. 然谷

【原文】溜于然谷。(《灵枢·本输》)

【点评】然谷为足少阴肾经之荥穴，在足内侧，足舟骨粗隆下方，赤白肉际处。标准取穴时患者正坐或仰卧，于内踝前下方，舟骨粗隆前下方凹陷处取穴。本穴处皮肤有隐神经的小腿内侧皮支分布。然谷具有滋阴补肾，清热利湿的作用。主治包括月经不调、阴挺、经闭、痛经、白带、崩漏、不孕等妇科疾病；遗精白浊、小便淋漓、阴痒等前阴疾患；泄泻、胸胁胀满、咳血、小儿脐风、口噤不开、消渴、黄疸等。

3. 太溪

【原文】阴中之太阴，肾也，其原出于太溪。(《灵枢·九针十二原》)

【点评】太溪为足少阴肾经之输穴、原穴，在踝区，内踝尖与跟腱之间的凹陷中。标准取穴时患者正坐或仰卧，于内踝后缘与跟腱的前缘的中间，与内踝尖平齐处取穴。本穴处皮肤有隐神经的小腿内侧支分布。皮组织内浅静脉向前归流大隐静脉，向后归流小隐静脉。太溪具有滋阴益肾，培土生金的作用。主治包括遗尿、癃闭、淋证、遗精、阳痿、小便频、水肿等肾脏疾患；月经不调、经闭、带下、不孕等妇科疾患；咳嗽、气喘、咯血等胸肺疾患；失眠、健忘、神经衰弱等神志疾患；头痛、牙痛、咽喉肿痛、暴暗、鼻衄不止、耳鸣耳聋、青盲、夜盲、口中热等五官疾患；内踝肿痛、足跟痛、下肢厥冷、厥脊痛等本经脉所过部位的疾患；虚劳、脱证、脱发、咯血、消渴。

4. 大钟

【原文】足少阴之别，名曰大钟。(《灵枢·经脉》)

【点评】大钟为足少阴肾经之络穴，在足跟区，内踝后下方，跟骨上缘，跟腱附着部前缘凹陷中。标准取穴时患者正坐或仰卧位，于内踝下缘平齐而靠跟腱前缘处取穴；或先取太溪、水泉，于二穴连线中点平齐而靠跟腱前缘处取穴。本穴处皮肤有隐神经的小腿内侧支分布。皮下组织疏松，其内的浅静脉向前注入大隐静脉，跟腱前及两侧脂肪组织较多。大钟具有利水消肿，益肾调经，清热安神的作用。主治包括咽喉肿痛、舌本出血、食噎不下等咽喉疾患；咳嗽、咳血、哮喘等胸肺疾患；烦心、失眠、痴呆等心神疾患；小便淋漓、月经不调等肾脏疾患；足跟肿痛、腰脊强痛等本经脉所过部位的疾患；嗜卧、疟疾。

5. 水泉

【原文】水泉，足少阴郄，去太溪下一寸，在足内踝下。(《针灸甲乙经》)

【点评】水泉为足少阴肾经之郄穴，在足跟区，太溪直下1寸，跟骨结节内侧凹陷中。标准取穴时患者正坐或仰卧，于内踝后缘与跟腱的前缘的中间取太溪，直下1寸定本穴。本穴处皮肤有隐神经的小腿内侧支分布。水泉具有利水消肿，活血调经的作用。主治包括月经不调、经闭、痛经、阴挺等妇科疾患；小便不利、腹痛目昏花等肾脏疾患；足跟痛等本经脉所过部位的疾患。

6. 照海

【原文】照海在足内踝下一寸。(《针灸甲乙经》)

【点评】照海作为八脉交会穴与阴蹻脉相通，在踝区，内踝尖下1寸，内踝下缘边际凹陷中。标准取穴时患者正坐垂足或仰卧位，由内踝尖向下推，至其下缘凹陷中定穴。本穴处皮肤有隐神经的小腿内侧支分布。在小腿深筋膜的下面，内踝的周围，由内踝前后动脉、跗内侧动脉、跟内侧支和足底内侧动脉的分支组成内踝网，营养内踝。照海具有滋阴调经，熄风止痉，利咽安神的作用。主治包括面目浮肿、目赤肿痛、视物昏花、耳鸣、咽喉肿痛、嗌干、喉痹、梅核气、暴喑等头面五官疾患；月经不调、痛经、经闭、赤白带下、阴挺、阴痒、妇人血晕、胎衣不下、恶露不止、难产、疝气、淋病、遗精白浊、癃闭、小便频数、遗尿等泌尿生殖疾患；痫病夜发、惊恐不安等神志疾患；脚气红肿、手足转筋、瘈疭等本经脉所过部位的疾患。

7. 复溜

【原文】行于复溜。(《灵枢·本输》)

【点评】复溜为足少阴肾经之经穴，在小腿内侧，内踝尖上2寸，跟腱的前缘。标准取穴时患者正坐垂足或仰卧位，于内踝尖上2寸跟腱前缘定穴，本穴前平交信。该处皮肤有隐神经的小腿内侧支分布。复溜具有发汗解表，温阳利水的作用。主治包括水肿、汗证等津液输布失调疾患；腹胀、泄泻、肠鸣等胃肠疾患；腰脊强痛、下肢痿痹。本穴为保健常用穴，经常按摩此穴可预防水肿、足跟痛等疾病。

8. 交信

【原文】交信，在足内踝上二寸，少阴前、太阴后，筋骨间。(《针灸甲乙经》)

【点评】交信为阴跷脉之郄穴，在小腿内侧，内踝尖上2寸，胫骨内侧缘后际凹陷中。标准取穴时患者正坐垂足或仰卧位，于小腿内侧，内踝尖上2寸，胫骨内侧缘后际凹陷中定穴。本穴处皮肤有隐神经的小腿内侧支分布，血管为大隐静脉的属支。交信具有益肾调经，清热利尿的作用。主治包括月经不调、赤白带下、崩漏、阴痒、阴挺等妇科疾患；五淋；疝气；腹泻、便秘、痢疾等胃肠病证。

9. 筑宾

【原文】筑宾，阴维之郄，在足内踝上䯒分中。(《针灸甲乙经》)

【点评】筑宾为阴维脉之郄穴，在小腿内侧，太溪直上5寸，比目鱼肌与跟腱之间。标准取穴时患者屈膝，小腿抗阻力绷紧，在太溪穴直上5寸，比目鱼肌与跟腱之间定穴。本穴处皮肤有隐神经的小腿内侧支分布。筑宾具有调补肝肾，清热利湿的作用。主治包括癫、狂等神志疾患；疝气；呕吐涎沫、吐舌；小腿内侧痛。

10. 阴谷

【原文】入于阴谷。（《灵枢·本输》）

【点评】阴谷为足少阴肾经之合穴，在膝后区，腘横纹上，半腱肌肌腱外侧缘。标准取穴时患者正坐屈膝，从腘横纹内侧端，按取两筋（半膜肌肌腱和半腱肌肌腱）之间定穴。本穴处皮肤较薄，有股内侧和股后神经分布，皮下组织疏松。阴谷具有益肾助阳，理气止痛的作用。主治包括癫狂；少腹疼痛、小便不利、疝痛、遗精、阳痿、阴囊湿痒、崩漏、带下、经闭等泌尿生殖系统疾患；膝股后侧痛。

11. 横骨

【原文】尺脉数，恶寒，脐下热痛，小便黄赤……针横骨泻之。（《脉经》）

【点评】横骨在下腹部，脐中下5寸，前正中线旁开0.5寸。标准取穴时患者仰卧位，先取前正中线上耻骨联合上缘的曲骨，再于旁0.5寸定穴。本穴处皮肤有髂腹下神经的前皮支（膜下支）分布。皮下组织由疏松结缔组织和脂肪组织构成。可分为脂性层和纤维层。横骨具有涩精举阳，通利下焦的作用。主治包括腹胀、腹痛、泄泻、便秘等肠腑疾患；遗尿、尿潴留、遗精、阳痿等泌尿生殖系统疾病；闭经、月经不调等妇科疾病。

12. 大赫

【原文】大赫，一名阴维，一名阴关，在气穴下一寸，冲脉足少阴之会。(《针灸甲乙经》)

【点评】大赫在下腹部，脐中下 4 寸，前正中线旁开 0.5 寸。标准取穴时患者仰卧位，先取前正中线上耻骨联合上缘直上 1 寸的中极，再于其旁 0.5 寸处定穴。本穴处皮肤有髂腹下神经的前皮支分布。大赫具有涩精止带，调经止痛的作用。主治包括遗精、阳痿等男科疾患；月经不调、子宫脱垂、痛经、不孕、带下、阴痛等妇科疾患；泄泻、痢疾等胃肠疾患。现代研究表明，针刺大赫等穴对卵巢排卵机能有一定影响。

13. 气穴

【原文】月水不通，奔气上下引腰脊痛，气穴主之。(《针灸甲乙经》)

【点评】气穴在下腹部，脐中下 3 寸，前正中线旁开 0.5 寸。标准取穴时患者仰卧位，先取前正中线上脐中直下 3 寸的关元，再于其旁 0.5 寸处定穴。本穴处皮肤有第 11、12 胸神经前支和第 1 腰神经的前皮支分布。气穴具有止泄泻，理下焦，调冲任，益肾气的作用。主治包括月经不调、痛经、带下、不孕症等妇科疾患；遗精、阳痿、阴茎痛等男科疾患；小便不利；泄泻、痢疾等胃肠疾患。

14. 四满

【原文】振寒，大腹石水，四满主之。(《针灸甲乙经》)

【点评】四满在下腹部，脐中下 2 寸，前正中线旁开 0.5 寸。标准取穴时患者仰卧位，先取前正中线上脐中直下 2 寸的石门，再于其旁 0.5 寸处定穴。本穴处皮肤有第

10～12胸神经前皮支重叠分布。四满具有理气健脾，调经止泻，清热利湿的作用。主治包括月经不调、痛经、不孕症、带下、小腹痛、恶露不尽等妇科疾患；遗尿、遗精、水肿等泌尿生殖系统疾病；腹痛、便秘、腹泻等胃肠疾患。

15. 中注

【原文】中注，在肓俞下五分，冲脉足少阴之会。（《针灸甲乙经》）

【点评】中注在下腹部，脐中下1寸，前正中线旁开0.5寸。标准取穴时患者仰卧位，先取前正中线上脐中直下1寸的阴交，再于其旁0.5寸处定穴。本穴处皮肤有第10～12胸神经的前皮重叠分布。中注具有通便止泻，泄热调经，行气止痛的作用。主治包括腹痛、腹胀、呕吐、泄泻、痢疾、便秘、疝气等胃肠疾患；五淋、月经不调、腰脊痛。

16. 肓俞

【原文】大肠寒中，大便干，腹中切痛，肓俞主之。（《针灸甲乙经》）

【点评】肓俞在腹部，脐中旁开0.5寸。标准取穴时患者仰卧位，于脐中旁开0.5寸处定穴。本穴处皮肤有第9～11肋间神经的前皮支重叠分布。肓俞具有通便止泻，理气止痛的作用。主治包括腹痛、腹胀、呕吐、泄泻、痢疾、便秘、疝气等胃肠疾患；五淋、月经不调、腰脊痛。

17. 商曲

【原文】腹中积聚，时切痛，商曲主之。（《针灸甲乙经》）

【点评】商曲在上腹部，脐中上 2 寸，前正中线旁开 0.5 寸。标准取穴时患者仰卧位，先取前正中线上脐中直上 2 寸的下脘，再于其旁 0.5 寸处定穴。本穴处皮肤有第 8～10 肋间神经的前皮支分布。商曲具有理气调肠，和中化湿的作用。主治包括腹痛、腹胀、呕吐、泄泻、痢疾、便秘、腹中积聚等胃肠疾患。

18. 石关

【原文】妇人子脏中有恶血，内逆满痛，石关主之。（《针灸甲乙经》）

【点评】石关在上腹部，脐中上 3 寸，前正中线旁开 0.5 寸。标准取穴时患者仰卧位，先取前正中线上脐中直上 3 寸的建里，再于其旁 0.5 寸处定穴。本穴处皮肤有第 7～9 肋间神经的前皮支重叠分布。石关具有滋阴清热，和中化滞的作用。主治包括胃痛、呕吐、腹痛、腹胀、便秘等胃肠病证；不孕。

19. 阴都

【原文】身寒热，阴都主之。（《针灸甲乙经》）

【点评】阴都在上腹部，脐中上 4 寸，前正中线旁开 0.5 寸。标准取穴时患者仰卧位，先取前正中线上脐中直上 4 寸的中脘，再于其旁 0.5 寸处定穴。本穴处皮肤有第 7～9 肋间神经的前皮支重叠分布。阴都具有调肠胃，理气血的作用。主治包括腹胀、肠鸣、腹痛、便秘等胃肠病证。

20. 腹通谷

【原文】食饮善呕，不能言，通谷主之。（《针灸甲乙经》）

【点评】腹通谷在上腹部，脐中上 5 寸，前正中线旁开 0.5 寸。标准取穴时患者仰卧位，先取前正中线上脐中直上 5 寸的上脘，再于其旁 0.5 寸处定穴。本穴处皮肤有第 6～8 肋间神经的前皮支重叠分布。腹通谷具有清心益肾，降逆止呕的作用。主治包括腹痛、腹胀、呕吐等胃肠病证；胸痛、心痛、心悸等心胸疾患。

21. 幽门

【原文】胸胁背相引痛……饮食不下，幽门主之。（《针灸甲乙经》）

【点评】幽门在上腹部，脐中上 6 寸，前正中线旁开 0.5 寸。标准取穴时患者仰卧位，先取前正中线上脐中直上 6 寸的巨阙，再于其旁 0.5 寸处定穴。本穴处皮肤有第 6～8 肋间神经的前皮支重叠分布。幽门具有调理肠胃，通乳消痈的作用。主治包括腹痛、腹胀、呕吐、泄泻、痢疾等胃肠疾患。

22. 步廊

【原文】步廊，在神封下一寸六分陷者中，足少阴脉气所发，仰而取之，刺入四分，灸五壮。（《针灸甲乙经》）

【点评】步廊在胸部，第 5 肋间隙，前正中线旁开 2 寸。标准取穴时患者取仰卧位，于胸骨中线与锁骨中线之间的中点，当第 5 肋间隙中定穴。本穴处皮肤有第 4～6 肋间神经的前皮支重叠分布。步廊具有止咳平喘，补肾纳气的作用。主治包括咳嗽、哮喘、胸痛等胸肺疾患；乳痈。

23. 神封

【原文】胸胁楂满，不得息，咳逆，乳痈，洒淅振寒，神封主之。（《针灸甲乙经》）

【点评】神封在胸部，第 4 肋间隙，前正中线旁开 2 寸。标准取穴时患者取仰卧位，于胸骨中线与锁骨中线之间的中点，当第 4 肋间隙中定穴。本穴处皮肤有第 3～5 肋间神经的前皮支重叠分布。神封具有通乳消痈，利气降逆，止咳平喘的作用。主治包括咳嗽、哮喘、胸痛等胸肺疾患；乳痈；呕吐等病证。

24. 灵墟

【原文】胸胁榰满，痛引膺不得息，闷乱烦满，不得饮食，灵墟主之。(《针灸甲乙经》)

【点评】灵墟在胸部，第 3 肋间隙，前正中线旁开 2 寸。标准取穴时患者取仰卧位，于胸骨中线与锁骨中线之间的中点，当第 3 肋间隙中定穴。本穴处皮肤有第 2～4 肋间神经的前皮支重叠分布。灵墟具有宽胸理气，清热降逆的作用。主治包括咳嗽、气喘、胸痛等胸肺疾患，乳痈，呕吐。

25. 神藏

【原文】胸满咳逆，喘不得息，呕吐，烦满，不得饮食，神藏主之。(《针灸甲乙经》)

【点评】神藏在胸部，第 2 肋间隙，前正中线旁开 2 寸。标准取穴时患者取仰卧位，于胸骨中线与锁骨中线之间的中点，当第 2 肋间隙中定穴。本穴处皮肤有第 1、2、3 肋间神经的前皮支重叠分布。神藏具有止咳平喘，宽胸理气的作用。主治包括咳嗽、气喘、胸痛等胸肺疾患，呕吐等。

26. 彧中

【原文】彧中，在俞府下一寸六分陷者中，足少阴脉

气所发。(《针灸甲乙经》)

【点评】或中在胸部，第 1 肋间隙，前正中线旁开 2 寸。标准取穴时患者取仰卧位，于胸骨中线与锁骨中线之间的中点，当第 1 肋间隙中定穴。本穴处皮肤有第 1、2 胸神经前支的前皮支和锁骨上神经的前支重叠分布。或中具有止咳平喘，降逆止呕的作用。主治包括咳嗽、气喘、胸胁胀满、呕吐、不嗜食。

27. 俞府

【原文】咳逆上气，喘不得息，呕吐胸满，不得饮食，俞府主之。(《针灸甲乙经》)

【点评】俞府在胸部，锁骨下缘，前正中线旁开 2 寸。标准取穴时患者正坐或仰卧位，于胸骨中线与锁骨中线之间的中点，当锁骨下缘处定穴。本穴处皮肤有锁骨上神经的前皮支分布。俞府具有止咳平喘，理气降逆的作用。主治包括咳嗽、气喘、胸胁胀满、呕吐、不嗜食。

九、手厥阴心包经

本经一侧 9 个穴，左右两侧共 18 个穴，8 个穴分布在上肢内侧中间，1 个穴分布在前胸部。首穴天池，末穴中冲。本经腧穴主治心胸、精神神经系统、循环系统疾病和本经脉所经过部位的疾病。

1. 天池

【原文】腋下三寸，手心主也，名曰天池。(《灵枢·本输》)

【点评】天池在胸部，第 4 肋间隙，前正中线旁开 5 寸。标准取穴时患者仰卧位，先定第 4 肋间隙，然后于乳头中点外开 1 寸处取穴。妇女应于第 4 肋间隙，锁骨中线向外 1 寸处取穴。本穴处皮肤有第 3～5 肋间神经的外侧支重叠分布。皮下组织内含丰富脂肪，并含有乳腺的外侧部、胸腹部浅静脉及淋巴管。天池具有活血化瘀，止咳平喘，化痰散结的作用。主治包括咳嗽、哮喘、呕吐、胸痛、胸闷、心烦等肺心疾患；瘰疬；乳痛、乳汁分泌不足；腋下肿痛。

2. 天泉

【原文】天泉……在曲腋下去臂二寸，举臂取之。（《针灸甲乙经》）

【点评】天泉在臂前区，腋前纹头下 2 寸，肱二头肌的长、短头之间。标准取穴时患者伸臂仰掌，于腋前皱襞上端与肘横纹上的曲泽连成直线，在肘横纹上 7 寸处定穴。本穴处皮肤有臂内侧皮神经分布。皮下筋膜疏松，富有脂肪组织。天泉具有活血通脉，理气止痛的作用。主治包括咳嗽、哮喘、胸闷、心烦、心痛、胸胁胀满等心肺病证；胸背痛及上臂内侧痛。

3. 曲泽

【原文】入于曲泽。（《灵枢·本输》）

【点评】曲泽为手厥阴心包经之合穴，在肘前区，肘横纹上，肱二头肌腱的尺侧缘凹陷中。标准取穴时患者仰掌，屈肘 45°，在肘横纹中，肱二头肌腱的尺侧，避开血管取穴。本穴处皮肤有臂内侧皮神经分布，皮纹较深，皮下组织内除上述皮神经外，贵要静脉、肘正中静脉均在此通过。曲泽具有清暑泄热，补益心气，通经活络，清热解毒的作用。主治包括心痛善惊、心悸、心烦等心系病证；

胃痛、呕吐、呕血、霍乱等热性胃疾；暑热病；肘臂挛痛不伸。

4. 郄门

【原文】郄门，手心主郄，去腕五寸。（《针灸甲乙经》）

【点评】郄门为手厥阴心包经之郄穴，在前臂前区，腕掌侧远端横纹上5寸，掌长肌腱与桡侧腕屈肌腱之间。标准取穴时患者仰掌微屈腕，先取腕横纹中点之大陵，其上5寸处掌长肌腱与桡侧腕屈肌腱之间定穴。本穴处皮肤有前臂内、外侧皮神经双重分布。在皮下组织内除上述皮神经外，前臂正中静脉上行，注入肘正中静脉。郄门具有理气止痛，宁心安神，清营止血的作用。主治包括心痛、心悸、胸痛等心神疾患；咳血、呕血、衄血等热性出血证；癫狂；疔疮、胃痛；肘臂痛。

5. 间使

【原文】天河水：推者，自下而上也。按住间使，退天河水也。（《按摩经·手诀》）

【点评】间使为手厥阴心包经之经穴，在前臂前区，腕掌侧远端横纹上3寸，掌长肌腱与桡侧腕屈肌腱之间。标准取穴时患者仰掌微屈腕，先取腕横纹中点之大陵，其直上3寸，当掌长肌腱与桡侧腕屈肌腱之间处定穴。本穴处皮肤有前臂内、外侧皮神经双重分布。前臂浅筋膜内除上述神经外，还有前臂正中静脉行经。间使具有截疟，安神，宽胸的作用。主治包括心痛、心悸、胸胁痛、伤寒结胸等心胸疾患；胃痛、呕吐等脾胃疾患；热病、疟疾；癫、狂、痫证。

6. 内关

【原文】手心主之别，名曰内关，去腕二寸，出于两筋之间。（《灵枢·经脉》）

【点评】内关为手厥阴心包经之络穴，亦作为八脉交会穴与阴维脉相通，在臂前区，腕掌侧远端横纹上 2 寸，掌长肌腱与桡侧腕屈肌腱之间。标准取穴时患者伸臂仰掌，于掌后第一横纹正中（大陵穴）直上 2 寸，当掌长肌腱与桡侧腕屈肌腱之间处取穴。本穴处皮肤有前臂内、外侧皮神经双重分布。内关具有宁心安神，和胃降逆，宽胸理气，镇静止痛的作用。主治包括心痛、心悸、善惊、烦心、失眠、脏躁、癫痫、狂妄等心神疾患；胸胁支满、胃脘疼痛、呕吐、呃逆、黄疸等脾胃疾患；肘臂挛痛。

7. 大陵

【原文】

（1）阳中之太阳，心也，其原出于大陵。（《灵枢·九针十二原》）

（2）大陵穴后五分，为总心穴。（《按摩经》）

（3）大陵，掐之主吐。（《小儿推拿广意》）

（4）大陵穴，外牢下手背骨节处。（《幼科推拿秘书·穴在阴掌者》）

（5）大陵位在外牢下……以泄心热，然以我手大指，左转三来，又必向右转一摩，左从重，右从轻，以取吐泄神效。但此九重三轻手法，最易忽忘，须用心切记，方不错乱，若错乱即不能吐矣。（《幼科推拿秘书·外牢推至大陵位》）

（6）大陵，治吐，并捏拳不开，捏而揉之。（《小儿推

拿直录·手掌诸穴治法》）

【点评】大陵为手厥阴心包经之输穴、原穴，在腕前区，腕掌侧远端横纹中，掌长肌腱与桡侧腕屈肌腱之间。标准取穴时患者握拳，手外展，微屈腕时显现两肌腱。在腕掌远侧横纹的中点，两肌腱之间定穴。本穴处皮肤有前臂内、外侧皮神经双重分布。腕前区的皮肤及皮下筋膜均较薄弱，筋膜内有前臂正中静脉的属支，尺神经和正中神经的掌皮支经过。大陵具有清热宁心，宽胸和胃，通经活血的作用。主治包括心痛、心悸、胸中热痛、短气、喘咳等心肺疾患；心烦、失眠、郁证、癫狂痫等神志疾患；胃痛、呕吐、呕血等脾胃疾患；头痛、目黄、目赤痛、喉痹、咽干、口疮、口臭等五官疾患；手腕臂痛、腕下垂、腕关节及周围组织疾患。

8. 劳宫

【原文】三关，凡做此法，先掐心经，点劳宫，男推上三关，退寒加暖，属热；女反此，退下为热也。（《按摩经·手诀》）

【点评】劳宫为手厥阴心包经之荥穴，在掌区，横平第3掌指关节近端，第2、3掌骨之间偏于第3掌骨。标准取穴时患者握拳屈指，中指尖点到处，第3掌骨桡侧定穴。掌部皮肤厚而坚韧，无汗毛及皮脂腺，但汗腺丰富。穴位皮肤有正中神经的掌皮支分布。皮纹处的皮肤直接与深筋膜连而不易滑动。皮下筋膜在掌心处非常致密，由纤维隔将皮肤和掌腱膜紧密相连，将皮下筋膜分成许多小隔样结构，其间穿行有浅血管、淋巴管和皮神经。劳宫具有解表除烦，清心泻热，醒神开窍的作用。主治包括心痛、心悸、胸胁支满、胁痛、气逆等心胸疾患；心烦、癫狂痫、小儿惊厥等神志疾患；溺赤、大便下血等热病；掌中热、鹅掌风、手指麻木、手掌多汗症等本经脉所过部位的疾患。

9. 中冲

【原文】中指名为将指，属心，心气通于舌，络联于将指，通背左筋心俞穴，手中冲穴，足涌泉穴。（《幼书推拿秘书·阳掌八卦图》）

【点评】中冲为手厥阴心包经之井穴，在手指，中指末端最高点。另一种定位描述为在手指，中指末节桡侧指甲根角侧上方 0.1 寸。标准取穴时患者仰掌，手中指尖的中点，距指甲游离缘约 0.1 寸处取穴。本穴处皮肤厚，富有汗腺，但没有汗毛和皮脂腺，有正中神经指掌侧固有神经的指背支分布。该部位神经末梢非常丰富，触角特别灵敏。中冲具有回阳救逆，醒神通络的作用。主治包括中风昏迷、晕厥、中暑、小儿惊风等急症。

十、手少阳三焦经

本经一侧 23 个穴，左右两侧共 46 个穴，13 个穴分布在上肢背面，10 个穴分布在颈、侧头部。首穴关冲，末穴丝竹空。本经腧穴主治胸胁部、头、耳、目、咽喉、热病和本经脉所经过部位的疾病。

1. 关冲

【原文】三焦者，上合手少阳，出于关冲。（《灵枢·本输》）

【点评】关冲为手少阳三焦经之井穴，在手指，第 4

指末节尺侧，指甲根角侧上方 0.1 寸。标准取穴时患者俯掌，沿无名指指甲尺侧缘和基底部各作一平线，相交处定穴。本穴处皮肤有尺神经指掌侧固有神经的指背支分布。皮下组织疏松，有纤维束于皮肤和骨膜相连。关冲具有清热解毒，醒神通窍，活血通络的作用。主治包括头眩目赤、颔痛、目生翳膜、视物不清、耳聋、耳鸣、舌卷口干、喉痹等头面五官疾患；热病；中暑。

2. 液门

【原文】掐精灵穴：夏英白曰：此穴在手背无名小指夹界上半寸，掐之治痰喘、气吼、干呕、痞积。

蔚涂生曰：此穴即《针灸大成》之所谓液门穴，属于少阳三焦经。

英白盖亦沿前贤之推拿法，故名为精灵穴耳。(《推拿抉微·第二集》)

【点评】液门为手少阳三焦经之荥穴，在手背，第 4、5 指间，指蹼缘上方赤白肉际凹陷中。标准取穴时患者微握拳，掌心向下，于第 4、5 指间缝纹端，指蹼缘上方赤白肉际凹陷中定穴。本穴处皮肤富有弹性，有汗毛及皮脂腺及尺神经的指背神经分布。液门具有解表消热，通络止痛的作用。主治包括目赤、耳聋、耳鸣、咽肿、齿龋痛等头面五官热性病证；疟疾；手背红肿、手肌痉挛。

3. 中渚

【原文】注于中渚。(《灵枢·本输》)

【点评】中渚为手少阳三焦经之输穴，在手背，第 4、5 掌骨间，第 4 掌指关节近端凹陷中。标准取穴时患者俯掌，于液门穴直上 1 寸，当第 4、5 掌指关节后方凹陷中取穴。本穴处皮肤有尺神经的指背神经分布。皮下组织内的静脉网接受由手指、手掌浅层和深部的静脉。中渚具有清热通络，明目益聪的作用。主治包括头痛、目赤、耳聋、耳鸣、喉痹等头面五官疾患；热病；肘臂痛、手指不得屈伸。

4. 阳池

【原文】掌束骨下灸之。（《素问·骨空论》）

【点评】阳池为手少阳三焦经之原穴，在腕后区，腕背侧远端横纹上，指伸肌腱的尺侧缘凹陷中。标准取穴时患者俯掌，于第4、5指掌骨间直上与腕横纹交点处的凹陷中取穴；或于尺腕关节部，指总伸肌腱和小指固有伸肌腱之间处取穴。本穴处皮肤有前臂后皮神经和尺神经的手背支双重分布。皮下筋膜致密。阳池具有和解表里，益阴增液的作用。主治包括头痛、头晕、耳鸣、耳聋、目痛、咽喉肿痛、项痛等头面五官病证；消渴、烦闷、口干；肩臂痛不得举、腕痛无力、腕关节红肿不得屈伸。

5. 外关

【原文】

（1）手少阳之别，名曰外关。（《灵枢·经脉》）

（2）推外关，间使穴，能止转筋吐泻。（《按摩经》）

（3）两手抄停，食指尽处为列缺，止头疼，中指尽处为外关，止腰背痛，大人通用。（《小儿推拿广意》）

【点评】外关为手少阳三焦经之络穴，亦作为八脉交会穴与阳维脉相通，在前臂后区，腕背侧远端横纹上2寸，尺骨与桡骨间隙中点。标准取穴时患者伸臂俯掌，于腕背横纹中点直上2寸，尺、桡骨之间，与内关穴相对处定穴。本穴处皮肤有桡神经发出的前臂后皮神经分布。该处皮下筋膜掌侧厚而松弛，桡神经的浅支与头静脉起始部伴行。外关具有解表清热，通经活络的作用。主治包括热病、咳嗽、疟腮、感冒等外感疾患；头痛、耳鸣、颊痛、鼻衄、牙痛、目赤肿痛等头面五官病证；急惊风；腹痛、便秘、肠痈、霍乱等肠胃疾患；胸胁痛、肩痛、肘臂屈伸不利、手颤等本经脉所过部位的疾患。本穴为保健按摩常用穴，经常点按、推摩本穴，可预防耳鸣耳聋等病。

6. 支沟

【原文】行于支沟。(《灵枢·本输》)

【点评】支沟为手少阳三焦经之经穴，在前臂后区，腕背侧远端横纹上3寸，尺骨与桡骨间隙中点。标准取穴时患者伸臂俯掌，于腕背横纹中点直上3寸，尺、桡两骨之间，与间使穴相对处取穴。本穴处皮肤有前臂后神经分布。皮下组织内有贵要静脉和头静脉的属支。支沟具有解表清热，通经活络的作用。主治包括便秘；热病；耳聋、耳鸣、面赤、目赤肿痛、暴暗、口噤等头面五官疾患；咳嗽、逆气、心痛、胸胁痛等心胸疾患；肩臂酸痛不举。

7. 会宗

【原文】会宗，手少阳郄，在腕后三寸空中。(《针灸甲乙经》)

【点评】会宗为手少阳三焦经之郄穴，在前臂后区，腕背侧远端横纹上3寸，尺骨的桡侧缘。标准取穴时患者伸臂俯掌取穴。在前臂背侧当腕背横纹上3寸，先找支沟穴，支沟尺侧，尺骨的桡侧缘定本穴。本穴处皮肤有桡神经发出的前臂后支神经分布。皮下组织内有贵要静脉、头静脉等血管。会宗具有清热安神，聪耳通络的作用。主治包括耳聋、耳鸣；肘臂疼痛。

8. 三阳络

【原文】三阳络，在臂上大交脉，支沟上一寸。(《针灸甲乙经》)

【点评】三阳络在前臂后区，腕背侧远端横纹上 4 寸，尺骨与桡骨间隙中点。标准取穴时患者伸臂俯掌，阳池与肘尖连线的上 2/3 与下 1/3 的交点处，尺骨与桡骨之间定穴。本穴处皮肤有桡神经发出的前臂后皮神经的分支分布。三阳络具有舒筋活络，开音聪耳的作用。主治包括暴喑、耳聋、下牙痛、眼疾等五官病证；手臂痛。

9. 四渎

【原文】四渎，在肘前五寸，外廉陷者中。(《针灸甲乙经》)

【点评】四渎在前臂后区，肘尖下 5 寸，尺骨与桡骨间隙中点。标准取穴时患者半屈肘俯掌，于手背腕横纹上 7 寸，尺、桡两骨之间处取穴。本穴处皮肤有桡神经发出的前臂后皮神经分布。皮下组织内有头静脉和贵要静脉的分支。四渎具有聪耳，止痛，利咽的作用。主治包括暴喑、耳聋、下牙痛、眼疾等五官病证；手臂痛。

10. 天井

【原文】入于天井。(《灵枢·本输》)

【点评】天井为手少阳三焦经之合穴，在肘后区，肘尖上 1 寸凹陷中。标准取穴时患者屈肘 90°，于鹰嘴窝中定穴。本穴处皮肤较厚，有桡神经发出的臂后皮神经分布。天井具有行气散结，安神通络的作用。主治包括耳聋；癫痫；瘰疬、瘿气；手臂痛。

11. 清冷渊

【原文】在肘上一寸，伸肘举臂取之。(《针灸甲乙经》)

【点评】清冷渊在臂后区，肘尖与肩峰连线上，肘尖上 2 寸。标准取穴时患者屈肘 90°，先定位天井，天井上 1 寸定本穴。本穴处皮肤有桡神经发出的臂后皮神经分布，深层有中副动、静脉，桡神经肌支等。清冷渊具有清热散风，通经活络的作用。主治包括臂痛、头项强痛等痛证。

12. 消泺

【原文】头痛，项痛急，消泺主之。(《针灸甲乙经》)

【点评】消泺在臂后区，肘尖与肩峰角连线上，肘尖上 5 寸。标准取穴时患者正坐垂肩，前臂旋前，先取三角肌后下缘与肱骨交点处的臑会穴，当臑会与清冷渊之间的中点处定穴。本穴处皮肤较厚，有桡神经发出的臂后皮神经分布。消泺具有清热醒神，通经止痛的作用。主治包括头项强痛、臂痛、头痛、齿痛等痛证。

13. 臑会

【原文】臑会，在臂前廉，去肩头三寸，手阳明之络。(《针灸甲乙经》)

【点评】臑会在肘后区，肩峰角下 3 寸，三角肌的后下缘。标准取穴时患者前臂旋前，于肩头后侧肩髎穴直下 3 寸，下与天井相直处定穴。本穴处皮肤有桡神经的臂后皮神经分布。臑会具有化痰散结，通络止痛的作用。主治包括瘰疬；瘿气；上肢痹痛。

14. 肩髎

【原文】肩髎，在肩端臑上，斜举臂取之。(《针灸甲乙经》)

【点评】肩髎在三角肌区，肩峰角与肱骨大结节两骨间凹陷中。标准取穴时患者屈臂外展，肩峰外侧缘前后端呈现两个凹陷，前一较深凹陷为肩髃，后一凹陷为本穴；上臂垂直时，于锁骨肩峰端后缘直下约2寸，当肩峰与肱骨大结节之间处定穴。本穴处皮肤有腋神经发出的臂外侧皮神经分布。肩髎具有祛风湿，通经络的作用。主治包括肩臂挛痛不遂。

15. 天髎

【原文】天髎在肩缺盆中，毖骨之际陷者中，手足少阳阳维之会。(《针灸甲乙经》)

【点评】天髎在肩胛区，肩胛骨上角骨际凹陷中。标准取穴时患者正坐垂肩，于肩井与曲垣连线的中点处定穴。本穴处皮肤较厚，有颈丛锁骨上神经的外侧支分布，皮肤与致密的皮下筋膜紧密相连。天髎具有通经止痛的作用。主治包括肩臂痛、颈项强痛、胸中烦满。

16. 天牖

【原文】五次脉手少阳也，名曰天牖。(《灵枢·本输》)

【点评】天牖在颈部，横平下颌角，胸锁乳突肌的后缘凹陷中。标准取穴时患者正坐或俯卧位取穴，在乳突后下部，胸锁乳突肌后缘，在天容穴与天柱穴的平行线上定穴。本穴处皮肤有耳大神经和枕上神经双重分布。皮肤厚而致密。皮下筋膜由脂肪组织和致密的结缔组织形成。其结缔组织的纤维形成纤维束，连于皮肤与深筋膜。天牖具有清头明目，消痰截疟的作用。主治包括头痛、头晕、面肿、目昏、暴聋、项强等头面五官病证。

17. 翳风

【原文】翳风，在耳后陷者中，按之引耳中，手足少阳之会。（《针灸甲乙经》）

【点评】翳风在颈部，耳垂后方，乳突下端前方凹陷中。标准取穴时患者正坐或侧伏，耳垂微向内折，于乳突前方凹陷处定穴。本穴处皮肤有耳大神经分布，皮下组织疏松。翳风具有通窍聪耳，祛风泄热的作用。主治包括耳鸣、耳聋、聤耳、聋哑、中耳炎等耳疾；口眼㖞斜、牙关紧闭、齿痛、颊肿等面口病证；瘰疬。

18. 瘛脉

【原文】小儿痫瘛……瘛脉主之。（《针灸甲乙经》）

【点评】瘛脉在头部，乳突中央，角孙与翳风沿耳轮弧形连线的上 2/3 与下 1/3 的交点处。标准取穴时患者正坐或侧伏，于耳后发际与外耳道口平齐处定穴。本穴处皮肤有耳大神经的耳后支分布。皮下组织下除颈丛的耳大神经的分布外，还有耳后动、静脉经过。瘛脉具有熄风止痉，活络通窍的作用。主治包括头痛；耳鸣、耳聋；小儿惊厥。

19. 颅息

【原文】身热痛，胸胁痛不可反侧，颅息主之。（《针灸甲乙经》）

【点评】颅息在头部，角孙与翳风沿耳轮弧形连线的上 1/3 与下 2/3 的交点处。标准取穴时患者正坐或侧伏位，于耳后发际，当瘛脉与角孙沿耳轮连线的中点处定穴。本穴处皮肤有耳大神经分布。皮内含有大量的毛囊、汗腺和皮脂腺，皮肤筋膜由致密的结缔组织和脂肪组织构成，其内除上述皮神经外，还有耳后动、静脉经过。颅息具有通窍止痛，镇惊熄风的作用。主治包括头痛；耳鸣、耳聋；小儿惊厥。

20．角孙

【原文】足太阳有人颃遍齿者，名曰角孙。（《灵枢·寒热病》）

【点评】角孙在头部，耳尖正对发际处。标准取穴时患者正坐或侧伏位，折耳在耳尖近端，颞颥部入发际处定穴。本穴处皮肤有下颌神经的耳颞神经分布，皮下筋膜内除上述神经外，还有颞浅动、静脉，无深筋膜。角孙具有清热散风，消肿止痛的作用。主治包括耳部肿痛、目赤肿痛、齿痛、头痛、项强等头项五官病证。

21．耳门

【原文】

（1）耳门在耳前起肉当耳缺者。（《针灸甲乙经》）

（2）风门，在两耳门外。（《幼科推拿秘书·穴在面者》）

（3）风门即耳门，在耳前起肉当耳缺陷中。（《厘正按摩要术》）

【点评】耳门在耳区，耳屏上切迹与下颌骨髁突之间的凹陷中。标准取穴时患者微张口，耳屏上切际前的凹陷中，听宫直上0.5寸之凹陷处定穴。本穴处皮肤有三叉神经的上颌神经的分支耳颞神经分布，皮下筋膜内除含有上述皮神经外，还有颞浅动、静脉经过。耳门具有开窍益聪，祛风通络的作用。主治包括耳鸣、耳聋、聤耳等耳疾；齿痛、颈颌。

22. 耳和髎

【原文】头重，颌痛引耳中，憒憒嘈嘈，和髎主之。（《针灸甲乙经》）

【点评】耳和髎在头部，鬓发后缘，耳郭根的前方，颞浅动脉的后缘。标准取穴时患者正坐或侧伏，在头侧部，当鬓发后缘，平耳廓根之前方，颞浅动脉的后缘定穴。本穴处皮肤有下颌神经的分支、耳颞神经、面神经分布，皮下筋膜内有耳颞神经、面神经的颞支及颞浅动、静脉经过。耳和髎具有祛风通络，消肿止痛的作用。主治包括牙关拘急、口眼㖞斜、头重痛、耳鸣、颌肿等头部病证。

23. 丝竹空

【原文】丝竹空，在眉后陷者中，足少阳脉气所发。（《针灸甲乙经》）

【点评】丝竹空在面部，眉梢凹陷中。标准取穴时患者正坐或侧伏位，于颧骨额突外缘，眉梢外侧凹陷处取穴。本穴处皮肤较薄，有三叉神经眼支的眶上神经和上颌神经的颧面神经分布。皮下组织内还有颞浅动、静脉的额支经过。丝竹空具有清头明目，散风止痛的作用。主治包括癫痫；头痛、齿痛、目眩、目赤肿痛、眼睑𥆩动等头目病证。

十一、足少阳胆经

本经一侧44个穴，左右两侧共88个穴，20个穴分布头面部，3 个穴在胸肋部，6 个穴在背侧腰部，15 个穴分布在下肢外侧面，29 个穴分布在臀、侧胸、侧头部。首穴瞳子髎，末穴足窍阴。本经腧穴主治头、耳、目、咽喉、神志、热病和本经脉所经过部位的疾病。

1. 瞳子髎

【原文】瞳子髎，在目外去眦五分，手太阳，手足少阳之会，刺入三分，灸三壮。(《针灸甲乙经》)

【点评】瞳子髎在面部，目外眦外侧 0.5 寸凹陷中。标准取穴时患者正坐仰靠，令患者闭目，当外眼角外侧 0.5 寸之处取穴。本穴处皮肤有眼神经的泪腺神经分布。童子髎具有疏散风热，明目退翳的作用。主治包括头痛；目痛、目翳、迎风流泪、目多眵、目生翳膜等目疾。

2. 听会

【原文】聋，耳颠飕若风，听会主之。(《针灸甲乙经》)

【点评】听会在面部，耳屏间切迹与下颌骨髁突之间的凹陷中。标准取穴时患者正坐仰靠，张口，耳屏间切迹前方的凹陷中，听宫直下取穴。本穴处皮肤有上颌神经的耳颞神经分布。听会具有开窍聪耳，活络安神的作用。主治包括耳鸣、耳聋、聤耳等耳疾；齿痛、口眼㖞斜。

3. 上关

【原文】刺上关者，呋不能欠。(《灵枢·本输》)

【点评】上关在面部，颧弓上缘中央凹陷中。标准取穴时患者正坐仰靠或侧伏位，取耳前颧弓上侧，张口时有孔处定穴。本穴处皮肤有下颌神经的耳颞神经分布。该神经伴颞浅动脉上行，布于颞区皮肤。皮下组织内还有面神经的颞支和颞浅静脉。上关具有聪耳开窍，散风活络的作用。主治包括面痛、口眼㖞斜、口噤等面口疾患；耳鸣、耳聋、聤耳、目痛、目翳、迎风流泪、目多眵、目生翳膜等耳目疾患。

4. 颔厌

【原文】善嚏，头面身热，颔厌主之。（《针灸甲乙经》）

【点评】颔厌在头部，从头维至曲鬓的弧形连线（其弧度与鬓发弧度相应）的上1/4与下3/4的交点处。标准取穴时患者正坐仰靠或侧伏，先定头维和曲鬓，从头维向曲鬓凸向前作一弧线，于弧线之中点定悬颅，再在头维与悬颅之间取颔厌。试作咀嚼食物状，其处随咀嚼而微动即是。本穴处皮肤有下颌神经的耳颞神经分布。颔厌具有聪耳开窍，散风活络的作用。主治包括痛、眩晕、口眼㖞斜等头面疾患；惊痫、瘈疭；耳鸣、耳聋、聤耳、目痛、目翳、迎风流泪、目外眦痛、齿痛等五官病证。

5. 悬颅

【原文】足阳明有挟鼻入于面者，名曰悬颅。（《灵枢·寒热病》）

【点评】悬颅在头部，从头维至曲鬓的弧形连线（其弧度与鬓发弧度相应）的中点。标准取穴时患者取正坐仰靠或侧伏，先定头维和曲鬓，从头维向曲鬓凸向前作一弧线，于弧线之中点定悬颅。本穴处皮肤有下颌神经的耳颞神经分布。悬颅具有疏通经络，清热散风的作用。主治包括偏头痛、面肿、目外眦痛等头面病证。

6. 悬厘

【原文】热病偏头痛，引目外眦，悬厘主之。（《针灸甲乙经》）

【点评】悬厘在头部，从头维至曲鬓的弧形连线（其弧度与鬓发弧度相应）的上 3/4 与下 1/4 的交点处。标准取穴时患者正坐仰靠或侧伏，在鬓角之上际，当悬颅穴与曲鬓穴之中点处定穴。本穴处皮肤有下颌神经的耳颞神经分布。悬厘具有疏经通络，清热散风的作用。主治包括头痛、眩晕；耳鸣、耳聋、聤耳、目痛、目翳、迎风流泪、目外眦痛等耳目疾患。

7. 曲鬓

【原文】颈颔楮满，痛引牙齿，口噤不开，急痛不能言，曲鬓主之。（《针灸甲乙经》）

【点评】曲鬓在头部，耳前鬓角发际后缘与耳尖水平线的交点处。标准取穴时患者正坐仰靠或侧伏，当耳前鬓角发际后缘的垂线与耳尖水平线交点处定穴。本穴处皮肤有下颌神经的耳颞神经分布。曲鬓具有清热散风，活络通窍的作用。主治包括头痛连齿、颊颔肿、口噤等头面病证。

8. 率谷

【原文】醉酒风热，发两角（一作两目）眩痛，不能饮食，烦满呕吐，率谷主之。（《针灸甲乙经》）

【点评】率谷在头部，耳尖直上入发际 1.5 寸。标准取穴时患者正坐或侧伏，将耳部向前折曲取角孙，角孙直上入发际 1.5 寸，咀嚼时，以手按之有肌肉鼓动处定穴。本穴处皮肤有下颌神经的耳颞神经分布。率谷具有清热息风，通经活络的作用。主治包括头痛、眩晕、小儿惊风。

9. 天冲

【原文】癫疾呕沫……天冲主之。（《针灸甲乙经》）

【点评】天冲在头部，耳根后缘直上，入发际 2 寸。标准取穴时患者正坐或侧伏，在头部，当耳根后缘直上入发际 2 寸，或先找率谷，率谷后 0.5 寸处定穴。本穴处皮肤有下颌神经的耳神经分布。天冲具有祛风定惊，清热散结的作用。主治包括头痛、眩晕；癫痫；牙龈肿痛。

10. 浮白

【原文】瞳子目浮白二穴。（《素问·气穴论》）

【点评】浮白在头部，耳后乳突的后上方，从天冲至完骨的弧形连线（其弧度与耳弧度相应）的上 1/3 与下 2/3 的交点处。标准取穴时患者正坐或侧伏，先取天冲、完骨，于两穴间与耳廓平行之弧形连线的上、中 1/3 折点处定穴。浮白具有清头散风，理气散结的作用。主治包括头痛、齿痛、耳鸣、耳聋等头面病证；瘿气。

11. 头窍阴

【原文】头痛引颈，窍阴主之。本穴原称窍阴，为与本经足部窍阴相别，《圣济总录》称首窍阴，《针灸资生经》："此当为头窍阴也"。（《针灸甲乙经》）

【点评】头窍阴在头部，耳后乳突的后上方，从天冲至完骨的弧形连线（其弧度与耳弧度相应）的上 2/3 与下 1/3 的交点处。标准取穴时患者正坐或侧伏，先取天冲、完骨，于两穴间与耳廓平行之弧形连线的下、中 1/3 折中处取穴，当浮白穴与完骨穴连线的中点处。本穴处皮肤有枕小神经和耳大神经双重分布。头窍阴具有理气镇痛，开窍聪耳的作用。主治包括头痛、眩晕、颈项强痛等头项病证；耳鸣，耳聋。

12. 完骨

【原文】完骨二穴。(《素问·气穴论》)

【点评】完骨在头部，耳后乳突的后下方凹陷中。标准取穴时患者正坐或侧伏，在头部，当耳后乳突的后下方凹陷处定穴。本穴处皮肤有颈丛的耳大神经分布。在皮下组织内耳大神经与耳后动、静脉伴行。完骨具有通经活络，祛风清热的作用。主治包括头痛、眩晕、口眼㖞斜、耳鸣、耳聋、目痛、齿痛等头项五官病证；癫痫。

13. 本神

【原文】头痛眩痛，颈项强急，胸胁相引不得倾侧，本神主之。(《针灸甲乙经》)

【点评】本神在头部，前发际上 0.5 寸，头正中线旁开 3 寸。标准取穴时患者正坐或卧位，先取前发际上 0.5 寸处的神庭，再旁开 3 寸，即神庭与头维弧形连线（其弧度与前发际弧度相应）的内 2/3 与外 1/3 的交点处定穴。本穴处皮肤有额神经的眶上神经分布，皮下组织内除分布神经外，还有额动、静脉及其分支。本神具有祛风定惊，清热止痛的作用。主治包括中风不省人事、癫痫、小儿惊厥等神志疾患；头痛、眩晕、颈项强急等头项疾患。

14. 阳白

【原文】头目瞳子痛，不可以视，夹项强急不可以顾，阳白主之。(《针灸甲乙经》)

【点评】阳白在头部，瞳孔直上，眉上 1 寸。标准取穴时患者正坐或卧位，目前视，在瞳孔直上，眉上 1 寸处定穴。本穴处皮肤有额神经的眶上神经和滑车上神经双重分布。阳白具有清头明目，祛风泄热的作用。主治包括前头痛；眼睑闭合不全、眼睑𥉠动、目痛等目疾。

15. 头临泣

【原文】颊清，不得视，口沫泣出，两目眉头痛，临泣主之。(《针灸甲乙经》)

【点评】头临泣在头部，瞳孔直上，前发际上0.5寸。标准取穴时患者正坐仰靠或仰卧位，令患者两目平视，瞳孔直上当神庭与头维弧形连线（其弧度与前发际弧度相应）的中点处定穴。本穴处分布有眶上神经和眶上动、静脉。头临泣具有清头明目，安神定志的作用。主治包括头痛目眩、目赤肿痛、内障雀目、翳膜遮睛、多眵冷泪、耳鸣耳聋、鼻塞、鼻渊等头面五官疾患；小儿惊痫、复视、卒中不省人事等神志疾患。

16. 目窗

【原文】目瞑，远视……目窗主之。(《针灸甲乙经》)

【点评】目窗在头部，前发际上1.5寸，瞳孔直上。标准取穴时患者正坐仰靠，两目平视前方，于瞳孔直上，头临泣上1寸处定穴。本穴处皮肤有额神经的眶上神经分布。皮肤、皮下筋膜与帽状腱膜，通过纤维束紧密结合。目窗具有清头明目，发散风热的作用。主治包括头痛头晕、面目浮肿、目赤肿痛、青盲内障、目翳遮睛等头目疾患；小儿惊痫。

17. 正营

【原文】上齿龋痛，恶风寒，正营主之。(《针灸甲乙经》)

【点评】正营在头部，前发际上1.5寸，瞳孔直上。标准取穴时患者正坐仰靠，两目平视前方，于瞳孔直上，头临泣上 2 寸处定穴。本穴处皮肤有额神经的眶上神经分布。正营具有清头明目，疏风止痛的作用。主治包括头痛、头晕、面目浮肿、目赤肿痛等头目病证。

18. 承灵

【原文】脑风头痛，恶风见寒，鼽衄鼻窒，喘息不通，承灵主之。（《针灸甲乙经》）

【点评】承灵在头部，前发际上 4 寸，瞳孔直上。标准取穴时患者正坐仰靠，于头临泣与风池二穴的连线上，入前发际 4 寸，与通天相平处定穴。本穴处皮肤有颈神经后支枕大神经分布，该神经与枕动脉、枕静脉并行。承灵具有清头目，散风热的作用。主治包括头痛、眩晕、鼻塞、多涕、鼻渊、鼻衄、目痛等头面疾患。

19. 脑空

【原文】脑风目瞑，头痛，风眩目痛，脑空主之。（《针灸甲乙经》）

【点评】脑空在头部，横平枕外隆突上缘，风池直上。标准取穴时患者正坐或俯卧，于风池直上，头正中线旁开 2.25 寸，以枕外隆凸上缘脑户穴平齐处定穴。本穴处皮肤有颈神经后支枕大神经分布。脑空具有醒脑通窍，活络散风的作用。主治包括头痛、颈项强痛、目眩、目赤肿痛、鼻痛、耳聋等头项五官病证；癫痫、惊悸。

20. 风池

【原文】风池二。（《灵枢·热病》）

【点评】风池在颈后区，枕骨之下，胸锁乳突肌上端与斜方肌上端之间的凹陷中。标准取穴时患者正坐或俯卧，于项后枕骨下两侧凹陷处，当斜方肌上部与胸锁乳突肌上端之间凹陷中取穴。本穴处皮肤有颈丛的枕小神经分布。风池具有清头明目，祛风解毒，通利官窍的作用。主治包括头痛发热、洒淅振寒、热病汗不出、颈项强痛等外感疾患；头痛头晕、目赤肿痛、迎风流泪、翳膜遮睛、目视不明、雀目、青盲、面肿、口㖞、鼻渊、鼻衄、耳鸣耳聋等头面五官病证；失眠、癫痫、中风、气厥等神志疾患。

21. 肩井

【原文】马蹄惊……天心穴掐之，心经掐之，用灯火断两掌心并肩井各一燋，喉下三燋，脐下一燋。（《小儿推拿秘旨·卷一·正面部位歌》）

【点评】肩井在肩胛区，第 7 颈椎棘突与肩峰最外侧连线的中点。标准取穴时患者正坐，于第 7 颈椎棘突高点至锁骨肩峰端连线的中点处取穴。简便取穴时操作者以手掌后第一横纹按在病人肩胛冈下缘，拇指按在第 7 颈椎下，其余四指并拢按在肩上，食指靠于颈部，中指屈曲，中指尖处是穴。本穴处皮肤有第 4～6 颈神经后支重叠分布。肩井具有降逆理气，散结补虚，通经活络的作用。主治包括颈项强痛、肩臂疼痛、手臂不举等项、肩、臂部疾患；难产、崩漏、胎衣不下、产后乳汁不下等产科疾患；瘰疬。

22. 渊腋

【原文】脾之大络，名曰大包，出渊腋下三寸，布胸胁。（《灵枢·经脉》）

【点评】渊腋在胸外侧区，第 4 肋间隙中，在腋中线上。标准取穴时患者正坐或侧卧，于腋窝中点与第 11 肋端连线的上 1/4 与下 3/4 交点处定穴。本穴处皮肤有第 3～5 肋间神经外侧支重叠分布。渊腋具有理气活血，通经止痛的作用。主治包括胸满、胁痛、腋下肿、臂痛不举等症。

23. 辄筋

【原文】胸中暴满不得卧，辄筋主之。(《针灸甲乙经》)

【点评】辄筋在胸外侧区，在第 4 肋间隙中，腋中线前 1 寸。标准取穴时患者正坐或侧卧，于渊液前 1 寸（男子约与乳头平齐），当渊液与天溪之间的凹陷处定穴。本穴处皮肤有第 3～5 肋间神经的外侧皮支分布。辄筋具有降逆平喘，理气活血的作用。主治包括胸胁痛、咳嗽、气喘、呕吐、吞酸。

24. 日月

【原文】募在日月。(《脉经》)

【点评】日月为胆之募穴，在胸部，第 7 肋间隙中，前正中线旁开 4 寸。标准取穴时患者正坐或仰卧，男性在乳头直下，期门下 1 肋；女性在锁骨中线与第 7 肋间隙交点处。本穴处皮肤有第 6～8 肋间神经的前皮支重叠分布。日月具有降逆利胆，调理肠胃的作用。主治包括呃逆、吞酸、口苦多唾、黄疸、胸闷等胆胃疾患；胁肋疼痛。

25. 京门

【原文】募在京门。(《脉经》)

【点评】京门为肾之募穴，在上腹部，第 12 肋骨游离端的下际。标准取穴时患者侧卧位，举臂，从腋后线的肋弓软骨缘下方向后触及第 12 肋骨游离端，在下方定穴。

本穴处皮肤有第11、12胸神经和第1腰神经的侧支的前支重叠分布。京门具有利尿通淋，补肾温阳的作用。主治包括腹胀、肠鸣、腹泻等胃肠病证；小便不利、水肿等水液代谢失调病证；胁肋痛。

26. 带脉

【原文】脉癫疾者，暴仆……灸带脉于腰相去三寸。（《灵枢·癫狂》）

【点评】带脉在侧腹部，第11肋骨游离端垂线与脐水平线的交点上。标准取穴时患者尽量收腹，显露肋弓软骨缘，沿此缘向外下方至其底部稍下方可触及第11肋骨游离端，在第11肋骨游离端垂线与脐水平线的交点处定穴。本穴处皮肤有第11、12胸神经和第1腰神经支的外侧皮支分布。带脉具有清热利湿，调经止带的作用。主治包括月经不调、赤白带下、经闭、痛经、不孕等经带疾患；七疝偏坠、腰痛、胁痛连背。

27. 五枢

【原文】妇人下赤白，里急瘈疭，五枢主之。（《针灸甲乙经》）

【点评】五枢在下腹部，横平脐下3寸，髂前上前上棘内侧。标准取穴时患者侧卧，于髂前上棘内侧凹陷处，约与脐下3寸关元穴相平处取穴。本穴处皮肤有肋下神经和髂腹下神经的外侧皮支分布。皮下组织内有腹壁浅动脉静脉、浅淋巴管和皮神经等穿过。五枢具有调经带，理下焦，通腑气的作用。主治包括月经不调、赤白带下、经闭、痛经、不孕等经带疾患；七疝偏坠、腰胯痛、少腹痛。

28. 维道

【原文】咳逆不止，三焦有水气，不能食，维道主之。（《针灸甲乙经》）

【点评】维道在下腹部，髂前上棘内下 0.5 寸。标准取穴时患者侧卧位，在侧腹部髂前上棘的前下方，先找五枢，五枢前下 0.5 寸处定穴。本穴处皮肤有肋下神经和髂腹下神经的外侧皮支分布，皮下组织内旋髂浅动脉有同名静脉伴行。维道具有调冲任，理下焦的作用。主治包括月经不调、赤白带下、经闭、痛经、不孕等经带疾患；七疝偏坠、腰垮痛、少腹痛。

29. 居髎

【原文】居髎，在章门下八寸三分。（《针灸甲乙经》）

【点评】居髎在臀区，髂前上棘与股骨大转子最凸点连线的中点处。标准取穴时患者侧卧位，在髋部当髂前上棘与股骨大转子最凸点连线的中点处定穴。本穴处皮肤有肌外侧皮神经分布。居髎具有舒筋活络，强健腰腿的作用。主治包括腰腿痹痛、瘫痪、少腹痛，疝气。

30. 环跳

【原文】腰胁相引急痛，髀筋瘈，胫痛不可屈伸，痹不仁，环跳主之。（《针灸甲乙经》）

【点评】环跳在臀区，股骨大转子最凸点与骶管裂孔连线的外 1/3 与内 2/3 交点处。标准取穴时患者侧卧，伸下腿，上腿屈髋屈膝取穴，于大转子后方凹陷处，约当股骨大转子与骶管裂孔连线的外中 1/3 交点处取穴。简便取穴时以小指关节横纹按在大转子上，拇指指脊柱，当拇指尖止处是穴。本穴处皮肤有髂腹下神经的外侧支和臀上皮神经的双重分布。皮下筋膜发达，富有纤维和脂肪组织。环跳具有祛风湿，利腰腿的作用。主治包括腰腿痹痛、瘫痪、闪挫腰痛、膝踝肿痛。

31. 风市

【原文】其灸法，孔穴亦甚多，恐人不能悉之，今止疏要者。必先从上始，若直灸脚，气上不泄则危矣。先灸大椎……次乃灸风市百壮……在两髀外，可平倚垂手直掩髀上，当中指头大筋上，捻之，自觉好也。（《附广肘后方》）

【点评】风市在股部，直立垂手，掌心贴于大腿时，中指尖所指凹陷中，髂胫束后缘。标准取穴时患者直立，两手自然下垂，当中指尖止处取穴；或侧卧，于股外侧中线，距腘横纹上7寸处取穴。穴处腹外侧肌与股二头肌之间。本穴处皮肤有股外侧皮神经分布。风市具有祛风湿，调气血，通经络的作用。主治包括中风半身不遂、下肢痿痹、脚气等下肢疾患；遍身瘙痒。

32. 中渎

【原文】寒气在分肉间，痛上下，痹不仁，中渎主之。（《针灸甲乙经》）

【点评】中渎在股部，腘横纹上7寸，髂胫束后缘。标准取穴时患者侧卧，于股外侧中线，股外侧肌与股二头肌之间，距腘横纹上5寸处取穴。本穴处皮肤有股外侧皮神经分布。中渎具有通经活络，祛风散寒的作用。主治包括下肢痿痹、麻木、半身不遂等下肢疾患。

33. 膝阳关

【原文】膝外廉痛，不可屈伸，胫痹不仁，阳关主之。

（《针灸甲乙经》）

【点评】膝阳关在膝部，股骨外上髁后上缘，股二头肌腱与髂胫束之间的凹陷中。标准取穴时患者正坐屈膝成90°或仰卧，于阳陵泉上3寸，股骨外上髁上方的凹陷处定穴。本穴处皮肤有股外侧皮神经分布。皮下组织内有膝上外侧动、静脉。膝阳关具有疏筋脉，利关节，祛风湿的作用。主治包括膝髌肿痛、小腿麻木等下肢、膝关节疾患。

34. 阳陵泉

【原文】其热寒者，取阳陵泉。（《灵枢·邪气脏腑病形》）

【点评】阳陵泉为足少阳胆经之合穴，亦为胆之下合穴、八会穴之筋会，在小腿外侧，腓骨头前下方凹陷中。标准取穴时患者正坐屈膝成90°或仰卧取穴，沿腓骨外缘向上推至挡手处凹陷中定穴。本穴处皮肤有腓肠外侧皮神经分布。阳陵泉具有清热息风，消肿止痛的作用。主治包括头痛、耳鸣、耳聋、目痛等头面部疾患；胁痛、黄疸、口苦、呕吐、吞酸等肝胆犯胃病证；膝肿痛、下肢痿痹、麻木、膝胫酸痛等下肢、膝关节疾患；小儿惊风。

35. 阳交

【原文】寒厥癫疾，噤呿瘈疭，惊狂，阳交主之。（《针灸甲乙经》）

【点评】阳交为阳维脉之郄穴，在小腿外测，外踝尖上7寸，腓骨后缘。标准取穴时患者正坐垂足或仰俯卧位，于外踝尖上7寸处腓骨后缘定穴。本穴处皮肤有腓肠外侧皮神经分布。阳交具有舒筋活络，安神定志的作用。

主治包括癫、狂、痫等神志疾患；胸胁胀满；下肢痿痹。

36. 外丘

【原文】肤痛，痿痹，外丘主之。(《针灸甲乙经》)

【点评】外丘为足少阳胆经之郄穴，在小腿外侧，外踝尖上7寸，腓骨前缘。标准取穴时患者正坐垂足或仰卧位，于外踝尖与腘横纹外侧端连线中点下1寸处定穴。本穴处皮肤有腓肠外侧皮神经分布。外丘具有疏肝理气，通经活络的作用。主治包括癫、狂、痫等神志疾患；胸胁胀满；下肢痿痹。

37. 光明

【原文】足少阳之别，名曰光明。(《灵枢·经脉》)

【点评】光明为足少阳胆经之络穴，在小腿外侧，外踝尖上5寸，腓骨前缘标准取穴时患者正坐垂足或仰卧位，于外踝尖直上5寸，腓骨前缘，趾长伸肌和腓骨短肌之间定穴。本穴处皮肤有腓浅神经分布。光明具有疏肝明目，通经活络的作用。主治包括目赤肿痛、视物不明、青盲雀目等目疾；颊肿、乳胀痛、腿膝酸痛、下肢痿痹、手足发凉等本经脉所过部位的疾患。

38. 阳辅

【原文】行于阳辅。(《灵枢·本输》)

【点评】阳辅为足少阳胆经之经穴，在小腿外侧，外踝尖上4寸，腓骨前缘标准取穴时患者正坐垂足或仰卧位，于外踝尖直上4寸，腓骨前缘稍前方定穴。本穴处皮肤有腓总神经的分支浅神经分布。阳辅具有清热散风，舒筋活络的作用。主治包括偏头痛、目外眦痛、胸胁痛、腋下肿痛、下肢外侧痛等痛证；瘰疬；下肢痿痹。

39. 悬钟

【原文】小儿腹满不能食饮，悬钟主之。(《针灸甲乙经》)

【点评】悬钟为八会穴之髓会，在小腿外侧，外踝尖上 3 寸，腓骨前缘标准取穴时患者正坐垂足或仰卧位，从外踝尖向腓骨摸，当腓骨后缘与腓骨长、短肌腱之间凹陷处定穴。本穴处皮肤有腓总神经的分支腓浅神经分布。悬钟具有益髓生血，舒筋活络的作用。主治包括颈项强痛、四肢关节酸痛、半身不遂、筋骨挛痛、躄足、跟骨痛、附骨疽等筋骨病；痴呆、中风等髓海不足病证。

40. 丘墟

【原文】过于丘墟。(《灵枢·本输》)

【点评】丘墟为足少阳胆经之原穴，在踝区，外踝的前下方，趾长伸肌腱的外侧凹陷中。标准取穴时患者正坐垂足着地或侧卧，于外踝前下方，趾长伸肌腱外侧，距跟关节凹陷处定穴。本穴处皮肤有腓神经的足背外侧皮神经分布。丘墟具有清暑泄热，凉血解毒，醒脑安神，舒筋活络的作用。主治包括偏头痛、颈项痛、腋下肿、胸胁痛、外踝肿痛等痛证；目赤肿痛、目翳等目疾；足内翻、足下垂。

41. 足临泣

【原文】乳肿痛，足临泣。(《针灸大成》)

【点评】足临泣为足少阳胆经之输穴，亦作为八脉交会穴与带脉相通，在足背，第 4、5 跖骨底结合部的前方，第 5 趾长伸肌腱外侧凹陷中。标准取穴时患者正坐垂足或仰卧位，在足背外侧，当第 4 跖骨结节的后方定穴。本穴处皮肤较薄，活动度大，有足背外侧皮神经和足中间皮神经双重分布，皮下组织结构疏松。足临泣具有舒肝解郁，熄风泻火的作用。主治包括头痛目眩、目赤肿痛、咽肿、耳聋等头面五官疾患；乳痈、呼吸困难、腋下肿、胁肋痛等胸胁疾患；足跗肿痛、膝踝关节痛、足背红肿，瘰疬，月经不调。

42. 地五会

【原文】内伤唾血不足，外无膏泽，刺第（地）五会。（《针灸甲乙经》）

【点评】地五会在足背，第 4、5 跖骨间，第 4 跖趾关节近端凹陷中。标准取穴时患者正坐垂足或仰卧位，在足背外侧，当第 4 跖趾关节的后方，第 4、5 跖骨之间，小趾伸肌腱的外侧凹陷处定穴。本穴处皮肤有足背外侧皮神经和足背中间皮神经分布。地五会具有舒肝利胆，通经活络的作用。主治包括头痛目眩、目赤肿痛、咽肿、耳聋等头面五官疾患；乳痈、呼吸困难、腋下肿、胁肋痛等胸胁疾患；足跗肿痛、膝踝关节痛、足背红肿。

43. 侠溪

【原文】溜于侠溪。（《灵枢·本输》）

【点评】侠溪为足少阳胆经之荥穴，在足背，第 4、5 趾间，趾蹼缘后方赤白肉际处。标准取穴时患者正坐垂足着地，于足背第 4、5 趾趾缝端取穴。本穴处皮肤较薄，活动度大，有足背外侧皮神经和足中间皮神经双重分布。皮下组织结构疏松，皮下筋膜中走行有足背静脉网及大、小隐静脉的起始部。侠溪具有清热息风，消肿止痛的作用。主治包括头痛、耳鸣、耳聋、目痛、颊肿等头面五官病证；胸胁痛、乳肿痛、气喘、咳逆等胸部疾患；膝股痛、足跗肿痛；热病。

44. 足窍阴

【原文】

（1）胆出于窍阴。（《灵枢·本输》）

（2）少阳根于窍阴。（《灵枢·根结》）

（3）足少阳之本，在窍阴之间。（《灵枢·卫气》）

【点评】足窍阴为足少阳胆经之井穴，在足趾，第 4 趾末节外侧，趾甲根角侧后方 0.1 寸。标准取穴时患者正坐垂足或仰卧位，于第 4 趾爪甲外侧缘与基底部各作一线，两线交点处定穴。本穴处皮肤有足背中间皮神经的外侧支和腓肠外侧皮神经分布。足窍阴具有清热解郁，通经活络的作用。主治包括偏头痛、目赤肿痛、耳鸣、耳聋、喉痹等头面五官热性病证；胸胁痛；足跗肿痛。

十二、足厥阴肝经

本经一侧 14 个穴，左右两侧共 28 个穴，2 个穴在胸胁部，12 个穴分布在下肢内侧面中间。首穴大敦，末穴期门。本经腧穴主治头、耳、目、咽喉、神志、热病和本经脉所经过部位的疾病。

1. 大敦

【原文】大敦穴在足大指。（《幼科推拿秘书·穴在足下者》）

【点评】大敦为足厥阴肝经之井穴，在足趾，大趾末节外侧，趾甲根角侧后方 0.1 寸。标准取穴时患者正坐伸足或仰卧位，从拇趾爪甲外侧缘与基底部各作一线，于交点处取穴。本穴处皮肤有腓深神经终末支的侧支分布。大敦具有回阳救逆，调经止淋的作用。主治包括月经不调、经闭、崩漏、阴挺等妇科病；遗尿、癃闭等泌尿系疾患；疝气、少腹痛；癫痫、善寐。

2. 行间

【原文】溜于行间。(《灵枢·本输》)

【点评】行间为足厥阴肝经之荥穴，在足背，第1、2趾间，趾蹼缘后方赤白肉际处。标准取穴时患者正坐或仰卧位，于足背第1、2趾趾缝端凹陷处取穴。本穴处皮肤有腓深神经终末支的内侧支分布，趾蹼处足背与足底的皮肤和皮下筋膜互相移行。行间具有平肝潜阳，泻热安神，凉血止血的作用。主治包括头痛、眩晕、目赤肿痛、青盲、口㖞等肝经风热头面五官疾患；中风、癫痫、瘛疭等风证；咳血、吐血、鼻衄等血证；阴中痛、淋疾、遗精、阳痿、外阴瘙痒等前阴疾患；痛经、崩漏、月经过多、闭经、带下等妇科经带病证；胸胁胀痛、咳嗽气喘。

3. 太冲

【原文】太冲：掐之治危急之症，舌吐者不治。(《小儿推拿广意》)

【点评】太冲为足厥阴肝经之输穴、原穴，在足背，第1、2跖骨间，跖骨底结合部前方凹陷中，或触及动脉搏动。标准取穴时患者正坐垂足或仰卧位，于足背第1、2跖骨之间，跖骨底结合部前方凹陷处，当拇长伸肌腱外缘处取穴。本穴处皮肤有由桡神经的指背神经与正中神经的指掌侧固有神经双重支配。太冲具有平肝息风，舒肝养血的作用。主治包括中风、癫狂痫、小儿惊风、失眠、头痛、眩晕、口㖞、目赤肿痛、耳鸣、咽痛等肝经风热病证；黄疸、胁痛、腹胀、呕吐等肝胃病证；阴痛、狐疝、淋病等前阴病；月经不调、痛经、经闭、崩漏、带下、难产、乳痛等妇科病；遗尿、癃闭；下肢痿痹、足跗肿痛。

4. 中封

【原文】行于中封。(《灵枢·本输》)

【点评】中封为足厥阴肝经之经穴，在踝区，内踝前，胫骨前肌腱的内侧缘凹陷中。标准取穴时患者足背屈，于内踝前下方，当胫骨前肌腱与拇趾伸肌腱之间内侧凹陷处取穴。本穴处皮肤有腓浅神经分布，皮下有足背静脉网。中封具有清肝胆热，通利下焦，舒筋活络的作用。主治包括疝气、阴茎痛、遗精等前阴疾患；小便不利；内踝肿痛、足冷、少腹痛、嗌干等本经脉所过部位的疾患。

5. 蠡沟

【原文】足厥阴之别，名曰蠡沟，去内踝五寸，别走少阳。(《灵枢·经脉》)

【点评】蠡沟为足厥阴肝经之络穴，在小腿内侧，内踝尖上 5 寸，胫骨内侧面的中央。标准取穴时患者仰卧，在小腿内侧，于髌尖与内踝尖连线的上 2/3 与下 1/3 交点，胫骨内侧面的中央处定穴。本穴处皮肤有隐神经分布，皮下组织疏松，内有浅静脉、皮神经和浅淋巴管穿行。蠡沟具有疏肝理气，调经止带的作用。主治包括疝气、遗尿、癃闭、阴痛、阴痒等前阴病；月经不调、赤白带下、阴挺、崩漏等妇科病；小便不利；足寒胫酸。

6. 中都

【原文】中都，足厥阴郄，在内踝上七寸。(《针灸甲

乙经》）

【点评】中都为足厥阴肝经之郄穴，在小腿内侧，内踝尖上 7 寸，胫骨内侧面的中央。标准取穴时患者正坐或仰卧位，先在内踝尖上 7 寸的胫骨内侧面上作一水平线，当胫骨内侧面的中央处取穴。本穴处皮肤有髂腹股沟神经和生殖股神经的股支分布。中都具有疏肝理气，调经止血的作用。主治包括腹胀、腹痛、疝气；崩漏、恶露不尽等妇科病；泄泻。临床用于治疗复发性口疮效果显著。

7. 膝关

【原文】膝内廉痛引髌不可屈伸，连腹，引咽喉痛，膝关主之。（《针灸甲乙经》）

【点评】膝关在膝部，胫骨内侧踝的下方，阴陵泉后 1 寸。标准取穴时患者仰卧，在小腿内侧，当胫骨内上髁的后下方，阴陵泉后 1 寸处定穴。本穴处皮肤有隐神经分布。膝关具有祛风除湿，疏利关节的作用。主治包括膝髌肿痛、下肢痿痹等。

8. 曲泉

【原文】入于曲泉。（《灵枢·本输》）

【点评】曲泉为足厥阴肝经之合穴，在膝部，腘横纹内侧端，半腱肌肌腱内缘凹陷中。标准取穴时患者屈膝，在膝内侧横纹端最明显的肌腱内侧凹陷中定穴。本穴处皮肤有股内侧皮神经分布，皮下组织疏松，内含脂肪组织较多。曲泉具有疏肝理气，调经止痛的作用。主治包括月经不调、痛经、白带、阴挺等妇科病；疝气、阳痿、遗精等前阴病；小便不利；膝髌肿痛、下肢痿痹。

9. 阴包

【原文】阴包，在膝上四寸，股内廉两筋间。(《针灸甲乙经》)

【点评】阴包在股前区，髌底上 4 寸，股薄肌与缝匠肌之间。标准取穴时患者肢稍屈，稍外展，略提起，显出缝匠肌，在其后缘取穴，当股骨内上髁上 4 寸处。本穴处皮肤较薄，有股内侧皮神经分布，皮下组织结构疏松。阴包具有利尿通淋，调经止痛的作用。主治包括月经不调、腰骶痛引小腹等。

10. 足五里

【原文】少腹中满，热闭不得溺，足五里主之。(《针灸甲乙经》)

【点评】足五里在股前区，气冲直下 3 寸，动脉搏动处。标准取穴时患者仰卧伸足，先取曲骨穴旁开 2 寸处的气冲穴，再于其直下 3 寸处取穴。本穴处皮肤有髂腹股沟神经和生殖股神经的股支分布。足五里具有疏肝理气，清热利湿的作用。主治包括小便不通、小腹胀痛、睾丸肿痛、阴挺、嗜卧、四肢倦怠等。

11. 阴廉

【原文】妇人绝户，若未曾产，阴廉主之。(《针灸甲乙经》)

【点评】阴廉在股前区，气冲直下 2 寸。标准取穴时患者稍屈髋屈膝，外展，大腿抗阻力内收时显露出长收肌，在其外缘取穴。可先取曲骨穴旁开 2 寸的气冲，再于其下 2 寸处取本穴。本穴处皮肤有髂腹股沟神经和生殖股神经的股支分布。皮下组织疏松，脂肪组织增多。阴廉具有调经止带，通经活络的作用。主治包括月经不调、赤白带下、少腹疼痛、股内侧痛、下肢挛急等证。

12. 急脉

【原文】足少阴舍下，厥阴毛中急脉各一。（《素问·气府论》）

【点评】急脉在腹股沟区，横平耻骨联合上缘，前正中线旁开2.5寸。标准取穴时患者仰卧伸足，先取曲骨穴旁开2寸的气冲，在气冲外下方腹股沟动脉搏动处定穴，即前正中线旁开2.5寸处定穴。本穴处皮肤有生殖股神经的股支分布。急脉具有疏肝胆，理下焦的作用。主治包括少腹痛、疝气、阴茎痛、阴挺等。

13. 章门

【原文】脾部……合于中焦脾胃之间，名曰章门。（《脉经》）

【点评】章门为脾之募穴，亦为八会穴之脏会，在侧腹部，在第11肋游离端的下际。标准取穴时患者侧卧举臂，从腋前线的肋弓软骨缘下方向前触摸第11肋骨游离端，在其下际取穴。本穴处皮肤有第11、12胸神经前支的外侧皮支分布。章门具有疏肝健脾，降逆平喘的作用。主治包括呕吐、腹痛、腹胀、肠鸣、泄泻、久痢不止、大便秘结、四肢懈惰等脾胃病证；胁痛、黄疸、痞块等肝脾病证。

14. 期门

【原文】阳明病，下血谵语者，此为热入血室，但头汗出者，刺期门，随其实而泻之，濈然汗出则愈。（《伤寒论·辨阳明病脉证并治第八》）

【点评】期门为肝之募穴，在胸部，第 6 肋间隙，前正中线旁开 4 寸。标准取穴时患者仰卧位，先定第四肋间隙的乳中穴。并于其直下二肋（第六肋间）处取穴；妇女则应以锁骨中线的第六肋间隙处定穴。本穴处皮肤有第 5～7 肋间神经重叠分布。期门具有平肝潜阳，疏肝健脾的作用。主治包括胸胁胀痛、呕吐、吞酸、呃逆、腹胀、腹泻等肝胃病证；奔豚气；乳痈。

第二节　奇经八脉

一、督脉

本经共 28 个穴，分布在头、面、项、背、腰、骶部后正中线上。首穴长强，末穴龈交。本经腧穴主治神经系统、呼吸系统、消化系统、泌尿系统、生殖系统和本经脉所经过部位的疾病。

1. 长强

【原文】督脉之别，名曰长强。（《灵枢·本输》）

【点评】长强为督脉之络穴，在会阴区，尾骨下方，尾骨端与肛门连线的中点处。标准取穴时患者俯卧位或膝胸卧位，按取尾骨下端与肛门之间的凹陷处定穴。本穴处皮肤有尾丛神经的分支肛尾神经分布。皮肤由于肛门括约肌的影响而形成放射状皱襞。皮下组织，尤以穴位外侧的坐骨直肠窝内富有脂肪组织。长强具有育阴潜阳，益气固脱的作用。主治包括泄泻、便秘、便血、痔疾、脱肛等肠腑疾患；癫狂痫等神志疾患；尾骶痛、脊背强痛。

2. 腰俞

【原文】

(1) 邪客于足太阴之络，令人腰痛，引少腹控䏚，不可以仰息，刺腰尻之解，两胂之上。(《素问·缪刺论》)

(2) 腰俞穴，对前两腰旁。(《幼科推拿秘书·穴在脊背者》)

【点评】腰俞在骶区，后正中线上，正对骶管裂孔。标准取穴时患者俯卧位，先按取尾骨上方左右的骶角，与两骶角下缘平齐的后正中线上定穴。本穴处皮肤有臀中皮神经分布。腰俞具有补肾调经，强健筋骨的作用。主治包括泄泻、便秘、便血、痔疾、脱肛等肠腑病证；月经不调、经闭等月经病；癫狂痫等神志病证；尾骶痛、脊背强痛、下肢痿痹等证。

3. 腰阳关

【原文】十六椎下有阳关。(《素问·气府论》)

【点评】腰阳关在脊柱区，后正中线上，第 4 腰椎棘突下凹陷中。标准取穴时患者俯卧位，先按取两髂嵴，髂嵴平线与正中线交点处相当于第 4 腰椎棘突，棘突下方凹陷处定穴。本穴处皮肤有臀上皮神经分布。腰阳关具有补益下元，强壮腰肾的作用。主治包括腰骶疼痛、下肢痿痹；遗精、阳痿等男科病证；月经不调、赤白带下等妇科病证。

4. 命门

【原文】命门，一名属累，在第十四椎节下间，督脉气所发，伏而取之。(《针灸甲乙经》)

【点评】命门在脊柱区，后正中线上，第 2 腰椎棘突下凹陷中。标准取穴时患者俯卧位，先取后正中线约与髂嵴平齐的腰阳关，在腰阳关向上两个棘突其上方的凹陷处定穴。本穴处皮肤有第1～3腰神经后支的内侧支重叠分布。命门具有固精壮阳，培元补肾的作用。主治包括腰脊强痛、虚损腰痛、下肢痿痹等腰骶、下肢疾患；月经不调、赤白带下、痛经、经闭、不孕等妇科病证；遗精、阳痿、精冷不育等男性肾阳不足病证；小腹冷痛、泄泻等疾患。

5. 悬枢

【原文】悬枢，在第十三椎节下间，督脉气所发，伏而取之。(《针灸甲乙经》)

【点评】悬枢在脊柱区，后正中线上，第1腰椎棘突下凹陷中。标准取穴时患者俯卧位或正坐位，先定第12胸椎棘突，往下一个棘突即第1腰椎，于其下方凹陷中定穴；或先取腰阳关，从腰阳关向上3个棘突，其上方凹陷中定穴。本穴处皮肤有肋下神经和第1、2腰神经后支的内侧支重叠分布。悬枢具有强腰益肾，涩肠固脱的的作用。主治包括腹痛、腹胀、完谷不化、泄泻、痢疾等胃肠疾患；腰脊强痛。

6. 脊中

【原文】腹满不能食，刺脊中。(《针灸甲乙经》)

【点评】脊中在脊柱区，后正中线上，第11胸椎棘突下凹陷中。标准取穴时患者俯卧位，先定第12胸椎棘突，往上一个棘突即第11胸椎，于其下方凹陷中定穴；或先取约与两肩胛骨下角平齐的第7胸椎棘突下的至阳穴，从至阳穴向下4个棘突的下方凹陷中定穴。本穴处皮肤有第

10～12 胸神经后支的内侧支重叠分布。深层有棘突间的椎外静脉丛。脊中具有调理肠胃，益肾宁神的作用。主治包括腹泻、痢疾、痔疮、脱肛、便血等肠腑病证；黄疸；癫痫；腰脊痛及小儿疳积。

7. 中枢

【原文】

（1）中枢在第十椎节下间，俯而取之。（《素问·气府论》）

（2）中枢穴，在脊骨七节之上。（《幼科推拿秘书·穴在脊背者》）

【点评】中枢在脊柱区，后正中线上，第 10 胸椎棘突下凹陷中。标准取穴时患者俯卧位，先定第 12 胸椎棘突，往上 2 个棘突即第 10 胸椎，于其下方凹陷中定穴；或先取约与两肩胛骨下角平齐的第 7 胸椎棘突下的至阳穴，从至阳穴向下 3 个棘突的下方凹陷中定穴。本穴处皮肤有第 9～11 胸神经后支的内侧支重叠分布。其深层有棘突间的椎外静脉丛。中枢具有强腰补肾，和胃止痛的作用。主治包括呕吐、腹满、胃痛、食欲不振等脾胃病证；黄疸；腰背痛。

8. 筋缩

【原文】筋缩，在第九椎节下间，督脉气所发，俯而取之。（《针灸甲乙经》）

【点评】筋缩在脊柱区，后正中线上，第 9 胸椎棘突下凹陷中。标准取穴时患者俯卧位，先定第 12 胸椎棘突，往上 3 个棘突即第 9 胸椎，于其下方凹陷中定穴；或先取约与两肩胛骨下角平齐的第 7 胸椎棘突下的至阳穴，从至

阳穴向下 2 个棘突的下方凹陷中定穴。本穴处皮肤有第
8～10 胸神经后支的内侧支重叠分布。胸椎的棘突较长，
向后下方延伸，因此相邻两个胸椎的棘突间有不同程度的
重叠。筋缩具有舒筋壮阳，醒脑安神的作用。主治包括抽
搐、脊强、四肢不收、痉挛拘急等筋病；癫狂痫等神志
病；黄疸；胃痛。

9. 至阳

【原文】寒热懈懒淫泺，胫酸，四肢重痛，少气难言，
至阳主之。(《针灸甲乙经》)

【点评】至阳在脊柱区，后正中线上，第 7 胸椎棘突
下凹陷中。标准取穴时患者俯卧位，双臂紧贴身体两侧，
与两肩胛骨下角相平的第 7 胸椎棘突下方定穴。本穴处皮
肤有第 6～8 胸神经后支的内侧支重叠分布。其血管来自
于神经伴行的动、静脉。至阳具有利湿退黄，健脾和胃，
止咳平喘的作用。主治包括胸胁胀痛、黄疸等肝胆病证；
咳嗽、气喘；腰痛疼痛、脊强。

10. 灵台

【原文】灵台在第六椎节下间，俯而取之。(《素问·
气府论》)

【点评】灵台在脊柱区，后正中线上，第 6 胸椎棘突
下凹陷中。标准取穴时患者俯卧位，先取约与当肩胛骨下
角相平齐的至阳穴，从至阳穴向上 1 个棘突的凹陷中定
穴。本穴处皮肤有第 5～7 胸神经后支的内侧支重叠分布。
灵台具有清热解毒，宣肺定喘，舒筋活络的作用。主治包
括疔疮；咳嗽、气喘；项强、脊背痛。

11. 神道

【原文】神道，在第5椎节下间，督脉气所发，俯而取之。(《针灸甲乙经》)

【点评】神道在脊柱区，后正中线上，第5胸椎棘突下凹陷中。标准取穴时患者俯卧位，先取约与当肩胛骨下角相平齐的至阳穴，从至阳穴向上2个棘突的凹陷中定穴。本穴处皮肤有第4～6胸神经后支的内侧支重叠分布。神道具有镇惊安神，理气宽胸的作用。主治包括惊悸、怔忡、失眠、健忘、癫痫、中风不语等精神、神志疾患；咳嗽、气喘；腰脊强、肩背痛。

12. 身柱

【原文】身柱，在第三椎节下间，督脉气所发，俯而取之。(《针灸甲乙经》)

【点评】身柱在脊柱区，后正中线上，第3胸椎棘突下凹陷中。标准取穴时患者俯卧位，于后正中线与两肩胛冈高点连线之交点处，当第3胸椎棘突下凹陷处定穴。本穴处皮肤有第2～4胸神经后支的内侧支重叠分布。身柱具有清热宣肺，醒神定痉，活血通络的作用。主治包括咳嗽、气喘、身热、头痛等外感病证；惊厥、癫狂、痫证等神志病证；疔疮发背；腰脊强痛。

13. 陶道

【原文】陶道，大椎节下间，督脉足太阳之会，俯而取之。(《针灸甲乙经》)

【点评】陶道在脊柱区，后正中线上，第1胸椎棘突下凹陷中。从第7颈椎向下1棘突，在棘突凹陷中即陶道。标准取穴时患者俯卧位，先取第7颈椎下的大椎穴，从大椎向下 1 个椎体，棘突下方定穴。本穴处皮肤有第 1、2 胸神经后支的内侧皮神经重叠分布。陶道具有清热解表，安神截疟，舒筋通络的作用。主治包括骨蒸潮热；头痛项强、恶寒发热、疟疾、咳嗽、气喘等外感病证；癫狂、角弓反张；脊背酸痛。

14. 大椎

【原文】

（1）灸寒热之法，先灸项大椎，以年为壮数。（《素问·骨空论》）

（2）推骨节，由项下大椎，直推至龟尾，须蘸葱姜汤推之。治伤寒骨节疼痛。（《厘正按摩要术·推法》）

【点评】大椎在脊柱区，后正中线上，第 7 颈椎棘突下凹陷中。标准取穴时患者俯卧或正坐低头位，于颈后隆起最高且能屈伸转动者为第七颈椎，于其下间处定穴。本穴处皮肤有第 7、8 颈神经和第 1 胸神经支的内侧支重叠分布。该部皮下组织内含有丰富的毛囊和皮脂腺，皮下组织内还有许多纤维隔连于皮肤和胸背深筋膜。大椎具有解表散寒，镇静安神，肃肺调气，清热解毒的作用。主治包括骨蒸潮热；头项强痛、恶寒发热、疟疾、咳嗽、气喘等外感病证；癫狂、痫、小儿惊风；角弓反张等神志疾患；风疹、痤疮；脊背酸痛，肩颈疼痛。

15. 哑门

【原文】偶尔失音言语难，哑门一穴两筋间，若知浅针莫深刺，言语音和照旧安。（《针灸大成·玉龙歌杨氏注解》）

【点评】哑门在颈后区，后正中线上，第 2 颈椎棘突上际凹陷中。标准取穴时患者正坐，头稍前倾，于后正中

线入发际直上 0.5 寸处定穴，也可定风府，再于风府下
0.5 寸定本穴。本穴处皮肤有第 2、3 颈神经后支的内侧
支，即枕大神经和第 3 枕神经分布。皮肤较厚，富含毛囊
和皮脂腺，皮下组织内有致密的结缔组织和脂肪组织。哑
门具有开喑通窍，清心宁志的作用。主治包括喑哑、舌缓
不语、重舌、失语等口舌疾患；头风、头痛、项强不得回
顾、脊强反折等头项疾患；癫狂、痫等神志疾患。

16. 风府

【原文】大风颈项痛，刺风府。（《素问·骨空论》）

【点评】风府在颈后区，枕外隆凸直下，两侧斜方肌
之间凹陷中。标准取穴时患者正坐，头稍仰，使颈部斜方
肌松弛，从项后发际正中上推至枕骨而止处即本穴。本穴
处皮肤有第 1 颈神经后支枕下神经的分支和第 2 颈神经后
支的内侧支枕大神经分布。风府具有清热息风，醒脑开窍
的作用。主治包括太阳中风、头痛、振寒汗出等外感疾
患；颈项强痛、目眩、鼻塞、鼻衄、咽喉肿痛、中风舌强
不语等头项五官疾患；中风、癫狂、痫等神志疾患。

17. 脑户

【原文】刺头中脑户，入脑立死。（《素问·刺禁论》）

【点评】脑户在头部，枕外隆凸的上缘凹陷中，横平
玉枕。标准取穴时患者正坐，在后头部，寻找枕外粗隆，
于后正中线与枕外隆凸的上缘交点处的凹陷中定穴。本穴
处皮肤有第二颈神经后支的内侧支枕大神经分布。脑户具
有清头明目，镇痉安神的作用。主治包括头痛、头重、眩
晕、项强等头项疾患；癫狂痫等神志疾患；音哑。

18. 强间

【原文】强间，一名大羽，在后顶后 1 寸五分，督脉气所发，刺入三分，灸五壮。（《针灸甲乙经》）

【点评】强间在头部，后发际正中直上 4 寸，即脑户直上 1.5 寸凹陷中。标准取穴时患者正坐，先在后头部寻找枕外粗隆，枕外粗隆上缘凹陷处上 1.5 寸取穴。本穴处皮肤有第 2 颈神经后支的内侧支枕大神经分布。强间具有宁心安神，通络止痛的作用。主治包括头痛、目眩、项强；癫狂、痫证。

19. 后顶

【原文】后顶，一名交冲，在百会后一寸五分，枕骨上。（《针灸甲乙经》）

【点评】后顶在头部，后发际正中直上 5.5 寸，即百会向后 1.5 寸处。标准取穴时患者正坐，在后正中线上，当前、后发际连线中点向后 0.5 寸处取穴。本穴处皮肤有第 2 颈神经后支的内侧支枕大神经和枕动、静脉分布。后顶具有清热止痛，宁心安神的作用。主治包括头痛、目眩、项强；癫狂、痫证。

20. 百会

【原文】

（1）百会，一名三阳五会，在前顶一寸五分，顶中央旋毛中，陷可容指，督脉足太阳之会。（《针灸甲乙经》）

（2）百会穴在头顶毛发中，以线牵向发之前后左右量之。（《幼科推拿秘书·穴在头脑者》）

（3）囟门后一寸五分为前顶门，前顶门后为百会。（《推拿抉微》）

【点评】百会在头部，前发际正中直上 5 寸。标准取穴时患者正坐位，于前后发际正中连线的中点处向前 1 寸，在该处凹陷中定穴。简便取穴时折耳，两耳尖向上连线中点即百会。本穴处皮肤有枕大神经和额神经的滑车上神经重叠分布。血管有左、右侧颞浅动、静脉及枕动、静脉吻合网。百会具有升阳固脱，开窍宁神的作用。主治包括中风、痴呆、惊悸、瘼疭、癫痫、癔病、失眠、健忘等神志疾患；头痛、眩晕、头风、耳鸣等头面疾患；脱肛、阴挺、胃下垂、肾下垂等气失固摄而致的病证。

21. 前顶

【原文】

（1）前顶，在囟会后一寸五分，骨间陷者中。（《针灸甲乙经》）

（2）囟门后一寸五分为前顶门，前顶门后为百会。（《推拿抉微》）

【点评】前顶在头部，前发际正中直上 3.5 寸，即百会与囟会连线的中点。标准取穴时患者正坐或仰卧位，于前、后发际连线的前 1/5 与后 4/5 交点处向后 0.5 寸处定穴。本穴处皮肤有眼神经的额神经分布。前顶具有清热通窍，健脑安神的作用。主治包括头痛、眩晕、目赤肿痛、鼻渊等头面部疾患；癫狂、痫证、小儿惊风等神志疾患。

22. 囟会

【原文】所谓五十九刺者……囟会。（《灵枢·热病》）

【点评】囟会在头部，前发际正中直上 2 寸。标准取穴时患者或仰卧位，于前、后发际连线的前 1/6 与后 5/6 交点处定穴。本穴处皮肤有额神经的滑车上神经分布。囟会具有醒脑开窍，清头散风的作用。主治包括头痛、眩晕、目赤肿痛、鼻渊等头面部疾患；癫狂、痫证、小儿惊风等神志疾患。

23. 上星

【原文】上星一穴，在颅上，直鼻中央，入发际一寸陷者中，可容豆，督脉气所发。(《针灸甲乙经》)

【点评】上星在头部，前发际正中直上1寸。标准取穴时患者正坐或仰卧位，于前发际正中直上1寸处取穴；如无前发际时，可先取百会穴，向前4寸即是本穴。本穴处皮肤有额神经的滑车上神经分布。上星具有散风清热，宁心通窍的作用。主治包括头痛、眩晕、目赤肿痛、迎风流泪、面肿、鼻渊等头面部疾患；癫狂、痫证、小儿惊风等神志疾患；热病、疟疾。

24. 神庭

【原文】神庭，在发直鼻，督脉、足太阳阳明之会。(《针灸甲乙经》)

【点评】神庭在头部，前发际正中直上0.5寸。标准取穴时患者正坐或仰卧位，于前发际中点直上0.5寸处取穴。发际不明或变异者，从眉心直上3.5寸处取穴，或可先取百会，向前4.5寸即是本穴。本穴处皮肤有额神经的滑车上神经分布。神庭具有潜阳安神，醒脑熄风的作用。主治包括癫狂、痫证、惊悸、失眠等神志疾患；头晕、目眩、鼻渊、鼻塞、目赤肿痛、目翳、雀目、吐舌等头面五官疾患。

25. 素髎

【原文】素髎，一名面王，在鼻柱上端，督脉气所发。

（《针灸甲乙经》）

【点评】素髎在面部，鼻尖的正中央。标准取穴时患者正坐或仰卧，当鼻尖中央处取穴。本穴处皮肤有上颌神经颜面的终末支鼻内支分布。鼻翼由隔背软骨的中间部的鼻隔板和两侧大翼软骨形成。外鼻的血液供应丰富，主要来自上唇动脉的鼻翼支和鼻外侧支。素髎具有通利鼻窍，开窍醒神的作用。主治包括鼻衄、鼻渊等鼻病；惊厥、昏迷、新生儿窒息、休克等危急重症。

26. 水沟

【原文】水沟，在鼻柱下人中，督脉、手足阳明之会，直唇取之。（《针灸甲乙经》）

【点评】水沟在面部，人中沟的上 1/3 与中 1/3 交点处。标准取穴时患者正坐或仰卧，将面部人中沟平均三等份，当人中沟的上 1/3 与中 1/3 交点处取穴。本穴处皮肤有上颌神经颜面终支之一上唇支左、右交织分布。水沟具有醒脑开窍，通经活络的作用。主治包括昏迷、晕厥、中风、中暑、休克等急危重症；癫狂、痫证、急慢惊风、瘈病等神志疾患；齿痛、喎癖、面肿、鼻塞、鼻衄、牙关紧闭等五官病证；挫闪腰痛。

27. 兑端

【原文】痉互引，唇吻强，兑端主之。（《针灸甲乙经》）

【点评】兑端在面部，上唇结节的中点。标准取穴时患者正坐或仰卧，于上唇的尖端，人中沟下端的皮肤与唇的移行部定穴。本穴处皮肤有上颌神经颜面终支之一上唇支左、右交织分布。兑端具有开窍醒神，散风泻热的作用。主治包括昏迷、晕厥、癫狂、痫证、瘈病等神志病证；口臭、口㖞、口噤、齿痛等口部病证。

28. 龈交

【原文】任脉之气所发者二十八穴……龈交一。（《素问·气府论》）

【点评】龈交在上唇内，上唇系带与上牙龈的交点。标准取穴时患者正坐仰头或仰卧，提起上唇，于上唇系带与齿龈的移行处取穴。本穴处皮肤黏膜的神经由上颌神经的上唇支重叠分布。龈交具有活血清热，安神定志，舒筋止痛的作用。主治包括口臭、口㖞、口噤、齿痛等口部病证；癫狂、心烦、癔病等神志疾患。

二、任脉

本经共 24 个穴，分布在面、颈、胸、腹前正中线上。首穴会阴，末穴承浆。本经腧穴主治精神系统、神经系统、呼吸系统、消化系统、泌尿系统、生殖系统和本经脉所经过部位的疾病。

1. 会阴

【原文】女子血不通，会阴主之。（《针灸甲乙经》）

【点评】会阴在会阴区，男性在阴囊根部与肛门连线的中点，女性在大阴唇后联合与肛门连线的中点。标准取穴时患者多取胸膝位或侧卧位，在前后二阴中间取穴。本穴处皮肤有阴部神经的阴囊（阴唇）后神经支配。会阴具有醒神开窍，通利下焦的作用。主治包括阴痒、阴痛、阴部汗湿、脱肛、痔疮等前后二阴疾患；月经不调、闭经等妇科病；遗精、睾丸炎、阴囊炎等男科病；癫狂痫、昏迷、溺水窒息等急危症、神志病。

2. 曲骨

【原文】膀胱胀者，曲骨主之。(《针灸甲乙经》)

【点评】曲骨在下腹部，耻骨联合上缘，前正中线上。标准取穴时患者仰卧位，于前正中线与耻骨联合上缘的交点处定穴。本穴处皮肤有髂腹下神经的前皮支支配。皮下组织内有浅静脉、皮神经和淋巴管经过。曲骨具有涩精举阳，补肾利尿，调经止带的作用。主治包括遗精、阳痿、阴囊瘙痒等男科病；月经不调、痛经、带下等妇科病；遗尿、小便淋漓、癃闭等泌尿科病证。

3. 中极

【原文】任脉者，起于中极之下，以上毛际，循腹里上关元，至咽喉，上颐，循面入目。(《素问·骨空论》)

【点评】中极为膀胱之募穴，在下腹部，前正中线上，脐中下4寸。标准取穴时患者仰卧位，于脐与耻骨联合上缘中点连线的下1/5与上4/5交点处定穴。本穴处皮肤有髂腹下神经的前皮支分布。皮下组织内除皮神经外，还有腹壁浅动、静脉的分支。中极具有清利湿热，益肾调经，通阳化气的作用。主治包括遗精、阳痿、不育等男科病证；月经不调、崩漏、阴痛、阴痒、产后恶露不止、胞衣不下、产后宫缩痛等妇科病证；遗尿、小便不利、癃闭等泌尿系病证。

4. 关元

【原文】三结交者，阳明、太阴也，脐下三寸关元也。(《灵枢·寒热病》)

【点评】关元为小肠之募穴，在下腹部，前正中线上，脐中下3寸。标准取穴时患者仰卧位，于脐与耻骨联合上缘中点连线的下 2/5 与上 3/5 的交点处定穴。本穴处皮肤有第 11、12 胸神经和第 1 腰神经的前支重叠交织分布。关元具有培元固脱，温肾壮阳，调经止带的作用。主治包括中风脱证、虚劳冷惫、羸瘦无力等元气虚损病证；少腹冷痛，疝气；腹痛、泄泻、痢疾、脱肛等肠腑疾患；小便赤涩、遗尿、尿频等泌尿系疾患；月经不调、经闭、带下、不育、阴门瘙痒、阴挺、胞衣不下、产后恶露不止等妇科病证；遗精、阳痿、早泄等男科病证。

5. 石门

【原文】石门，三焦募也……在脐下三寸，任脉气所发。（《针灸甲乙经》）

【点评】石门为三焦之募穴，在下腹部，前正中线上，脐中下 2 寸。标准取穴时患者仰卧位，于脐与耻骨联合上缘中点连线的上 2/5 与下 3/5 的交点处定穴。本穴处皮肤有第 11、12 胸神经和第 1 腰神经前支重叠交织分布。石门具有健脾益肾，清利下焦的作用。主治包括绕脐痛、腹胀、腹泻、完谷不化、痢疾、脱肛等肠腑疾患；疝气、奔豚；水肿、小便不利；遗精、阳痿等男科病证；经闭、带下、妇人产后恶露不止、阴部瘙痒等妇科病证。

6. 气海

【原文】尺脉微，厥逆，小腹中拘急，有寒气……针气海。（《脉经》）

【点评】气海为肓之募穴，在下腹部，前正中线上，脐中下 1.5 寸。标准取穴时患者仰卧位，先取关元，于脐中与关元连线之中点处定穴。本穴处皮肤有第 10～12 胸神经前支的前皮支重叠交织分布。气海具有补气健脾，调理下焦，培元固本的作用。主治包括虚脱、脏气虚惫、形体羸瘦、四肢乏力等气虚病证；绕脐腹痛、水肿、鼓胀、腹胀、便秘、水谷不化、泄泻、痢疾等肠腑病证；遗精、阳痿等男科病证；遗尿等泌尿系病证；月经不调、痛经、崩漏、阴挺、带下、恶露不止、胞衣不下、不孕等妇科病证。

7. 阴交

【原文】阴交……在脐下一寸，任脉气冲之会。（《针灸甲乙经》）

【点评】三阴交在下腹部，前正中线上，脐中下 1 寸。标准取穴时患者仰卧位，于脐与耻骨联合上缘中点连线的上 1/5 与下 4/5 交点处定穴。本穴处皮肤有第 10～12 胸神经前支的前皮支重叠交织分布。阴交具有利水消肿，调经理血，温补下元的作用。主治包括腹痛、疝气；水肿、小便不利；月经不调、崩漏、带下等妇科经带病证。

8. 神阙

【原文】

（1）脐中，神阙穴也。（《针灸甲乙经》）

（2）揉脐法：掐斜肘毕，又以右大指按儿脐下丹田不动，以右大指周围搓摩之，一往一来。（《按摩经》）

（3）摩神阙，神阙即肚脐。以掌心按脐并小腹，或往上，或往下，或往左，或往右，按而摩之，或数十次、数百次，治腹痛，并治便结。（《厘正按摩要术·推法》）

【点评】神阙在脐区，脐中央。标准取穴时患者仰卧位，肚脐中央取穴。本穴处皮肤有第 9～11 胸神经的前皮支重叠分布。神阙具有温阳救逆，利水消肿的作用。主治包括虚脱、中风脱证等元阳暴脱；腹痛、腹胀、腹泻、痢疾、便秘、脱肛等肠腑病证；水肿、小便不利。

9. 水分

【原文】水分，在下脘下一寸，脐上一寸，任脉气所发。（《针灸甲乙经》）

【点评】在上腹部，前正中线上，脐中上 1 寸。标准取穴时患者仰卧位，于胸剑联合与脐中连线的下 1/8 与上 7/8 交点处定穴。本穴处皮肤有第 8～10 肋神经前皮支重叠分布。水分具有利水消肿，健脾和胃的作用。主治包括水肿、小便不利等水液输布失常病证；腹胀、腹痛、反胃吐食等肠腑病证。

10. 下脘

【原文】饮食不下，膈塞不能，邪在胃脘。在上脘则刺抑而下之，在下脘则散而去之。（《灵枢·四时气》）

【点评】下脘在上腹部，前正中线上，脐中上 2 寸。标准取穴时患者仰卧位，于胸剑联合至脐孔连线的下 1/4 与上 3/4 的交点处定穴。本穴处皮肤有第 8～10 肋神经前皮支重叠分布。下脘具有和胃健脾，消积化滞的作用。主治包括腹痛、腹胀、呕吐、小儿疳积、完谷不化、泄泻等脾胃病证；痞块等。

11. 建里

【原文】建里，在中脘下一寸。（《针灸甲乙经》）

【点评】建里在上腹部，前正中线上，脐中上 3 寸。标准取穴时患者仰卧位，于胸剑联合与脐中连线的下 3/8 与上 5/8 的交点处定穴。本穴处皮肤有第 8～10 肋间神经的前皮支重叠分布。建里具有和胃健脾，降逆利水的作用。主治包括胃脘痛、呕吐、食欲不振、腹胀等脾胃病证；水肿等症。

12. 中脘

【原文】

（1）经言八会者，何也？然腑会太仓。丁曰：腑会太仓者，胃也。其穴者，中脘是也。（《难经·四十五难》）

（2）中脘穴，胃藏饮食处。（《幼科推拿秘书·穴在前身者》）

（3）中脘在心窝下，胃府也，积食滞在此。揉者，放小儿卧倒仰睡，以我手掌按而揉之，左右揉，则积滞食闷，即消化矣。（《幼科推拿秘书·揉中脘》）

（4）中脘穴在心窝，治肚痛揉之，泄泻痢疾泄之。（《小儿推拿直录·前身诸穴治症法》）

（5）推胃脘。由喉往下推止吐，由中脘往上推则吐。均须蘸汤。（《厘正按摩要术·推法》）

【点评】中脘为胃之募穴，亦为八会穴之腑会，在上腹部，前正中线上，脐中上4寸。标准取穴时患者仰卧位，于胸剑联合与脐中连线的中点处定穴。本穴处皮肤有第7～9肋间神经的前皮支重叠分布。中脘具有和胃健脾，温中化湿的作用。主治包括胃痛、腹胀、纳呆、呕吐、吞酸、呃逆、小儿疳积等脾胃病证；黄疸；癫狂、脏躁。

13. 上脘

【原文】饮食不下，隔塞不通，邪在胃脘，在上脘则刺抑而下之，在下脘则散而去之。（《灵枢·四时气》）

【点评】上脘在上腹部，前正中线上，脐中上5寸。标准取穴时患者仰卧位，于胸剑联合与脐中连线上的上

3/8 与下 5/8 的交点处定穴。本穴处皮肤有第 6～8 肋间神经的前皮支相重叠分布。上脘具有和胃降逆，宽胸宁神的作用。主治包括胃脘疼痛、呕吐、呃逆、腹胀等脾胃病证；癫痫。

14. 巨阙

【原文】寸口脉滑，阳实，胸中壅满，吐逆。宜服前胡汤，针太阳，巨阙泻之。（《脉经》）

【点评】巨阙为心之募穴，在上腹部，脐中上 6 寸，前正中线上。标准取穴时患者仰卧位，于胸剑联合至脐中连线的上 1/4 与下 3/4 的交点处是穴。本穴处皮肤有第 6～8 肋间神经的前皮支重叠分布。巨阙具有化痰宁心，理气和胃的作用。主治包括癫狂、痫症等神志疾患；胸痛，心悸；呕吐，吞酸。

15. 鸠尾

【原文】任脉之气所发者……鸠尾下三寸。（《素问·气府论》）

【点评】鸠尾为任脉之络穴，亦为膏之原穴，在上腹部，前正中线上，剑胸结合下 1 寸。标准取穴时患者仰卧位，于胸剑联合至脐中连线的上 1/8 与下 7/8 的交点处定穴。本穴处皮肤有第 5～7 肋间神经的前支重叠分布。鸠尾具有宽胸利膈，宁心定志的作用。主治包括癫狂、痫证等心神疾患；胸痛；腹胀，呃逆。

16. 中庭

【原文】胸胁楛满，膈塞，饮食不下，呕吐，食复还出，中庭主之。（《针灸甲乙经》）

【点评】中庭在胸部，前正中线上，剑胸结合中点处。

标准取穴时患者仰卧位，在胸剑结合部（约平第 5 肋间）取穴。本穴处皮肤有第 4～6 肋间神经的前皮支重叠分布，皮下组织内含有少量脂肪组织、血管、神经和淋巴，皮肤及皮下组织由肋间动脉前穿支和胸廓内动脉的穿支营养。中庭具有宽胸理气，降逆止呕的作用。主治包括心痛；胸腹胀满、噎膈、呕吐等胃气上逆病证；梅核气。

17. 膻中

【原文】厥阴根于大敦，结于玉英，络于膻中。（《灵枢·胀论》）

【点评】膻中为心包之募穴，亦为八会穴之气会，在胸部，前正中线上，横平第 4 肋间隙。标准取穴时患者仰卧位，男子于胸骨中线与两乳头连线之交点处取穴；女子则于胸骨中线平第四肋间隙处取穴。本穴处皮肤有第3～5 肋间神经的前皮支重叠分布。膻中具有理气宽胸，平喘止咳的作用。主治包括胸闷、气短、咳喘、呃逆、胸闷、心痛等胸中气机不畅病证；产后乳少、乳痈、乳癖等乳疾。

18. 玉堂

【原文】上焦者，在心下，下膈，在胃上口，主纳而不出，其治在膻中，玉堂下一寸六分，直两乳间陷中是。（《难经·三十一难》）

【点评】玉堂在胸部，前正中线上，横平第 3 肋间隙。标准取穴时患者仰卧位，当前正中线上，先取膻中，膻中上 1 寸，平第 3 肋间处定穴。本穴处皮肤有第 2～4 肋间神经的前皮支重叠分布。血管为胸廓内动、静脉的穿支。玉堂具有止咳平喘，理气宽胸，活络止痛的作用。主治包括咳嗽、气短喘息、呕吐、胸痛，乳房肿痛等胸中气机不畅病证。

19. 紫宫

【原文】紫宫，在华盖下一寸六分陷者中，任脉气所发，仰头取之。(《针灸甲乙经》)

【点评】紫宫在胸部，前正中线上，横平第 2 肋间隙。标准取穴时患者仰卧位，当前正中线上，先取膻中，膻中上 2 寸，平第 2 肋间处定穴。本穴处皮肤有第 2～4 肋间神经的前皮支重叠分布。紫宫具有理气平喘，止咳化痰的作用。主治包括咳嗽，气喘，胸痛。

20. 华盖

【原文】华盖在璇玑下一寸陷者，任脉气所发，仰头取之。(《针灸甲乙经》)

【点评】华盖在胸部，横平第 1 肋间隙，前正中线上。标准取穴时患者仰卧位，当前正中线上，先取膻中，膻中上 3 寸，平第 1 肋间处定穴。本穴处皮肤有第 1～3 肋间神经前支的前皮支重叠分布。血管主要有胸廓内动、静脉。华盖具有止咳平喘，利咽止痛的作用。主治包括咳嗽、气喘、胸痛等。

21. 璇玑

【原文】璇玑，在天突下一寸陷者中，任脉气所发，仰头取之。(《针灸甲乙经》)

【点评】璇玑在胸部，胸骨上窝下 1 寸，前正中线上，在天突下 1 寸。标准取穴时患者正坐或仰卧位，于胸骨中线，第 1 胸肋关节之间处定穴。本穴处皮肤有锁骨上内侧神经分布。胸骨柄后上为胸腺所居。璇玑具有宽胸理气，止咳平喘的作用。主治包括咳嗽、气喘、胸痛；咽喉肿痛；积食。

22. 天突

【原文】缺盆之中，任脉也，名曰天突。（《灵枢·本输》）

【点评】天突在颈前区，前正中线上，胸骨上窝中央。标准取穴时患者正坐或仰卧位，于前正中线上，两侧锁骨间凹陷中定穴。本穴处皮肤有锁骨上神经的内侧支分布。皮下组织内有颈阔肌和颈静脉弓。天突具有宣肺平喘，清音止嗽的作用。主治包括哮喘、咳嗽、胸痛、咽喉肿痛、暴喑等肺系病证；瘿气、梅核气。

23. 廉泉

【原文】少阴根于涌泉，结于廉泉。（《灵枢·根结》）

【点评】廉泉在颈前区，前正中线上，喉结上方，舌骨上缘凹陷中。标准取穴时患者取正坐仰靠位，前正中线上，喉结上方，舌骨下缘凹陷处定穴。本穴处皮肤有颈丛神经交织支配。深层有舌动、静脉的分支或属支，舌下神经的分支或下颌舌骨肌神经等。廉泉具有通利咽喉，增液通窍的作用。主治包括中风失语、舌下肿痛、舌根缩急、舌纵涎下、口舌生疮、舌根部肌肉萎缩、暴喑、喉痹等咽喉口舌病证。

24. 承浆

【原文】

（1）承浆，一名天池，在颐前下唇之下，足阳明任脉之会，开口取之。（《针灸甲乙经》）

（2）居下为承浆。（《推拿抉微》）

（3）承浆穴在唇下中心，治慢惊，掐而揉之。（《小儿推拿直录》）

（4）承浆穴在人中下颏地角。（《幼科推拿秘书·穴在面者》）

（5）承浆穴治口紧。（《万育仙书》）

【点评】承浆在面部，颏唇沟的正中凹陷处。

标准取穴时患者取正坐仰靠位，在面部，口唇下当颏唇沟的正中凹陷处定穴。本穴处皮肤有下颌神经的末支颏神经分布。皮下组织内有上、下唇动脉经过。承浆具有祛风通络，镇静消渴的作用。主治包括口㖞、唇紧、齿痛、龈肿、流涎、等口部病证；暴喑；癫狂。

第三节　经外奇穴

1. 发际

【原文】小儿风痫者……灸鼻柱上发际宛宛中三壮。（《太平圣惠方》）

【点评】发际穴在额头部，前发际之中点处，故名发际穴。标准取穴时患者正坐仰靠或仰卧位，于发际之中点，对准鼻尖处取穴。本穴处皮肤有额神经的滑车神经分布，皮下有丰富的血管和淋巴管，皮下组织内含有粗大而垂直的纤维束。发际穴具有镇静安神，疏风明目的作用。主治包括主治失眠、健忘、癫痫、头痛、眩晕等。

2. 当阳

【原文】眼急痛不可远视，灸当瞳子上入发际一寸，随年壮，穴名当阳。（《千金要方》）

【点评】当阳在头部，瞳孔直上，前发际上 1 寸。标准取穴时患者正坐仰靠或仰卧位，于瞳孔直上的垂线与平上星穴的水平线交点处定穴。本穴处皮肤有眶上神经和滑车上神经双重分布。皮下含有丰富的血管和神经末梢，内有来自额神经的眶上神经和滑车上神经的分支以及眶上动、静脉的分支和属支。当阳具有明目醒神，疏风通络的作用。主治包括头痛、眩晕、失眠、健忘、癫痫等。

3. 印堂

【原文】头风呕吐眼昏花，穴在神庭刺不差，子女惊风毕可治，印堂刺入艾来加。（《玉龙经》）

【点评】印堂在头部，两眉毛内侧端中间的凹陷中，左右攒竹连线的中点。标准取穴时患者正坐仰靠或仰卧位，先找眉头，于两眉头连线之中点取穴。本穴处皮肤有额神经的滑车上神经分布，肌肉由面神经的颞支支配。印堂具有镇惊安神，活络疏风的作用。主治包括失眠，健忘，癫痫，头痛，眩晕等；鼻衄、目赤肿痛、三叉神经痛等局部病证。

4. 鱼腰

【原文】鱼尾在瞳子髎，在目上眉外尖针一分，沿皮向内透鱼腰，泻，禁灸。（《玉龙经》）

【点评】鱼腰在头部，瞳孔直上，眉毛中。标准取穴时患者正坐仰靠或仰卧位，于瞳孔直上的垂线与眉毛的交点处定穴。本穴处皮肤有额神经的眶子神经分布。肌肉由面神经的颞支和颧支支配。鱼腰具有清肝明目，通络止痛的的作用。主治包括眼睑瞤动、口眼㖞斜、眼睑下垂等；鼻衄，目赤肿痛，三叉神经痛等。

5. 太阳

【原文】前关二穴，在目后半寸是穴，亦名太阳之穴。

（《太平圣惠方》）

【点评】太阳在头部，眉梢与目外眦之间，向后约一横指的凹陷中。标准取穴时患者正坐仰靠或仰卧位，在颞部，丝竹空与瞳子髎连线中点向外约一横指处的凹陷中取穴。本穴处皮肤有耳颞神经和枕小神经双重支配。皮下组织内有颞浅动、静脉、耳颞神经和面神经的颞支走行。太阳具有清热祛风，解痉止痛的作用。主治包括头痛、眩晕、失眠、健忘、癫痫，鼻衄，目赤肿痛，三叉神经痛等。

6. 颞颥

【原文】寸口脉紧，苦头痛骨肉痛，是伤寒……针眉冲、颞颥。（《脉经》）

【点评】颞颥在头面部，当眉毛外端与眼外眦角线边的中点处。标准取穴时患者正坐仰靠或仰卧位，于眉毛外端至眼外眦角线做一直线，其中点处定穴。本穴处皮肤有三叉神经的额神经分支分布。颞颥具有清热疏风的作用。主治包括头痛、眩晕、面神经麻痹等精神神经疾患。

7. 上迎香

【原文】久冷流泪……灸上迎香两穴。（《银海精微》）

【点评】上迎香在面部，鼻翼软骨与鼻甲的交界处，近鼻翼沟上端处。标准取穴时患者正坐仰靠或仰卧位，在面部，当鼻翼软骨与鼻甲的交界处取穴。本穴处皮肤有上颌神经的眶下神经分布。皮下组织内有面动、静脉。上迎香具有清热通窍，通络止痛的作用。主治包括过敏性鼻炎、鼻窦炎、鼻出血、嗅觉功能减退等鼻疾。

8. 内迎香

【原文】内迎香，在鼻孔内。(《玉龙经》)

【点评】内迎香在鼻孔内，鼻翼软骨与鼻甲交界的黏膜处。标准取穴时患者正坐仰靠或仰卧位，于鼻孔内与上迎香相对处鼻黏膜上取穴。本穴处黏膜布有面动、静脉的鼻背支之动、静脉网和筛前神经的鼻外支。内迎香具有清热散风，宣通鼻窍的作用。主治包括头痛、眩晕、急惊风等精神神经疾患；目赤肿痛、鼻炎、咽喉炎等五官疾患；中暑。

9. 夹承浆

【原文】夹承浆穴，去承浆两边各一寸。(《千金要方》)

【点评】夹承浆位于下颌部，当颏唇沟中点两旁约 1 寸处。标准取穴时患者正坐仰靠，先取承浆穴，于承浆穴外侧 1 横指处，用指尖按压可感到一凹陷（下颌骨的颏孔处），此凹陷处定穴。本穴处皮肤有下颌神经的下牙槽神经终支、颏神经分支分布。皮下组织内布有面神经、面动脉的分支。夹承浆具有清热疏风的作用。主治包括面肌痉挛、面神经麻痹、三叉神经痛、齿龈肿痛，面颊浮肿，口腔炎，牙龈炎，急性牙髓炎，牙根尖周炎等。

10. 颊里

【原文】颊里穴，从口吻边入往对颊里去口一寸。(《千金要方》)

【点评】颊里位于口腔内，口角向后 1 寸。标准取穴时患者正坐仰靠，张口取穴，于口角向平，在口腔内从口角向后 1 寸处定穴。本穴处颊黏膜有三叉神经的上颌神经和下颌神经的分支分布，本穴皮肤有上颌神经的颧神经分布。颊里具有清热疏风的作用。主治包括口腔炎、口腔溃疡、牙龈炎、面神经麻痹。

11. 悬命

【原文】穴在口唇里中央弦弦者是。（《千金要方》）

【点评】悬命位于口腔内，上唇系带的中央。标准取穴时患者正坐仰靠，张口取穴，将上唇翻起，于上唇系带中点处定穴。本穴处黏膜有丰富的血管和神经末梢，其神经由上颌神经的分支分布。悬命具有救逆安神的作用。主治包括昏迷、癫狂、小儿惊痫、中暑等病证。

12. 聚泉

【原文】聚泉一穴，在舌上，舌当中，吐舌出，中有缝陷中是穴。（《针灸大成》）

【点评】聚泉在口腔内，舌背正中缝的中点处。标准取穴时患者正坐仰靠，张口伸舌，操作者用消毒纱布固定舌头，在舌背正中缝中点处定位取穴。本穴处黏膜有面神经的鼓索神经、三叉神经的下颌神经分支等分布，黏膜下还分布有舌动静脉网。聚泉具有清热散风，祛邪开窍的作用。主治包括咳嗽、哮喘、脑血管意外后遗症语言障碍等。

13. 金津、玉液

【原文】漏经穴法……舌底紫脉有二穴，左为金津右玉液。（《医经小学》）

【点评】金津在口腔内，舌下系带左侧的静脉上；玉液在口腔内，舌下系带右侧的静脉上。标准取穴时患者正坐仰靠，张口，舌尖向上翻起，暴露舌下静脉取穴。本穴处黏膜有下颌神经的分支、舌下神经及面神经的鼓索神经分布。金津玉液具有清热解毒，祛邪开窍的作用。主治包括五官科系统疾病：口腔炎、咽喉炎、扁桃体炎；其他疾病包括脑血管病后遗症语言障碍、呕吐、腹泻等。

14. 海泉

【原文】重舌肿胀，热极难言，十宣十穴，海泉一穴。（《针灸大全》）

【点评】海泉在口腔内，舌下系带中点处。标准取穴时患者正坐仰靠，张口，舌尖向上翻起抵上腭，约金津、玉液穴之中间稍后取穴。本穴处黏膜有下颌神经的舌神经分布。海泉具有祛邪开窍，生津止渴的作用。主治包括口舌生疮、呕吐、腹泻、高热神昏、咽喉炎、脑血管意外后遗症语言障碍、糖尿病等。

15. 耳尖

【原文】耳尖两穴，在耳尖上，卷耳取之，尖上是穴。（《奇效良方》）

【点评】耳尖在耳区，在外耳轮的最高点。折耳向前时，耳郭上方的尖端处。标准取穴时患者正坐或仰卧，将耳廓向前翻折，于耳廓上方的最高点处定穴。本穴处皮肤有上颌神经的耳颞神经和颈丛的皮支枕小神经分布。皮下组织由耳后动、静脉和颞浅动、静脉的耳前支营养。耳尖具有泻热凉血，明目止痛的作用。主治包括急性结膜炎、麦粒肿、沙眼等目疾；头痛；咽喉肿痛、高热等。

16. 颈百劳

【原文】妇人产后浑身疼，针百劳穴。（《针灸资生经·第七》）

【点评】颈百劳在颈部，第 7 颈椎棘突直上 2 寸，后正中线旁开 1 寸。标准取穴时患者正坐略低头，先找到第 7 颈椎棘突，再向上 2 寸，于后正中线旁开 1 寸处定穴。本穴处皮肤有第 4、5 颈神经后支分布。颈百劳具有滋阴补肺，舒筋通络的作用。主治包括支气管炎、支气管哮喘、肺结核等呼吸系统疾病；颈椎病。

17．巨阙俞

【原文】第四椎名巨阙俞。（《千金翼方》）

【点评】巨阙俞在在背部，当 4、5 胸椎棘突之间凹陷中。标准取穴时患者俯卧位，先取约与当肩胛骨下角相平齐的至阳穴，从至阳穴向上 3 个棘突的凹陷中定穴。本穴处皮肤有第 3～5 五胸神经后支的内侧支重叠分布。巨阙俞具有宁心安神，止咳平喘的作用。主治包括支气管炎、支气管哮喘等呼吸系统疾病；肋间神经痛，失眠等精神神经系统疾病；心绞痛。

18．胃脘下俞

【原文】在背第八椎下横三寸间。（《千金要方》）

【点评】胃脘下俞在脊柱区，横平第 8 胸椎棘突下，后正中线旁开 1.5 寸，在膈俞与肝俞中间。标准取穴时患者俯卧位，于两肩胛骨下角平齐的连线的第 7 胸椎棘突下取至阳穴，于其下一棘突旁开 1.5 寸处定穴。本穴处皮肤有第 7～9 胸神经后的内侧支重叠分布。胃脘下俞具有和胃化痰，理气止痛的作用。主治包括胃炎、胰腺炎、糖尿病等病证。

19．接脊

【原文】第十二椎下节间，名接脊穴。（《太平圣惠方》）

【点评】接脊在背部，当第 12 胸椎棘突下凹陷中。标准取穴时患者俯卧位，依靠浮肋定位第 12 胸椎棘突，在其下凹陷中定穴。本穴处皮肤有第 11、12 胸神经和第 1 腰神经后支的侧支重叠分布。接脊具有理气安神，清调下焦的作用。主治包括胃痉挛，慢性肠炎，痢疾等胃肠病证及脱肛，癫痫，腰肌劳损等病证。

20. 痞根

【原文】漏经穴法……精宫鬼眼与痞根，痓忤疝痛翻胃穴。（《医经小学》）

【点评】痞根在腰区，横平第 1 腰椎棘突下，后正中线旁开 3.5 寸。标准取穴时患者俯卧，先定位膀胱经之肓门穴，再由肓门穴向外 0.5 寸定位本穴。本穴处皮肤有第 12 胸神经和第 1、2 腰神经后支的内侧支重叠分布。痞根具有调气化瘀，散结消痞，理气止痛的作用。主治包括胃痉挛，胃炎，胃扩张，肝炎，肝脾肿大等消化系统病证及疝，肾下垂，腰肌劳损等病证。

21. 腰眼

【原文】治肾腰痛……又方：灸腰眼中，七壮。（《附广肘后方》）

【点评】腰眼在腰区，横平第 4 腰椎棘突下，后正中线旁开约 3.5 寸凹陷中。直立时，约横平腰阳关两侧呈现的圆形凹陷中。标准取穴时患者俯卧位，先取与髂嵴相平的腰阳关穴，在与腰阳关穴相平左右各旁开 3.5 寸处定穴。本穴处皮肤有第 3～5 神经后支分布。穴位稍外侧的下方，在背阔肌的下缘，腹外斜肌和髂嵴之间形成三角形间隙，该间隙称为腰三角，是腹部外侧部薄弱部位。腰眼具有强腰补肾的作用。主治包括睾丸炎、遗尿、肾炎等泌尿生殖系统疾病；腰肌劳损。

22. 下极俞

【原文】腹疾腰痛，膀胱寒，辟饮注下，灸下极俞，随年壮。(《千金要方》)

【点评】下极俞在腰区，后正中线上，第 3 腰椎棘突下。标准取穴时患者俯卧位，先取与髂嵴相平的腰阳关穴，再上 1 个棘突，于棘突下定穴。或先取命门穴，由命门向下 1 个棘突，于棘突下定穴。本穴处皮肤有第 2、3、4 腰神经后支的内侧支重叠分布。下极俞具有强腰补肾的作用。主治包括肾炎、遗尿等泌尿生殖系统疾病及肠炎；腰肌劳损。

23. 十七椎

【原文】灸转胞法……第十七椎，灸五十壮。(《千金翼方·卷二十七·针灸中》)

【点评】十七椎在腰区，后正中线上，第 5 腰椎棘突下凹陷中。标准取穴时患者俯卧位，先取与髂嵴相平的腰阳关穴，再向下一下腰椎棘突下的凹陷处定穴。本穴处皮肤有第 4、5 腰神经和第 1 骶神经后支的内侧支重叠分布。十七椎具有强腰补肾，主理胞宫的作用。主治包括月经不调、痛经、功能性子宫出血等妇科疾患；痔疮、坐骨神经痛、小儿麻痹后遗症、腰骶部疼痛等病证。

24. 夹脊

【原文】邪客于足太阳之络，令人拘挛背急，引胁而痛，内引心而痛，刺之从项始数脊椎侠脊，疾按之应手如痛。(《素问·缪刺论》)

【点评】夹脊在脊柱区，第1胸椎至第5腰椎棘突下两侧，后正中线旁开0.5寸，一侧17穴。标准取穴时患者俯卧位，先由第7颈椎向下1个棘突定位第1胸椎，再由髂嵴相平的第4腰椎向下1个棘突定位第5腰椎，由后正中线旁开0.5寸，左右各自对应一穴。夹脊因各穴位位置不同，所涉及的肌肉、血管、神经也不尽相同。皮肤由脊神经后支的内侧支呈节段性分布。夹脊具有调理脏腑，通利关节的作用。主治包括范围较大，其中上胸部的穴位治疗心、肺、上支疾患；下胸部的穴位治疗胃肠疾患；腰部的穴位治疗腰、腹、下肢疾患。

25. 十宣

【原文】心惊发狂，不认亲疏，少冲二穴，心俞二穴，中脘一穴，十宣十穴。（《针灸大全》）

【点评】十宣在手指，十指尖端，距指甲游离缘0.1寸，左右共10穴。标准取穴时患者十指微张，在手十指尖端正中距指甲游离缘0.1寸处定穴。各穴处皮肤的神经支配分别为：拇指、食指、中指的十宣穴由正中神经分布；无名指的十宣穴由桡侧的正中神经和尺侧的尺神经双重分布；小指的十宣穴由尺神经分布。十宣具有泄热救逆的作用。主治包括昏迷、休克；急性咽喉炎、急性胃肠炎、急性扁桃体炎；手指麻木等病证。

26. 四缝

【原文】四缝四穴，在于四指内中节是穴，用三棱针出血，治小儿猢狲劳等症。（《奇效良方》）

【点评】四缝在手指，第2～5指掌面的近侧指间关节横纹的中央，一手4穴。标准取穴时患者十指微张，于第

2～5 指掌侧，近端指关节的中央取穴。食指和中指的四缝穴由正中神经的指掌侧固有神经分布；无名指的四缝穴，桡侧的一支来自正中神经的指掌侧固有神经，尺侧的一支来自尺神经的指掌侧固有神经，小指的四缝穴由来自尺神经的指掌侧固有神经分布。四缝具有消食化积，祛痰导滞的作用。主治包括百日咳，哮喘，小儿消化不良，肠蛔虫病等儿科病证。

27. 八邪

【原文】漏经穴法……八邪八穴手十指，歧缝中是沉病痹。（《医经小学》）

【点评】八邪在手背，第 1～5 指间，指蹼缘后方赤白肉际处，左右共 8 穴。标准取穴时患者十指微张，于第 1 至 5 指指蹼缘后方赤白肉际处定穴。手背皮肤由桡神经浅支和尺神经指背支分布于桡侧和尺半侧，在指蹼处分为五条指背神经，分别布于桡侧和尺侧两个半指的近节指背的皮肤。八邪具有祛邪通络，清热解毒的作用。主治包括手指关节疾病、手指麻木；头痛、咽痛；毒蛇咬伤等病证。

28. 大骨空

【原文】目烂，风眩烂眼可怜人，泪出汪汪实苦辛，大小骨空真妙穴，灸之七壮病除根。（《玉龙经》）

【点评】大骨空在手指，拇指背面，指间关节的中点处。标准取穴时患者屈曲大拇指，充分暴露指间关节背面，于关节中点处定穴。本穴处皮肤有桡神经浅支的指背神经分布。大骨空具有退翳明目的作用。主治包括结膜炎、角膜炎、白内障、鼻出血、急性胃肠炎等病证。

29. 中魁

【原文】牙疼阵阵若相煎，穴在二间要得传，若患翻胃并吐食，中魁奇穴莫教偏。（《玉龙经》）

【点评】中魁在手指，中指背面，近侧指间关节的中点处。标准取穴时患者屈曲中指，充分暴露中指近侧指间关节背面，于关节中点处定穴。本穴处皮肤有桡神经和尺神经的指背神经重叠分布。中魁具有理气和中的作用。主治包括急性胃炎、贲门梗阻等消化系统疾患。

30. 小骨空

【原文】风眩目烂最堪怜，泪出汪汪不可言，大小骨穴皆妙穴，多加艾火疾应痊。（《玉龙经》）

【点评】小骨空在手指，小指背面，近侧指间关节的中点处。标准取穴时患者屈曲小指，充分暴露小指近侧指间关节背面，于关节中点处定穴。本穴处皮肤有尺神经的指背神经分布。小骨空具有明目止痛的作用。主治包括眼病、咽喉炎、掌指关节痛等病证。

31. 外劳宫

【原文】

（1）外劳宫，在指下，正对掌心是穴。（《小儿推拿秘旨》）

（2）掐外劳宫，和脏腑之热气，遍身潮热，肚起青筋，揉之效。（《按摩经》）

（3）外劳宫治泻用之，拿此又可止头疼。（《小儿推拿秘旨·卷一·掌上诸穴拿法歌》）

（4）外劳宫：在指下，正对掌心是穴。治粪白不变，五谷不消，肚腹泄泻。（《小儿推拿秘旨·卷一·掌背

穴图》）

（5）外劳宫，在手背正中，属暖。（《幼科推拿秘书·穴在阴掌者》）

（6）外劳在手背居中，紧与内劳对，故亦名劳宫也。属热，揉之取汗，能治粪白不变，五谷不化，肚腹泄泻诸病，又大热不退，揉此退之，是以火攻火之道也。一云左转生凉，右转生热。（《幼科推拿秘书·揉外牢》）

（7）掐外劳宫：用右手拿儿手指，将左手大食二指，掐而揉之，治粪白不变、五谷不消、肚腹泄泻，内外齐掐，去疟疾。（《万育仙书》）

（8）外劳宫，捏而揉之，和五脏潮热，左转清凉，右转温热。（《小儿推拿直录·手背诸穴治法》）

（9）掐外劳宫：夏英白曰：此穴在手背对掌心，内劳宫即是，脏腑积有寒气、热气，皆能和解。又治遍身潮热，肚起青筋，粪白不变，五谷不消，肚腹膨胀。（《推拿抉微》）

【点评】外劳宫在手背，第 2、3 掌骨间，掌指关节后 0.5 寸凹陷中，与劳宫前后相对。标准取穴时患者自然伸掌，在与手心劳宫穴相对应的手背侧定穴，相当于第 2、3 掌骨间，掌指关节后 0.5 寸处。本穴处皮肤有桡神经浅支分布。外劳宫具有通经活络，祛风止痛的作用。主治包括手臂肿痛、脐风等病证及颈椎病、落枕等运动系统病证。

32. 中泉

【原文】中泉二穴，在手背腕中，在阳溪、阳池中间陷中是穴。（《奇效良方》）

【点评】中泉在前臂后区，腕背侧远端横纹上，指总伸肌腱桡侧的凹陷中。标准取穴时患者自然伸掌，先做阳溪与阳池的连线，于连线中点处定穴。本穴处皮肤有前臂后神经和桡神经浅支分布。布有手背静脉网，桡动脉腕背支。中泉具有行气止痛，止咳平喘的作用。主治包括支气管炎、支气管哮喘等呼吸系统病证及胃炎，肠炎等消化系统病证。

33. 二白

【原文】疾漏之疾亦可针，里急后重最难禁，或痒或漏或下血，二白穴从掌后寻。（《玉龙经》）

【点评】二白在前臂前区，腕掌侧远端横纹上 4 寸，桡侧腕屈肌腱的两侧，一肢 2 穴。标准取穴时患者屈腕，于曲泽穴与大陵穴连线中 1/3 中与下 1/3 交界处显现两条肌腱，其中一个穴点在间使后 1 寸两腱之间，另一穴点在桡侧腕屈肌腱的桡侧。本穴处皮肤有前臂外侧皮神经分布。二白具有调和气血，提肛消痔的作用。主治包括脱肛、痔疮等肛周疾病。

34. 肘尖

【原文】治肠痛，屈两肘正尖头骨，各灸百壮，则下脓血者愈。（《千金翼方·卷二十八·针灸下》）

【点评】肘尖在肘后区，尺骨鹰嘴的尖端。标准取穴时患者两手叉腰，屈肘约 90°角，于尺骨鹰嘴突起之尖端取穴。本穴处皮肤有前臂后皮神经分布。肘尖具有散结化痰，清热解毒的作用。主治包括颈淋巴结结核、痈疔疮疡等病证。

35. 气端

【原文】凡脚气初得脚弱……其足十趾端，名曰气端。（《千金要方》）

【点评】气端在足趾，十趾端的中央，距趾甲游离缘0.1寸（指寸），左右共10穴。标准取穴时患者仰卧，暴露足趾，于足十趾端的中央，距趾甲游离缘0.1寸（指寸）处定穴。足内侧三个半趾的皮肤由足底内侧神经趾足底总神经的足趾底固有神经支配。外侧一个半趾则由足底外侧神经的同名神经支配。气端具有通络开窍的作用。主治包括精神、神经系统疾病；脑血管意外急救；足趾麻木等。

36. 独阴

【原文】独阴二穴，在足第二趾下横纹中是穴。（《奇效良方》）

【点评】独阴在足底，第2趾的跖侧远端趾间关节的中点。标准取穴时患者仰卧，暴露足趾，于足第2趾掌面第2趾间关节横纹中点处定穴。本穴处皮肤有足底内侧神经趾底总神经的足趾底固有神经分布。独阴具有通调冲任的作用。主治包括心绞痛、月经不调等病证。

37. 八风

【原文】八风八穴，左足五指歧骨间，两足共八穴。故名八风。（《奇效良方》）

【点评】八风在足背，各趾间，趾蹼缘后方赤白肉际处，左右共8穴。标准取穴时患者仰卧，十足趾微张，于第1至第5趾间，趾蹼缘后方赤白肉际处定穴。本穴处皮肤有腓浅神经和腓肠神经双重分布。八风具有祛风通络，清热解毒的作用。主治包括足跗肿痛、趾痛；毒蛇咬伤；脚气；牙痛、头痛、胃痛、月经不调等病证。

38. 内踝尖

【原文】

（1）转筋在股内，灸两内踝尖。（《备急灸法》）

（2）按三阴交：三阴交在内踝踝尖上内三寸，以右手大指按之，能通血脉、治惊风。（《厘正按摩要术·按法》）

【点评】内踝尖在踝区，内踝的最凸起处。标准取穴时患者仰卧，于足内侧面内踝尖的凸起处定穴。本穴处皮肤有股神经的隐神经分布。血液供应来自胫前动脉、内踝前动脉和胫后动脉。内踝尖具有舒筋活络的作用。主治包括下牙痛、腓肠肌痉挛等病证。

39. 外踝尖

【原文】卒淋，灸外踝尖七壮。（《千金要方》）

【点评】外踝尖在外踝区，外踝的最凸起处。标准取穴时患者仰卧，于足外侧面外踝尖的凸起处定穴。本穴处皮肤有腓浅神经和腓肠外侧皮神经重叠支配。其血液供应有胫前动脉的外踝网，腓动脉的外踝支等。外踝尖具有舒筋活络的作用。主治包括牙痛、腓肠肌痉挛等病证。

40. 膝眼

【原文】

（1）膝眼穴在膝头骨下两旁陷者宛宛中。（《千金要方》）

（2）眼穴，小儿脸上惊来，急在此掐之。（《小儿推拿秘旨》）

（3）鬼眼穴，在膝头处膝眼。（《幼科推拿秘书·穴在足下者》）

【点评】膝眼在髌韧带两侧凹陷处，在内侧的称内膝眼，在外侧的称外膝眼。标准取穴时患者屈膝，于髌韧带两侧凹陷处定穴。内膝眼皮肤有隐神经的髌下支分布。外膝眼即足阳明胃经的犊鼻穴。膝眼具有除湿活络，通利关节的作用。主治包括各种原因所致的膝关节炎、髌骨软化症等。

41. 鹤顶

【原文】鹤顶，在膝盖骨尖上。（《医学纲目》）

【点评】鹤顶在膝前区，髌底中点的上方凹陷中。标准取穴时患者屈膝，于髌底中点的上方凹陷中定穴。本穴处皮肤有股前皮神经分布。在髌前面的皮下有髌前皮下囊。深层血管有膝关节的动、静脉网。鹤顶具有通利关节的作用。主治包括膝痛、足胫无力、脑血管病后遗症、其他原因导致的瘫痪等。

42. 百虫窝

【原文】百虫窝二穴，即血海也。在膝内廉上三寸。（《针灸大成》）

【点评】百虫窝在股前区，髌底内侧端上 3 寸。标准取穴时患者屈膝，先取血海穴，再向上 1 寸定本穴。本穴处皮肤有股前皮神经分布。百虫窝具有活血祛风止痒，驱虫除积的作用。主治包括荨麻疹，风疹，皮肤瘙痒症，湿疹等皮肤疾病及其他病证如蛔虫病等。

43. 髋骨

【原文】腿痛，髋骨能医两腿痛，膝头红肿一般同。（《玉龙经》）

【点评】髋骨在股前区，梁丘两旁各 1.5 寸，一肢 2 穴。标准取穴时患者仰卧，先于股前区定梁丘穴，再于穴旁 1.5 寸处定本穴。本穴处皮肤有股中间皮神经分布。髋骨具有祛湿清热，通利关节的作用。主治包括膝关节炎、下肢痹痛等局部病证。

第四节　小儿常用穴位

一、躯干部穴位

1. 囟门（囟会）

【原文】

（1）治小儿鼻塞不通有清涕出方……又摩囟上。（《千金翼方·小儿》）

（2）气乏囟门成坑，血衰头发作穗。（《幼幼集成》）

（3）脐风惊……灯火断信门四大焦……（《小儿推拿方脉活婴秘旨全书》）

（4）所谓五十九刺者……囟会……（《灵枢·热病》）

【点评】囟门在百会前 3 寸处，小儿称囟门，成人称囟会。标准定位是前发际正中直上 2 寸。本穴具有醒脑开窍、清散头风的作用，可治疗小儿夜啼、惊风以及感冒头痛、鼻渊等疾患。婴儿的脑髓未充，头骨不合，凹陷处俗称囟门，随着生长发育，小儿囟门渐闭，穴当其处，故名囟会。对于成人本穴可针刺可按摩，对于小儿特别是囟门未闭合的婴儿，按摩适宜轻刺激，可用摩法。

2. 攒竹（天门）

【原文】

（1）头风痛，鼻鼽衄，眉头痛……目系急，瘛疭，攒

竹主之。(《针灸甲乙经》)

(2) 此顺气生血之法也。天门即神门，乃乾宫也。
(《幼科推拿秘书·天门入虎口重揉肟肘法》)

(3) 天门在大指尖侧。(《万育仙书》)

【点评】成人的攒竹穴位于眉头凹陷中，穴名出自
《针灸甲乙经》，别名眉头、眉本、夜光、员柱等；小儿的
攒竹穴为两眉头连线中点至前发际的直线。本穴可清散风
热、活络明目、解表醒脑。成人按摩本穴多治疗眉棱骨
痛、眼睑眴动、目赤肿痛、迎风流泪等疾病；小儿推拿本
穴用于治疗小儿外感发热、头痛、精神萎靡、惊惕不安等
症，常用推法，从攒竹向上直推，经印堂至前发际线称为
"开天门"，从攒竹推至囟门称为"大开天门"。

3. 山根

【原文】

(1) 山根黄白主气语声高。惊看：山根青被人惊，山根
紫被马惊，山根赤被火惊。(《幼幼新书·卷三》)

(2) 山根若见脉横青，此病明知两度惊，赤黑因疲时
吐泻，色红啼夜不曾停。(《按摩经·察色验病生死诀》)

(3) 山根在两眼中间，鼻梁骨名二门。(《幼科推拿秘
书·穴在面者》)

(4) 鼻洼为山风。(《推拿抉微》)

【点评】山根在两目内眦中间，鼻梁上低凹处。术者
用拇指甲掐，掐3～5次，称掐山根。掐山根有开关窍、
醒目定神的功效，可治疗惊风、昏迷、抽搐等症，多与掐
人中、掐老龙等合用。小儿皮肤娇嫩，山根穴处皮肤易于
破损，故在操作时手法必须十分轻柔。

4. 鼻准

【原文】山根之下曰鼻准。(《东医宝鉴》)

【点评】本穴在鼻尖端,属督脉。术者用拇指甲掐,掐3～5次,称掐准头。掐准头具有祛风镇惊的功效。治疗惊风,与掐天庭至承浆同用;治鼻出血,与掐上星,掐迎香合用;治昏厥与按揉内关、足三里合用。

5. 坎宫

【原文】

(1) 推坎宫,医用两大指自儿眉心分过两旁是也。(《小儿推拿广意》)

(2) 推坎宫。坎宫在两眉上。蘸汤由小儿眉心,分推两旁,能治外感风寒。(《厘正按摩要术·推法》)

(3) 推坎宫法,治外感内伤均宜。医用两大指,春夏水,秋冬蘸葱姜和真麻油。由小儿眉心上,分推两旁。(《厘正按摩要术·推坎宫法》)

【点评】本穴自眉心起至眉梢成一横线。术者用两拇指自眉心向两侧眉梢作分推,推30～50次,称推坎宫,亦称"分阴阳"。推坎宫有疏风解表、醒脑明目、止头痛的作用。常用于外感发热、头痛,多与推攒竹、揉太阳等合用;若用于治疗目赤痛,多和清肝经、掐揉小天心、清河水等同用。

6. 天心

【原文】上天心者,大天心也,在天庭中,小儿病目,揉此甚效。(《幼科推拿秘书·揉上天心》)

【点评】本穴位于前额中部,天庭与眉心连线中点处。术者用拇指甲掐天心30次,或用罗纹面揉天心约30次,称掐揉天心。掐天心的功效为醒脑安神，治疗惊风，常与掐人中、承浆等合用；治疗头痛、鼻塞伤风，与掐眉心、山根等同用。

7. 风池

【原文】

（1）两风池气池，青色主风候，红色主发热，紫色主吐逆。（《幼幼新书·卷三》）

（2）青色发于风池者，肝虚风候。下绕气池，吐痢日久。或当年寿，上冲印堂上下，伤寒夹惊之候。当文武之台入眼，慢惊风起。颐门久见者，皆久积痞气。（《幼幼新书·卷三》）

（3）风气二池青主风候，紫主吐逆，又发热，黄吐逆，红主烦躁夜啼。（《婴童百问·卷一》）

（4）风气二池如黄土，无乃伤脾（风池、气池，眉上眼下也。风池属肝，气池属胃，如黄土之色，由木胜土复，所以真脏色见）。（《幼幼集成·卷一》）

（5）气池在眼下，青主惊风，紫主吐逆。（《厘正按摩要术·卷一》）

【点评】风池是手足少阳与阳维之会。在项部，当枕骨之下，与风府相平，胸锁乳突肌与斜方肌上端之间的凹陷处。本穴具有清头明目、祛风解毒、通利官窍的功效。主治头痛发热、洒淅振寒、热病汗不出、颈项强痛等外感疾患；头痛头晕、目赤肿痛、迎风流泪、翳膜遮睛、目视不明、雀目、青盲、面肿、口㖞、鼻渊、鼻衄、耳鸣、耳聋等头面五官疾患；失眠、癫痫、中风、气厥等神志疾患。

8. 璇玑

【原文】璇玑者，胸中、膻中，气海穴也。凡小儿气促胸高，风寒痰闭，夹食腹痛、呕吐泄泻、发热抽搐、昏迷不醒，一切危险急症，置儿于密室中，解开衣带，不可当风，医用两手大指蘸姜葱热汁，在病儿胸前，左右横推，至两乳上近胁处，三百六十一次……再从心坎推下脐腹六十四次，次用热汁入右手掌心合儿脐上，左挪六十四次，右挪六十四次，挪毕，用两手自脐中推下小腹，其法乃备虚人泄泻者，逆推尻尾穴至命门两肾门，切不可顺推。(《幼科集要》)

【点评】璇玑在天突下 1 寸，胸骨柄中央，属任脉。常用操作是沿胸肋自上而下向左右两旁分推，称开胸；若沿胸肋分推后，再自鸠尾处向脐上直推，最后摩腹部，称为开璇玑。开胸 3～5 次，开璇玑 50～100 次。本穴具有理气化痰、降逆止呕的功效。主治发热、气急、痰喘、胸闷、呕吐、厌食、腹泻。开胸和开璇玑涉及胸腹多个穴位，可起到宽胸、理气化痰、降逆止呕、消食止泻的作用，对于治疗发热、气急、痰喘、胸闷、呕吐、厌食、腹泻等呼吸系统和消化系统疾病均有良好效果。

9. 胁肋

【原文】摩左右胁，左右胁在胸腹两旁肋膊处，以掌心横摩两边，得八十一次，治食积痰滞。(《厘正按摩要术·摩法》)

【点评】胁肋是指从腋下两胁至天枢处。患儿正坐，术者两手掌自儿两胁腋下搓摩至天枢处，称搓摩胁肋，又称按弦走搓摩，搓摩 50～100 次。搓摩胁肋具有顺气化痰、除胸闷、开积聚的作用。用于治疗小儿食积、痰壅、气逆所致的胸闷、腹胀等症。治疗肝脾肿大，须久久搓摩。中气下陷，肾不纳气者慎用本穴。

10. 腹

【原文】摩腹，用掌心，团摩满腹上，治伤乳食。（《厘正按摩要术·摩法》）

【点评】位于腹部。有摩腹与分推腹阴阳之分。患儿仰卧位，术者用两手拇指端沿肋弓角边缘或自中脘至脐，向两旁分推100～200次，称分推腹阴阳；术者用掌面或四指摩腹5分钟，称摩腹。逆时针摩为补，顺时针摩为泻，往返摩之为平补平泻。摩腹能消食、理气、降气。治乳食停滞，胃气上逆引起的恶心、呕吐、腹胀等症，临床上多与运八卦、推脾经、按揉足三里等相配合；治小儿厌食症多与滑板门、运八卦、捏脊等相配合。分推腹阴阳具有健脾和胃、理气消食的作用。补法能健脾止泻，用于脾虚、寒湿型的腹泻；泻法能消食导滞、通便，用于治疗便秘、腹胀、厌食、伤乳食泻等，多与分推腹阴阳同用；平补平泻则能和胃，久摩有消食导滞、强壮身体的作用，常与补脾经、捏脊、按揉足三里合用，为小儿保健常法。

11. 脐

【原文】

（1）揉脐法：掐斛肘毕，又以右大指按儿脐下丹田不动，以右大指周围搓摩之，一往一来。（《按摩经·手诀》）

（2）随分推胃口及揉脐，推委中毕，再揉井肩，至于别穴看症再加揉法。（《幼科铁镜》）

（3）脐上运之治肚胀气响，如症重周回用灯火四燋。

《小儿推拿广意》）

（4）推肚脐。须蘸汤往小腹下推则泄，由小腹往肚脐上推则补。（《厘正按摩要术·推法》）

（5）搓脐：夏英白曰：以左大指按儿脐下丹田不动，以右大指在儿脐周围搓之，治水泻膨胀脐风等症。（《推拿抉微·第二集》）

【点评】本穴位于脐中。有揉脐与摩脐之分。患儿仰卧位，术者用中指指端或掌根揉100～300次；用拇指和食指、中指抓住肚脐抖揉100～300次，均称为揉脐。术者用掌或指摩，称摩脐。揉脐、摩脐具有温阳散寒、补益气血、健脾和胃、消食导滞的作用。常用于治疗小儿腹泻、便秘、腹痛、疳积等症，多与摩腹、推上七节骨、揉龟尾同用，简称"龟尾七节，摩腹揉脐"。

12. 肚角

【原文】

（1）肚角止涌泄。（《小儿推拿广意》）

（2）肚角穴，腰下两旁往丹田处也。（《幼科推拿秘书·穴在前身者》）

（3）按肚角。肚角在脐之旁。用右手掌心按之，治腹痛，亦止泄泻。（《厘正按摩要术·按法》）

【点评】肚角位于脐下2寸（石门），旁开2寸，大筋。有拿肚角与按肚角之分。患儿仰卧位，术者用拇指、食指、中指三指深拿3～5次，称拿肚角；术者用中指指端按穴处3～5次，称按肚角。按肚角具有健脾和胃、理气消滞的功效，为止腹痛的要法。可治疗各种原因所致的腹痛，以寒痛、伤食痛为主。因本法刺激强度较大，拿

3～5 次即可，不可多拿，拿后向上做一推一拉、一紧一松的轻微动作一次。拿肚角一般在诸手法完成后进行，以防小儿哭闹影响治疗。

13. 七节骨

【原文】

（1）七节骨穴，与心窝相对。（《幼科推拿秘书·穴在脊背者》）

（2）此治泻痢之良法也。龟尾者，脊骨尽头间尾穴也。七节骨者，从头骨数第七节也。（《幼科推拿秘书·揉脐及龟尾并擦七节骨》）

【点评】七节骨在第 4 腰椎（督脉腰阳关穴）至尾椎骨端（督脉长强穴）成一直线。又说自第 2 腰椎（督脉命门穴）至尾椎骨端（长强穴）成一直线。有推上七节骨与推下七节骨之分。以拇指罗纹面桡侧或食指、中指罗纹面着力，自下向上作直推法 100～300 次，称推上七节骨；若自上向下作直推法 100～300 次，称推下七节骨。本穴具有温阳止泻、泻热通便的作用。推上七节骨多用于治疗虚寒腹泻或久痢等病证，临床上与按揉百会、揉丹田等相配合，还可用于治疗气虚下陷、遗尿等病证。若属实热证，则不宜用本法，用后多令儿腹胀或其他变证。推下七节骨多用于治疗实热便秘或痢疾等病证。若腹泻属虚寒者，不可用本法，以免滑脱。

14. 龟尾

【原文】

（1）掐龟尾：掐龟尾并揉脐，治儿水泻、乌沙、膨胀、脐风、月家盘肠等惊。（《按摩经》）

（2）揉龟尾并揉脐：治水泄、乌痧膨胀、脐风急慢等证。（《小儿推拿秘旨·卷一·脚上诸穴图》）

（3）龟尾，揉之止赤白痢泄泻之症。（《小儿推拿广意》）

（4）龟尾穴，一名闾尾、脊背尽头处。（《幼科推拿秘书·穴在脊背者》）

（5）揉龟尾法，此穴在脊梁骨尽处。揉之，治水泻、肚胀、慢惊风。（《推拿抉微·第二集》）

（6）小儿脱肛，泻秋深不效，灸龟尾穴一壮，取法在脊端穷骨边。（《幼科类萃·卷之八痢疾门·下痢灸法》）

【点评】龟尾又名长强，在尾椎骨端，属督脉的经穴，在尾骨端与肛门连线之中点处，系督脉络穴。但小儿推拿习惯取尾骨端，有揉龟尾与掐龟尾之分。以拇指或中指指端着力，在龟尾穴上揉动 100～300 次左右，称揉龟尾；用拇指爪甲掐 3～5 次，称掐龟尾。本穴具有通调督脉、调理大肠的作用。可治疗泄泻、便秘、脱肛、遗尿等病证。龟尾穴性平和，既能止泻又能通便，多与揉脐、推七节骨等相配合，以治疗腹泻、便秘等。

15. 脊柱

【原文】

（1）拈取其脊骨皮，深取痛引之，从龟尾至顶乃止，未愈更为之。（《肘后备急方》）

（2）脊骨自下缓缓推上，虽大人可吐也。（《小儿推拿广意》）

【点评】脊柱在后正中线，自第 1 胸椎（大椎穴）至尾椎端（龟尾穴）成一直线。穴呈线状，属督脉，系小儿推拿之特定穴。有推脊、捏脊、按脊之分。以食指、中指罗纹面着力，自上而下在脊柱穴上作直推法约100～300次左右，称推脊；以拇指与食指、中指呈对称着力，自龟尾开始，双手一紧一松交替向上挤捏推进至大椎穴处，反复操作3～7遍，称捏脊；以拇指罗纹面着力，自大椎穴向下依次按揉脊柱骨至龟尾穴3～5遍，称按脊。脊柱具有调阴阳、和脏腑、理气血、通经络的作用。常用于治疗发热、惊风、夜啼、疳积、腹泻、腹痛、呕吐、便秘等。脊柱穴属督脉循行路线，督脉贯脊属脑络肾，督帅阳气，统帅真元。临床上捏脊多与补脾经、补肾经、推三关、摩腹、按揉足三里等相配合，治疗先天和后天不足的一些慢性病证均有一定的效果。捏脊法单用称捏脊疗法，不仅可用于治疗小儿腹泻、疳积等病证，还可用于治疗成人的失眠，肠胃病，月经不调等病证。捏脊法操作时亦旁及足太阳膀胱经脉，临床应用时可根据不同病情，重提或按揉相应的背部腧穴，能加强疗效。因此，捏脊法具有强健身体的功能，是小儿保健推拿常用的主要手法之一。推脊柱自上而下，有清热的作用，多与清天河水、退六腑、推涌泉等相配合，用于治疗发热，惊风等病证。按脊法多与揉肾俞、按揉腰俞、拿委中、拿承山等相配合，用于治疗腰背强痛、角弓反张、下焦阳气虚弱等病证。

二、四肢部穴位

1. 脾经

【原文】

（1）掐脾土，曲指左转为补，直推之为泻。饮食不

进、人瘦弱肚、起青筋、面黄、四肢无力用之。(《小儿按摩经》)

(2) 唇白气血虚,补脾土为主。(《推拿仙术》)

(3) 脾土,曲指左转为补,直推之为泻,饮食不进,人瘦弱,肚起青筋,面黄,四肢无力用之。(《按摩经·阳掌图各穴手法仙诀》)

(4) 大指属脾。掐脾一节,屈指为补。(《小儿推拿秘旨》)

(5) 脾土曲补直为清。饮食不进此为魁,泄痢羸弱并水泻,心胸痞满也能开。(《小儿推拿秘旨·卷一·掌上诸穴拿法歌》)

(6) 脾土,补之省人事,清之进饮食。(《小儿推拿广意》)

(7) 大指面属脾,画家画手掌,不把大指面正面,乃画家之正法。前人只得以脾土字,写在侧旁,后人误认,以讹传讹,遂以大指之侧旁为脾。余故将前掌图,大指移作正面,此因脾土画图之权宜,又因口诀有曰,脾土曲补直为推,见有曲字,便把儿指一曲着,则侧面居正,故愈以侧面为脾,哪晓得曲补之说,曲者旋也,于指正面,旋推为补,直推至指甲为泻。此前人一字之讹,遂成流弊莫救。今人推之不效,皆由穴之不真,前人传之已误,后人幸勿再误。(《幼科铁镜》)

(8) 大拇指属脾土,脾气通于口,络联于大指,通背右筋天枢穴。手列缺穴,足三里穴。(《幼科推拿秘书·阳掌图一》)

(9) 脾土,在大拇指上罗纹。男左旋,女右旋。而程公权云：不如屈小儿大指内推为补，直指外推为清。盖因小儿虚弱，乳食少进。必推此有效，至痰食诸症。又必先泄后补，总之人一身以脾土为主。推脾土以补为主，清之省人事。补之进饮食，万物土中生。乃一身之很本，治病之要着也。(《幼科推拿秘书·推脾土》)

(10) 脾，推之能进食，醒人事。(《小儿推拿直录·手掌诸穴治法》)

(11) 靠土，止肚腹痛，曲为补脾土，直为清。(《小儿推拿直录·手掌诸穴之图》)

(12) 掐脾土，医用大食二指拿儿大指尖，直其指而推，曰推，可消食；屈其指而推，曰补，可进乳食。(《万育仙书》)

(13) 揉掐脾经穴法；脾经即大指尖，左旋揉为补，治小儿虚弱，饮食不进，肚起青筋。面黄，四肢无力。若向下掐之，为泻，去脾火。(《推拿抉微·第二集》)

(14) 揉大指甲，大指甲为外脾，揉之，补虚治泻。(《推拿抉微·第二集》)

【点评】脾经位于拇指末节罗纹面。有补脾经与清脾经、清补脾经之分。补脾经：术者以一手持患儿拇指以固定，另一手以拇指罗纹面旋推患儿拇指罗纹面；或将患儿拇指屈曲，以拇指端循患儿拇指指尖桡侧缘向指根方向直推100～500次。清脾经：术者一手持患儿拇指伸直以固定，另一手以拇指指端自患儿指根方向直推至指尖100～500次；往返推为平补平泻，称清补脾经。补脾经和清脾经、清补脾经统称为推脾经。补脾经具有健脾胃、补气血的作用。清脾经具有清热利湿、化痰止呕的作用。补脾经常用于脾胃虚弱、气血不足所致食欲不振、肌肉消瘦、消化不良等，常与补胃经、揉中脘、摩腹、按揉足三里等合用。清脾经常用于湿热熏蒸、皮肤发黄、恶心呕吐、腹泻痢疾、食积等实症，多与清胃经、揉板门、清大肠、揉中脘、揉天枢等合用。清补脾经能和胃消食、增进食欲，常用于治疗饮食停滞，脾胃不和而引起的胃脘痞闷、吞酸、纳呆、腹泻、呕吐等病证，多与运八卦、揉板门、分腹阴阳等相配合。但小儿脾胃薄弱，不宜攻伐太甚，一般多用补法，体壮邪实者方能用清法。

2. 肝经

【原文】

（1）推肝木，肝木即食指端。蘸汤，侧推之直入虎口，能和气生血。（《厘正按摩要术·推法》）

（2）由根向指梢推之名平肝。（《按摩疗法》）

（3）肝木：推侧虎口，止赤白痢水泄，退肝胆之火。（《小儿推拿广意》）

（4）肝木在食指，肝属木，木生火，肝火动人眼目昏闭，法宜清，诸病从火起。人最平者肝也，肝火盛侧伤脾。退肝家之热，又必以补脾土为要。（《幼科推拿秘书·推肝木》）

（5）大拇指下一指，名为食指，属肝。肝气通于目，络联于食指，通于小大心穴。足大溪穴。（《幼科推拿秘书·阳掌八卦图》）

（6）肝经有病人多瘅，推动脾土病即除。退肝经病，以脾土为主，运八卦，艮重，推大肠，运五经，清天河水，飞经走气，凤凰单展翅，按弦走搓摩。（《万育仙书》）

【点评】肝经位于食指末节罗纹面。有补肝经和清肝经之分。补肝经的操作是术者以一手持患儿食指以固定，另一手以拇指罗纹面旋推患儿食指罗纹面100～500次。清肝经的操作是术者一手持患儿食指以固定，另一手以拇指指端自指尖向指根方向直推100～500次。补肝经和清肝经统称为推肝经。清肝经具有平肝泻火、熄风镇惊、解郁除烦的作用。肝经宜清不易补，若肝虚应补时则需补后加清，或以补肾经代之，称为滋肾养肝法。清肝经常用于惊风、抽搐、烦躁不安、五心烦热等实证。多与掐人中、掐老龙、掐十宣、揉小天心等合用。

3. 心经

【原文】

（1）掐心经，二掐劳宫，推上三关，发热出汗用。如汗不来，再将二扇门揉之，掐之，手心微汗出，乃止。（《小儿按摩经》）

（2）推掐心经穴法，心经，即中指尖。向上推至中指尽处小横纹，行气通窍，向下掐之能发汗。（《保赤推拿法》）

（3）心火，推之退热发汗，掐之通利小便。（《小儿推拿广意》）

（4）中指名为将指，属心，心气通于舌，络联于将指，通背左筋心俞穴，手中冲穴，足涌泉穴。（《幼科推拿秘书·阳掌八卦图》）

（5）推心火，凡心火动，口疮弄舌，眼大小眦赤红。小水不通，皆宜推而清之。至于惊搐，又宜清此。心经内一节，掐之止吐。（《幼科推拿秘书·推心火》）

（6）心推之能退热发汗，捏之能通利小便。（《小儿推拿直录·手掌诸穴治法》）

（7）心经系中指梢节。（《万育仙书》）

（8）掐心经。心经在中指第一节。掐之，治咳嗽，发热出汗。（《厘正按摩要术·掐法》）

【点评】心经位于中指末节罗纹面。有补心经与清心经之分。补心经：术者以一手持患儿中指以固定，另一手以拇指罗纹面旋推患儿中指罗纹面100～500次。清心经：术者一手持患儿中指以固定，另一手以拇指指端向指根方向直推100～500次。补心经和清心经统称为推心经。清心经具有清热退心火的作用。本穴宜用泻法，不宜用补法，恐动心火之故。若气血不足而见心烦不安、睡卧露睛等症，需用补法时，可补后加清，或以补脾经代之。清心经常用于心火亢盛所致高热神昏、面赤口疮、小便短赤等，多与清天河水、清小肠等同用。

4. 肺经

【原文】

（1）鼻流清水推肺经为主。到晚昏迷推肺经为主。（《推拿仙术》）

（2）无名指端肺，三节包络。（《厘正按摩要术·阳掌注图》）

【点评】肺经位于无名指末节罗纹面。有补肺经和清肺经之分。补肺经的操作是术者以一手持患儿无名指以固定，另一手以拇指罗纹面旋推患儿无名指末节罗纹面100～500次。清肺经的操作是术者一手持患儿无名指以固定，另一手以拇指指端向指根方向推100～500次。补肺经和和清肺经统称为推肺经。补肺经具有补肺气的作用。清肺经具有宣肺清热、疏风解表、止咳化痰的作用。补肺经常用于虚性咳喘、遗尿、自汗、盗汗等，常与补脾经、揉二马、推上三关等合用。清肺经常用于脏热喘咳、感冒发热、便秘等实证，多与清天河水、退六腑、推揉膻中、运内八卦等合用。

5. 肾经

【原文】肾水，推之退脏腑之热，清小便之赤，如小便短，又宜补之。小便黄赤，可清之。治宜清肾水，自肾指尖推往根下为清也。（《小儿推拿广意》）

【点评】肾经位于小指末节罗纹面。操作方式有补肾经和清肾经之分。补肾经的操作是术者以一手持患儿小指以固定，另一手以拇指罗纹面由患儿指根直推向指尖100～500次。清肾经的操作是术者一手持患儿小指以固定，另一手以拇指自指端向指根方向直推100～500次。补肾经和清肾经统称为推肾经。补肾经具有补肾益脑、温养下元的作用；清肾经具有清利下焦湿热的作用。补肾经常用于先天不足、久病体虚、肾虚久泻、多尿、遗尿、虚汗、喘息等症，多与补脾经、补肺经、揉肾俞、擦命门、捏脊等合用。清肾经常用治膀胱蕴热、小便赤涩、腹泻等病证，多与掐揉小天心、清小肠、推箕门等相配合。肾经穴临床上多用补法，需用清法时，多以清小肠代替。

6. 大肠

【原文】

（1）掐大肠，倒推入虎口，止水泻痢疾肚膨胀用之。红痢补肾水，白痢多推三关。（《小儿按摩经》）

（2）大肠侧推到虎口，止泻止痢断根源。（《小儿推拿秘旨》）

（3）推上三关，推之通血气发汗。（《小儿推拿广意》）

（4）大肠筋在食指外边，络联于虎口，直到食指侧巅，向外正推泄肝火，左向里推补大肠。（《幼科推拿秘书·阳掌图三》）

（5）掐大肠侧。大肠侧在食指二节侧。（《厘正按摩要术·掐法》）

（6）食指端肝，三节大肠。（《厘正按摩要术·阳掌注图》）

（7）大肠侧推到虎口：夏英白曰：大肠经食指尖侧，即靠大指边，虎口即大指与食指之手叉处，从儿食指斜推到虎口，治膨胀水泻痢疾，红多再推肾经，白多再推三关。（《推拿抉微》）

【点评】大肠位于食指桡侧缘，自食指尖至虎口成一直线。操作方式有补大肠与清大肠之分。补大肠的操作是术者以一手持患儿食指以固定，另一手以拇指罗纹面由患儿食指尖直推向虎口 100～500 次，称补大肠。清大肠的操作是术者一手持患儿食指以固定，另一手以拇指指端由患儿虎口推向食指尖 100～500 次，称清大肠。补大肠和清大肠统称为推大肠。补大肠具有涩肠固脱、温中止泄的作用。清大肠具有清利肠腑、除湿热、导积滞的作用。补大肠常用于虚寒腹泻、脱肛等病证，常与补脾经、推三关、补肾经、揉脐、分腹阴阳、推上七节骨合用。清大肠常用于湿热、食积、身热、腹痛、痢下赤白、大便秘结等。常与清天河水、退下六腑、分腹阴阳、清脾经、清肺经、推下七节骨、揉龟尾等合用。大肠亦称三关，可用于小儿望诊。

7. 小肠

【原文】

（1）小肠穴，在小拇指外边。（《幼科推拿秘书》）

（2）小肠经小指外边，络联于神门，直指小指侧巅。（《幼科推拿秘书·阳掌图三》）

（3）中指端心，三节小肠。（《厘正按摩要术·阳掌注图》）

（4）小肠治尿白色。白色者如米泔色也。（《小儿推拿直录·手掌诸穴治法》）

【点评】小肠位于小指尺侧边缘，自指尖到指根成一直线。操作方式有补小肠和清小肠之分。补小肠的操作是术者以一手持患儿小指以固定，另一手以拇指罗纹面由患儿指尖推向指根 100～500 次。清小肠的操作是术者以一手持患儿小指以固定，另一手以拇指罗纹面由儿指根推向指尖 100～500 次。补小肠和清小肠统称为推小肠。补小肠具有温补下焦的作用；清小肠具有清利下焦湿热、泌别清浊的作用。补小肠常用于下焦虚寒、多尿、遗尿，常与补脾经、补肺经、补肾经、揉丹田、揉肾俞、擦腰骶部合用。清小肠多用于小便短赤不利、尿闭、水泻等症，若心经有热，移热于小肠，配合清天河水，可加强清热利尿的作用。

8. 十王（十宣）

【原文】十王穴，掐之则能退热。（《小儿推拿广意》）

【点评】十王穴位于十指尖指甲内赤白肉际处。操作方式有术者一手握儿手，使手掌向外，手指向上，以另一手拇指甲先掐儿中指，然后逐指掐之，各掐3～5次，或醒后即止，称掐十王。掐十王具有清热、醒神、开窍的作用，主治高热惊风、抽搐、昏厥、两目上视、烦躁不安等症，多与掐人中、掐老龙、掐小天心等合用。

9. 四横纹

【原文】

（1）推四横纹，和上下之气血，人事瘦弱，奶乳不思，手足常掣，头偏左右，肠胃湿热，眼目翻白者用之。推四横纹：以大拇指往来推四纹，能和上下之气，气喘腹痛可用。（《小儿按摩经》）

（2）四横纹和上下气，吼气肚痛皆可止。（《小儿推拿秘旨》）

（3）四横纹，掐之退脏腑之热，止肚痛，退口眼㖞斜。（《小儿推拿广意》）

（4）四横纹，在食指将无名小指指根下横纹。（《幼科推拿秘书·掐四横纹》）

（5）四横纹，捏之退脏腑之热，止腹中之痛。退口眼㖞斜，横纹推至板门泻法。（《小儿推拿直录·手掌诸穴治法》）

（6）推四横纹，以大指往来推之，能和上下之气，手足常掣，头偏左右，肚胀，眼翻白，推之。（《万育仙书》）

（7）各指二节纹，为四横纹。（《厘正按摩要术·阳掌注图》）

（8）运四横纹：夏英白曰：四横纹即食指中指无名指小指第三节，与掌交界之横纹。用大指在儿四横纹往来搓之，和气血，治瘦弱，不思饮食，手足抽掣，头偏左右，

肠胃湿热，眼翻白，喘急肚疼。(《推拿抉微·第二集》)

【点评】四横纹位于掌面食指、中指、无名指、小指第1指间关节横纹处。操作方式有掐四横纹与推四横纹之分。术者一手持患儿四指尖固定，另一手拇指甲自食指至小指依次掐揉，掐3～5次，称掐四横纹；一手将患儿四指并拢，用另一手拇指罗纹面从患儿食指横纹处推向小指横纹处，推100～300次，称推四横纹。掐四横纹具有退热除烦、消散瘀结的作用；推四横纹具有调中行气、和气血、除胀满的作用。用于治疗胸闷痰喘，多与运八卦、推肺经、推膻中等合用；治疗疳积、腹胀、气血不和、消化不良等症，常与补脾经、揉中脘等合用。亦可毫针或三棱针点刺出血治疗疳积，为治疳要穴。

10. 小横纹

【原文】

(1) 小横纹：掐之退热除烦，治口唇破烂。(《小儿推拿广意》)

(2) 三节根为小横纹。(《厘正按摩要术·阳掌注图》)

(3) 小横纹，在小指根节。(《万育仙书》)

【点评】小横纹位于掌面食指、中指、无名指、小指掌指关节横纹处。操作方式有掐小横纹和推小横纹之分。术者一手将患儿四指固定，另一手拇指指甲由患儿食指依次掐至小指，掐3～5次，称掐小横纹；用另一手拇指桡侧推100～150次，称推小横纹。推掐小横纹具有退热、消胀散结的作用。推小横纹能治肺部干性啰音，掐小横纹治疗脾胃热结、口唇破烂及腹胀等症。因脾虚作胀者，兼补脾经；因食损者，兼揉脐，清补脾经，运八卦；口唇破裂，口舌生疮者，常与清脾经、清胃经、清天河水合用。

11. 肾顶

【原文】功用收敛元气，固表止汗。(《小儿推拿学概要》)

【点评】肾顶位于小指顶端。操作方式有术者一手持患儿小指以固定，另一手中指或拇指指端按揉儿小指顶端，揉 100～500 次，称揉肾顶。揉肾顶具有收敛元气、固表止汗的作用，常用于自汗、盗汗或大汗淋漓等症。阴虚盗汗，多与揉肾经、揉二人上马、补肺经等同用；阳虚自汗配补脾经。

12. 肾纹

【原文】功用散结，善能引内热外散。(《小儿推拿学概要》)

【点评】肾纹位于手掌面，小指第 2 指间关节横纹处。操作方式有术者一手持患儿小指以固定，另一手中指或拇指指端按揉患儿小指第 2 指间关节横纹处，揉 100～500 次，称揉肾纹。揉肾纹具有祛风明目、散瘀结的作用。治疗目赤肿痛，常与清心经、清肝经合用；治疗口舌生疮、弄舌，常与清胃经、清心经、清天河水同用；治疗高热、呼吸气凉，手足逆冷等症，常与清肝经、清心经、清肺经、揉小天心、退六腑、清天河水、推脊同用。

13. 内劳宫

【原文】

(1) 溜于劳宫。(《灵枢·本输》)

(2) 运劳宫，屈中指运儿劳宫也，右运凉，左运汗。(《按摩经·手诀》)

(3) 内劳宫：屈中指尽处是穴，发汗用。(《小儿推拿

秘旨》）

（4）揉劳宫，动心中之火热，发汗用之，不可轻动。（《按摩经·阳掌图各穴手法仙诀》）

（5）内劳宫属火。揉之发汗。（《小儿推拿广意》）

（6）内劳宫，在手心正中，属凉。（《幼科推拿秘书·穴在阳掌者》）

（7）运内劳宫，屈中指运之，能动五脏六腑之气，左运汗，右运凉。（《万育仙书》）

（8）揉内劳宫穴：夏英白曰，内劳宫穴，在略偏大指边天心穴之左，屈儿中指于掌心。其中指按处即是，欲儿发汗，将儿小指屈住。用手揉内劳宫，向左按而运之，又向右运反凉。（《推拿抉微》）

【点评】内劳宫位于掌心中，屈指时中指端与无名指端之间中点。操作方式有揉内劳宫与运内劳宫之分。术者一手持儿手以固定，另一手以拇指端或中指端揉，揉100～300次，称揉内劳宫；用拇指指腹自小指根掐运，经掌小横纹，小天心至内劳宫止，运10～30次，称运内劳宫（水底捞明月）。揉内劳宫具有清热除烦的作用。运内劳宫具有清心、肾两经虚热的作用。揉内劳宫常用治心经有热所致口舌生疮、发热、烦渴等症，常与清小肠、清心经、清天河水、揉小天心合用。

14. 小天心

【原文】

（1）掐小天心，天吊惊风，眼翻白，偏左右及肾水不通用之。（《按摩经·阳掌图》）

（2）天心穴：乾入寸许，止天吊惊风，口眼㖞斜，运

之效。(《小儿推拿秘旨·卷一·掌面诸穴图》)

(3)儿眼翻上者，将大指甲在小天心向掌心下掐，即平。儿眼翻下者，将大指甲在小天心向总筋上掐，即平。(《幼科铁镜》)

(4)小天心，揉之清肾水。(《小儿推拿广意》)

(5)小天心在坎宫下中门。(《幼科推拿秘书·穴在阳掌者》)

(6)掐揉小天心，治口眼㖞斜，生肾水。小儿天吊惊眼翻，头偏左右用之。(《万育仙书》)

(7)小天心，在劳宫下，坎宫上。(《万育仙书》)

(8)掌根为小天心。(《厘正按摩要术·阳掌注图》)

(9)掐小天心法：夏英白曰，小天心穴，在儿手掌尽处，儿有风症眼翻上者，将此穴向掌下掐，眼翻下者。将此穴向总筋上掐，即平。涂蔚生曰，小天心即针灸之所谓大陵穴，属心包络，故能治风，然当系因热生风。(《推拿抉微》)

【点评】此穴位于大小鱼际交接处凹陷中。操作方式有揉、掐、捣小天心之分。术者一手持患儿四指以固定，掌心向上，另一手中指指端揉100~150次，称揉小天心；以拇指指甲掐3~5次，称掐小天心；用中指尖或屈曲的指间关节捣10~30次，称捣小天心。揉小天心具有清热、镇惊、利尿、明目的作用。掐、捣小天心具有镇惊安神的作用。揉小天心主要用于心经有热而致的目赤肿痛、口舌生疮、惊惕不安，或心经有热移于小肠而见小便短赤等症，常与清心经、清天河水、清肝经、按揉精宁等同用。揉小天心还可用于新生儿硬皮病、黄疸、遗尿、水肿、痘疹欲出不透等。掐、捣小天心常用于惊风抽搐、夜啼、惊惕不安等症。若惊风眼翻、斜视等，与掐老龙、掐人中、清肝经等合用。眼上翻者则向下掐、捣；右斜视则向左掐、捣；左斜视则向右掐、捣。

15．内八卦

【原文】

（1）运八卦，除胸肚膨闷，呕逆气吼意，饮食不进用之。（《小儿按摩经》）

（2）运八卦，以大指运之，男左女右，开胸化痰。（《小儿按摩经》）

（3）运八卦，开胸膈之痰结，左转止吐，右转止泻。（《小儿推拿秘旨》）

（4）运八卦，开胸化痰除气闷。吐乳食，有九重三轻之法。（《小儿推拿广意》）

（5）八卦，将指根下是离宫，属心火，运八卦必用大指掩掌，不可运，恐动心火。坎宫紧与离宫对，在小天心之上，属肾水。乾宫名天门，一名神门，在坎宫之右。（《幼科推拿秘书·穴在阳掌者》）

（6）运内八卦穴法：夏英白曰：从坎到艮，左旋推治热，亦止吐，从艮到坎，右旋推治凉，亦止泻，掌中离南、坎北、震东、兑西，乾西北，艮东北，巽东南，坤西南，皆推左手。（《推拿抉微·第二集》）

【点评】内八卦位于手掌面，以掌心为圆心，从圆心至中指根横纹的 2/3 处为半径，所作圆周，八卦穴即在此圆周上（对小天心者为坎，对中指者为离，在拇指侧离至坎半圆的中心为震，在小指侧半圆的中心为兑）。共八个方位，即：乾、坎、艮、震、巽、离、坤、兑。操作方式中运八卦有顺运、逆运和分运之分。术者一手持患儿四指以固定，掌心向上，拇指按定离卦，另一手食指、中指夹持患儿拇指，拇指自乾卦运至兑卦，运100～500次，称顺运内八卦；若从兑卦运至乾卦，运100～500次，称逆运内八卦（运至离宫时，应从拇指上运过，否则恐动心火）。根据症状，可按部分运，运100～200次，称分运八卦。顺运内八卦具有宽胸理气、止咳化痰、行滞消食的作用。逆运内八卦具有降气平喘的作用。顺运内八卦主要用于痰结喘嗽、乳食内伤、胸闷、腹胀、呕吐、纳呆等症，多与推脾经、推肺经、揉板门、揉中脘等合用。逆运内八卦主要用于痰喘呕吐等，多与补脾经、补肺经、推三关、推天柱骨、推膻中等同用。

16. 板门

【原文】

（1）板门穴，揉之除气吼，肚胀。推板门止小肠之寒气。（《小儿推拿广意》）

（2）推板门，除气促气攻，气吼气痛，呕胀用之。推横门向板门，止呕吐；板门推向横门，止泻。（《按摩经·阳掌图》）

（3）如被水惊，板门大冷；如被风惊，板门大热。（《按摩经·手诀》）

（4）板门：在大指节下五分，治气促，气攻。板门推向横纹，主吐；横纹推向板门，主泻。（《小儿推拿秘旨》）

（5）推板门，止小肠之寒气。（《小儿推拿广意》）

（6）板门穴在大指下，一块平肉如板，属胃。（《幼科

推拿秘书·穴在阳掌者》）

（7）板门穴，捏而揉之，治气胀胸膈满闷。板门推至横纹吐法。（《小儿推拿直录·手掌诸穴治法》）

（8）横门推到板门穴：夏英白曰，横门穴即掌肱交界之横纹，板门穴在大指节下五分，从横门推到板门能止儿吐。板门推到横门穴：夏英白，从板门推到横门穴能止儿泻。（《推拿抉微》）

【点评】板门位于手掌大鱼际平面。操作方式有揉板门、板门推向横纹和横纹推向板门之分。术者以一手持儿手以固定，另一手拇指端揉患儿大鱼际平面，揉 $50\sim100$ 次，称揉板门或运板门；用推法自指根推向腕横纹，推 $100\sim300$ 次，称板门推向横纹；反向推 $100\sim300$ 次，称横纹推向板门。揉板门具有健脾和胃、消食化滞的作用。板门推向横纹具有健脾止泻的作用。横纹推向板门具有和胃降逆的作用。揉板门常用治乳食停积、食欲不振或嗳气、腹胀、腹泻、呕吐等症，常与运五经纹、推小横纹合用。板门推向横纹止泻，常与推脾经、推大肠、推上七节骨合用。横纹推板门止呕吐，常与清胃经同用。

17. 胃经

【原文】

（1）大指端脾，二节胃。（《厘正按摩要术·阳掌注图》）

（2）小儿喉中气响，掐大指第二节。（《按摩经·婴童杂症》）

（3）胃，揉之运动脏腑之气血。（《小儿推拿直录·手掌诸穴治法》）

【点评】胃经位于拇指掌面近掌端第 1 节。操作方法有补胃经与清胃经之分。补胃经：术者一手持患儿拇指以固定，另一手以拇指罗纹面旋推患儿近掌端第 1 节，推 100～500 次。清胃经：术者一手持患儿拇指以固定，另一手以拇指端自掌根推向指根方向，直推 100～500 次。补胃经和清胃经统称推胃经。补胃经具有健脾胃、助运化的作用。清胃经具有清中焦湿热、和胃降逆、泻胃火、除烦止渴的作用。补胃经常用于脾胃虚弱、消化不良、腹胀纳呆等症，常与补脾经、揉中脘、摩腹、按揉足三里等合用。清胃经常用于上逆呕恶、脘腹胀满、发热烦渴、便秘纳呆、衄血等实证，多与清脾经、清大肠、推天柱骨、退六腑、揉天枢、推下七节骨等同用。

18. 总筋

【原文】

（1）掐总筋，过天河水，能清心经，口内生疮，遍身潮热，夜间啼哭，四肢常掣，去三焦六腑五心潮热病。诸惊风，总筋可治。（《小儿按摩经》）

（2）掐总经，推天河，治口内生疮、吐热，人事昏沉。（《小儿推拿广意》）

（3）总经者，诸经之祖，诸症掐效。嗽甚，掐中指一节。痰多，掐手背一节。手指甲筋之余，掐内止吐、掐外止泻。（《按摩经·阳掌图各穴手法仙诀》）

（4）总筋，位居中属土，总五行，以应脾与胃。主温暖，外通向四大板门。反则主肠鸣霍乱，吐泻痢症，却在中界掐之，四肢舒畅矣。（《按摩经·六筋》）

（5）大陵穴后五分，为总心穴，治天吊惊，往下掐抠，看地惊往上掐抠，女子同。（《按摩经·诸穴治法》）

（6）总筋穴，在大横纹下，指之脉络皆总于此，中四指脉皆总于此。（《幼科推拿秘书·穴在阳膊者》）

（7）总经在小天心下，内间史上，五指诸筋经络，总由此散去，故名总经。小儿惊风，手足掣跳，横拿一个时辰。如不止，再掐大敦穴。（《幼科推拿秘书·拿总经》）

（8）内总筋：治诸惊风，两手摇动，揉按取汗，捏之乃过气之法。其汗立至。（《小儿推拿直录·手掌诸穴治法》）

（9）按总经。总经在掌根横纹之后，用右手大指背屈按其上，复以中指按手背，与横纹对一窝风，治急惊暴亡等症。（《厘正按摩要术·按法》）

【点评】总筋位于掌后腕横纹中点。操作方式有揉总筋和掐总筋之分。术者一手持患儿四指以固定，另一手拇指端按揉掌后腕横纹中点 100～300 次，称揉总筋；用拇指指甲掐 3～5 次，称掐总筋。揉总筋能清心经热、散结止痉、通调周身气机。掐总筋能镇惊止痉。揉总筋治疗口舌生疮、潮热、夜啼等实热证，常与清天河水、清心经合用。掐总筋治疗惊风抽搐，常与掐人中、拿合谷、掐老龙等同用。

19. 老龙

【原文】

（1）掐老龙穴法：此穴在中指背靠指甲处，相离如韭叶许，若儿急惊暴死，对拿精灵、威灵二穴，不醒，即于此穴掐之，不知疼痛难救。（《保赤推拿法》）

（2）老龙穴，在足二指巅。（《厘正按摩要术·卷三》）

【点评】此穴位于中指甲后 1 分处。操作方式有术者一手握持儿手，另一手以拇指甲掐患儿中指甲后 1 分处，掐 3～5 次，或醒后即止，称掐老龙。掐老龙能醒神开窍，用于急救，主治急惊风、高热抽搐、不省人事。若急惊暴死，掐之知痛有声者易治，不知痛而无声者，一般难治。

20. 端正

【原文】

（1）中指左右为两端正。（《厘正按摩要术·阳掌注图》）

（2）眼左视，掐右端正穴，右视，掐左端正穴。中指中节外是。（《小儿推拿广意》）

（3）掐端正。端正在左者，中指端左侧，掐之止泻。端正在右者，中指端右侧，掐之止吐。（《厘正按摩要术·掐法》）

【点评】端正位于中指指甲根两侧赤白肉处，桡侧称左端正，尺侧称右端正。操作方式有术者一手握持儿手，另一手以拇指指甲掐或用拇指罗纹面揉，掐 5 次，揉 50 次，称掐揉端正。揉右端正能降逆止呕；揉左端正能升提中气，止泻。掐端正能醒神开窍、止血。揉右端正常用于胃气上逆而引起的恶心呕吐等症，常与清胃经、横纹推向板门合用。揉左端正用于水泻、痢疾等症，多与推脾经、推大肠合用。掐端正常用于治疗小儿惊风，常与掐老龙、清肝经等同用。并可于第 3 节横纹起至端正处用线绕扎中指以止衄，但要注意不可太紧。

21. 母腮

【原文】吐血，两大指甲后一韭叶，即母腮穴，须平掐。（《小儿推拿广意》）

【点评】母腮位于拇指背，距指甲根中点约 1 分许。

常用操作是掐母腮，以拇指掐之，继以揉之。掐 3～5 次，揉 50～100 次。其作用是降逆止呕，主治恶心、呕吐。临床应用本穴治疗恶心、呕吐，多与推脾经、运八卦、推天柱骨等合用。

22. 皮罢（肝记）

【原文】掐大指端，大指端即肝记穴，又名皮罢，掐之治吼喘，并治昏迷不醒者。（《厘正按摩要术》）

【点评】皮罢位于拇指尺侧，大拇指指甲根旁约 1 分许。操作为掐皮罢，以大指指甲重掐之，继以揉之。掐 3～5 次。具有降气平喘、醒神的作用，主治哮喘、神昏。临床用于哮喘要多掐重揉，多与其他平喘理气穴合用。

23. 五指节

【原文】

（1）五指节，掐之去风化痰，甦醒人事，通关膈闭塞。（《小儿推拿广意》）

（2）掐九指节，伤风被水吓，四肢常掣，面借青色用之。（《按摩经·阳掌图各穴手法仙诀》）

（3）掐五指背一节：专治惊吓，醒人事，百病离身。（《小儿推拿秘旨》）

（4）揉五指节，化痰用之。（《小儿推拿广意》）

（5）掐五指背节，治惊吓。人事昏迷。（《万育仙书》）

（6）掐五指节。五指节在手背指节高纹处。掐后以揉法继之，治口眼㖞斜、咳嗽风痰。（《厘正按摩要术·掐法》）

（7）五指中节有横纹为五指节。（《厘正按摩要术·阳掌图注》）

【点评】五指节位于掌背五指第 1 指间关节。操作方式有掐、揉五指节之分。术者手握儿手，使掌面向下，另一手拇指指甲由患儿小指或从拇指依次掐之，继以揉之，各掐 3～5 次，揉 30～50 次，称掐揉五指节；以拇指、食指揉之，揉 30～50 次，称揉五指节。掐揉五指节能安神镇惊、祛风痰、通关窍。掐五指节主要用于惊惕不安、惊风等症，多与清肝经、掐老龙等合用；揉五指节主要用于胸闷、痰喘、咳嗽等症，多与运内八卦、推揉膻中等合用。经常揉捻五指节有利于小儿智力发育，可用于小儿保健。

24. 二扇门

【原文】

（1）掐两扇门，发脏腑之汗，两手掐揉，平中指为界，壮热汗多者，揉之即止，又治急惊，口眼㖞斜，左向右重，右向左重。（《小儿按摩经》）

（2）一扇门、二扇门：在中指两旁夹界下半寸是穴。抬热不退，汗不来。掐此，即汗如雨，不宜大多。（《小儿推拿秘旨》）

（3）二扇门，掐之属火，发脏腑之热，能出汗。（《小儿推拿广意》）

（4）一扇门穴在食将两指根夹缝中，二扇门穴在无名小指夹缝处。以我两大指肉掐揉之，治小儿汗不出，热不退。（《幼科推拿秘书·揉扇门》）

（5）二扇门，在手背中指根节，高骨两边。（《万育仙书》）

（6）二扇门，捏之发汗。（《小儿推拿直录·手背诸穴治法》）

（7）掐二扇门：夏英白曰：二扇门在手背中指上两旁，离中指半寸许，如欲发汗，掐心经，掐内劳宫，推三关。汗犹不出，则掐此穴，至儿手中心微汗出乃止。（《推拿抉微》）

【点评】二扇门位于掌背中指根本节两侧凹陷处。操作方式有掐、揉二扇门之分。术者一手持儿手，另一手以食指、中指指端揉穴处，揉 100～500 次，称揉二扇门。术者两手食指、中指固定儿腕，令手掌向下，无名指托其手掌，然后用两拇指指甲掐之，掐 3～5 次，称掐二扇门。掐、揉二扇门能发汗透表、退热平喘，是发汗要法。治疗体虚外感常与揉肾顶、补脾经、补肾经等合用。揉两扇门要稍用力，速度宜快，多用于风寒外感。

25. 外劳宫

【原文】

（1）掐外劳宫，和脏腑之热气，遍身潮热，肚起青筋揉之效。（《小儿按摩经》）

（2）外劳宫治泻用之，拿此又可止头疼。（《小儿推拿秘旨》）

（3）外劳在手背居中，紧与内劳对，故亦名劳宫也，属热，揉之取汗。能治粪白不变，五谷不化，肚腹泄泻诸病，又大热不退，揉此退之，是以火攻火之道也。一云：左转生凉，右转生热。（《幼科推拿秘书·揉外劳》）

（4）外劳宫，在手背正中，属暖。（《幼科推拿秘书·穴在阴掌者》）

（5）掐外劳宫：用右手拿儿手指，将左手大食二指，掐而揉之，治粪白不变、五谷不消、肚腹泄泻，内外齐

掐，去疟疾。(《万育仙书》)

(6) 外劳宫，捏而揉之，和五脏潮热，左转清凉，右转温热。(《小儿推拿直录·手背诸穴治法》)

(7) 掐外劳宫：夏英白曰，此穴在手背对掌心，内劳宫即是，脏腑积有寒气、热气，皆能和解。又治遍身潮热，肚起青筋，粪白不变，五谷不消，肚腹膨胀。(《推拿抉微·第二集》)

【点评】外劳宫位于掌背中，与内劳宫相对处。操作方式有掐外劳宫与揉外劳宫之分。术者一手持患儿四指令掌背向上，另一手中指端揉穴处，揉 100～300 次，称揉外劳宫。以拇指甲掐之，掐 3～5 次，称掐外劳宫。揉外劳宫具有温阳散寒、升阳举陷、发汗解表的作用。本穴性温，用于一切寒证。临床上以揉法多用。治疗外感风寒、鼻塞流涕、脏腑积寒、完谷不化、肠鸣腹泻、寒痢腹痛等症多揉。治疗脱肛、遗尿常与补脾经、补肾经、推三关、揉丹田等合用。

26. 威灵

【原文】

(1) 掐威灵穴，治急惊暴死。(《小儿按摩经》)

(2) 知为胎寒之极，拿精威二穴无声，曲小指揉外劳，随用元宵火加肺俞二燋，少商各一燋，即乳。(《幼科铁镜》)

(3) 威宁，掐之能救急惊卒死，揉之即能苏醒。(《小儿推拿广意》)

(4) 小儿手不能伸屈者，风也，宜威灵穴揉之。四肢软者，血气弱也，宜补脾土，掐四横纹。手掐拳者，心经

热也，急掐捞明月，仍运八卦。(《小儿推拿广意》)

(5) 威灵穴在外牢右边骨缝处。此穴与中指相连，通心，急惊，双手掐此，叫则治，不叫则难救。(《幼科推拿秘书·穴在阴掌者》)

(6) 威宁，捏而揉之，治急惊，天吊惊，暴中风，肚痛头疼，肚起青筋。(《小儿推拿直录·手背诸穴治法》)

(7) 威灵，在小指侧下掌尽处。(《万育仙书》)

(8) 揉威灵。治卒亡。(《厘正按摩要术·揉法》)

(9) 掐威灵穴：夏英白曰，在手背虎口上，两旁有圆滑处，遇儿急风暴死，掐此穴，儿哭叫可治无声难治。(《推拿抉微》)

(10) 威灵穴：在虎口下两旁，岐有圆骨处。遇卒死证，摇掐即醒，有声则出，无声则死。(《小儿推拿秘旨》)

【点评】威灵位于手背第2、3掌骨指缝间。操作方式有术者一手持患儿四指，令掌背向上，另一手拇指甲掐穴处，继以揉之，掐5次，或醒后即止，称掐威灵。掐威灵：开窍醒神，主要用于急惊暴死、昏迷不醒时的急救，常与掐精宁同用，加强开窍醒神作用。

27. 精宁

【原文】

(1) 掐精宁穴，气吼痰喘，干呕痞积用之。(《小儿按摩经》)

(2) 精宁穴：在四指、五指夹界下半寸。治痰壅、气促、气攻。(《小儿推拿秘旨》)

(3) 在惊死时，在精微二穴拿，不醒，再于此穴一掐，知痛者生，不知痛者死，可向肺俞穴，重揉以探之。

《幼科铁镜·卷一》)

(4) 精宁，掐之能治风哮，消痰食痞积。(《小儿推拿广意》)

(5) 精宁穴，在外劳左边骨缝处。精宁穴在外劳左边与上二扇门相对，与无名指相连，肺经相近，却不与食指相连，殆抄讹与此穴与食指相连，肺经相近，有痰揉此。(《幼科推拿秘书·穴在阴掌者》)

(6) 掐此穴揉之，治小儿痰涌气促气急，用此法即散。(《幼科推拿秘书·掐精灵》)

(7) 精宁，捏而揉之，消痰痞积，胸膈气喘。(《小儿推拿直录·手背诸穴治法》)

(8) 掐精宁穴，治气急，食积，痰壅。精宁，在虎口下掌尽处。(《万育仙书》)

(9) 揉精宁，治噎气喘气，以二三百遍，气平为止。(《厘正按摩要术·揉法》)

【点评】精宁位于手背第4、5掌骨指缝间。操作方式有术者一手持患儿四指，令掌背向上，另一手拇指指甲掐穴处，继以揉之，掐5次，称掐精宁。掐精宁能行气、破结、化痰，多用于痰食积聚、气吼痰喘、干呕、疳积等症。体虚者慎用，若应用则多与补脾经、推三关、捏脊等同用。

28. 外八卦

【原文】

(1) 运外八卦穴法，此穴在手背，对手心内八卦处，运之能通一身之气血，开五脏六腑之闭结。(《保赤推拿法》)

(2) 外八卦，通一身之气血，开脏腑之秘结。(《按

摩经》)

（3）外运八卦，能令浑身酥通。（《小儿推拿秘旨·卷一·掌背穴图》)

（4）外八卦，性凉，除脏腑秘结，通血脉。（《小儿推拿广意》)

【点评】外八卦位于掌背外劳宫周围，与内八卦相对处。操作方式有术者一手持患儿四指令掌背向上，另一手拇指做顺时针方向掐运，运 100～300 次，称运外八卦。运外八卦具有宽胸理气、通滞散结的作用，治疗胸闷、腹胀、便结等症，多与摩腹、推揉膻中等合用。

29. 一窝风

【原文】

（1）掐一窝风，治肚痛，唇白，眼白，一哭一死者，除风去热。（《小儿按摩经》)

（2）一窝风：在掌根尽处腕中，治肚痛极效，急慢惊风。又一窝风掐住中指尖，主泻。（《小儿推拿秘旨·卷一·掌背穴图》)

（3）一窝风，掐之止肚疼，发汗去风热。（《小儿推拿广意·卷上》)

（4）一窝风穴，在大陵位下手膊上与阳膊总筋下相对。（《幼科推拿秘书·穴在阴膊者》)

（5）掐此能止肚痛，或久病慢惊皆可。（《幼科推拿秘书·揉一窝风》)

（6）一窝风，捏之治肚痛眼反白，一哭即死唇白者。（《小儿推拿直录·手背诸穴治法》)

（7）掐一窝风：夏英白曰，此穴在手背根处近腕中，

掐之治肚疼、唇白、急慢惊风。又，掐此穴兼掐中指尖，能使小儿吐。(《推拿抉微·第二集》)

【点评】一窝风位于手背腕横纹正中凹陷处。操作方式为术者一手握持儿手，另一手以中指或拇指端按揉穴处，揉 100～300 次，称揉一窝风。揉一窝风能温中行气、止痹痛、利关节，常用于受寒、食积等原因引起的腹痛等症，多与拿肚角、推三关、揉中脘等合用。多揉治疗寒滞经络引起的痹痛。

30. 膊阳池

【原文】

(1) 掐阳池，止头痛，清补肾水，大小便阻塞域赤黄，眼翻白，又能出汗。(《小儿按摩经》)

(2) 阳池穴在外间史下。(《幼科推拿秘书·穴在阴膊者》)

(3) 阳池穴，治风痰，止头痛。(《万育仙书》)

【点评】此穴位于第 3、4 掌骨直上腕背横纹凹陷处。属手少阳三焦经。操作方式有掐、揉阳池之分。术者一手托儿手，令掌面向下，另一手拇指甲掐穴处，掐 3～5 次，继而揉之，称掐阳池；以中指端揉之，揉 100～300 次，称揉阳池。掐揉阳池能止头痛，通大便，利小便。治头痛常与开天门、分推坎宫、揉太阳等合用。治疗大便秘结多与推下七节骨、摩腹等合用。治疗小便赤涩短少多与清小肠同用。

31. 三关

【原文】

(1) 三关，男左三关推发汗，退下六腑谓之凉，女右

六腑推上凉，退下三关谓之热。(《小儿推拿广意》)

(2) 男左手直骨背面为三关，属气分，推上气行阳动，故为热为补。(《幼科铁镜》)

(3) 三关穴，在手膊上旁边。(《幼科推拿秘书·卷二》)

(4) 三关六腑秘旨歌：小儿元气胜三关，推动三关真火然，真火熏蒸来五脏，小儿百脉皆和畅。(《幼科推拿秘书·卷二》)

(5) 大三关者，对风气命食指上小三关而言也，属真火元气也。其穴从鱼际穴，往膀上边，到手弯曲池，故曰侧。其推法，以我二指、或三指，从容用力。自鱼际推到曲池，培补元气，第一有功，熏蒸取汗，此为要着。男子左手，从鱼际推到曲池。女子从曲池推往鱼际在右手，皆大补之剂，大热之药也。(《幼科推拿秘书·侧推大三关》)

(6) 三关即寸关尺，从此推至曲池止。(《万育仙书》)

(7) 三关，推之去风汗。在掌左高骨下推上曲池至，亦治寒战咬牙。(《小儿推拿直录·手掌诸穴治法》)

(8) 推三关。蘸葱姜汤，由阳池推至曲池，主温性，病寒者多推之。(《厘正按摩要术·推法》)

(9) 推上三关：三关在肱背面，男向上推之为加热，女向上推之反为加凉，阳极阴生也，如推上三关三下，亦必推下六腑一下以应之，若止推不应，男恐发热有火，女恐生凉有滞。(《推拿抉微》)

【点评】三关位于前臂桡侧缘，阳池(太渊)至曲池成一直线。操作方式有术者一手握持儿手，另一手以拇指桡侧面或食指、中指指腹自腕横纹推向肘，推 100～500 次，称推三关；屈患儿拇指，自拇指外侧端推向肘，称为大推三关。推三关能温阳散寒、补气行气、发汗解表，主治一切虚寒病证。常用于治疗气血虚弱，命门火衰，下元虚冷，阳气不足引起的四肢厥冷、面色无华、食欲不振、疳积、吐泻等症。多与补脾经、补肾经、揉丹田、捏脊、摩腹等合用，治疗感冒风寒、怕冷无汗或疹出不透等症，多与清肺经、推攒竹、掐揉二扇门等合用。

32. 天河水

【原文】

（1）推天河水。天河水在总筋之上，曲池之下。蘸水，由横纹推至天河……由内劳宫推至曲池，为大推天河……由曲池至内劳宫，为取天河水。均是以水济火，取清凉退热之义。（《厘正按摩要术·推法》）

（2）天河穴，在内间使下，自总筋直往曲池。（《幼科推拿秘书·穴在阳膊者》）

（3）天河水，治急慢惊括之。大人中风亦用。（《小儿推拿直录·手掌诸穴治法》）

（4）天河水：在总筋下三指。掐总筋，清天河水，水底捞明月，治心经有热……清天河，分阴阳，赤凤摇头止，夜啼。（《小儿推拿秘旨·卷一·掌面诸穴图》）

（5）天河水，推之清心经烦热，如吐宜多运。（《小儿推拿广意》）

（6）天河穴，在膀膊中。从坎宫小天心处，一直到手弯曲池。清者以我手三指，或二指，自大横纹推至曲池，以取凉退热，并治淋疴昏睡，一切火症俱妙。（《幼科推拿秘书·清天河》）

（7）天河水，在总筋下中心，明目去五心潮热，除口

中疖疮。天河，在三关六腑中，正对中指。(《万育仙书》)

【点评】此穴位于前臂正中，自总筋至洪池成一直线。操作方式有术者一手持儿手，另一手食指、中指指腹自腕横纹推向肘横纹 100～500 次，称清(推)天河水。清天河水能清热解表、泻火除烦。本法性微凉，清热力平和，善清卫、气分热，清热而不伤阴。治一切热证，多用于五心烦热、口燥咽干、唇舌生疮、夜啼等症，常与清心经、退六腑同用。若用于外感风热所致感冒发热、头痛、恶心、汗微出、咽痛等症，则多与推攒竹、推坎宫、揉太阳等同用。

33. 六腑

【原文】

(1) 六腑凡做此法，先掐心经，点劳宫，男退下六腑，退热加凉，属凉，女反此，推上为凉也。(《小儿按摩经》)

(2) 六腑专治脏腑热，遍身潮热大便结，人事昏沉总可推，去病犹如汤泼雪。(《小儿推拿秘旨》)

(3) 男左手指骨正面为六腑，乃血分，退下，则血行阴动，故为寒为泻……六腑阴也，何女以退下为热为补，所谓阴极生阳是也。故女从阳生处推之。(《幼科铁镜》)

(4) 六腑穴，在手膊下旁边。(《幼科推拿秘书·穴在阳膊者》)

(5) 六腑穴在膀之下，上对三关。退者从肘处向外推至大横纹头，属凉。专治脏腑热，大便结，遍身潮热，人事昏沉，三焦火病，此为要着。若女子，则从大横纹头向里推至曲池以取凉。在右手，医者须小心记之，不可误用，男女唯此不同耳。(《幼科推拿秘书·退六腑》)

（6）推下六腑：在肱正面，男向下推之为加凉，女向下推之反为加热，阴极阳生也，如推下六腑三下，必推上三关一下以应之。若止推不应，男恐过凉有滞，女恐发热有火。（《推拿抉微》）

【点评】六腑位于前臂尺侧，自肘横纹头至腕横纹头成一直线。操作方式有术者一手持患儿腕部以固定，另一手拇指或食指、中指指面自肘横纹推向腕横纹，推 100～500 次，称退六腑或推六腑。退六腑能清热凉血解毒。退六腑性寒凉，适用于一切实热病证。治疗温病邪入营血、脏腑郁热积滞、壮热烦渴、腮腺炎及肿毒等实热证。与补脾经合用止汗。脾虚腹泻者慎用。常与推三关同用，能平衡阴阳，防止大凉大热，清热而不伤正气。若寒热夹杂，以热为主，则可以退六腑三数，推三关一数之比推之；若以寒为重，则可以推三关三数，退六腑一数之比推之。

34. 洪池（曲泽）

【原文】五拿曲尺（泽）穴，属肾经，能止痛。（《秘传推拿妙诀》）

【点评】洪池位于仰掌时，肘部微屈，当肱二头肌肌腱内侧，属手厥阴心包经。操作方式有术者一手拇指按穴位上，另一手拿患儿四指摇之，摇 5～10 次，称按摇洪池。按摇洪池具有调和气血、通调经络的作用，主要用于关节疼痛、气血不和，多与按、揉、拿局部和邻近穴位配合应用。因穴属心包经，按之能泄血热，可与清天河水同用以清心热。

35. 肘肘

【原文】摇肘肘，左手托儿肘肘运转，右手持儿手摆

动，能治痞。(《厘正按摩要术·摇法》)

【点评】肘肘位于在肘关节、鹰嘴突处。操作方式有掐、揉肘肘和摇肘肘之分。术者一手固定儿臂肘，另一手拇指、食指叉入虎口，同时用中指按小鱼际中心(天门穴)，屈儿之手，上下摇之，摇20～30次，称摇肘肘。或用拇指端掐、揉穴位处，掐3～5次，揉20～30次，称掐、揉肘肘。其具有通经理气、活血生血、化痰的作用。本穴一般不单用。治疗上肢痿痹，与揉曲池、拨小海同用。治疗疳积，与补脾经、运四横纹同用。

36. 箕门

【原文】箕门，在鱼腹上越两筋间，动脉应手。(《针灸甲乙经》)

【点评】箕门又名足膀胱，在大腿内侧，膝盖上缘至腹股沟成一直线。足膀胱属小儿推拿的特定穴，穴呈线状；足太阴脾经的箕门穴为点状，位置在血海穴上6寸，当缝匠肌的内侧缘处。有左为膀胱，右为箕门之说。操作方式有推足膀胱与拿足膀胱之分。以食指、中指罗纹面着力，自膝盖内侧上缘向上直推至腹股沟处100～300次，称推足膀胱或称推箕门，以拇指与食指、中指相对着力，提拿该处肌筋3～5次，称拿足膀胱或称拿箕门。其功效为利尿、清热，常用于治疗癃闭、小便赤涩不利、尿闭、水泻及该处痿软无力等病证。推箕门性平和，有较好的利尿作用，多与揉丹田、按揉三阴交等相配合，用于治疗尿潴留等病证；与清小肠等相配合，用于治疗心经有热的小便赤涩不利等病证；治疗尿闭则自上往下推或拿；治疗水泻无尿，则自下向上推，有利小便、实大便的作用；治疗股内痛或该处痿软无力，则轻拿足膀胱穴处的肌筋。

37. 百虫

【原文】

（1）百虫窝二穴，即血海也。在膝内廉上三寸。（《针灸大成》）

（2）先走百虫穴走马，通关之后降痰行。（《小儿推拿广意》）

【点评】百虫又名血海，在膝上内侧肌肉丰厚处，当髌骨内上缘2.5寸处。属足太阴脾经的经穴。操作方式有按揉、拿百虫之分。以拇指指端或罗纹面的前1/3处着力，稍用力按揉百虫10～30次左右，称按揉百虫；用拇指与食指、中指指端着力，提拿百虫3～5次，称拿百虫。百虫能通经活络、平肝息风，常用于治疗四肢抽搐、下肢痿痹不用。多与拿委中、按揉足三里等相配合，以治疗下肢瘫痪、痹痛等病证；若用于惊风抽搐，则手法刺激宜重。

38. 膝眼

【原文】

（1）膝眼穴在膝头骨下两旁陷者宛中。（《千金要方》）

（2）膝眼穴，小儿脸上惊来，急在此掐之。（《小儿推拿秘旨》）

（3）惊时……若身后仰，即将膝上鬼眼穴向下掐住，身即正。（《幼科铁镜》）

（4）鬼眼穴，在膝头外膝眼。（《幼科推拿秘书·穴在足下者》）

（5）鬼眼穴治痢疾、鹤膝风，捏而揉之。（《小儿推拿

直录·左右脚内踝图》)

【点评】膝眼又名鬼眼，在髌骨下缘，髌韧带内外侧凹陷中。外侧凹陷称外膝眼，又称犊鼻，属足阳明胃经；内侧凹陷称内膝眼，又名膝目，属经外奇穴。操作方式有按膝眼、揉膝眼与掐膝眼之分。以拇指端着力，或用拇指、食指端同时着力，稍用力按压一侧或内外两侧膝眼穴10～20次左右，称按膝眼；以一手或两手拇指罗纹面着力，揉动一侧或两侧膝眼穴50～100次，称揉膝眼；若用拇指爪甲掐一侧或两侧膝眼穴3～5次，称掐膝眼。其具有通经活络、息风止惊的作用，常用于治疗下肢痿软无力，惊风抽搐，膝痛等病证。临床上按、掐膝眼多用于治疗惊风抽搐；揉膝眼配合拿委中多用于治疗下肢痿软无力，并能治疗膝关节软组织扭挫伤及膝部病证。

39. 涌泉

【原文】

（1）涌泉即足心……（《推拿抉微》）

（2）揉涌泉穴法：此穴在足心。男左转揉之止吐，右转揉之止泻。左转不揉使儿吐，右转不揉使儿泻。女反是。（《保赤推拿法》）

（3）治吐泻症应搓涌泉，其穴在足心，用左手搓向大指则止吐，用右手搓向小指则止泻也。（《推拿捷径》）

（4）涌泉穴：治小儿吐泻。本穴掐，左转揉之，男儿吐即止；右转揉之，泻即止。左转治吐，右转治泻；女儿则反之。（《补要袖珍小儿方论·家传秘诀》）

【点评】涌泉在足掌心前1/3与后2/3交界处的凹陷中。属足少阴肾经的起始经穴，系本经井穴。操作方式有推涌泉、揉涌泉和掐涌泉之分。以拇指罗纹面着力，向足趾方向作直推法或旋推法 100～400 次，称推涌泉；以拇指罗纹面着力，稍用力在涌泉穴上揉 30～50 次，称揉涌泉；以拇指爪甲着力，稍用力在涌泉穴上掐 3～5 次，称掐涌泉。涌泉功效是滋阴、退热。推涌泉能引火归元，退虚热，多与揉上马、运内劳宫等相配合，以治疗五心烦热、烦躁不安、夜啼等病证；与退六腑、清天河水等相配合，可用于退实热。揉涌泉能治吐泻，左揉止吐，右揉止泻；掐涌泉能治惊风。

国家出版基金项目

盲人按摩师职业技能提高丛书

古代经典按摩文献荟萃

郭长青　陈幼楠　主编

下册

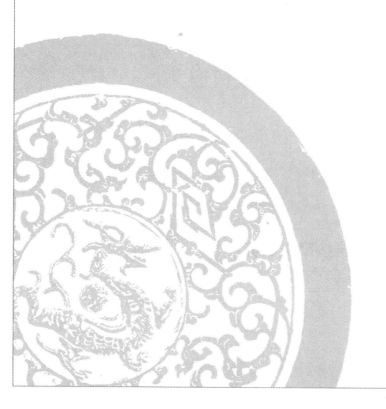

中国盲文出版社

图书在版编目（CIP）数据

古代经典按摩文献荟萃（上、下册）/郭长青，陈幼楠主编．
—北京：中国盲文出版社，2012.8
（盲人按摩师职业技能提高丛书）
ISBN 978 - 7 - 5002 - 3881 - 2

Ⅰ.①古… Ⅱ.①郭… ②陈… Ⅲ.①按摩疗法（中医）
—古籍—汇编 Ⅳ.①R244.1

中国版本图书馆 CIP 数据核字（2012）第 207464 号

古代经典按摩文献荟萃
上、下册

主　　编：郭长青　陈幼楠
出版发行：中国盲文出版社
社　　址：北京市西城区太平街甲 6 号
邮政编码：100050
电　　话：(010) 83190019
印　　刷：北京中科印刷有限公司
经　　销：新华书店
开　　本：787×1092　1/16
总 字 数：595 千字
总 印 张：57.25
版　　次：2012 年 8 月第 1 版　2012 年 8 月第 1 次印刷
书　　号：ISBN 978 - 7 - 5002 - 3881 - 2/R·604
定价（上、下册）：63.00 元

《盲人按摩师职业技能提高丛书》编委会

学术指导　卓大宏　　王之虹　　范吉平

主　　　编　李志军

副　主　编　张明理　　赖　伟　　刘明军

编　　　委　（按姓氏笔画排序）

王　军　　王　结　　成为品　　刘　飞

刘丽波　　刘洪波　　刘　鹏　　刘　颖

齐　伟　　关雪峰　　李红科　　李雁雁

何　川　　张　欣　　陈幼楠　　卓　越

周世民　　赵润琛　　郭长青　　谢玉秋

谢金梁　　薛卫国

出版说明

为了满足广大盲人按摩师提高职业技能、强化能力建设的需要，在国家出版基金的大力支持下，我们组织编写了这套《盲人按摩师职业技能提高丛书》。

近几十年来，随着经济社会发展和人们康复保健意识的不断提高，社会对保健、医疗按摩人员的需求不断增长，数以百万计的健全人进入按摩行业，使得该领域的竞争日趋激烈，盲人按摩师面临越来越严峻的挑战。为了帮助盲人按摩师更好地适应日益升级的市场竞争，本丛书着眼于强化盲人按摩师的综合能力建设，旨在充实盲人按摩医疗知识储备、丰富盲人按摩手法和技法，以便帮助广大盲人按摩师更好地提高理论水平和实践技能，推进盲人按摩事业科学健康发展。

本套丛书共计 23 种，内容包括以下 5 个方面：第一，总结盲人按摩专家特色技法经验，挖掘与整理我国近 50 年来较具代表性的百位盲人按摩专家的特色技法，为盲人按摩师提供宝贵借鉴，如《百位盲人按摩师特色技法全书》；第二，着眼于提高临床按摩技能，深化盲人按摩师临床技能培训，如《颈肩腰腿病名家按摩技法要旨》、《内科按摩名家技法要旨》、《妇科按摩名家技法要旨》、《儿科按摩名家技法要旨》及《医疗按摩误诊误治病案总结与分析》；第三，挖掘与整理古今按摩学理论与实践经验，夯实盲人按摩师专业功底，如《古代经典按摩文献荟萃》、《中国按摩流派技法精粹》、《名家推拿医案集锦》及《现代名家按摩技法总结与研究》；第四，强化盲人按摩师综合能力建设，消除盲人按摩师与患者的沟通障碍，如《盲人怎样使用计算机》、《盲人按摩师综合素质培养》及《盲人按摩师与患者沟通技巧》；第五，拓宽盲人按摩师视野，为盲人按摩师掌握相关知识和技能提供帮助，如《实用康复疗法手册》、《美容与减肥按摩技法要旨》、《美式整脊疗法》、《亚洲各国按摩技法精髓》与《欧式按摩技法精髓》。

　　本丛书编撰过程中，得到中国盲人按摩指导中心、中国盲人按摩协会、中国中医科学院、中国康复研究中心、北京中医药大学、长春中医药大学、辽宁中医药大学、黑龙江中医药大学、天津中医药大学、中山大学、北京按摩医院等专业机构相关专家的指导和帮助，编委会成员、各分册主编和编者为本丛书的编撰付出了辛勤的劳动，在此谨致谢意。

　　鉴于本丛书集古今中外按摩学知识之大成，信息量大，专业性强，又是首次对全国数百位盲人按摩专家的经验进行系统挖掘和整理，在编写过程中难免存在不足甚或错漏之处，衷心希望各位读者在使用中给予指正，并提出宝贵意见，以便今后进一步修订、完善，更好地为盲人按摩师职业技能提高提供切实帮助。

《盲人按摩师职业技能提高丛书》编委会

2012 年 8 月

前　言

　　若有病痛，人们都知道要按一按、揉一揉，可以说平常百姓都懂得按摩推拿的一些技巧。经过几千年的传承，按摩推拿已成为广大群众防治疾病的重要手段，并和针灸、汤药一起成为了传统医药系统中不可或缺的组成部分。进入新世纪以来，随着社会经济的发展和物质水平的逐步提高，在医疗中人们开始青睐无痛无创的绿色疗法、自然疗法；在生活中更多的人开始注重养生保健，预防为先，于是按摩推拿受到越来越多的关注，成为社会热门话题之一，在各类养生保健的广播电视节目中亦受到广泛的宣传。

　　作为按摩推拿从业者及传播者，我们很欣喜地看到按摩推拿受到了群众的喜爱，但痛心于仍有一部分人认为推拿按摩是上不了大雅之堂的雕虫小技。按摩推拿究竟是一门怎样的技术，该如何给它定位、定性？它在医疗系统中处于何等地位，发展将往何处去？如果不对按摩推拿的发展历史做一梳理回顾，不对古代按摩推拿学术的发展规律进行把握，很难回答上述问题。按摩推拿学术中还有另一问题，即在按摩推拿基础研究和临床研究开展得如火如荼之时，古典文献研究的声音显得十分微小。相对于针灸医籍文献的整理与传播，按摩推拿医籍文献的问世可以用"零"来形容，许多珍贵的经验论述被遗忘在无人涉足的角落。近年来业内意识到古典文献研究在按摩推拿学知识体系建立过程中的重要作用，开始下力量进行文献的整理和研究，并于有条件的医学院校内为针灸推拿专业的学生增设相应的课程。无数宝贵的文献资料被人们重新挖掘、认识，再次发出金子般的熠熠光芒。

王永炎院士曾指出，读经典做临床是培养优秀中医临床人才的重要途径。经典是基础，是前人经验的总结，熟读经典可以少走弯路，可以开拓思路，于每一个从事中医工作，接触按摩推拿的人都有益。

医学是需要活到老学到老的，应约编写本书可说是我们对按摩推拿学科再学习的一次过程，收获颇多。临床中习惯所致，按摩推拿手法多局限于常用的几种，渐渐地思维也受到了限制。在对古籍的整理过程中，重新温习文献，又一次打开了思路，特别是对急症及内科疾病治疗的文献梳理，获益匪浅。体会到药王孙思邈所言"青衿之岁，高尚兹典，白首之年，犹未释卷"的那种中医工作者对中医典籍的特殊感情算是对我们的一番褒奖吧。在按摩推拿简史的编写过程中，感触于按摩推拿学乃至于整个中医学发展与社会经济、政治及人文思想的紧密结合。正是由于统治阶级对长生不老的追求，使自我养生之风大兴，道家养生思想融于原本朴素的按摩导引，形成有套路的养生按摩之法。正是由于经济的兴盛和文化氛围的宽松活跃，使得按摩推拿在隋唐时期得到了空前的发展，不仅解决了过去手法异名的问题，还将按摩与药、咒禁等并列，使之在医界有至上的地位。也正是由于宋及以后礼教的束缚使得成人推拿逐步地滑向低谷，明朝时期取消按摩科使得按摩推拿改变了发展轨迹，虽造成了成人手法的没落却也造就了小儿推拿的辉煌。放眼当前，在政府及各界的关注和宣传下，在业界同仁的努力下，按摩推拿的另一辉煌时期指日可待。

古代推拿文献历史跨度很大，且早期专著已亡佚，可查文献大多记录于同期的综合性医学文献之中，少量还散见于各朝各代的儒、释、道、兵家等著作当中，资料浩瀚，这给搜集整理带来了很大的不便，再加上医学文献在传抄留世的过程中版本众多，若加上译本注家等因素，精选、编辑可谓难上加难。在参考了150余部中医经典典籍后，我们将涉及按摩推拿学科的代表性条文按所涉猎的方向进行了分类，分11章呈现前贤关于按摩推拿理论的阐释与临床实践的归纳总结。希望所编写的内容能对按摩推拿学科的爱好者及从业者有益。

几十万字的编写绝非一人或几人之力便能完成，我们在工作中参考了大量业界同仁的研究成果，并参阅了诸多学术论著，在此一并感谢。还要一提海芳、易敏、松珉诸君，在书稿完成之时众人逐条逐句地进行原文校对，7月21日京城暴雨，诸君仍为本书奔走于国家图书馆与大学之间，特此鸣谢。

《古代经典按摩文献荟萃》编委会
2012 年 8 月

目　录

第四章　成人按摩手法荟萃

　　用施术者的手或肢体的某一部位，通过使用特定的技巧作用于被施术者体表，将产生的作用力达到防病、治病、保健的目的，我们将这种特定的技巧称为"手法"。手法自古来源于日常生活，但古语有云："法之所施，使患者不知其苦，方称为法也。"这说明此处的手法并非指日常生活中一般的动作。其区别就在于手法讲究一个"巧"字，手法具有特定的技巧，是可以防病、治病、保健的医疗手段，且手法的实施主要以手着力来完成，故以"手"统称之，加之其"巧"法之意，"手法"一词便解。

　　手法为按摩推拿学中最基本、最重要的一部分，是推拿工作者进行临床实践的基本手段。手法的渊源与按摩推拿的历史同日而起。推拿手法源于远古时期人类在生活实践中的本能动作，诸如摩擦生热以取暖、抚按减轻伤痛、母婴间抚摸及人体间相互触摸等。据商代相关文献记载，殷商甲骨文中对手法的代称为"拊"，在表示人患腹病时置于床上，用手进行治疗。江陵张家山早期汉墓出土的《引书》中有"摩足蹠"、"摇指"等手法，并记载了颞颌关节半脱位的口内复位法。马王堆三号汉墓出土的《五十二病方》中载有按、摩、搔、刮等十余种手法，并有按压止血法、药巾按摩法等。我国较早的医学专著《黄帝内经》中记载很多相关知识，如对手法的名称、诊断、定位、作用、机理、适应证、禁忌证等有较详细的论述。汉代医圣张仲景在《金匮要略·脏腑经络先后病脉证第一》中将膏摩列为保健方法。三国时期名医华佗则提出了推拿失治、误治的观点。晋代葛洪在《肘后方》所述手法，已不再是简单的向下按压、摩擦，而有了以指代针重按人中法、力点向上的抄举法及挤压、提捏等，并介绍了美容法、指掐急救法及颠簸疗法等，其中捏脊疗法作为医疗手段被正式记载且为广用。唐代王焘《外台秘要》集前世医书之精髓，记载了许多手法，其引文均注明出处，为后世探索手法源流提供了线索。宋代的《圣济总录》重在对手法的分析总结，强调中医辨证施法。金代张从正在《儒门事亲》中将按摩推拿列为汗法之一。明代危亦林《世医得效方》载悬吊复位法，比西方医学提出此法早600余年。在明朝龚云林《小儿推拿放麦活婴秘旨全书》中首次出现推拿一词。明清时期，《保婴神术·按摩经》记载的小儿推拿八法及吴谦在《医宗金鉴》中提出的正骨八法（伤科八法）对后世影响极大。上世纪初期，按摩推拿学在民间有了很大发展，并形成了多种推拿流派，如点穴推拿流派、一指禅推拿流派、内功推拿流派、儿科推拿流派、经穴推拿流派等。

本章节着重介绍成人按摩手法，小儿按摩手法详见专章。手法作为一门技巧性操作有着最基本的要求：持久、有力、均匀、柔和，从而达到深透和渗透的目的。①持久：指按摩时手法需要有效维持一段时间。②有力：指的是手法的力度必须按要求达到一定的层次。一般用力时根据患者的体质、病情选择适当的力量。避免使用暴力、蛮力。③均匀：指手法的频率在力量、速度及动作幅度上需要均匀，不可时轻时重、时快时慢、时大时小。此外还指在手法过渡中应逐渐地改变。④柔和：指手法要轻柔缓和，不可过于生硬，应达到"轻而不浮，重而不滞"。⑤深透：指手法的作用力度需能使该部位的浅层组织和深层组织得到充分放松。⑥渗透：指特定的手法产生的作用效果是从浅层组织渗透到深层组织的。

手法除了基本要求外，还对施术者在手法操作时的形体及呼吸有基本要求：分"体松"和"体正"两部分，从而在保证施术者不受伤的前提下，配合"静、缓、深、匀"的自然呼吸，发挥手法应有的作用效果。"体松"，即身体放松，做到沉肩、垂肘、松髋、稳步，"松而不懈，紧而不僵"。"体正"，即身体正直，做到头正、颈直、含胸、拔背、塌腰、敛臀，及时移动脚步，保持身体正直。

手法是防病、治病、保健的关键，要想达到良好的效果，必须把握好用力的原则，即刚柔相济和整体用力。熟练地掌握每个手法的操作、动作要领、作用及作用层次、手法特点及注意事项。

手法的作用大体可以概括为放松作用、温通作用、助动作用和整复作用。①放松作用：可以缓解肌肉痉挛，放松止痛，活血祛瘀，消除肿胀。②温通作用：温通经络。清代赵濂《伤科大成·推拿法》云："以手推之，使还旧位。或因筋急难于转摇，或筋纵难运动，或骨节稍有错落不和缝者，当推拿以通经络之气血。"说明推拿具有通经活络、运行气血的作用。③助动作用：可以疏通狭窄，分解粘连，滑利关节。④整复作用：可以整复错位。

　　关于推拿手法的动作和名称，各家说法不一，有的手法动作相似而名称不同，有的名称相同而动作各异。手法分类也很多样化，有按手法作用分类的，分为放松类手法、温通类手法、助动类手法和整复类手法；有按手法操作时动作形态特点分类的，分为摆动类、摩擦类、挤压类、叩击类、振动类、运动关节类；还有按阴阳分类的，等等。本章收录历代文献关于手法的操作论述，以手法作用为纲分为三节，体现中医按摩推拿之博大精深。

第一节　放松及温通类手法

　　放松类手法，即具有缓解肌肉痉挛、放松止痛、活血祛瘀、消除肿胀作用的手法，常用的有一指禅推法、㨰法、揉法、缠法、拿法、拨法、牵拉法、搓法、击法、弹法、梳头栉发、摩掌熨目、踩跷法等。温通类手法，即具有温通经络作用的手法，常见的有摩法、擦法、推法、捋法、抹法、扫散法、点法、捏法、捻法、掐法、振法、拍法、鸣天鼓、刮法。需要注意的是推拿手法有时并非单独出现，常是两种或两种以上的手法复合运用，阅读文献时应多注意其手法要旨。本节节选一些比较经典的手法分别做以论述。

一、揉法

【原文】揉法之为用，意在磨砺其筋骨也。磨砺者，即揉之谓也。其法有三段，每段百日。一曰揉有节候：如春月起功，功行之时，空有春寒难以裸体，只可解开襟。

次行于二月中旬，取天道渐和，方能现身，下功渐暖，乃为通便，任意可行也。二曰揉有定式：人之一身右气左血，凡揉之法，宜从身右推向左，是取推气入于血分，令其通融。又取胃居于右，令胃宽能多纳气。又取揉者，右掌有力，用而不劳。三曰揉宜轻浅：凡揉之法，虽曰入功宜法天义，天地生物，渐次不骤，至气自生，候至物成。揉若法之，但取推荡，徐徐来往，勿重勿深，久久自得，是为合式。设令太重，必伤皮肤，恐生癥痹。深则伤于肌肉、筋膜，恐生热肿，不可不慎。(《易筋经·内壮论上卷·揉法》)

【点评】本段对揉法的含义、练法等进行了阐述，特别是对揉法动作要领进行了全面的阐述。结合其他文献记载，揉法的动作要领有以下几点：①以肢体的近端带动远端做小幅度地环旋揉动；②着力部位要吸定于治疗部位，并带动深层组织；③压力要均匀，动作协调而有节律，动作幅度要适中。揉法可以缓解肌肉痉挛、消除疲劳，也可以缓解损伤部位的疼痛，作用于不同部位产生不同的治疗效果，如在腹部时可调理胃肠的功能。后世医者将揉法归纳为五种：指揉法，主要作用于穴位；掌揉法，作用于腰背、腹部；鱼际揉法，主要作用于头面部；掌根揉法、前臂揉法和肘揉法，主要作用于腰骶部。在应用本法时要注意着力部位应吸附在治疗部位上，且环揉的幅度适中。本段作者明确指出揉法操作时当"徐徐来往，勿重勿深"，如果手法太重则伤皮肤，手法太深则伤肌肉、筋膜。该论述可谓经典，至今对揉法等推拿手法的临证操作仍具有指导意义。

二、缠法

【原文】两膀闪筋不能屈伸：缠揉：肩膀全部，颅囟、百劳、风门、肺俞、风府、哑门等。（《一指定禅》）

【点评】本段介绍了缠法结合揉法治疗上肢伤筋病。缠法、揉法均为一指禅推拿流派的主要手法。缠法可活血祛瘀，用于肿痛部位的治疗。操作当沉肩、垂肘、悬腕、掌虚、指实、紧推，给患者一种轻快柔和的感觉。

三、推法

【原文】推者，谓以手推之，使还旧处也。拿者，或两手一手捏定患处，酌其宜轻宜重，缓缓焉以复其位也。若肿痛已除，伤痕已愈，其中或有筋急而转摇不甚便利，或有筋纵而运动不甚自如，又或有骨节间微有错落不合缝者，是伤虽平，而气血之流行未畅，不宜接、整、端、提等法，唯宜推拿，以通经络气血也。盖人身之经穴，有大经细络之分，一推一拿，视其虚实酌而用之，则有宣通补泻之法，所以患者无不愈也。（《医宗金鉴·外治法》）

【点评】本段介绍了推法和拿法合用治疗疾病。推法可通经活络，治疗经络闭阻引起的症状，如恶心、呕吐、咳嗽等；还可促进静脉血液回流，治疗静脉曲张；还可化瘀消肿，治疗损伤引起的瘀血肿痛。后世将推法总结为七种：掌推、指推、肘推、拇指分推、十指分推、鱼际分推及合推法。据相关文献记载，指推法又称拂推、抿推，分推法又称梳法、分法，合推法又称合法，用力较轻的推法有时可称为拭法。

四、拿法

【原文】令卧枕高一尺许，拄膝，使腹皮蹙，气入胸，令人抓其脐上三寸便愈。能干咽吞气数十遍者弥佳。此方亦治心痛，此即伏气。（《肘后备急方》）

【点评】葛氏在《肘后备急方》中介绍了抓腹法治卒腹痛方。《古今录验方》和《张文仲方》中有用相同方法治疗真心痛的记载。抓法即拿法之类，脐上3寸为建里穴，抓拿该穴能够治疗脘腹疼痛。

五、摩法

【原文】

（1）若风肿多痒，按之随手起，或隐疹方。但令痛，以手摩捋抑按，日数度，自消。（《肘后备急方·治痈疽妒乳诸毒肿方》）

（2）早起，先以左、右手摩肩，次摩脚心，则无脚气之疾；或以热手摩面，则令人悦色；以手背揉眼，则明目。（《养生类纂·人事部》）

（3）生门者脐也，闭内气鼓，小腹令满，以手摩一周天三十六度。（《黄庭经》）

（4）临卧时，坐于床，垂足解衣，闭气舌舐上腭，目视项，仍提缩谷道，以手摩擦两肾腧穴，各一百二十次，以多为妙。毕即卧。如是三十年，极得力。（《遵生八笺·延年却病笺》）

（5）不可缓，不可急，不可重，不可轻，最难之事，总以中和为主。（《石室秘录·摩治法》）

（6）若口喝僻者……取蜘蛛子摩其偏急颊车上，候视正则止。亦可向火摩之。（《肘后备急方·治中风诸急方》）

【点评】本段主要介绍了摩法的概念、操作、作用层次以及治疗的某些疾病。

原文（1）为摩法治疗风疹肿痒的方法，风疹皮肤肿胀瘙痒，以手按摩、推挤患处，每日数次，肿痒逐渐消退。按摩能宣散风邪，疏通血脉，从而达到消肿止痒的目的。

原文（2）、（3）、（4）介绍了自我摩面、摩肩、摩脚、摩腹、摩肾俞的方法，这些与栉发等都属自我保健按摩的范畴。

原文（5）明确指出了摩腹的动作要领："不可缓，不可急，不可重，不可轻，总以中和为主。"其涵盖了现代摩法的规范化要求，对规范推拿手法的动作要领作出了较大贡献。

原文（6）中提到的喝僻，即口眼喝斜。颊车为穴位名，在面颊部，下颌角前上方约1横指，当咀嚼时咬肌隆起，按之凹陷处，为治疗面瘫的要穴。口眼喝斜属周围性面瘫，从治疗措施推测当属感受风寒之气，按摩确有驱除风寒的作用。李时珍《本草纲目》载："蜘蛛，气味微寒，有小毒，主口喝、脱肛、疮肿等。"

六、搓法

【原文】

（1）凡人小有不快，即须按摩按捺，令百节用力，泄其邪气。凡人无问无事有事，须日要一度，令人自首至足，但系关节处，用手按擦各数十次，谓之大度关，先百会穴，次头四周……又常向肾堂及两足心，临卧时令童子用手搓摩，各以热透表里为度。摩肾堂热，则肾气透而易于生精；摩足心热，则涌泉穴透而血不下滞。(《古今医统大全》)

(2) 其穴在足心之上，湿气皆从此入。日夕之间常以两足赤肉，更次用一手握指，一手摩擦，数目多时，觉足心热，即将脚指略略动转；倦则少歇，或令人擦之亦得，终不若自擦为佳。(《寿亲养老新书·擦涌泉穴》)

【点评】本段主要介绍了搓法的两个应用。医者用双手掌面着力，对称地挟住或托抱住患者肢体的一定部位，双手交替或同时相对用力作相反方向地来回快速搓揉，并同时做上下往返移动。称为搓法。此法属推拿手法中的一种辅助手法，常作为四肢、胁肋部、腰背部推拿治疗的结束手法。本法具有疏通经络、调和气血、放松肌肉等作用。采用本法时应注意：搓动时双手动作幅度要均等，用力要对称；搓揉时频率可快，但在体表移动要缓慢；双手挟持肢体时力量要适中，挟持过重则搓不动，挟持过轻则搓不到。

七、捻法

【原文】端坐伸腰，徐徐以鼻内气，以右手捻鼻，除目暗……以手捻鼻两孔，治鼻中息肉。(《外台秘要·卷第二十二·鼻中息肉方》)

【点评】本段主要介绍了单纯以手法捻鼻孔治疗鼻息肉。捻法是指用拇指和食指捏住一定部位，对称用力，作均匀和缓地捻线状搓揉。本法具有理筋通络、疏通关节的功效。

八、梳头栉发和摩掌熨目

【原文】

（1）《太素经》曰：一面之上，两手常摩拭使热，令人光泽，皱斑不生。先摩切两掌令热，以拭两目，又顺手摩发理栉之状，两臂更互以手摩之，发不白，脉不浮外。（《医说·养生修养调摄·摩面》）

（2）面上常欲得两手摩拭使热，则气常流行。作时先将两手摩热，然后以掌摩拭面目，高下随形，皆使极匝。如此三五过，却度手于项后及两鬓更互发，如栉头之状，亦数十过，令人面有光泽，皱斑不生，发不白，脉不浮外。久行五年不辍，色如少女。所谓山川行气，常盈不涸，而木石荣润是也。（《古今医统大全》）

【点评】本段主要介绍了梳头栉发、摩掌熨目的操作及作用。梳头栉发可镇静安神，常用于治疗失眠、头痛、眩晕等，是保健常用的手法，一般作用于患者头部两侧；其操作要点为两手十指需屈曲，从前至后做轻快的梳理动作。摩掌熨目具有安神定志的作用，临床常用于治疗失眠等，也是常用保健手法之一；其操作要领为两手要搓热，将掌心放置在两眼之上，以温热舒适，热达整个眼部为妙。

九、踩跷法

【原文】

（1）引肠辟：端伏，加颐枕上，交手颈下，令人践亓

（其）要（腰）。毋息，而力举尻，三而已。亓（其）病不能自举者，令人以衣为举亓（其）尻。（《引书》）

（2）小（稍）有不好，即按摩捼捺，令百节通利，泄其邪气。凡人无问有事无事，常须日别蹑脊背四肢一度。头项苦，令熟蹑，即风气时行不能着人，此大要妙，不可具论。（《千金要方·养性》）

（3）踏破双关十三：必当令患者平伏，两大腿根有横纹，名曰承扶穴，斯为背部总络，腿处大经，此穴若闭，气血不得流通。治从承扶穴以脚踏定，右脚蹬左腿，左脚蹬右脚，踏稳不宜摇撼，觉腿足麻，将脚轻轻抬起，有热气到足。此开关破壁之法也。（《按摩经》）

【点评】本段主要介绍了踩跷法治疗疾病的方法及作用。

原文（1）是用导引法治疗痢疾。操作时患者直身俯卧，下颏部置于枕头上，两手叠放在头颈下，使人踩踏其腰部，患者屏住呼吸，操作者用力抬举其臀部，做 3 次而止。对病重不能自行抬举的患者，应使人用衣服拉举其臀部。

原文（2）中蹑脊背法即现在常用的踩跷法。踩踏脊背可以刺激背部膀胱经的背俞穴，起到调整相应内脏功能的作用。孙思邈把"有病早治"与"无病先防"两个方面的按摩方法都作了介绍。现代小儿推拿临床常用的捏脊法与其有异曲同工之妙，常用于小儿保健与治疗，能够调整脾胃功能，提高机体免疫力，多用于体弱易感、厌食、营养不良等小儿疾患。

原文（3）为踩踏穴位治疗疾病，称为踏破双关法。《按摩经》采用这种特殊的动脉踩跻法治疗下肢血脉痹阻，乃典型的踩跻法，是由《千金方》蹋脊背法发展而来。

十、鸣天鼓

【原文】所谓聋者，由水衰火实，热郁于上，而使听户玄府壅塞，神气不得通泄也。其所验者，《仙经》言双手闭耳如鼓音，是谓鸣天鼓也。由脉气流行，而闭之于耳，气不得泄，冲鼓耳中，故闻之也。或有壅滞，则天鼓微闻；天鼓无闻，则听户玄府闭绝，而耳聋无所闻也。故一法含浸针砂酒，以磁石附耳，欲导其气令通泄也。（《素问玄机原病式·六气为病·火类》）

【点评】本段提到了耳聋病的诊治方法。鸣天鼓是古代常用的导引按摩方法，现在也常用于防止耳聋耳鸣等病证。肾属水，心属火，水衰火实是指肾水衰竭，心火亢盛。鸣天鼓的操作为：以两手掩耳抱头，双手用除大拇指外的其余四指叩击后脑勺。本法有通血脉，激发内气的作用。这里指双手掩耳，能听到耳内声响。

《景岳全书》："古法以酒浸针砂一日，至晚去砂，将酒含口中，用活磁石一块，绵裹塞耳，左聋塞左，右聋塞右，此导气通闭法也。"本法可醒脑、聪耳，用于治疗头部、耳部病证。后人将其操作归纳如下：患者取仰卧位，医生将两掌按于两耳，两手置于后枕部。用两掌轻轻按压患者两耳，用手指轻弹枕后风池穴数次，然后放松两掌，反复操作数次即可。其动作要领为必须达到两手将两耳按实，且手指弹打风池穴时要轻而富有弹性。

十一、捏法

【原文】使病人伏卧，一人跨上，两手抄举其腹，令病人自纵，重轻举抄之。令去床三尺许，便放之。如此二七度止。拈取其脊骨皮，深取痛引之，从龟尾至顶乃止。未愈更为之。（《肘后备急方·治卒腹痛方》）

【点评】本段主要介绍了捏法里的捏脊法。原文中提到的拈脊骨皮法，后世被冠以"捏脊法"之名而在小儿推拿领域得到了广泛运用。抄腹法，今人有用此法治疗肠扭转、肠梗阻，称颠簸疗法。

本段治疗突然腹痛的方法：患者俯卧位，一人跨其身上，用两手从患者腹部的两旁抱起，当患者被抱起大约离床3尺时，便放开患者，让其跌落在床，如此反复操作14次。然后，用两手指沿脊柱提捏皮肤，手法较重，用力以有痛感为度，提捏的部位是从尾骶部至头顶部。如此之后若患者没有缓解，就重复1次。另一方法：令患者仰卧，枕头高1尺多，支撑两膝，使腹皮内缩，气上入胸，令人按压脐上3寸便愈。

本节文字首载了两种特色推拿手法。一是腹部抄举法，该法与现代的颠簸疗法极为相似，今人常用于治疗小儿肠扭转。现代治法为：令小儿俯卧，取膝肘位，使其腹肌放松，然后将双手放在患儿腹部两侧，由上而下或左右震荡，每次5～10分钟，反复施行。如治疗急性腰扭伤等腰部疼痛，也可取仰卧位抄举其腰部。可见，颠簸疗法是从《肘后方》中变化而来。二是捏脊疗法，现今广为流传的捏脊疗法的最早源头即出自于此。督脉贯脊属脑络肾，督率阳气，统摄真元，膀胱经位于脊柱两侧，分布着各个脏腑的俞穴。故用捏脊法自下而上有调阴阳、和脏腑、通经络、培元气等功效。捏脊疗法对成人高血压、腹痛、便秘、胃肠功能失调、胃下垂、失眠以及妇女月经不调、痛经、功能性不孕等病均有良好的治疗作用，特别是对小儿消化系统疾病，如疳积、消化不良、泄泻、便秘等病证疗效显著。可见，捏脊疗法治疗范围广，功效显著，对推拿疗法的发展作出了较大的贡献。

十二、掐法

【原文】

（1）令爪其病人人中，取醒。（《肘后备急方·救卒中恶死方》）

（2）切而散之，切者，以手爪掐按其所针之穴上下四旁，令气血散。（《医学入门·针灸·杂病穴法·迎随》）

（3）爪而下之，爪者，现已左手大指爪重掐穴上，亦令气血散耳。（《医学入门》）

（4）设有腰脊痛不得俯首者，可于腰俞穴掐五、七十度，擦五、七十度，兼静功。（《动功按摩秘诀·腰肾足膝症》）

（5）设有跟痛者，可于昆仑穴掐五、七十度，擦五、七十度，兼静功。（《动功按摩秘诀·腰肾足膝症》）

（6）设有腿痛者，可于绝骨穴掐五、七十度，擦五、七十度，兼静功。（《动功按摩秘诀·腰肾足膝症》）

（7）设有转筋脚气者，可于承山穴掐五、七十度，擦五、七十度，兼静功。（《动功按摩秘诀·腰肾足膝症》）

【点评】本段主要介绍了掐法的操作及应用。原文（1）介绍的是以指代针，用指甲掐人中穴治疗突发昏厥，为中医急救常用的方法。原文（2）、（3）介绍的为掐法在针灸手法中应用。原文（4）～（7）均为掐相关穴位治疗相关疾病。

十三、点法

【原文】闭气忍之数十度，并以手大指按心下宛宛中取愈。（《肘后备急方·治卒心痛方》）

【点评】本段主要是采用点按穴位的方法治疗疾病。这里的卒心痛指的是急性脘腹痛，以手大拇指按压心下脐上的上脘、中脘、下脘穴，可达行气导滞、和血止痛之功。后世多配合点按内关、足三里等穴，效果更佳。

十四、牵拉法

【原文】治中风口㖞。巴豆七枚，去皮烂研。㖞左涂右手心，㖞右涂左手心。仍以暖水一盏，安向手心，须臾便正，洗去药，并频抽掣中指。（《肘后备急方·治中风诸急方》）

【点评】本段主要介绍了治疗中风口眼㖞斜的方法，其大体操作为：用巴豆去皮捣烂，涂敷手心，病在左睑㖞斜涂右手心，病在右涂左手心。同时盛温水一盏，放在手心上。患者口角正，就将巴豆洗掉。并反复快速的牵拉中指。口眼㖞斜，用巴豆捣烂涂敷手心，拉扯中指，都是推拿按摩和药物并用的方法。

第二节　助动类手法

具有疏通狭窄、分解粘连、滑利关节等作用的手法即为助动类手法。常见的助动类手法有摇法、背法、抖法、屈伸法。

一、摇法

【原文】摇者，或于四肢及颈腰部关节。(《保赤推拿法》)

【点评】摇法是活动关节的一种方法。《保赤推拿法》提到此手法有调和气血、滑利关节等作用。缓慢地摇动又称运法，大幅度地转摇又称盘法。能使关节产生被动性环形运动的手法称为摇法。根据作用部位不同，又分为颈部摇法、肩关节摇法、髋关节摇法、踝关节摇法。摇法具有滑利关节、舒筋通络、预防和解除粘连、改善关节运动功能等作用。一般作用于四肢关节、颈项部及腰部。常用来治疗颈椎病、落枕、肩周炎、四肢关节扭挫伤以及各关节疼痛屈伸不利等症。

（1）肩关节摇法：①托肘摇肩法：术者一手扶住患肢肩关节上方，另一手托住肘部，沿顺时针方向或逆时针方向环转摇动肩关节。②握手摇肩法：术者一手扶住患肢肩关节上方，另一手握住患者的手，沿顺时针方向或逆时针方向环转摇动肩关节。③握腕摇肩法：术者一手扶住患肢肩关节上方，另一手握住腕关节上方，在拔伸牵引下，从前下至前上、后上、后下方，大幅度环转摇动肩关节。

（2）颈部摇法：使关节做被动的环转回旋转动，属功能性运动手法，亦可作为某些复合手法的准备手法，动作要缓稳，范围由小到大。切记此手法需要在生理活动范围内进行。颈部摇法操作要领：患者坐位，术者一手扶住头顶，一手托住下颏，双手以相反方向作左右环转摇动，用力不可过猛。颈部摇法具有舒筋活络、通利关节、解除压迫的作用。可用于治疗颈椎病、落枕、颈部扭伤、颈项酸痛等症。

（3）腰部摇法：患者坐位，一助手双手按压患者的大腿以固定。医生站于患者背后，双手从腋下穿过，抱住患者，然后环旋摇动患者的腰部，并使其摇动的范围逐渐加大。或患者站立，弯腰扶住床边，医生站在患者侧后方，一手扶住患者腹部，另一手扶住患者腰部，两手相对用力，环旋摇动患者腰部，并使其摇动的范围逐渐加大。

此外，亦有小儿摇手法、摇肘法，详见小儿推拿手法相关部分。

二、屈伸法

【原文】

（1）手臂不授者，沉风毒气在脉中，结附痹骨，使之然耳，宜针灸，针灸则愈。又宜按北帝曲折之祝，若行之百过，疾亦消除也。先以一手徐徐按摩臂，良久毕，乃临目内视，咽液三过，叩齿三通，正心微祝曰：……若弟子有心者，按摩疾处，皆用此法。但不复令临目内视，咽液啄齿耳。（《真诰》）

（2）昔唐览者，居林山中，为鬼所击，举身不授，似如绵囊。有道人教按摩此法，皆即除也。此北帝曲折之

法。诸疾有曲折者，用此法皆佳，不但风痹不授而已也。（《真诰》）

（3）凡治风热结滞，宜戒热药过盛，凡破伤中风，宜早令导引摩按，自不能者，令人以屈伸按摩挽之，使筋脉稍得舒缓，而气得通行，及频以檃斡牙关，勿令口噤，若紧噤之，则常以檃当之，及频斡之，勿损牙齿，免致口噤不开，而粥药不能下也。（《素问玄机原病式·六气为病·燥类》）

【点评】本段主要介绍了屈伸法的操作治疗作用及注意事项。

原文（1）、（2）中提到的"北帝曲折法"应当是一种道家秘传的四肢关节被动运动手法，与《孟子·梁惠王》中的"折枝"当属一脉相承。应用时往往与针灸、祝由法相结合。主要用于中风四肢不遂。

原文（3）里所说的"破伤中风"即破伤风，古人认为系由风邪侵入身体破损之处而引起。檃同檖，小木棍之意；斡，旋转、拨动之意。本节原文指出，对破伤风应及早用按摩导引的方法治疗，可起到疏通气血、舒缓筋脉的作用，缓解破伤风所致的颈项强直、角弓反张、肢体拘挛等症状。但要指出的是，按摩导引只能作为破伤风的辅助治疗，对缓解身体拘挛有效；破伤风病情危急，预后凶险，应积极采取综合治疗。同时原文中还指出，对口噤不开的病人，要用小木棍隔开上下牙齿，以防止病人咬伤自己的舌头，这种措施与现代对癫痫等症的急救处理相同。

屈伸法可增加关节活动度，用于治疗关节屈伸功能受限。根据其操作过程的不同分为单纯屈伸法、屈转伸法和伸转屈法。

（1）单纯屈伸法：使患者关节沿冠状轴进行运动，可用于各关节，加大屈伸运动幅度。

（2）屈转伸法：先使关节极度屈曲，再突然使该关节极度伸直。本法用于治疗关节伸直（背伸、后伸）功能受限。如在治疗急性腰部软组织损伤致腰部后伸功能受限时，可先使患者腰部前屈，患者手扶床边，医生一手扶患者腹部，另一手扶患者腰部，在患者放松的情况下，医生一手改放在患者胸部，另一手向前推按患者腰部，两手协调用力，使患者腰部迅速后伸以恢复腰部后伸功能。

（3）伸转屈法：先使关节极度伸直，再突然使该关节极度屈曲。本法用于治疗关节屈曲功能受限。如治疗患者腰部前屈功能受限时，使患者站立，医生站于患者身后，用身体的右侧顶住患者身后，右手置于患者腹部，左手置于患者肩部，当患者放松后，医生用右手虚掌扣打患者小腹部，右肩撞击患者背部，同时左手推按患者背部正中。以上3个动作同时进行，使患者腰部迅速前屈，用以治疗腰部前屈功能受限。

屈伸法的适应证包括各种伤后的关节伸屈及内收外展的活动障碍，筋肉挛缩，韧带及肌腱粘连等。其对关节强直有松解作用，多应用于肩、肘、膝、踝等部位的关节。但需注意，本手法是针对有关节伸展屈曲功能活动障碍者，帮助其被动活动的一种手法，在操作前必须检查其能动幅度，在屈伸关节时要稍稍地结合拔伸或按压之力，每次活动的次数可逐步增加。进行手法用力时须适当，恰到好处。慎防粗暴地推扳，避免骨折脱位等并发症。

第三节　整复类手法

整复类手法即具有整复错位作用的手法。常见的有按法、拔伸法、扳法等。

一、按法

【原文】

（1）按者，谓以手往下抑之也。摩者，谓徐徐揉摩之也。此法盖为皮肤筋肉受伤，但肿硬麻木，而骨未断折者设也。（《医宗金鉴·外治法》）

（2）失欲口不合，引之，两手奉其颐，以两拇指口中厌手，穷耳而力举颐，即已矣。（《引书》）

【点评】本段主要介绍了按法的操作及临床应用。原文(1)解释了按、摩等法的含义及其适应证，明确指出按摩适用于皮肤筋肉损伤而骨未断者。后人根据按的部位分为普通按法、背部按法、交叉分压法和按动脉法等。原文(2)中的"厌手"在《说文解字》里的解释是"一指按也"。该文的大意为：颞颌关节脱位，用导引的方法去治疗。用双手捧住其下颌，用双手拇指压住其下牙床，向耳部方向用力托举其下颌，就能复位了。这是最早的颞颌关节脱位口内复位法记载，较晋代葛洪的记录要早四五百年。此法后经《肘后方》和《千金方》等的记载而广为流传，至今仍有实用价值。

二、拔伸法

【原文】

(1) 项痛不可以雇（顾），引之，炎（偃）卧□（闭）信目（伸）手足□□□已。令人从前举其头，极之，因徐直之，休。复之十而已。因□也，力拘，毋息，须臾之顷，汗出走（腠）理，极已。（《引书》）

(2) 筋已入腹者，令患人伏地，以绳绊两脚跌上踝下，两脚中间出系柱，去地稍高，患者身去柱可五尺，即以棒及折绳令制患者。（《肘后备急方》）

(3)《养生方》云：一手长舒，仰掌合掌，一手捉颊，挽之向外，一时极势二七。左右亦然。手不动，两向侧势，急挽之，二七。去颈骨急强，头风脑旋，喉痹，膊内冷注，偏风。（《诸病源候论·偏风候》）

(4) 腰肾痛，导引法：正东坐，收手抱心，一人于前据镊其两膝，一人后捧其头，徐牵令偃卧，头到地，三起三卧，止便瘥。（《千金要方·肾脏方》）

【点评】本段主要讲述了拔伸法的概念及其操作分类。

原文(1)此症类似落枕、颈椎病的颈项疼痛症状。与之类似的仰卧位颈椎拔伸法，现在仍然常用于颈椎病的推拿治疗，尤其适用于年老体弱及椎动脉型颈椎病伴有头晕者。《脉书》云："肩脉，起于耳后，下肩，出肘内廉，出臂外馆上，乘手北（背）。是动则病：领肿痛不可以顾，项痛不可以顾。"颈椎拔伸法是治疗落枕的常用手法之一。后世伤科治疗痉挛性落枕就是运用颈部摇法，从其"缓缓转动伸舒使直"（《伤科大成》）、"缓缓伸舒，令其正直"

（《伤科补要》）的操作要领，可以看出与《引书》拔伸法是一脉相承的。此例说明我国在汉以前就认识到了拔伸法可直接拉长肌肉而缓解痉挛。

原文（2）介绍了推拿牵引法治疗脚转筋入腹。

原文（3）介绍了颈椎旋转法治疗颈椎病，这是继《引书》仰卧位颈椎拔伸法治疗颈项疼痛后出现的又一种自我导引法治疗颈项疼痛。

原文（4）提到用被动牵引的方法治疗急性腰扭伤。孙思邈已经认识到被动运动在急性腰扭伤治疗中的重要性，并提出了双人牵引导引法。这一方法在宋代郭思的《千金宝要》、元代危亦林的《世医得效方》等骨伤科著作中都有记载，至今对推拿牵引治疗腰椎间盘突出症仍有实用价值。

三、扳法

【原文】引喉痹，无（抚）乳，上举颐，令下齿包上齿，力印（仰），三而已。其病甚，令人骑其北（背），无（抚）颜举颐而印（仰）之，亟（极）而已。（《引书》）

【点评】本段原文讲述了颈椎后伸扳法，大意为：用导引法治疗喉痹，按住胸部，仰头抬起下巴，再力图用下齿去包住上齿（以绷紧其颈前部肌肉），做 3 次而止。若病情严重的，令人骑患者背上，按住前额，抬举下巴使其仰头，做到极限为止。头部极力后仰可以增加咽喉壁的弧度，使会厌上挑，有利于气道通畅。因此该法治疗咽喉闭塞不通之喉痹，可以起到缓解症状的作用。唐代王焘《外台秘要》所载噎证按大椎治疗法概源于此，二者有异曲同工之妙。

第五章　小儿推拿手法荟萃

　　小儿推拿是中医推拿的一个重要组成部分，在马王堆汉墓出土的《五十二病方》中便已有运用类似刮痧的方法为小儿治疗疾病的记载。秦汉时期小儿推拿处于萌芽阶段，魏晋隋唐时期小儿推拿经历了一个积累的过程，葛洪、巢元方、孙思邈等医家为小儿推拿的发展做出了卓越贡献，推拿不但运用于小儿疾病的治疗和保健，还用于小儿疾病的诊断。宋金元时期是小儿推拿体系形成的前期，随着钱乙《小儿药证直诀》一书的问世，中医儿科特有理论体系才得以建立。这一时期由于受封建礼教的束缚，按摩术不及隋唐时期兴盛，但小儿推拿还是有所发展，治疗的病种不断增加，手法亦更加丰富。明代是小儿推拿理论的形成时期，在病因、病理、诊断、辨证等方面沿袭了钱乙的学说，推拿的技术手段和手法有所改进和创新，特定穴不断增加，治疗范围亦进一步扩大，临床经验不断完善和丰富，出现了许多著名的医家和小儿推拿专著。如明代徐用宣于永乐年间著成《袖珍小儿方》，书中载有"龙入虎口"与"苍龙摆尾"两个复式操作手法，开创了多穴位、多手法联合运用的先河，这是关于小儿推拿复式操作手法的最早记录。明代后期小儿推拿主要在中国南方地区流行，清代逐渐向全国发展。《厘正按摩要术》之陈桂馨序云："按摩一法，北人常用之。曩在京师见直隶满洲人，往往饮啖后，或小有不适，辄用此法，云能消胀懑，舒经络，亦却病之良方也。南人专以治小儿，名曰推拿。习是术者，不必皆医。每见版锓某某氏推拿惊科悬诸市，故知医者略而不求，而妇人女广藉为啖饭地也。"近代及新中国成立后小儿推拿发展迅速，不但出现了有针对性的文献整理和系统研究，还出版了大量的多媒体课件及音像制品，小儿推拿呈现出生机盎然之态。

与成人推拿相比，小儿推拿有其自身特点：

（1）特定穴位多，且以上肢为主。古籍中小儿推拿的穴位约有200余个，多数为小儿推拿所特有，其中一些与成人推拿所用穴位同名而异位。小儿推拿特定穴一般呈点、线或面分布，以肘、膝以下为多，以上肢为主。

（2）手法种类丰富。小儿推拿的手法种类丰富，其中少量与成人推拿手法相同，亦有某些手法名称虽然与成人推拿一致，但操作方法完全不同。小儿推拿的复式手法很多，且存在"同名异法"的现象，据统计，存在"同名异法"现象的小儿复式推拿手法达16种之多。

（3）手法操作需根据患儿年龄、穴位特性进行选择。儿科年龄跨度从出生到16岁，从婴儿到少年，生理病理均有较大差别。历代医家主张根据患儿年龄增加手法刺激量。《幼科推拿秘书·手法同异多寡宜忌辨明秘旨歌》曰："初生轻指点穴，二三用力方凭，五七十岁推渐深……一岁定须三百，二周六百何疑……年逾二八长大，推拿费力支持。"

小儿推拿特定穴本身具有不同的特性，有些穴位性凉，如天河水、六腑；有些穴位性温热，如三关。因此，在选择手法操作时，要考虑到特定穴本身的特性。

　　关于小儿生理、病理及推拿理论的内容可参阅第二章。本章主要收录历代医籍文献中有关小儿推拿手法的论述，涉及"同名异穴"、"同名异法"的文献特摘录一二，力求体现小儿推拿的这一特点。

第一节　小儿单式手法

　　小儿单式手法是儿科推拿中最常用的一类手法。与小儿复式手法相比，单式手法的种类并不多，操作方法也比较固定。最早出现在《五十二病方》中的是抿法，经过历代的发展，《保赤推拿法》中提到了 12 种小儿单式手法，即拿、推、掐、搓、摇、捻、扯、揉、运、刮、分、合。在《厘正按摩要术》中张振鋆提出了"小儿按摩八法"，即按、摩、掐、揉、推、运、搓、摇，基本涵盖了小儿推拿的主要单式手法。从最早的抿法开始，本节做一简要介绍。

一、抿法

　　【原文】因以匕周抿婴儿瘛所，而洒之栖水中，候之，有血如蝇羽者，而弃之于垣。（《五十二病方》）

　　【点评】抿法类似于今天的刮痧疗法，"匕周"指汤勺的边缘；"瘛所"指小儿瘛疭的患处。原文表明治疗时在小儿瘛疭的病患处淋上地浆水，然后用温热的汤勺边缘刮动，当刮摩处出现像蚊蝇翅膀一样的血水时，将其刮下，倒在墙垣下。目前儿科的刮法是用医者食指中节尺侧缘或拇指外侧缘代替器具进行，在做刮法时往往蘸葱姜水、润滑油等来减小摩擦，以保护小儿娇嫩的皮肤。一般以出现皮下瘀斑为度。

二、按法

【原文】

（1）龟头散方，以散一钱敷上，挼按纳之（治疗小儿脱肛）。（《太平圣惠方》）

（2）大抵按摩法，每以开达抑遏为义，开达则壅蔽者以之发散，抑遏则慓悍者有所归宿。是故按一法也，有施于病之相传者，有施于痛而痛止者，有施于痛而无益者，有按之而痛甚者，有按之而快然者。（《圣济总录·卷四》）

（3）按者，谓以手往下抑之也。（《医宗金鉴·外治法》）

（4）周于蕃谓按而留之者，以按之不动也。按字，从手从安，以手探穴而安于其上也。俗称推拿。拿，持也；按，即拿之说也。前人所谓拿者，兹则以按易之。（《厘正按摩要术·按法》）

（5）以言手法，则以右手大指面直按之，或用大指背屈而按之，或两指对过合按之，其于胸腹则又以掌心按之。宜轻宜重，以当时相机行之。（《厘正按摩要术·按法》）

【点评】按法又可称为压法，具有通经活络、开通闭塞、祛寒止痛的作用。指按法常用于点状穴，此法适用于全身各部和穴位；掌按法常用于面状穴。为了加强按法的效果，提高临床疗效，按法常与揉法相结合，形成按揉法。

三、摩法

【原文】

（1）除热赤膏摩之，又以脐中膏涂之。令儿在凉处，勿禁水洗，常以新水洗……（治惊痫）。（《诸病源候论》）

（2）惊痫当按图灸之，摩膏，不可大下。（《诸病源候论》）

（3）小儿虽无病……早起常以膏摩囟上及手足心，甚避风寒。（《千金要方》）

（4）生筋散，研细，先抱起颈，摩项上令热，津唾调贴之，效（治项软）。（《世医得效方》）

（5）右取龟尿，随多少，摩胸骨上，即差。（《太平圣惠方》）

（6）升麻膏方，取摩肿处，差，不拘多少（治赤游毒肿痛）。（《圣济总录》）

（7）杏仁膏方，取涂鼻中，兼摩顶上，日三五度（治鼻塞多涕）。（《圣济总录》）

（8）摩腹。用掌心，团摩满腹上，治伤乳食（《厘正按摩要术·摩法》）

【点评】摩法是膏摩的主要手法，也是小儿推拿基本手法之一。从上述条文可以看出摩法的适用范围比较广泛，头顶、项背、胸骨、两胁、腹部、肿胀之处均可以使用。本法具有理气活血、消肿退热、消积导滞、温中健脾的作用。

一般而言，指摩适用于头面等部位；掌摩适用于胸腹胁肋等部位。本法对胃肠疾患最为有效。前人在使用摩法时，常配合药膏，一则增加润滑程度，二则以药物增强功效，故有"膏摩"之称。文献中有"缓摩为补、急摩为泻"之说，今人使用时亦有参考顺时针方向通腹，逆时针方向涩肠的说法。

本法与揉法有别，同样轻而不浮，但不吸定体表穴位。它与旋推法和运法动作相似，较旋推法为轻，而比运法略重，主要是按旋的穴位面积较大。该手法还具有操作时间较长的特点。

四、推法

【原文】

（1）推法，用葱姜煎汁浸染医人大指，先从眉心向额上，推至二十四数。次从眉心分推，至太阳太阴九数。（《幼科铁镜》）

（2）凡推法必似线行，毋得斜曲，恐动别经而招患也。（《小儿推拿广意》）

（3）推者，医人以右手在指面蘸汤水于其穴处向前推也。（《推拿妙诀》）

（4）三关六腑有推退之说，以三关上推（上者向膊推也），六腑下推（下者向手掌推也），虽有推退之名，而实皆谓之推也。（《推拿妙诀》）

（5）推者，以指推去而不返，返则向外为泄，或用大指，或用三指，穴道不同。（《幼科推拿秘书·分补泄左右细祥秘旨歌》）

（6）推法，其手法手内四指握定，以大指侧着力直推之。周于蕃曰：推有直其指者，则主泻，取消食之义。推有曲其指者，则主补，取进食之义。内伤用香麝少许，和水推之，外感用葱姜煎水推之，抑或葱姜、香麝并用入水推之，是摩中之手法最重者。凡用推必蘸汤以施之。（《厘正按摩要术·推法》）

【点评】推法是儿科推拿中最常用的手法之一，又可细分为直推法、旋推法、合推法、分推法，其中合推法又称为"合法"，分推法称为"分法"。

推法的作用与作用方向有关，具有祛风散寒、清热止痛的双重功效，应参考经络的走行方向及气血运行的方向使用。本法广泛应用于小儿的头面、上肢、胸腹、腰背和下肢部的线状穴位和面状穴位。操作时注意掌握推法的轻重、快慢，着力部位要紧贴皮肤，保持压力适中，速度均匀。推法一般都辅以葱姜汁、酒精等为介质，防止小儿皮肤破损，同时介质能加强推法的疗效。

推法是从摩法中演变而来，但比摩法、运法为重，同时较揉法为轻。所以旋推法与指摩法极为相似，但有区别，临床须鉴别使用。

五、拿法

【原文】

（1）挚，与截同，不用指甲捏穴为挚也。（《小儿推拿直录·穴道字释》）

（2）拿者，医人以两手指，或大指，或各指，于病者应拿穴处，或掐或捏或揉，皆谓之拿也。（《推拿妙诀》）

（3）穴载周身图，拿即揉掐类也。一拿两太阳穴，属阳明经，能醒。二拿耳后穴，属肾经，能祛风。三拿肩井

穴，属胃经，能出汗。四拿奶旁穴，属胃经，能止吐。五
拿曲尺穴，属肾经，能止搐。六拿肚角穴，属大肠，能止
泻。七拿百虫穴，属四肢，能止惊。八拿皮罢穴，属肝
经，能清神。九拿合骨穴，通十二经，能开关。十拿鱼肚
穴，属小肠经，能止泄、醒人事。十一拿膀胱穴，能通小
便。十二拿三阳交穴，能通血脉。(《推拿妙诀》)

【点评】拿法刺激较强，具有疏通经络、解表发汗、
镇静止痛、开窍醒神的作用，常用于颈项、肩部和四肢处
的穴位，常用于治疗外感头痛、项强、四肢关节及肌肉酸
痛。拿法是从按法演变而来，但与按法不同，按法是按之
不动，而拿法是多指端相对用力而揉动。小儿的拿法与成
人的手法类似。

六、掐法

【原文】

(1) 一掐着脚中趾底不觉痛，如此皆不可治也(诊断
小儿诸疳)。(《圣济总录》)

(2) 手掐眉目鼻面，甘桔汤主之(治肺热)。(《小儿
药证直诀》)

(3) 掐者，医指头在儿经穴轻入而向后出也。(《保赤
推拿法》)

(4) 再自天庭至承浆各穴，掐一下，以代针法。(《幼
科铁镜》)

(5) 掐者，用大指甲，将病处掐之，其掐数亦如推
数。(《幼科推拿秘书·分补泄左右细祥秘旨歌》)

(6) 掐法，以大指甲按主治之穴，或轻或重，相机行

之。(《厘正按摩要术·掐法》)

【点评】掐法又可称为爪法，双手掐法现在又称为挤法。手法以拇指的指甲为着力点按压穴位。用力较重而刺激面积较小，为开窍解痉的强刺激手法，古人有"爪按为掐"的说法。常用于晕厥、小儿惊风等证。操作时应考虑小儿皮肤幼嫩，操作时需逐渐用力，每次治疗掐按3～5次即可，不可掐破皮肤。考虑到本法的刺激较强，在应用后常须配合揉法缓解局部的疼痛与不适。

七、搓法

【原文】

(1) 搓者，医指在儿经穴，往来摩之也。(《保赤推拿法》)

(2) 周于蕃曰：搓以转之。谓两手相合，而交转以相搓也。或两指合搓，或两手合搓，各极运动之妙，是以摩法中生出者。(《厘正按摩要术·搓法》)

【点评】从上述原文来看，小儿的搓法更类似于现今所说的推抒之法，与《厘正按摩要术》中所描述的"谓两手相合，而交转以相搓也"，相去甚远，如今小儿推拿的搓法与成人的手法相同。成人的搓法有疏通经络、行气活血的作用，主要用于四肢、躯干和两胁肋部。操作时两掌相对用力，前后交替摩动。动作要协调、柔和、均匀，摩动快，由上向下移动缓慢，但不要间断。这种方法亦可用于小儿的四肢、躯干和胁肋部。

八、摇法

【原文】周于蕃曰：摇则动之。又曰：寒证往里摇，热证往外摇。是法也，摇动宜轻。可以活经络，可以和气血，亦摩法中之变化而出者。（《厘正按摩要术·摇法》）

【点评】摇法主要用于人体各关节处，有舒通经络，促使关节功能恢复的作用。临床上常用的摇法有掐（摇）总筋、摇肘法。关于寒热补泻，文献中亦有"寒证往里摇，热证往外摇"的记载。

九、捻法

【原文】捻者，医以两指摄儿皮，微用力而略动也。（《保赤推拿法》）

【点评】捻法是以拇指、食指指腹着力，在受术部位相对轮转用力的一种按摩推拿手法。操作时，注意使各指紧吸受术部位，用力宜柔和轻快，忌用暴力，不得让手指在体表滑动。捻法应犹如拨轮捻绳，巧动轻灵。

十、扯法

【原文】此剿疟疾，并除犬吠人喝之症之良法也，亦能治痰气除寒退热。其法以我两手大指食指提孩儿两耳尖，上往若干数，又扯两耳坠，下垂若干数，如猿猴摘果之状。（《幼科推拿秘书·猿猴摘果》）

【点评】扯法是以食指、中指指节着力夹住受术部位的皮肤，用力做一拉一放的动作，亦可用拇指及食指捏住受术部位的皮肤做一拉一放。操作时，注意使各指紧吸受术部位，用力宜柔和轻快，忌用暴力，不得让手指在体表滑动。

十一、揉法

【原文】

（1）如小儿病在左臂上，用法之人亦左手揉之，在右臂以右手揉之（揉脾治乳痈癖）。（《儒门事亲·卷五身瘦肌热八十五》）

（2）周于蕃曰：揉以和之。揉法以手宛转回环，宜轻宜缓，绕于其上也。是从摩法生出者，可以和气血，可以活筋络，而脏腑无闭塞之虞矣。（《厘正按摩要术·揉法》）

（3）揉者，医以指按儿经穴，不离其处而旋转之也。（《保赤推拿法》）

（4）揉者，揉天枢，用大将二指，双揉齐揉。中脘全掌揉。曲池阳池将指揉。脐与龟尾皆搓掌心，用三指揉之，或用二指，视儿大小。（《幼科推拿秘书·分补泄左右细祥秘旨歌》）

（5）涌泉穴，在脚心中不着地处。左揉止吐，右揉止泻。（《幼科推拿秘书·揉涌泉》）

【点评】揉法为小儿推拿的常用手法之一，有消肿止痛、祛风散热、调和气血、理气消积的作用。本法适用于全身各部位，主治脘腹胀满、便秘、泄泻等肠胃系统疾患，对急性软组织损伤疗效亦佳。指揉法常用于点状穴，根据患儿身形及病情需要，可二指并揉或三指同揉。鱼际揉法和掌揉法比指揉法操作面积更大，适用于面状穴。操作时，根据病情需要，顺时针或逆时针方向揉动，以达到补泻的效果。操作时还可使用润滑油作介质，不仅可以保护患儿娇嫩的皮肤，还可以使力量深透，加强疗效。

十二、运法

【原文】

（1）周于蕃曰：运则行之，谓四面旋绕而运动之也。宜轻不宜重，宜缓不宜急。俾血脉流动，筋络宣通，则气机有冲和之致，而病自告痊矣。（《厘正按摩要术·运法》）

（2）推摩转之为运。（《小儿推拿直录·穴道字释》）

（3）运劳宫：屈中指运儿劳宫也。右运凉、左运汗。（《按摩经》）

（4）运太阳，往耳转为泻，往眼转为补。（《小儿推拿广意》）

（5）运者，运五经八卦也，五经用食将指平行，八卦用大指内侧行。（《幼科推拿秘书·分补泄左右细祥秘旨歌》）

（6）运者，亦医人以右手大指推也，但如八卦自乾上推起至兑上止，周环旋转，故谓之运。又如运土入水，自脾土推至肾水止；运水入土，自肾水推至脾土止。因有土入水、水入土之说，故谓之运，而实皆谓之推也。（《推拿妙诀》）

【点评】用拇指或食、中指端在一定穴位上由此往彼的做弧形或环形推动称为运法，本法能理气和血、舒筋活络，常用于小儿的头面及手部面状穴或线状穴，可治疗风寒感冒、寒热往来、食积不化、肠鸣腹胀等证。运法是小儿推拿手法中最轻的一种，操作较推法和摩法为轻，可配合使用润滑剂作为介质，增加疗效并保护幼儿皮肤。运法的方向常与补泻有关，使用时可视病情而定。本法应和缓操作，宜轻不宜重，宜缓不宜急，要在体表旋绕摩擦推动，不可带动深层肌肉组织，每分钟操作 80～120 次。

十三、擦法

【原文】

（1）上至大椎，又从大椎起擦，下至尾闾，如此数十遍，日夜数十次，虫尽死。先用湿纸搭脊梁，看一点先干处是虫所在，竭力擦之。（《理瀹骈文》）

（2）我指一上一下擦小儿穴。（《小儿推拿直录·穴道字释》）

【点评】擦法可产生一种柔和温热的刺激，具有温经通络、行气活血、消肿止痛、健脾和胃的作用。可提高局部体温，扩张血管，加速血液和淋巴循环。掌擦法的温热度较低，多用于胸胁及腹部，可用于治疗脾胃虚寒引起的腹痛及消化不良等；小鱼际擦法的温度较高，多用于肩、背、腰、臀及下肢部，对风湿酸痛、肢体麻木、伤筋等都有较好的疗效；大鱼际擦法的温度中等，在胸腹、腰背、四肢等部位均可应用，适于治疗外伤、瘀血、红肿、疼痛等。三种方法可以配合使用，不必拘泥。

十四、捏法

【原文】夫小儿肿结，久则脓溃，捏脓血尽便瘥。（《太平圣惠方》）

【点评】用双手手指相对用力拿住称为"捏"，在《太平圣惠方》中所提到的捏法操作便是如此。但小儿推拿中通常所说的捏法指"捏脊"（捏积），捏脊具有调和阴阳、健脾和胃、疏通经络、行气活血、镇惊安神的作用，在健脾和胃方面的功效尤为突出，临床常用于治疗小儿疳积、消化不良、厌食、腹泻、呕吐、便秘、咳喘、夜啼等证，也可作为保健的方法使用。

捏脊的操作是由 7 个手法动作连贯而成，即推、捏、捻、放、提、揉、按，具体形式分为二指捏法和三指捏法，可根据医者的习惯选用。为了加强疗效，在捏脊的过程中可稍用力地提拉肌肤，每捏三次提一下，称为"捏三提一"。除此之外，还可根据脏腑辨证，在相应的背俞穴部位用力夹提，以加强针对性治疗作用。临床上应注意本法一般在空腹时进行，饭后不宜立即捏拿。体质较差的小儿每日次数不宜过多，每次时间也不宜太长。

十五、搔法

【原文】以盐涂儿足底，又可急搔之，并以盐摩产妇腹上即愈（治小儿逆生）。（《千金要方》）

【点评】本法的操作是用双手手指做主动运动，指端轻轻地抓抚摩擦治疗部位，临床上常作为辅助性治疗手法，也可用于保健。操作时注意用力要轻柔，手指动作要灵活，勿用指甲进行抓挠。现在搔法多用于头部，用于治疗中枢神经过度兴奋导致的失眠。

第二节　小儿复式手法

小儿复式手法是指在小儿推拿中具有特定姿势、特定名称和特定主治功效的一类推拿手法。在古代医籍中复式手法有许多不同的名称，《小儿按摩经》中称其为"手诀"，《推拿妙诀》中称其为"手上推拿法"，《推拿秘书》称其为"十三大手法"，《小儿推拿方脉活婴秘旨全书》（以下简称《小儿推拿秘旨》）则称其为"十二手法诀"。

一、老虎吞食

【原文】仆参穴：治小儿吼喘，将此上下掐，必然苏醒。如小儿急死，将口咬之，则回生，名曰老虎吞食。（《小儿推拿秘旨·卷一·脚上诸穴图》）

【点评】本法具有开窍、镇惊、醒神的功效，主要治疗惊风、惊证及昏厥。原法为医者用口咬其仆参穴，现临床已废弃不用，改良为用拇指、食指推掐小儿仆参穴或昆仑穴，刺激量以小儿苏醒为度。

二、乌龙摆尾

【原文】

（1）乌龙摆尾开闭结。（《小儿推拿秘旨·卷一·十二手法主病赋》）

（2）乌龙摆尾法：用手拿小儿小指，五指攒住肘肘，将小指摇动，如摆尾之状，能开闭结也（小指属肾水，色

黑，故也）。（《小儿推拿秘旨·卷一·十二手法诀》）

【点评】本法为小儿推拿常用手法之一，具有通利二便的功效，主要治疗小儿大、小便闭结不爽。操作时医者一手握住患儿肘部，另一手拇、食指捏住小儿的小指，摇动20～30次。操作时，动作要轻柔，用力要均匀。

三、龙入虎口

【原文】板门穴，往外推之，退热、除百病；往内推之，治四肢掣跳。用医之大拇指，名曰龙入虎口（《按摩经》）

【点评】本法性温，可退胃腑热，清虚热，有止吐泻的作用，主要治疗小儿呕吐、腹泻、潮热不退。操作时医者一手托住患儿手背部，另一手拇指叉入小儿虎口，使医者虎口与小儿虎口相交，然后用拇指罗纹面向内或向外直推板门穴。操作时要注意推法的方向，由拇指根向腕部有清热止泻的作用，由腕部向拇指根有止呕吐的作用。

四、双凤展翅

【原文】

（1）双凤展翅：医用两手中食二指，捏儿两耳往上三提毕，次捏承浆，又次捏颊车及听会、太阴、太阳、眉心、人中，完。（《小儿推拿广意》）

（2）双凤展翅法：法治肺经受寒。医用两手中、食二指，捻儿两耳尖，向上三提毕。（《厘正按摩要术·双凤展翅法》）

【点评】本法可温肺散寒，主要治疗小儿外感风寒所致的咳嗽、发热等证。操作时医者用双手食、中二指捏住小儿的耳尖处，向上提拉 3 次，然后再用拇、食指捏掐面部的承浆、颊车、听会、太阳、眉心、人中等穴，各 10～20 次。

五、双龙摆尾

【原文】

（1）此解大小便结之妙法也。其法以我右手拿小儿食小二指，将左手托小儿肸肘穴，扯摇如数，似双龙摆尾之状。又或以右手拿儿食指，以我左手拿儿小指，往下摇拽亦似之。（《幼科推拿秘书·双龙摆尾》）

（2）二龙摆尾法：此法治大小便结，用一手持食指，一手持小指摇之，男左女右。（《窍穴图说推拿指南》）

（3）双龙摆尾：医人屈按病者中无名二指，摇食小二指，故名双龙摆尾。（《秘传推拿妙诀》）

【点评】本法主治同乌龙摆尾，治疗小儿二便不通。根据文献记载，有三种不同的操作方法。其一为医者一手托住小儿肘部，另一手拿住小儿食指及小指，向下边扯边摇；其二为医者一手捏住小儿食指，另一手捏住小儿小指向下边扯边摇；其三为医者一手将小儿中指及无名指屈曲，另一手捏住小儿食指及小指摇动。

六、苍龙摆尾

【原文】

（1）医右手一把拿小儿左食、中、名三指，掌向上。医左手侧尝从总经起，搓摩天河及至肸肘略重些。自肸肘又搓摩至总经，如此一上一下三、四次，医又将左大、食、中三指担肸肘，医右手前拿摇动九次。此法能退热开

胸。(《小儿推拿广意》)

(2) 用手拈小儿小指，名曰苍龙摆尾。(《按摩经》)

【点评】本法具有开胸、理气、清热之功效，可治疗小儿发热、痰喘。根据文献记载，有两种不同的操作方法。其一为医者一手捏住小儿食指、中指及无名指，另一手在前臂自总筋至肘做来回地揉摩后拿住肘，捏住三指的手同时将三指摇动，如摆尾状；其二为医者一手拇指及食指夹住小儿小指，做来回地搓揉。临床以第一种应用为多。

七、飞金走气

【原文】

(1) 凡湿寒作此法。右运劳宫毕，曲指向上弹内关、阳池、间使，天边生凉，退热用之，有名"飞经走气"。(《动功按摩秘诀·手诀》)

(2) 此去肺火，清内热，消膨胀，救失声之妙法也。金者能生水也，走气者气行动也。其法性温。以我将指蘸凉水置内劳宫，仍以将指引劳宫水上天河去。前行三次，后转一次，以口吹气微嘘跟水行，如气走也。(《幼科推拿秘书·飞金走气》)

【点评】本法具有开肺利咽、泻火清热之功效，可治疗小儿咽痛、失音。操作时医者先将凉水滴于小儿内劳宫穴处，然后用中指自内劳宫穴处向上沿前臂内侧中线直推至洪池穴，同时口中吹气，随水上行。本法名称与"飞经走气"相似，但操作截然不同，切不可混淆。

八、肘肘走气

【原文】肘肘走气：以一手托儿肘肘运转，男左女右，一手捉儿手，摇动，治痞。（《按摩经》）

【点评】本法具有行气消滞的功效，主要运用于治疗小儿的痞症，操作时医者用一手托住小儿的肘肘处，另一手拿住小儿的手掌，进行肘关节及腕关节的摇动。

九、揉耳摇头

【原文】

（1）揉耳摇头法：于掐天庭各穴后，将两手捻儿两耳下垂，俗名耳风铃子，揉之，再将两手捧儿头摇之。（《保赤推拿法》）

（2）再将两耳下垂尖捻而揉之，又将两手捧头而摇之，以顺其气。（《幼科铁镜》）

【点评】本法亦称为"捧耳摇头"、"丹凤摇头"，具有调和气血、镇惊开窍的功效，临床上常用于治疗小儿惊风。操作时医者双手拇指及食指分别相对用力捻揉小儿的两侧耳垂，然后捧住小儿的头部轻轻摇动。注意摇动速度不可过快，幅度不可过大。本法多用于小儿推拿的起始，一般揉耳 20～30 次左右，摇头 10～20 次左右。

十、水底捞月

【原文】

（1）此退热必用之法也。水底者，小指边也。明月者，手心内牢宫也。其法以我手拿住小儿手指，将我大指，自儿小指旁尖，推至坎宫，入内牢，轻拂起，如捞月之状。再一法或用凉水点入内牢，其热即止，盖凉入心肌，行背上，往脏腑，大凉之法不可乱用。（《幼科推拿秘书·水底捞明月》）

（2）水底捞月，此大寒法。医以大指屈仰，用背节于内劳宫右旋数回，竟推入天河或用中指背节运转亦得，若左运则属热矣。（《万育仙书》）

（3）水底捞明月主化痰，潮热无双。（《小儿推拿秘旨·卷一·十二手法主病赋》）

（4）水底捞明月法：大凉。做此法，先掐总筋，清天河水，后以五指皆跪，中指向前，众指随后，如捞物之状，以口吹之。（《小儿推拿秘旨·卷一·十二手法诀》）

（5）水底捞月最为良，止热清心此是强。水底捞月：大寒。先清天河水，后五指皆跪，中指向前跪，四指随后，右运劳宫，以凉气呵之，退热可用。若先取天河水至劳宫，左运呵暖气，主发汗，亦属热。（《按摩经》）

（6）水底捞明月法：法曰：以小儿掌向上，医左手拿住右手，滴水一点于儿内劳宫，医即用右手四指扇七下，再滴水于总经中，即是心经，又滴水天河，即关腑居中，医口吹上四五口，将儿中指屈之，医左大指掐住，医右手捏卷将中指节，自总上按摩到曲池，横空二指，如此四五次，在关踢凉行背上，在腑踢凉入心肌，此大凉之法不可乱用。（《小儿推拿广意》）

（7）水里捞明月：凡诸热症热甚，以水置病者手中，医人用食指杵从内劳宫左旋，如擂物状。口吹气，随指而转数回，径推上天河，又仍前法行数次。此退热之良法

也，但女右旋。(《秘传推拿妙诀》)

【点评】本法又称为"水中捞月"、"水里捞月"、"水里捞明月"、"水底捞明月"。此法大寒大凉，为清热大法，用于小儿高烧退热，临床上对一切高热神昏、烦躁不安，属于邪入营血的各类高热实证，疗效尤佳，但虚热证不宜用。据文献记载，本法的操作有六种形式：其一为医者在小儿掌心滴入凉水，然后用运法，边运边吹凉气；其二为先清天河水，再右运内劳宫，或者先取天河水，再左运内劳宫，做运法时配合口吹凉气；其三为先掐总筋，然后清天河水，再运内劳宫，同样做运法时配合口吹凉气；其四为医者在小儿掌心滴入凉水，然后用手扇风动，再做旋运法；最后一种为医者先旋推内劳宫，边推边口吹凉气，然后从小儿小指边做推法，经坎宫推至内劳宫后轻轻拂起，如水中捞物状。临床以第一种为常用。

十一、老汉扳缯

【原文】

(1) 老汉扳缯：以一指掐大指根骨，一手掐脾经摇之，治痞块也。(《按摩经》)

(2) 老翁绞缯，合猿猴摘果之用。(《小儿推拿秘旨·卷一·十二手法主病赋》)

(3) 老汉扳缯法能消食治痞。(《保赤推拿法》)

【点评】缯是丝织品和丝绵的合称，本法又称为老汉绞缯。操作时医者一手掐患儿拇指根部，另一手掐脾经，摇动拇指20～40次，本法具有健脾消食的作用，主治小儿食积痞块。

十二、黄蜂入洞

【原文】

（1）此寒重取汗之奇法也。洞在小儿两鼻孔。我食将二指头，一对黄蜂也。其法屈我大指，伸我食将二指，入小儿两鼻孔内揉之，如黄蜂入洞之状。用此法汗必至，若非重寒阴症不宜用，盖有清天河、捞明月之法在。（《幼科推拿秘书·黄蜂入洞》）

（2）先用葱姜汤，擦鼻两旁十数次……再入小儿两鼻孔揉之，如黄蜂入洞之状。（《小儿推拿辑要》）

（3）按风门。风门即耳门，在耳前起肉当耳缺陷中。将两大指背跪按两耳门，所谓黄蜂入洞法也。此温法，亦汗法也，最能通气。（《厘正按摩要术·按法》）

（4）风门穴拿之即黄蜂入洞是也。（《小儿推拿秘诀》）

（5）黄蜂入洞：医将二大指跪入二耳数十次，能通气。如前所云，板门掩耳门俱是，余皆非。（《秘传推拿妙诀》）

（6）黄蜂入洞法：以儿左手掌向上，医用两手中名小三指托住。将两大指在三关六腑之中，左食指靠腑，右食指靠关，中掐傍揉，自总经起循环转动至曲池边，横空三指，自下而复上，三四转为妙。（《小儿推拿广意》）

（7）黄蜂入洞：屈儿小指，揉儿劳宫，去风寒也。（《按摩经》）

（8）婴儿脏腑有寒风，试问医人何处攻，揉动外劳将指屈，此曰黄蜂入洞中。（《幼科铁镜》）

（9）黄蜂入洞治阴证，冷气冷痰俱灵应。黄蜂穴在中指根两边，将大指掐而揉之。（《万育仙书》）

【点评】本法的操作方法文献记载繁多，主要有五类，其一为医者用食、中二指分别放在小儿鼻翼根部的两侧进行按揉操作；其二为医者将食、中二指轻轻放入小儿两鼻孔中摇动；其三为医者用一手将小儿小指屈曲，另一手揉其劳宫穴；其四为医者用拇指揉按小儿前臂掌侧，从腕横纹直至肘横纹；最后一种是医者两拇指屈曲，用拇指指尖关节背侧或大鱼际按住小儿两侧外耳门，一按一放，交替操作。无论何种操作，都是以开肺窍、通鼻息、发汗解表为目的，治疗小儿风寒感冒，发热无汗、鼻塞流涕、呼吸不畅。在小儿手上操作，以劳宫为八卦之所居、五脏之所过，揉之可以平衡阴阳而治疗风寒内侵，在鼻旁两侧或鼻孔内操作则直接定位于"肺主皮毛，开窍于鼻"。《小儿推拿辑要》中先用葱姜汤擦鼻两旁十数次，其效果不言而喻。《小儿推拿秘旨》中的黄蜂入洞法即《按摩经》中的黄蜂出洞法，此处不做赘述。

十三、黄蜂出洞

【原文】

（1）黄蜂出洞最为热，阴症白痢并水泻，发汗不出后用之，顿教孔窍皆通泄。（《按摩经》）

（2）黄蜂出洞。大热。做法：先掐心经，次掐劳宫，先开三关，后以左右二大指从阴阳处起，一撮一上，至关中、离坎上掐穴。发汗用之。（《按摩经》）

（3）黄蜂出洞法：先掐总筋，掐内劳宫，分阴阳，次以左右两大指，从阴阳穴正中处起，一撮一上，至内关，又在坎离穴上掐。此法大热，发汗用之。（《保赤推拿法》）

（4）大热。一掐心经，二掐劳宫。先开三关，后做此法。将左右二大指先分阴阳，二大指并向前，众小指随后，一撮一上，发汗可用。（《小儿推拿秘旨·卷一·十二手法诀》）

【点评】黄蜂出洞与黄蜂入洞一样，以发汗解表为目的，治疗小儿外感风寒，发热无汗。操作时医者先掐心经及内劳宫，接着分推手阴阳，再用双手大拇指从阴阳处一撮一上至总筋；然后进行掐坎宫、离宫等操作。《小儿推拿秘旨》将其称为黄蜂入洞，切勿混淆操作。

十四、二龙戏珠

【原文】

（1）二龙戏珠：以两手捉儿两耳轮戏之，治惊。眼向左吊则右重，右吊则左重；如初受惊，眼不吊，两边轻重如一；如眼上则下重，下则上重。（《按摩经》）

（2）二龙戏珠法：此法性温，医将右大食中三指，捏儿肝肺二指，左大食中三指，捏儿阴阳二穴，往上一捏一捏，捏至曲池五次，热症阴捏重而阳捏轻，寒症阳重而阴轻，再捏阴阳，将肝肺二指摇摆二九三九是也。（《小儿推拿广意》）

（3）此止小儿四肢掣跳之良法也。其法性温。以我食将二指自儿总经上，参差以指头按之，战行至曲池陷中。重揉其指头如圆珠乱落，故名戏珠，半表半里。（《幼科推拿秘书·二龙戏珠》）

（4）二龙戏珠，利结止搐之猛将。（《小儿推拿秘旨·卷一·十二手法主病赋》）

（5）二龙戏珠法：用二大指、二盐指并向前，小指在两旁，徐徐向前，一进一退，小指两旁掐穴，半表里也。（《小儿推拿秘旨·卷一·十二手法诀》）

（6）二龙戏珠：温和法，医以两手摄儿两耳轮戏之，又用两手指在儿两鼻孔揉之。（《万育仙书》）

（7）二龙戏珠：此法性温，能治慢惊。（《小儿推拿直录·二龙戏珠图》）

（8）凡治惊作此法。以两手提儿头摇之，其处在耳前少上，有名"二龙戏珠"。（《动功按摩秘诀·手诀》）

【点评】本法能温和表里、调理阴阳、通阳散寒、退热镇惊。临床上常用于治疗小儿寒热往来、四肢抽搐、惊厥等证。根据文献记载，操作方法主要有五种：其一为医者双手拇指及食指捻揉小儿两侧耳轮及耳垂；其二为医者用一手拿捏小儿腕部阴池穴和阳池穴，然后沿前臂向上按捏至曲池穴，捏住其肘部，同时另一手拿住小儿该侧的无名指及中指摇动；其三为医者先按方法一揉捻小儿两侧耳轮，然后中指及食指伸入小儿两鼻孔中轻轻转揉；其四为医者用双手拇指及食指置于小儿前臂两侧，做来回地按揉；最后一种操作为医者用食指和中指端在小儿前臂掌侧正中做交替向前的按揉，自总筋揉至肘横纹。临床上以前两种操作方法为常用。

十五、孤雁游飞

【原文】

（1）孤雁游飞：以大指自脾土外边推去，经三关、六府、天门、劳宫边，还止脾土，亦治黄肿。（《按摩经》）

（2）孤雁游飞法：从儿大指尖脾经外边、推上去，经肱面左边、至肱下筋大半处、转至右边、经手心仍到儿大指头止，治黄肿虚胀。（《保赤推拿法》）

【点评】本法为小儿推拿常用手法之一，可健脾生血、清热化湿，主治黄肿、虚胀、泄泻等。施术时医者一手拇指自小儿脾经开始，向上直推三关，再向下退六腑至内劳宫穴，最后返回脾经为操作一遍，一般操作10～20遍，操作时注意动作均匀、持续、柔和，周而复始。孤雁指医生的拇指，游飞指循行依次经过脾经、三关、六腑、天门、劳宫及脾土。

十六、凤凰鼓翅

【原文】

（1）凤凰鼓翅：掐精宁、威灵二穴，前后摇摆之，治黄肿也。（《按摩经》）

（2）凡去风寒作此法。屈小儿小指，揉小儿劳宫，有名"凤凰鼓翅"。（《动功按摩秘诀·手诀》）

（3）凤凰鼓翅法……治黄肿，又治暴死，降喉内痰响。（《保赤推拿法》）

（4）掐威灵、精宁二穴，摇摆之，所谓凤凰转翅也，治黄肿。（《厘正按摩要术·摇法》）

【点评】本法为小儿推拿常用手法之一，具有和气血的功用，主治黄肿、痰鸣、昏厥。操作时医者一手托扶小儿肘部，另一手握小儿腕部，拇指和食指分别掐按小儿桡骨及尺骨头前凹陷中，本套动作有两个要素，一为双手拇、食指掐精宁、威灵二穴；一为左右摆动患儿手腕，各动作配合协调，摆动时动作缓和、柔软。在《厘正按摩要术》中本法又称为"凤凰转翅"。

十七、丹凤摇尾

【原文】

（1）丹凤摇尾：以一手掐劳宫，以一手掐心经，摇之。治惊。（《按摩经》）

（2）苍龙摆尾，和气生血，治惊。此法以一手掐心经，一手掐总劳宫，摇之。（《万育仙书》）

【点评】本法具有和气生血、开窍镇惊的作用，可治疗小儿惊证。操作时医者一手拇指及食指掐小儿内、外劳宫穴，另一手掐小儿中指端，然后再摇动中指。本法在《万育仙书》中名为"苍龙摆尾"，操作方法相同。

十八、赤凤摇头

【原文】

（1）赤凤摇头治麻木。（《小儿推拿秘旨·卷一·十二手法主病赋》）

（2）赤凤摇头：此法将一手拿小儿中指，一手五指，攒住小儿肘肘，将中指摆摇，补脾、和血也（中指属心，色赤，故也）。（《小儿推拿秘旨·卷一·十二手法诀》）

（3）赤凤摇头法：法曰：将儿左掌向上，医左手以食中指轻轻捏儿肘肘，医大中食指先捏儿心指，即中指，朝上向外摇二十四下，次捏肠指，即食指，仍摇二十四下，再捏脾指，即大指，二十四，又捏肺指，即无名指，二十四，末后捏肾指，即小指，二十四，男左女右，手向右外。

即男顺女逆也，再次即是运肸肘，先做各法完，后做此法，能通关顺气，不拘寒热，必用之法也。（《小儿推拿广意》）

（4）此消膨胀舒喘之良法也。通关顺气，不拘寒热，必用之法。其法以我左手食指二指，掐按小儿曲池内，作凤二眼。以我右手抑拿儿小食无名中四指摇之，似凤凰摇头之状。（《幼科推拿秘书·赤凤摇头》）

（5）以两手捉儿头而摇之，其处在耳前少上，治惊也。赤凤摇头，助气长。（《按摩经》）

（6）医用右大食二指拿病者大指头摇摆之，向胸内摆为补，向外摆为泄。又医将一手拿病者曲池，将一手拿病者总心经处，揉摆之，为摇肸肘，亦向胸内为补，外为泄。（《秘传推拿妙诀》）

【点评】本法为小儿推拿常用手法之一，又称为"丹凤摇头"、"赤凤点头"，具有通关顺气的功效，主治上肢麻木、惊证。依据文献记载，操作方法主要有五种：其一为医者一手捏住小儿的肸肘处，另一手一次夹住小儿的手指进行摇动，然后摇肘；其二为医者一手托住小儿的肘部，另一手夹住小儿中指做摇动；其三为医者先摇小儿的拇指，然后一手托肘，另一手握腕，摇动肘关节；其四为医者一手掐按小儿曲池，另一手捏住小儿食指、中指、无名指、小指摇动；最后一种方法为医者捧住小儿头部两耳上方，轻轻环旋摇动，这五种操作方法中以第一种最为常用。

十九、凤凰单展翅

【原文】

（1）凤凰单展翅：医人将右手食指拿病者大指，屈压

内劳宫，将右手大指拿外劳宫。又将左手大指跪外一窝风，并食中二指拿住内一窝风，右手摆动。(《秘传推拿妙诀》)

(2) 凤凰单展翅：化痰顺气，虚热能除。此法用手拿儿脾肾二经，将手肘活动摇之。(《万育仙书》)

(3) 此打噎能消之良方也，亦能舒喘胀。其性温，治凉法。用我右手单拿儿中指，以我左手按掐儿肐肘圆骨，慢摇如数，似凤凰展翅之象，除虚气虚热俱妙。(《幼科推拿秘书·凤凰单展翅》)

(4) 凤凰单展翅：虚浮热能除。凤凰单展翅：温热。用右手大指掐总筋，四指翻在大指下，大指又起又翻，如此做，至关中，五指取穴掐之。(《按摩经》)

(5) 凡大寒作此法。先清天河水，后五指皆跪，中指向前，四指随后，右运劳宫，以凉吹之，退热可用。若先取天河水，至劳左运，呵暖气发汗，有名凤凰单展翅。(《动功按摩秘诀·手诀》)

【点评】本法又称为凤单展翅、凤凰单展翅，具有退虚热的作用，临床可顺气化痰，清虚热。根据文献记载，主要有三种操作方法：其一为医者一手拿捏小儿腕部内、外一窝风处，另一手拿捏内、外劳宫并摇动；其二为医者先掐小儿总筋，在沿天河水按揉至内关，最后掐按内关；其三为医者一手掐按小儿曲池，另一手捏住小儿中指并摇动，临床以第一种方法最为常用。

二十、凤凰展翅

【原文】凤凰展翅法：此法性温，治凉。医用两手托儿手掌向上。又用两手四指在下两边爬开，二大指在上阴阳穴往两边爬开，两大指在阴阳二穴。往两边向外摇二十四下，掐住捏紧一刻，医左大食中三指侧拿儿肘，手向下轻摆三四下，复用左手托儿胕肘上，右手托儿手背，大指掐住虎口，往上向外顺摇二十四下。（《小儿推拿广意》）

【点评】本法有温经散寒之功效，可治疗小儿的寒证，操作时医者先用两手拇指按捏住小儿手腕处的阴阳穴，然后握住其胕肘和手背，摇动肘、腕关节。

二十一、天门入虎口

【原文】

（1）大指食指中间软肉处为虎口。医人用大指自病者命关推起至虎口，又将大指钻掐虎口。又或从大指巅推入虎口，总谓天门入虎口。（《秘传推拿妙诀》）

（2）天门入虎口：用右手大指掐儿虎口，中指掐住天门，食指掐住总位，以左手五指聚住揉胕肘，轻轻慢慢而摇，生气顺气也。（《按摩经》）

（3）此顺气生血之法也。天门即神门，乃乾宫也。胕肘，膀膊下肘后一团骨也。其法以我左手托小儿胕肘穴，复以我右手大指叉入虎口，又以我将指管定天门，是一手拿两穴，两手三穴并做也。然必屈小儿手揉之，庶胕肘处得力，天门虎口处又省力也。（《幼科推拿秘书·天门入虎口重揉胕肘穴》）

（4）天门入虎口法：法主健脾消食。将儿手掌向上，蘸葱姜汤，自食指尖寅、卯、辰三关侧推至大指根。（《厘正按摩要术·天门入虎口法》）

（5）天门入虎口，生血顺气。医用大指自儿命关推入

虎口，或从大指尖推之。(《万育仙书》)

(6) 凡化痰作此法，先运八卦，后开指擦病入手，关上一擦，关中一擦，关下一擦，拿病人手，轻轻慢慢而摇；有名"天门入虎口"。(《动功按摩秘诀·手诀》)

【点评】本法为小儿推拿常用手法之一，具有顺气生血、健脾消食的功效，主治脾胃虚弱、气血不和造成的小儿腹胀、腹泻、食积等。依据文献记载，本法的操作有三种，其一为医者用拇指从小儿食指命关处推向虎口，再用拇指端掐揉虎口，亦有从拇指内侧缘推至虎口再做掐揉者；其二为医者用一手拇指掐小儿虎口，用食指、中指掐掌根天门穴，另一手握住小儿肘部进行摇动；其三为在小儿手掌八卦中进行运按，顺序为从乾宫经坎宫、艮宫至虎口。临床以第一种操作为常用。

二十二、运水入土

【原文】

(1) 运水入土：以一手从肾经推去，经兑、乾、坎、艮至脾土按之，脾土太旺，水火不能既济，用之，盖治脾土虚弱。(《按摩经》)

(2) 泄土者，胃土也，在板门穴上，属艮宫。水者肾水也，在小指外边些。运者以我大指，从小儿小指侧巅，推往乾坎艮也。(《幼科推拿秘书·运水入土》)

(3) 法治肾脾。将儿手掌向上，医用右大指面，蘸葱姜汤，由肾水起，经乾、坎、艮三宫边过，至脾土止为运水入土。治痢疾。(《厘正按摩要术·运水入土、运土入水法》)

(4) 凡黄肿作此法。以大指自脾土外边推去，经三关、六府、天门、劳宫边，还上脾土，有名运水入土。
（《动功按摩秘诀》）

（5）运水入土：身弱肚起青筋，为水盛土枯，推以润
之。（《小儿推拿广意》）

（6）运水入土：能治脾土虚弱，小便赤涩。（《小儿推
拿秘旨·卷一·虎口三关察纹图》）

【点评】本法具有健脾和胃、润燥通滞的功效，临床
上常用于脾胃虚弱的消化不良、腹胀、大便燥结和小便短
赤、里急后重等。根据文献记载，本法的操作有两种：其
一为医者用运法由小儿的小指肾经穴开始，沿手掌尺侧、
掌根，直至拇指脾经穴；其二为医者由小儿的小指肾经穴
运法操作至手掌大鱼际处。因肾属水、脾属土，故名运水
入土。临床以第一种操作为常见。

二十三、运土入水

【原文】

（1）土者脾土也，在大指。水者坎水也，在小天心穴
上。运者从大指上，推至坎宫。（《幼科推拿秘书·运土
入水》）

（2）自脾土推至肾水止，往返推之即是……又法，用
左手拿儿大指，将右手大指自儿大指背，随背弦转至小指
根止，凡推俱要自指尖推至指根方住。（《万育仙书》）

（3）由脾土起，经艮、坎、乾三宫边过，至肾水止，
为运土入水，治泄泻。（《厘正按摩要术·运水入土、运土
入水法》）

（4）运土入水：照前法（运水入土）反回是也。肾水

频数无统用之，又治小便赤涩。(《按摩经》)

（5）运土入水：丹田作胀，眼睁为土盛水枯，推以滋之。(《小儿推拿广意》)

【点评】本法具有滋肾纳水的作用，故临床上常用于肾阴不足、摄纳失调的尿频数、赤涩以及少腹胀满、大便秘结等。操作时医者用运法自小儿拇指脾经穴开始，沿手掌根部、尺侧直至小指肾经穴。另有描述从脾经穴运法操作至小儿掌根部大、小鱼际交界处。临床以前者运用为多。

二十四、飞经走气

【原文】

（1）飞经走气：传送之法。医人将大指对病者总心经位立住，却将食中无名三指一站，彼此递向前去至手弯止，如此者数次。(《秘传推拿妙诀》)

（2）飞经走气法：化痰，动气。先运五经文，后做此法。用五指开张，一滚一笃，做至关中，用手打拍乃行也。(《小儿推拿秘旨·卷一·十二手法诀》)

（3）飞经走气能通气……飞经走气：先运五经，后五指开张一滚，做（至）关中用手打拍，乃运气行气也，治气可用。又以一手推心经，至横纹住，以一手揉气关，通窍也。(《按摩经》)

（4）飞经走气法：此法性温。医用右手奉拿儿手四指不动，左手四指从腕曲池边起，轮流跳至总上九次。复拿儿阴阳二穴，医用右手往上，往外一伸一缩，传送其气，徐徐过关是也。(《小儿推拿广意》)

（5）飞经走气：传送行气法，先运五经，医用身靠儿背，将两手从腋下出奶傍揉之。（《万育仙书》）

【点评】本法具有行气通窍、温热化痰的作用，可治疗小儿痰喘、痰鸣、气逆等。根据文献记载，主要操作方法有四种，其一为医者先运五经，然后用指背弹打小儿的内关，最后推心经、揉气关；其二为医者用拇指按住小儿的总筋，以食指、无名指及中指由总筋推向洪池；其三为用除拇指外的四指指背从曲池穴弹打至总筋，然后拿捏腕阴阳，最后屈伸前臂数次；最后一种操作为医者先滴入凉水于内劳宫，然后由内劳宫推至天河，边推边口吹凉气，向前推三次，向后推一次。

二十五、猿猴摘果

【原文】

（1）猿猴摘果势，化痰能动气。猿猴摘果：以两手摄儿螺狮上皮，摘之，消食可用。（《按摩经》）

（2）猿猴摘果，消食化痰。以两手摄儿螺狮骨上皮摘之；又用两手拿儿双手虎口，朝面耳揉之。（《万育仙书》）

（3）猿猴摘果：左手大指、食指交动，慢动；右手大指、食指，快上至关中，转至总筋左边，右上至关上。（《小儿推拿秘旨》）

（4）猿猴摘果：医人将手牵病者两手时伸缩，如猿猴扳果样。（《秘传推拿妙诀》）

（5）猿猴摘果：此法性温，能治痰气，除寒退热，医用左食中指，捏儿阳穴，大指捏阴穴。寒症，医将右大指从阳穴往上揉至曲池，转下揉至阴穴，名转阳过阴。热症，从阴穴往上揉至曲池，转下揉至阳穴，名转阴过阳。俱揉九次，阳穴即三关，阴穴即六腑也。揉毕，再将右大指掐儿心、肝、脾三指，各一下、摇二十四下。寒症往里摇，热症往外摇。(《小儿推拿广意》)

【点评】本法具有温经化痰、健脾和胃消食的功效，用于治疗小儿食积、痰喘、疟疾等。依据文献记载，本法有六种操作方式：其一为医者用双手拇指及食指捏住小儿腕部两侧尺骨及桡骨茎突处皮肤，一扯一放，反复操作；其二为医者用双手捏起小儿尺骨及桡骨茎突处皮肤，拉扯数次后再拿双手虎口进行按揉；其三为医者双手分别握住小儿双手，屈伸其腕关节；其四为医者用一手拇指及食指捏起总筋处皮肤，向上揉捻至内关，然后再返回总筋处，换另一手进行同样的操作；其五为医者先按捏小儿腕部阳池穴和阴池穴，依据证候寒热进行操作，寒证用指揉法从阳池穴沿三关揉至曲池，再沿六腑回到阴池穴，热证的操作与此相反，然后掐心经、肝经、脾经并摇食指、中指、无名指各数次，寒证方向向里，热证方向向外；最后一种方式为医者双手拇指及食指捏住小儿耳尖，向上提拉数次，然后再捏住小儿耳垂，向下拉扯数次，临床上应用以第一种为多。

二十六、按弦搓摩

【原文】

(1) 此法开积痰积气痞疾之要法也。弦者勒肘骨也，在两胁上。其法着一人抱小儿坐在怀中，将小儿两手抄搭小儿两肩上，以我两手对小儿两胁上搓摩至肚角下，积痰

积气自然运化。若久癖，则非一日之功，须久搓摩方效。（《幼科推拿秘书·按弦走搓摩》）

（2）按弦走搓摩，动气化痰多，按弦搓摩：先运八卦，后用指搓病人手，关上一搓，关中一搓，关下一搓，拿病人手，轻轻慢慢而摇，化痰可用。（《按摩经》）

（3）按弦搓摩：医用左手拿儿手拿向上，右手大食二指自阳穴上轻轻按摩至曲池，又轻轻按摩至阴穴止，如此一上一下九次为止。阳症关轻腑重，阴症关重腑轻。再用两手从曲池搓摩至关腑三四次。医又将右大食中掐儿脾指，左大、食、中掐儿肕肘，往外摇二十四下，化痰是也。（《小儿推拿广意》）

（4）凡气滞作此法。是运五经，后五指门张，一让作关中，用手打拍，乃气行也。又法：以一手推心经至横纹住，以一手揉气关，窍通也，有名"按弦搓磨"者。（《动功按摩秘诀·手诀》）

【点评】本法具有理气化痰、消滞除积之功，主要用于小儿胸下不畅引起的咳喘气急、痰积食滞。根据文献记载，主要操作方法有三种：其一为医者用双手夹住小儿的胁肋部，从腋窝下搓摩到肚角，现简化为医者用双掌在小儿的胁肋部从上向下搓摩；其二为先运小儿内八卦，然后搓其前臂，最后摇动腕关节；其三为上肢的局部操作，医者先从小儿的阳池穴开始按揉，直至曲池，然后沿六腑返回至阴池，搓前臂，最后在掐脾经的同时，将小儿拇指向外摇动。前者是近治之法，直接在与肝相关的胁肋、脾胃所在的脘腹及肚角进行操作，后者是远治之法，以手上操作为主，针对痰气产生的相关脏腑（肺、肝、脾）选取特定穴位进行治疗。临床运用以前者居多。

二十七、开璇玑

【原文】璇玑者，胸中、膻中、气海穴也……医用两手大指蘸姜葱热汁，在病儿胸前，左右横推，至两乳上近胁处，三百六十一次。璇玑推毕，再从心坎用两大指左右分推至胁肋六十四次，再从心坎推下脐腹六十四次。（《幼科集要》）

【点评】本法具有开通闭塞、降逆止呕、镇惊、止搐、止泻的作用，临床上常用于治疗小儿的喘促胸闷、咳痰不畅、呕吐腹泻、食积腹痛、便秘等。操作时借助葱姜汁一方面起到润滑的作用，另一方面利用姜性温热，葱助发散的功用，医者用蘸过葱姜汁的拇指从小儿璇玑穴沿肋间隙向两侧分推，再由胸骨柄向下直推至脐中，掌摩腹部后直推法由脐中推向小腹。

二十八、揉脐及龟尾并擦七节骨

【原文】此治泻痢之良法也。龟尾者，脊骨尽头间尾穴也；七节骨者，从头骨数第七节也。其法以我一手用三指揉脐，又以我一手托揉龟尾。揉讫，自龟尾擦上七节骨为补，水泻专用补。若赤白痢，必自上七节骨擦下龟尾为泄，推第二次再用补。盖先去大肠热毒，然后可补也，伤寒后骨节痛，专擦七节骨至龟尾。（《幼科推拿秘书·揉脐及龟尾并擦七节骨》）

【点评】本法属于近治法，具有调理胃肠，通便止泻的作用，既可以治疗小儿便秘，又可以治疗小儿痢疾、泄泻。操作时医者一手以食指、中指及无名指揉按小儿脐部，另一手用指端按揉龟尾穴，操作完毕后根据小儿症状选择自龟尾推向第2腰椎，或自第2腰椎推向龟尾。

二十九、清天河水

【原文】清天河水：乃凉法。将左大指捏儿小天心穴，用右大指自总筋上推至曲池上……或用中指背曲转推亦得。（《万育仙书》）

【点评】本法具有清热的作用，主治小儿发热。操作是医者用一手捏住患儿小天心，用另一手中指背从总筋推至曲池。本法在《保赤推拿法》中称为"引水上天河"，在《厘正按摩要术》中则称为"推天河水"。需注意的是"清天河水"、"取天河水"和"引水上天河"三法在古书中的记载较为模糊，有相互抵触的部分，临床应辨别应用。

三十、取天河水

【原文】取天河水法：法主大凉，病热者用之。将儿手掌向上，蘸冷水由天河水推至内劳宫。如蘸冷水由横纹推至曲池，为推天河水法；蘸冷水由内劳宫直推至曲池，为大推天河水法。（《厘正按摩要术·取天河水法》）

【点评】取天河水、推天河水、大推天河水手法均性凉，只可用于热病。医者用手指指腹蘸凉水从小儿"天河水"直推至内劳宫，或者从内劳宫直推至曲池。临床上须根据小儿病情酌情运用。

三十一、引水上天河

【原文】天河水穴，在内间使穴上。先掐总筋，用新汲水，以手浇之，从此穴随浇随推至洪池上。洪池穴在肱湾，为清天河水，又名引水上天河。（《保赤推拿法》）

【点评】凡涉及"天河水"穴的操作，多为清热泻热，主要治疗小儿高热神昏。操作时，医者将凉水滴在小儿腕横纹处，然后以拇指由横纹处推向曲池，再用手指在"天河水"穴处拍打，边拍打边口吹凉气。需要注意的是《保赤推拿法》中的描述实际为"清天河水"的操作方法。

三十二、打马过天河

【原文】

（1）打马过天河：中指手位属马，医人开食中二指弹病者中指甲十余下，随拿上天河位，摇按数次后，随用食中二指从天河上一路蜜蜜（密密）打至手腕止，数次。（《秘传推拿妙诀》）

（2）打马过天河：温凉。右运劳宫毕，屈指向上，弹内关、阳池、间使、天河边，生凉退热用之。（《按摩经》）

（3）打马过天河：止呕，兼止泻痢。（《小儿推拿秘旨·卷一·十二手法主病赋》）

（4）打马过天河：温凉，以三指在上马穴边，从手指推到天河头上，与捞明月相似（俗以指甲弹响过天河者，非也）。（《小儿推拿秘旨·卷一·十二手法诀》）

（5）打马过天河：此法性凉去热。医用左大指掐儿总筋，右大、中指如弹琴，当河弹过曲池，弹九次。再将右

大指掐儿肩井、琵琶、走马三穴，掐下五次是也。（《小儿推拿广意》）

（6）打马过天河：乃温凉法，通经行气。先右运劳宫，后以左手拿儿大小二指，向后用食、中、无名三指从天河上……打至手弯止。（《万育仙书》）

（7）此能活麻木通关节脉窍之良法也。马者，二人上马穴也，在天门下。其法以我食将二指，自小儿上马处打起，摆至天河，去四回三，至曲池内一弹，如儿辈嬉戏打披之状，此法退凉去热。（《幼科推拿秘书·打马过天河》）

（8）凡温热作此法。用右手大指掐总筋，四指翻大指下，大指又起，又翻，如此至关中，五指取穴掐之，有名"打马过河"。（《动功按摩秘诀·手诀》）

【点评】本法又称为"打马过河"、"打马过天门"，具有清热退热、通经行气的功效，主要治疗小儿高热神昏、恶寒发热等。根据文献记载，操作方法主要有五种：其一为医者先运内劳宫，然后用一手拉住患儿的手，另一手用指甲弹击小儿的"天河水"穴，一起一落，一直从总筋弹击至洪池；其二为医者用食指、中指、无名指从"二人上马"穴直推向肘部；其三为医者用一手拉住患儿的手，另一手用指甲弹击小儿的中指指甲，然后摇肘，最后用食指、中指拍打"天河水"穴；其四为医者先用一手掐小儿总筋，另一手指弹"天河水"穴，然后掐肩井、琵琶、走马穴；最后一种为医者用食指、中指拍打"二人上马"穴直至"天河水"穴，去四回三，最后在曲池内弹击一下。上述方法中以第一种最为常用。

三十三、总收法

【原文】

（1）诸证推毕，以此法收之，久病更宜用此，方永不犯其法。以我左手食指，掐按儿肩井陷中，乃肩膊眼也。又以我右手紧拿小儿食指无名指，伸摇如数，病不复发也。（《幼科推拿秘书·总收法》）

（2）肩井穴是大关津，掐此开通血气行，各处推完将此掐，不愁气血不周身。（《幼科铁镜》）

【点评】本法又称为"收诊法"、"按肩井法"，本法可通行周身气血，具有提神之效。临床上无论外感内伤，治疗后均可以本法作为结束手法，故称其为总收法。本法特别适用于久病体虚的小儿。操作时医者一手食指掐按小儿肩井穴，另一手捏住小儿的食指及无名指，使上肢关节屈伸，摇转数次，目前临床应用中常将本法简化为双手按揉肩井穴。

小儿推拿的单式手法仅一招一式，如推法、揉法、摩法、捣法等，作用于某一穴位，功效较为简单，而复式推拿手法步骤多、穴位多，且在发展和演变的过程中产生了"同名异法"的现象。对于这种现象，我们应该从两方面认识，诚然由于缺乏统一的标准及认识，临床应用比较混乱，不利于推拿教学、科研及学术交流。但"同名异法"丰富了小儿推拿复式操作方法，为取得更好的临床疗效提供了思路，颇具创新性。从推拿学术史的角度来看，它是推拿发展的必然结果，体现了复式手法的发展特征，为临床提供了更多的推拿实践方法。

　　纵览本章条文可以看出，小儿推拿手法的命名有规律可循。复式手法中大部分根据操作的动作姿态比拟自然界动物的姿态而定名，如"黄蜂入洞"、"苍龙摆尾"、"凤凰展翅"、"老虎吞食"、"猿猴摘果"等；有的则将手法名称与操作部位的名称相结合而定名，如"运土入水"、"运水入土"、"打马过天河"等；还有一类则根据操作手法的功用而定名，如"飞经走气"。小儿推拿手法的名称形象生动，对于医学生来说易学易记。目前随着生活水平的提高及绿色疗法的回归，小儿推拿疗法逐渐被更多的民众所认识和喜爱，成为儿科疾病治疗不可或缺的组成部分。

第六章　推拿保健方荟萃

我国古代的导引养生术，是呼吸运动和躯体运动相结合的一种医疗体育方法，它能通过治疗疾病、预防病害达到延年益寿之功效。

东汉末年张仲景在《金匮要略》中指出，导引吐纳能使气血流畅而通利九窍，防病治病。

三国时期，名医华佗创编了"五禽戏"，可视为动功的先驱。他模仿虎、鹿、熊、猿、鸟五种动物的动作做体操，其弟子吴普按照"五禽戏"天天锻炼，活到90多岁，还耳目聪明、牙齿完好。"五禽戏"的出现，使中医健身术发展到一个崭新的阶段，为以后其他运动保健形式的出现，开辟了广阔的前景。

东晋时期，葛洪倡导神仙导引，也是个医学家，在其《抱朴子》中曾记载了胎息、闭气、守一等多种方法，在动功方面则包括龙导虎引、熊经龟咽、燕飞蛇屈等。

南北朝时期，著名道教理论家兼医学家陶弘景，在《养性延命录》中，保存了当时很多养生专著及流行功法。在静功方面，他介绍了以服气为主的功法，后世六字诀法，可能以本书记载为最早；在动功方面，更是丰富多彩，例如摩面、琢齿、狼踞、鸱顾左右、顿踵、叉手等。其中还有晨起可做的成套动功方法。

唐代，道教和医学发展较快，人们对生命、疾病的认识也更加深刻，在养生健身、治疗疾病等方面积累了不少经验，所以使古老的养生术得以科学、健康地发展。在这方面，贡献较大的是被誉为"药王"的孙思邈。孙思邈一生勤奋钻研医学，注重实践，关心百姓疾苦，受到人民的崇敬。他的著述有很多，主要有《千金方》、《枕中方》、《摄生真录》等，其中有不少内容是论述养生的理论和方法的。他继承了前代"动以养生"的思想，强调养形，并把养生和治病结合进行，收到了良好的效果。他亦很重视运动养生，在《保生铭》中提出"人若劳于形，百病不能成"，本人还坚持走步运动，认为"四时气候和畅之日，量其时节寒温，出门行三里、二里及三百、二百步为佳"。再如他在《千金要方·道林养性》中强调："养性之道，常欲小劳，但莫大疲及强所不能堪耳。且流水不腐，户枢不蠹，以其运动故也。养性之道，莫久行、久立、久坐、久卧、久视、久听。盖以久视伤血，久卧伤气，久立伤骨，久坐伤肉，久行伤筋也。"

宋代，养生家蒲虔贯《保生要录》专列"调肢体"一门，主张用导引动形体。他认为："养生者，形要小劳，无至大疲。故水流则清，滞则浊。养生之人，欲血脉常行，如水之流，坐不欲至倦，行不欲至劳，频行不已，然宜稍缓，既是小劳之术也。故手足欲时其屈伸，两臂欲左挽右挽如挽弓法，或两手双拓如拓石法……必身轻目明筋壮，血脉调畅，饮食易消，无所壅滞。"

明代，著名养生学家冷谦著《修龄要旨》、王蔡传撰《修真秘要》，均提倡用导引来锻炼身体。清代养生学家曹庭栋创"卧功、坐功、立功"三项，作为简便易行的导引法，以供老年锻炼之用。

与西方运动相比，中国的养生运动形式偏于"内求"、"运气"，重在健身、养生，通过外在的形体锻炼而达到内在的精神修养，内外俱练，形神兼顾，身心合一。远古时期就有了呼吸、吐纳术，中国传统体育的典型项目是太极拳、射箭、舞剑、棋类等，人们练习这些项目的目的就是健身、养生、益智。

本章内容即是本着这个原则，就导引养生术在四季养生、保健及自我保健等方面的主要内容、方式方法等做较系统的整理解释，以方便读者阅读。

第一节　四季养生方

祖国传统医学中强调"治未病"，防重于治，《黄帝内经》还提出了"天人相应"的整体观理论，认为人是自然界的一部分，生命是起源于自然的。诚如《素问·宝命全形论》所说："人以天地之气生，四时之法成"，人的身体结构体现了天地的结构，人体仿佛是天地的缩影，再如《灵枢·岁露篇》载："人与天地相参也，与日月相应也。"

在此理论构架的基础上，提倡"法于阴阳，和于术数"，重视运动养生，提倡"形劳而不倦"，反对"久坐"、"久卧"。所谓"术数"，据王冰注："术数者，保生之大伦"，即指各种养生之道，也包括各种锻炼身体的方法在内。

《素问·四气调神大论》详细论述了养生方面的内容，倡导遵从四时变化，调摄身心；明代高濂《遵生八笺》、南北朝陶弘景《养性延命录》等养生经典继承和发展了《内经》的理论。本节即分春、夏、秋、冬四个层面，概述养生保健之法。

一、春季养生

【原文 1】春三月，此谓发陈，天地俱生，万物以荣，夜卧早起，广步于庭，被发缓形，以使志生，生而勿杀，予而勿夺，赏而勿罚，此春气之应，养生之道也。逆之则伤肝，夏为寒变，奉长者少。（《素问·四气调神大论》）

【点评 1】春季是指立春至立夏前一天的 3 个月时间。在这段时间里，随着阳气的逐渐生长、阴气的逐渐衰退，天气也由寒转暖，万事万物也萌发生机。其大意是指春季的 3 个月时间里，阳气开始生长，万物萌发生机，人们应当晚睡早起，多进行轻柔而柔软的运动以应春生之气。相反，既不宜肃杀这种生气，也不宜使这种生长之气生发太过，应当做到无过不及，与大自然的生长相和谐。

具体来说，春季阳气始生，但是仍以阴寒之气为重，调养应如文中所提到的"发陈"：萌发生长，推陈出新。衣着上应当宽松而保暖，不可使寒凉之气侵袭肌腠而损伤身体内的少阳春生之气。俗话所说的"春捂"即是这个意思。可是"春捂"太过而阻碍阳气的正常生长也是不行的。所以唐代药王孙思邈在《千金要方》中主张春季着衣宜"下厚上薄"，以养阳收阴，从而使得顺应自然，无过不及。饮食上宜多食生发之品，如《本草纲目》引用《风土论四季养生观记》中所说"以葱、蒜、韭、蓼、蒿、芥等辛嫩之菜，杂和而食"。而大辛、大热、大寒之品绝不适宜多食。

情志上应做到精神愉悦"以使志生"才是，而郁郁不舒"使志不生"和大喜大悲大怒的"使志过生"均是不妥的。春季本属风木，入通于肝，在春季的防病上应当注意谨防风邪。风有内外之分，外风是指六淫之风邪，内风则是指内生的肝风。春季多风，六淫之风邪易袭肌腠，开泄皮肤使阳气外泄而致病，所以春季应当谨和肌腠。上文提到的"春捂"也正是因于此。而情志上的大喜大悲大怒则容易使得阳气生发太过，导致肝风内动、肝阳上亢，以致中风。

【原文 2】

（1）修养肝脏法：以春三月朔旦，东面平坐，叩齿三通，闭气九息，吸震宫青气入口，九吞之，以补肝虚受损，以享青龙之荣。（《遵生八笺·四时调摄笺》）

（2）六气治肝法：《秘诀》曰："嘘以治肝，要两目睁开为之，口吐鼻取，不使耳闻。"治肝脏用嘘法，以鼻渐渐引长气，以口嘘之，肝病用大嘘三十遍，以目睁起，以出肝邪气，去肝家邪热，亦去四肢壮热、眼昏翳肉、赤红风痒等症。数嘘之，绵绵相次不绝为妙。疾平即止，不可过多为之，则损肝气。病止又恐肝虚，当以嘘字作吸气之声以补之，使肝不虚，而他脏之邪不得以入也。大凡六字之诀不可太重，恐损真气。人能常令心志内守，不为怒动，而生喜悦，则肝病不生。故春三月木旺，天地气生，万物荣茂，欲安其神者，当止杀伤，则合乎太清，以顺天地发生之气。夜卧早起，以合养生之道。（《遵生八笺·四时调摄笺》）

【点评2】明代高濂《遵生八笺》中，依据五脏与五行配合，五行与四时的分配有所关联，如此就可以应四季变化来补五脏之不足，使用服气吐纳的方式来补养。在中国传统养生中，服气吐纳是基本而又重要的法门。服气吐纳方法很多，其中最为常见的是"吹呼呵唏（嘻）嘘呬"的六字气诀。在"祛病延年六字诀"的总诀中指出："此行六字功夫秘要诀也，非此，六气行不到于本经。以此导之，若引经耳，不可不知。"即采用六字气诀与吸纳五方之气来作为服气补养五脏的法门。"六气者，嘘、呵、呬、吹、呼、嘻是也。五气各属一脏，余一气属三焦也。"六气中呬属肺、呵属心、呼属脾、吹属肾、嘘属肝、嘻属三焦。如"吹气"的功用，高濂认为："吹属肾，肾主耳，腰肚冷，阳道衰，以吹气理之。"

【原文3】

（1）肝脏导引法：治肝以两手相重，按肩上，徐徐缓搜身，左右各三遍。又可正坐，两手相叉，翻覆向胸三五遍。此能去肝家积聚风邪毒气，不令病作。一春早暮，须念念为之，不可懈惰，使一曝十寒，方有成效。（《遵生八笺·四时调摄笺》）

（2）肝病禁辛，心病禁咸，脾病禁酸，肺病禁苦，肾病禁甘。春不食肝，夏不食心，秋不食肺，冬不食肾，四季不食脾。（《金匮要略·禽兽鱼虫禁忌并治第二十四》）

（3）春三月，每朝梳头一二百下。至夜卧时，用热汤下盐一撮，洗膝下至足，方卧，以泄风毒脚气，勿令壅塞。（《养生论》）

（4）春正二月，宜夜卧早起，三月宜早卧早起。又曰：

春三月，卧宜头向东方，乘生气也。春气温，宜食麦以凉之，不可一于温也。禁吃热物，并焙衣服。(《云笈七签》)

(5) 春甲乙日，忌夫妇容止。又曰：春夏之交，阴雨卑湿，或饮汤水过多，令患风湿，自汗体重，转侧不能，小便不利。作他治必不救，唯服五苓散效甚。(《千金翼方》)

(6) 孟春月一势：以两手掩口，取热气津润摩面，上下三五十遍，令极热。食后为之，令人华彩光泽不皱。行之三年，色如少女，兼明目，散诸故疾。从肝脏中肩背行后，须引吸震方生气，以补肝脏，行入下元。凡行导引之法，皆闭气为之，勿得开口，以招外邪，入于肝脏。(《灵剑子》)

(7) 导引本经：肺为五脏之华盖，声音之所从出，皮肤赖之而润泽者也。人唯内伤七情，外感六淫，而呼吸出入不定，肺金于是乎不清矣。然欲清金，必先调息，息调则动患不生，而心火自静，一者下着安心，二者宽中体，三者想气遍毛孔出入，通用无障，而细其心，令息微微，此为真息也。盖息从心起，心静气调，息息归根，金丹之母。《心印经》曰：回风混合，百日通灵。(《针灸大成》)

【点评3】上述条文详实地记载了春季养生的原则和方法，为历代养生导引法的代表；以舒展筋骨、调畅情志、升发阳气为宗旨，简便实用，行之有效。

二、夏季养生

【原文1】夏三月，此谓蕃秀，天地气交，万物华实。夜卧早起，无厌于日，使志无怒，使华英成秀，使气得泄，若所爱在外，此夏气之应，养长之道也。逆之则伤

心，秋为痎疟，奉收者少，冬至重病。（《素问·四气调神大论》）

【点评1】夏季是指立夏至立秋前一天的3个月时间。本文大意是指夏季的3个月时间里，阳气渐盛，万物长极，人们应当晚睡早起，适量进行有一定强度的运动以应夏长之气。既不宜压制这种旺盛的生气，也不宜使这种生气膨胀开来，使夏长之气在约束之下长至盛壮。在这段时间里，随着阳气逐渐长至极致而阴气也渐渐衰无，但是在阳气到极致的时候，阴气也开始生长。文中所提到的"蕃秀"，指欣欣向荣，但非野草蔓延。炎炎夏日，人们避暑纳凉，这是为了不使阳气极盛，使阳气虽盛而有所制，可是过于贪凉而伤及阳气是可以致病的；同样，使阳气亢盛无制也能致病，这也体现了古代劳动人民的智慧。

具体说来，衣着上应以轻便透气为佳，适量饮食甘凉之品，如西瓜、苦瓜等。情志上也当以宣畅通泻为宜。丘处机所说"夏三月，欲安其神者，应澄和心神，外绝声色，内薄滋味，可以居高，朗远眺望，早卧早起，无厌于日，顺于心阳，以消暑气"正是这个道理。夏季属心火，入通于心，而夏季之末为长夏，属湿土，入通于脾，所以在夏季需要防止暑湿火热之邪。

总之，夏季养生以长极之性为要，不可不及，亦不可无制。

【原文2】

（1）修养心脏法：当以四月五月弦朔清旦，面南端坐，叩齿九通，漱玉泉三次，静思注想，吸离宫赤气入口，三吞之，闭气三十息，以补呵气之损。（《遵生八笺·

四时调摄笺》）

（2）六气治心法：治心脏用呵，以鼻渐长引气，以口呵之，皆调气如上，勿令自耳闻之。若心有病，大呵三遍。呵时，以手交叉，乘起顶上为之。去心家劳热，一切烦闷。疾愈即止，过度即损，亦须以呼字吸旺气以补之。（《遵生八笺·四时调摄笺》）

（3）心脏导引法：可正坐，两手作拳，用力左右互筑，各五六度。又以一手向上拓空，如擎石米之重，左右更手行之。又以两手交叉，以脚踏手中，各五六度，闭气为之。去心胸风邪诸疾，行之良久，闭目，三咽津，叩齿三通而止。（《遵生八笺·四时调摄笺》）

（4）夏气热，当食菽以寒之，不可一于热也。禁饮温汤，禁食过饱，禁湿地卧并穿湿衣。

夏月宜用五枝汤洗浴，浴讫，以香粉傅身，能驱瘴毒，疏风气，滋血脉，且免汗湿阴处，使皮肤燥痒。（《养生论》）

（5）补心脏坐功之法有二：一势，正坐斜身，用力偏敌如排山势，极力为之，能去腰脊风冷，宣通五脏六腑，散脚气，补心益气。左右以此一势行之。二势，以一手按髀，一手向上，极力如托石，闭气行之，左右同行。去两胁间风毒，治心脏，通和血脉。（《灵剑子》）

（6）导引本经：夫心乃一身之主宰，生死之路头也。是故心生则种种欲生，而神不入气；心静则种种欲静，而神气相抱也……故人常宜燕居静坐，调心息气，食热戒冷，常要两目垂帘，迈光内照，降心火于丹田，使神气相抱。故《太玄·养初》曰：藏心于渊，美厥灵根，神不外

也二。(《针灸大成》)

【点评2】中医学认为，五行与四时的配合，春季主肝，属木；夏季主心，属火；秋季主肺，属金；冬季主肾，属水。夏季属火，其脏腑相应为心和小肠，心主血脉、主神志，故而其倡导的导引功法，不仅淋漓清透、寻常通达，而且势大力大，宣畅心胸之气，和理血脉，助长豪情之意，运动肢体，运动脏腑，顺应情志。另外，还包含着叩齿、咽津等方法，借助天地阳气升发之时，冬病夏治，用以祛除人体内的毒气与寒湿之气。

三、秋季养生

【原文1】秋三月，此谓容平，天气以急，地气以明。早卧早起，与鸡俱兴，使志安宁，以缓秋刑，收敛神气，使秋气平，无外其志，使肺气清，此秋气之应，养收之道也。逆之则伤肺，冬为飧泄，奉藏者少。(《素问·四气调神大论》)

【点评1】秋季是指立秋至立冬前一天的3个月时间。在这段时间里，随着阴气的逐渐生长、阳气的逐渐衰退，天气也由暖转寒，万事万物也逐渐凋零，人们应当早睡早起，使思想意识趋于平静，精神收敛。人体也如同这种自然界阴气渐旺、阳气衰退的趋势一样变化，所以应当在生活起居上也做到收敛意志与神气，平心静气。也如同春夏季节一样，使这种衰退之气过盛和过弱均是与自然界之气不和谐的。

具体来说，秋季阴气生长，但是阳气仍为重，其调养应当注重养阴护阴。秋季属燥金，入通于肺。燥易伤阴，且肺为娇脏，最怕伤阴，所以养阴在秋季养生中具有重要意义。具体来说，秋季不可进行剧烈运动而使得汗出太过，衣着上应当"迟添衣"，也就是俗语所说的"秋冻"。如果穿衣太多则使阳气过盛而阴气难长，若衣着太多而至汗液大出则更是伤阴。饮食上则宜多进滋润养阴之品，如甘蔗、梨、莲藕等。情志上宜使夏季放诸于外的神气逐渐收敛，以应秋收之势。

总之，秋季养生应该培护阴气，毋致阴伤，以应阴长阳衰的肃杀之气。

【原文 2】

（1）修养肺脏法：当以秋三月朔望旭旦，向西平坐，鸣天鼓七，饮玉泉三。然后瞑目正心，思吸兑宫白气入口，七吞之，闭气七十息。此为调补神气，安息灵魄之要诀也，当勤行之。（《遵生八笺·四时调摄笺》）

（2）六气治肺法：吐纳用呬，以鼻微长引气，以口呬之，勿使耳闻。皆先须调气令和，然后呬之。肺病甚，大呬三十遍，细呬三十遍，去肺家劳热，气壅咳嗽，皮肤燥痒，疥癣恶疮，四肢劳烦，鼻塞，胸背疼痛。依法呬之，病去即止，过度则损。呬时用双手擎天为之，以导肺经。（《遵生八笺·四时调摄笺》）

（3）肺脏导引法：可正坐，以两手据地，缩身曲脊，向上三举，去肺家风邪积劳。又当反拳捶背上，左右各三度，去胸臆闭气风毒。为之良久，闭目叩齿而起。（《遵生八笺·四时调摄笺》）

（4）以两手抱头项，宛转回旋俯仰，去胁、肋、胸、背间风气。肺脏诸疾，宜通项脉，左右同正月法。又法：

以两手相叉，头上过去，左右伸曳之，十遍。去关节中风气，治肺脏诸疾。（《灵剑子》）

（5）立秋后，宜服张仲景八味地黄丸，治男女虚弱百疾，医所不疗者。久服身轻不老。熟地黄八两，薯蓣四两，茯苓二两，牡丹皮二两，泽泻二两，附子童便制炮，一两，肉桂一两，山茱萸四两，汤泡五遍。上为细末，蜜丸，如桐子大。每日空心酒下二十丸，或盐汤下。稍觉过热，用凉剂一二帖以温之。（《四时纂要》）

（6）秋初夏末，热气酷甚，不可脱衣裸体，贪取风凉。五脏俞穴皆会于背，或令人扇风，夜露手足，此中风之源也。若觉有疾，便宜服八味地黄丸，大能补理脏腑，御邪。（《养生论》）

（7）秋三月卧时，头要向西，作事利益。（《养生论》）

【点评2】秋季肺气旺，燥金当令，主肃杀，味属辛。导引消息之法多稍宜和平，从容和缓，以缓秋刑，以疏通开张胸背为要，不宜过汗。金燥能克木，当秋之时，饮食之味宜减辛增酸以养肝气。而且春秋之际，旧疾易发，切须调养，量其自性为之，秋季不宜吐下，令人消烁，以致脏腑不安。

四、冬季养生

【原文1】冬三月，此谓闭藏，水冰地坼，无扰乎阳，早卧晚起，必待日光，使志若伏若匿，若有私意，若已有得，去寒就温，无泄皮肤，使气亟夺，此冬气之应，养藏之道也。逆之则伤肾，春为痿厥，奉生者少。（《素问·四气调神大论》）

【点评1】冬季是指立冬至立春前一天的3个月时间。在这段时间里，随着阴气逐渐长至极致而阳气也渐渐衰无，但是在阴气到极限的时候，阳气也开始生长。在这样阴寒鼎盛的环境里，作为生命体应该不要使身体的阳气过多消耗，多多接触阳气较盛的物体和环境，不要让身体过多暴露在阴寒的环境之下。情志上也应当较秋季进一步收敛，"使志若伏若匿"。然而在此，4个"若"字值得玩味。"若伏若匿，若有私意，若已有得"自然不同于"伏、匿，有私意，已有得"，后者是真正、绝对的闭藏，而前者却不是真正的从本质上的闭藏。与在夏季养生中已经说过的一样，冬至一阳已生，而最凋零寒冷的冬季是体阴而用阳的时候，在这个时候不能一味单方面追求阴，而是阴阳兼顾。所以在冬季里的养生，我们还是应该强调微微而动。

具体说来，衣着上应当防寒保暖，不要使身体为寒气所伤，饮食上则应进温热之品，如牛、羊肉等。起居运动及情志方面诚如上文所说，应该同自然的阴阳变化一样，以静为主，但是不能一味求静，主张适量进行小强度、缓和的运动，使得身体在闭藏安静的状态下孕育着一定的活力。总之，冬季养生以闭藏之性为要，于闭藏之中孕育着活力。

【原文2】

（1）修养肾脏法：当以冬三月，面北向，平坐，鸣金梁七，饮玉泉三，更北吸玄宫之黑气入口，五吞之，以补吹之损。（《遵生八笺·四时调摄笺》）

（2）六气治肾法：治肾脏吐纳用吹法，以鼻渐长引气，以口吹之。肾病，用大吹三十遍，细吹十遍，能除肾家一切冷气、腰疼、膝冷沉重，久立不得，阳道衰弱，耳内虫鸣及口内生疮。更有烦热，悉能去之。数数吹去，相继勿绝，疾瘥则止，过多则损。（《遵生八笺·四时调摄笺》）

（3）肾脏导引法：可正坐，以两手耸托，右引胁三五度，又将手返着膝挽肘，左右同捩身三五度，以足前后踏，左右各数十度。能去腰肾风邪积聚。（《遵生八笺·四时调摄笺》）

（4）冬夜卧，被盖太暖，睡觉即张目吐气，以出其积毒，则永无疾。又曰：冬卧头向北，有所利益，宜温足冻脑。又曰：冬夜漏长，不可多食硬物并湿软果饼。食讫，须行百步摩腹法，摇动令消，方睡。不尔，后成脚气。（《云笈七签》）

（5）冬三月宜服药酒一二杯，立春则止。终身常尔，百病不生。（《千金方》）

（6）导引本经：人察天地之气以有生，而太极之精寓焉……诚能以理制欲，以义驭情，虽美色在前，不过悦目畅志而已，奚可恣情丧精，所谓油尽灯灭，髓竭人亡，添油灯壮，补髓人强也……子前午后用神占。是则以元精炼交感之精，三物混合，与道和真，自然元精固，而交感之精不漏，卫生之法，先此而已。前贤所谓精全不思欲，气全不思食，神全不思睡，斯言近矣。（《针灸大成》）

【点评2】冬天寒冷之时，万物蛰伏，宜休养生息。同时，应进药酒、补药等物，以助导阳气。但也应注意不要让阳气太过，以免寒热不均而反伤身体，因斯时伏阳在内，有疾宜吐，心膈多热，所忌发汗，恐泄阳气故也。宜服酒浸补药或山药酒一二杯，以迎阳气。早起服醇酒一杯以御寒，晚服消痰凉膈之药。慎行房事。

五、一天里的四季养生

【原文】黄帝曰：夫百病之所始生者，必起于燥湿寒暑风雨、阴阳喜怒、饮食居处。气合而有形，得藏而有名，余知其然也。夫百病者，多以旦慧、昼安、夕加、夜甚，何也？岐伯曰：四时之气使然。黄帝曰：愿闻四时之气。岐伯曰：春生、夏长、秋收、冬藏，是气之常也，人亦应之。以一日分为四时，朝则为春，日中为夏，日入为秋，夜半为冬。朝则人气始生，病气衰，故旦慧；日中人气长，长则胜邪，故安；夕则人气始衰，邪气始生，故加；夜半人气入藏，邪气独居于身，故甚也。（《灵枢·顺气一日分四时》）

【点评】历代的养生家都强调，人们的生活规律必须顺应四季变化，以免引发疾病。在一年中，阳气有生、长、收、藏的变化过程，我们度过的每一天也是一样，应根据阳气的生长变化，适时调整机体活动，以顺应自然。

晨起如春。早晨起床，正如漫漫长冬结束后，阳气开始生发的春季，养生要点也应该与春季养生相同，一是要经常运动，一夜休息像人体经过冬季的闭藏，阳气开始生发，机体需要运动来增加活力；二是与春季养阳对应，人体经过一个冬天的消耗，阳气不足，难以抵御风寒，所以有"春捂"的说法，体现在一天中，就是晨起锻炼应注意保暖，否则就容易感受风寒。

日间如夏。白天的工作时间，正如阳气充足的夏天，人的机体处于兴奋状态，应该充满活力地投入到工作中去；而天过中午，正是阳气盛极转衰时，因此午饭过后，人体会感到困倦，有条件的朋友，应该午休半小时左右，为下午的工作积蓄更多的能量。

暮时如秋。太阳落山，气温开始下降，正如秋天的肃杀，阳气由"长"转为"收"，我们应该将白天的工作收尾，调整精神，像秋天一样冷静思考一下，想想这一天的所作所为是否得宜，以让自己取得更大的进步；身体也开始进入放松状态，如果此时还要加班熬夜的话，对身体健康是不利的。

晚间如冬。入夜后，阳气由"收"转"藏"，应早些休息，使身心得到调养。现代人夜生活丰富，经常熬夜，这都是与自然规律相悖的，晚间是一天中最富余暇的时段，应当营造出一个轻松愉快的氛围。晚餐不宜吃得过于丰盛，应尽量减少油腻的食物，粗粮反而有益调理身体阳气，起到"藏"的效果。

总之，一年四季的养生与一天中各个时段的养生都有相通之处，总的原则就是顺应天时。

第二节　保健方

导引按摩的起源远比其他医疗保健技术早得多。可以说，当人类在地球上出现以后，最原始的导引按摩术就产生了，所以有人称它是一种"元老医术"。

按摩用于养生保健（包括用于治疗中风等疾病、用于壮阳、用于预防保健等）也相当早，这在《韩非子》、《马王堆汉墓帛书》、《素问》等早期典籍中都有具体记述。按摩这种最简便的方法，是养生保健最早使用的方法之一。

早在殷商甲骨文中，就有一些有关按摩、热熨的文字，原始人也早就有舞蹈（后演化为"导引"）。按摩、导引大抵属于人类最自然、最普通的自我救疗或养生保健方法，当时在中原地区就十分盛行。正如《素问·异法方宜论》所说："中央者，其地平以湿，天地所以生万物也众，其民食杂而不劳，故其病多痿厥寒热，其治宜导引按跷，故导引按跷者，亦从中央出也。"王冰注："导引，谓摇筋骨，动支节。"这种导引犹如古代的舞蹈或体操。《吕氏春秋·古乐》就说过："昔陶唐氏之始，阴多滞伏而湛积，水道壅塞，不行其原……筋骨瑟缩不达，故作为舞以宣导之。"

一、保健方类一

【原文】

（1）老子曰……食毕摩腹，能除百病。（《千金翼方》）

（2）非但老人须知服食将息节度，极须知调身按摩，摇动肢节，导引行气。行气之道，礼拜一日勿住。不得安于其处，以致壅滞。故流水不腐，户枢不蠹，义在斯矣。能知此者，可得一二百年。（《千金翼方·卷十二·养老食疗第四》）

（3）每食讫，以手摩面及腹，令津液通流。食毕，当行步踌躇，计使中数里来，行毕，使人以粉摩腹上数百遍，则食易消，大益人，令人能饮食，无百病，然后有所修为，为快也。饱食即卧，乃生百病，不消成积聚。饱食

仰卧，成气痞，作头风。(《备急千金要方·养性·道林养性第二》)

(4) 食后将息法：平旦点心饭讫，即自以热手摩腹。出门庭行五六十步，消息之。中食后，还以热手摩腹行一二百步，缓缓行，勿令气急，行讫，还床偃卧，四展手足，勿睡，顷之气定，便起正坐。吃五六颗煎枣，啜半升以下人参、茯苓、甘草等饮，觉似少热，即吃麦门冬、竹叶、茅根等饮。量性将理，食饱不得急行。及饥，不得大语远唤人嗔，喜卧睡觉，食散后随其事业(即顺其自然)，不得劳心劳力。觉肚空，即须索食，不得忍饥。必不得食生硬粘滑等物，多致霍乱。秋冬间暖裹腹，腹中微似不安，即服厚朴生姜等饮。如此将息，必无横疾。(《千金翼方·卷十四·饮食第四》)

(5) 嗜眠者，由人有肠胃大，皮肤涩者，责令分肉不开解。其气行则于阴而迟留，其阳气不精神爽利，昏塞，故令嗜眠。

《养生方·导引法》云：踑踞(坐时两脚伸直岔开，形似簸箕)，交两手内屈脚中入，且两手急引之，愈久寐，精气不明。交脚踑踞。凡故言踑踞，以两手从内屈脚中入，左手从右跌腕上入左足，随孔下；右手从左足腕上入右足，随孔下；出抱两脚，急把两手极引二通。愈久寐，精气不明。久行则不睡，长精明。(《诸病源候论·瘿瘤等病诸候·嗜眠候》)

(6) 人之藉精以生，如鱼倚水以活。气与神亦藉精滋，饮食水谷入胃，由脾磨化成液，生血以充精。故必藉谷气以培梭天之精，人乃得以生也。广成子曰：毋摇尔精，乃可长生。无摇者，守之固也。人之一身，以精为本。肝精不固，目眩无光；肺精不固，皮肉消瘦；肾精不固，神气减散；脾精不固，齿发衰白，疾病随生，死亡将至。《金丹秘诀》云：肾藏精，赞外肾一擦一兜，左右换手九九之数，真精不走。盖每龄戌亥二时阴旺阳衰之候，宜净耳目，口鼻闭息，一手兜外肾，一手擦脐下，左右换手，各兜擦九九之数也。（《延龄纂要·养精论》）

（7）会稽千岁沙门曰：吾有七气之诀。一曰叩……七曰漱：漱者，漱之津液，满口，方咽之。三过，然后以左右手相揩热，以摩丹田而无数。（《道枢·众妙》）

（8）宿食不消……令人腹胀气急，噫气酸臭，时复憎寒壮热是也，或头痛如疟之状。《养生方·导引法》云：凡食讫，觉腹内过饱，肠内先有宿气，常须食前后，两手撩膝（抱拢两膝），左右欹身，肚腹向前，努腰就肚，左三七，右二七，转身按腰脊极势。去太仓腹内宿气不化，脾痹肠瘦，脏腑不和。（《诸病源候论·宿食不消病诸候·宿食不消候》）

【点评】本节条文介绍饮食前后、睡眠的自我按摩调护。饮食、睡眠是日常生活中最平常、也是最重要的两件大事。现实生活中，由于工作压力、起居失调、过食生冷等原因，导致食欲下降、运化失司以及失眠健忘等，是各个年龄段，特别是老年人的常见病和多发病。中医学认为，我们的腹部为"五脏六腑之宫城，阴阳气血之发源"；脾胃为人体后天之本，胃所受纳的水谷精微，能维持人体正常的生理功能。脾胃又是人体气机升降的枢纽，只有升清降浊，方能气化正常。故而经常摩腹，可通和上下，分理阴阳，去旧生新，充实五脏，驱外感之诸邪，清内生之百症。现代医学证明，摩腹不仅可以调节胃肠道的蠕动功能，而且还能加强胃肠道的血液循环，防止胃肠消化功能失调。另外，饱食之后切勿立即睡觉，否则，饮食不消而成积聚，或者饱食仰卧而成气癖。

热手摩腹、闲步缓行、伸展四肢、饱食勿急行、饮食消化后方睡、裹腹保暖、酌情饮健胃消食茶等简单、朴素的调理方法，可以预防甚至治疗消化系统的诸多疾病，更有益于修身养生，备受古今养生家的推崇，一直沿用至今。

摩腹不但可以单独习练，还可与导引、调气、存想、唾液、针灸等各种养生保健方法配合运用，也可与药物、食物之类的养生保健方法配合运用，效果突出。

二、保健方类二

【原文 1】

（1）吹呴呼吸，吐故纳新，熊经鸟伸，为寿而已矣。此道引之士，养形之人，彭祖寿考者之所好也。（《庄子·刻意》）

（2）若人能养慎，不令邪风干忤经络，适中经络，未流传脏腑，即医治之；四肢才觉重滞，即导引、吐纳、针灸、膏摩，勿令九窍闭塞。（《金匮要略·脏腑经络先后病脉证并治第一》）

（3）凡人自摩自捏，伸缩手足，除劳去烦，名为导引。（《一切经音义》）

（4）或伸屈，或俯仰，或行卧，或倚立，或踯躅，或

徐步，或吟或息，皆导引也。(《抱朴子·别旨》)

(5) 知上药之延年，故服其药以求仙；知龟鹤之遐寿，故效其导引以增年。(《抱朴子·对俗》)

(6) 导引之法，深能益人延年，与调气相须，令血脉通，除百病。(《云笈七签》)

【点评1】以上各条摘自经典，对按摩导引术的概念、范围、渊源出处、适用范围、功效作用以及实施时的注意事项等方面做了言简意赅的陈述，使我们对导引术这一传统技法有了初步的认识。

【原文2】

(1) 发宜多栉，手宜在面，齿宜数叩，津宜常咽，气宜精炼。(《千金翼方》)

(2) 新浴发讫，勿当风，勿湿萦髻，勿湿头卧。(《千金要方·居处法第三》)

(3) 面宜多擦，发宜多梳，目宜常运，耳宜常凝，齿宜常叩，口宜常闭，津宜常咽，气宜常提，心宜常静，神宜常存，背宜常暖，腹宜常摩，胸宜常护，囊宜常裹，言语宜常简默，皮肤宜常干沐。(《修龄要旨·起居调摄》)

(4) 彭祖曰：……清旦初以左右手摩交耳，从头上挽两耳，又引发，则面气通流。如此者，令人头不白、耳不聋。又摩掌令热以摩面，从上向下二七过，去奸气，令人面有光，又令人胜风寒时气，寒热头痛，百疾皆除。(《千金翼方·卷十二·养性禁忌第一》)

(5) 面功：用两手相摩使热，随向面上高低处揩之，皆要周到，再以口中津唾于掌中擦热，揩面多次。(《内功图说·分行外功诀》)

（6）早起，东向坐，以两手相摩令热，以手摩额上至顶上，满二九止。名曰存泥丸。（《续医说·养生杂言·存泥丸》）

（7）常以两手摩拭面上，令人面有光泽、斑皱不生。行之五年，色如少女……卧起，先以手巾若厚帛拭项中四面及耳后周币（匝），热温温然也。顺发项，良久，摩两手，以治面目，久久令人目明，邪气不干。都毕，咽液三十过，以导内液，又欲数按耳左右令无数，令耳不聋、鼻不窒尔。（《枕中记·导引法》）

（8）次以两手摩熨眼面耳项，皆尽极热，仍按提鼻梁左右七下，梳头梳而卧，熟睡至明。（《古今医统大全·摄生要义》）

（9）肾主骨生髓，其华在发……若血气虚，则肾气弱，肾气弱，则骨髓枯竭，故发变白也。

又云：坐地，直两脚，以两手指脚胫，以头至地。调脊诸椎，利发根，令长美。坐舒两脚，相去一尺，以扼（扼：抓住，掐住）脚两胫，以顶至地十二通。调身脊无患害，致精气润泽。发根长美者，令青黑柔濡华泽，发恒不白。

又云：蹲踞，以两手举足五趾，低头自极，则五脏偏至。治耳不闻，目不明。久为之，则令发白复黑。（《诸病源候论·毛发病诸候·白发候》）

（10）手阳明之支脉入于齿……若风冷客于经络，伤髓冷气入齿根，则齿痛。《养生方·导引法》云：东向坐，不息四通，琢齿二七。治齿痛病。大张口，琢齿二七，一通二七。又解，四通中间，其二七大势，以意消息，瘥病而已，不复疼痛。解病，鲜白不梨，亦不疏离。久行不已，能破金刚。

又云：东向坐，不息四通，上下琢齿三十六下。治齿痛。（《诸病源候论·牙齿病诸候·齿痛候》）

（11）内景经云：常以两手按眉后小穴（丝竹空穴）中，二九，一年可夜书，亦可于人中密行之，勿语其状。眉后小穴，为上元六合之府，主化眼生晕，和营精光，长珠彻瞳，保炼目睛。是真人坐起之道，一名真人常居。

真谛云：予欲夜书，当修常居。真人所以能旁光四达，使八遐照烛者，实常居之数明也。（《圣济总录·神仙导引上·对修常居》）

（12）太上三关经云：常令人欲以手按目近鼻之两眦，闭气为之，气通即止，终而复始。常行之，眼能洞见。有云：导引毕，以手按目四眦，三九遍捏，令见光明，是检眼神之道。久是为之，得见灵也。捏目四眦毕，即用两手侧立摩掌如火，开目熨睛数遍。（《圣济总录·神仙导引上·摩手熨目》）

（13）凡夜卧，两手摩令热，揉眼，永无眼疾；凡夜卧，两手摩令热，摩面，不生疮黚；一呵十搓，一搓十摩，久而行之，皱少颜多；凡清旦以热水洗目，平日无眼疾；凡清旦刷牙，不如夜刷牙，齿疾不生；凡清旦盐刷牙，平日无齿疾；凡夜卧，被发梳百通，平日头风少；凡夜卧，濯足而卧，四肢无冷疾。（《饮膳正要·养生避忌》）

（14）养耳力者，常饱；养目力者，常瞑；养臂指者，常屈信；养股趾者，常步履。（《褚氏遗书》）

【点评2】中医学认为，头面部乃"诸阳之会"、"清阳之府"，关乎人的精神志气、全身的调控，是最重要的部位，即《黄庭经》所谓"修昆仑"。故头面按摩（包括头部、面部和位于头面的各经络腧穴按摩）尤为重要，按之摩之，可调整经络脏腑的生理功能，使之达到最佳状态，从而起到明目、聪耳、充精、旺神、强体、抗衰、美容的作用。

三、保健方类三

【原文】

（1）以足靡（摩）胻阴阳各三十而更。正信（伸）两足三十，曰引阳筋。（《引书》）

（2）□傅民，手傅□。大决者，两手据地，前后足出入间。（《引书》）

（3）时行病者，是春时应暖而反寒，夏时应热而反冷，秋时应凉而反热，冬时应寒而反温，此非其时而有其气，是以一岁之中，病无长少，率相似者，此则时行之气也。

《养生方·导引法》云：清旦初起，以左右手交互从头上挽两耳，举，又引鬓发。即面气流通，令头不白，耳不聋。又，摩手掌令热，以摩面从上下二七止。去奸（指面色枯焦黯黑），令面有光。又，摩手令热，摩身体从上至下名曰干浴。令人胜风寒时气，寒热头痛，百病皆愈。（《诸病源候论·时气病诸候·时气候》）

（4）平坐，以一手握脚指（趾），以一手擦足心赤肉，不计数目，以热为度，即将脚指（趾）略略转动，左右两足心更手握擦，倦则少（稍）歇。或令人擦之，终不若自擦为佳。此名涌泉穴，能除湿气，固真元。临卧时坐赞床，垂足解衣闭息，舌拄上腭，目视顶门，提缩谷道，两手摩擦两肾愉（俞）各一百二十，多多益善。极能生精固阳，治腰痛。（《修龄要旨·却病八则》）

（5）歌诀：贵擦涌泉却风寒，手掌温摩热自参。两脚舒伸舒脉络，须钩拇指力归跟。（《延龄纂要·坐运修行》）

（6）两足心涌泉二穴，能以一手举足，一手摩擦之百二十数，疏风去湿，健脚力（原注：欧阳文忠公用此大有验）。（《三元延寿参赞书·导引有法》）

（7）面向午，展两手于脚膝上，徐徐按擦肢节，口吐浊气，鼻引清气（原注：凡吐者出故气，亦名死气；吞者取新气，亦名生气）。良久，徐徐乃以手左托、右托、上托、下托、前托、后托，瞑目张口，叩齿摩眼，押头拔耳，挽发放腰，咳嗽发扬振动也。双作只作，反手为之。然后掣足仰振，数八十、九十而止。（《世医得效方·孙真人养生书·调气法》）

（8）常每旦啄齿三十六通，能至三百弥佳，令人齿坚不痛。次则以舌搅漱口中津液，满口咽之，三过止。次摩指少阳令热，以熨目，满二七止，令人目明。每旦初起，以两手又两耳，极上下热挪之，二七止，令人耳不聋。次又啄齿漱玉泉，三咽，缩鼻闭气，右手从头上引左耳二七，复以左手从头上引右耳二七止，令人延年不聋。次又引两鬓，发举之一七，则总取发，两手向上，极势抬上一七，令人血气通，头不白。又法：摩手令热，以摩面，从上至下，去邪气，令人面上有光彩。又法：摩手令热，雷（擂）摩身体，从上至下，名曰干浴，令人胜风寒、时气、热头痛，百病皆除。夜欲卧，时常以两手指摩身体，名曰干浴，辟（避）风邪。峻坐，以左手托头仰，右手向头上尽势托，以身并手振动三，右手托头振动亦三，除人睡闷。（《养性延命录·导引按摩篇第五》）

（9）踊身令起，平身正坐，两手叉项后，仰视举首，左右招摇，使项与手争。次以手扳脚，稍闭气，取太冲之气。左挽如引弓状，右挽亦如之。令人精和血通，风气不入。久能行之，无病延年。（《遵生八笺·延年却病笺·左洞真经按摩导引诀》）

（10）夜卧觉，常扣（叩）齿九通咽唾过，以手按鼻左右、上下数十过。（《医说·养生修养调摄夜卧》）

（11）每日以子时后披衣坐，面东或南，盘足坐，扣（叩）齿三十六通，握固（原注：以两拇指掐第二指手纹，或以四指都握拇指，两手拄腰腹间），闭息（原注：闭息最是道家要妙，先须闭目静虑，扫灭妄想，使心源湛然，诸念不起），自觉出入息调匀微细，即闭口并鼻，不令气出也，内视五脏，肺白、肝青、脾黄、心赤、肾黑（原注：当便求五脏局（图）、烟萝子之类常挂壁上，便心中心熟识五脏六腑之形状）。（《苏沈良方·养生秘诀·上张安道养生诀》）

（12）经云：一曰精，二曰唾，三曰泪，四曰涕，五曰汗，六曰溺，皆所以损人也。但为损者，有轻重耳。人能终日不涕唾，随有漱，满咽之。若恒含枣核咽之，令人爱气，生津液，此大要也（谓取津液，非咽核也）。

平旦日未出前面向南……次又叉两手向前，尽势推三；次叉两手向胸前，以两肘向前，尽势三；次，直引左臂，拳曲右臂，如挽一斛五斗弓势，尽力为之……次拳两手向前筑，各三七；次拳左手尽势，向背上，握指三，右手亦如之，疗背膊臂肘劳气，数为之弥佳。

平旦便转讫，以一长柱杖策腋，垂左脚于床前，徐峻，尽势，掣左脚五七，右亦如之，疗脚气痛闷，腰肾间冷气，冷痹及膝冷，脚冷，并主之，日久三掣弥佳，勿大饱，及忍小便掣。如无杖，但遣所掣，脚不着地，手扶一物亦得。晨夕以梳梳头，满一千梳，大去头风，令人发不白。（《养性延命录·导引按摩篇第五》）

【点评】本节条文介绍了多种导引、按摩的方法，例如：啄齿、吞津、握固、摩腹、摩手、梳发、熨眼、吐纳、干浴、搓脚心、体操、五禽戏等，非常具体地介绍了这些方法的操作过程及其在养性延年中的作用，实用性很强。比如，其中的五禽戏，在我国养生学史中第一次具体介绍了演习方法，有很高的价值，在我国仿生学气功中占有重要地位。历来修习五禽戏者大有人在，愈往后动作愈全面、细致，和古代简单的动作相较，已经有了许多发展。涌泉穴位于足底第2、3趾趾缝纹头端与足跟连线的前1/3处，是肾经的要穴。涌泉穴在人体养生、防病、治病、保健等各个方面都有重要作用。搓脚心法，即推搓涌泉穴，它是我国流传已久的自我养生保健按摩疗法之一。通过推搓涌泉穴，可以对肾、肾经及全身起到由下到上的整体性调节和治疗的作用。

今之欲养生保健者，对于这些简单的按摩导引只要选取其中一二，坚持习练，持之以恒，则受益多多矣。如能融会贯通，全面继承，更是受益无穷。

第七章　推拿功法荟萃

功法是气功、导引、武术等传统健身锻炼方式的合称，练功通过特定的功法锻炼身体的机能，从而达到防治疾病、抗衰延寿的目的。推拿练功广义上包括从事按摩推拿的工作者本身的练功，也包括患者为配合疾病治疗所选练的功法。本章所指的推拿练功为狭义的练功，仅指从事按摩推拿的工作者以提高按摩推拿手法技能和临床应用水平为目的的功能锻炼。

推拿练功是推拿学的一个重要组成部分。对于按摩推拿工作者来说，练功是十分必要的，是推拿工作者胜任本职工作的有力保障之一。一方面"均匀、柔和、持久、有力"的良好手法要求施术者必须有一定的指力、臂力、腰腿力，且在按摩推拿过程中保持手法所规定的手形、步形、身形，这就需要练功来提高身体各部位肌肉的力量、提高手法的功力及技巧；另一方面由于职业特性，久立、久坐、腕部超负荷运动及持续性弯腰等不良姿势会造成施术者本身的气血运行偏颇，通过练功可加强关节等易劳易损部位的气血运行，可调节五脏六腑、四肢百骸机能，迅速恢复身体劳损，保护推拿工作者自身的健康。

现代研究表明，推拿练功主要有以下几方面的作用：①使心肌发达、心脏收缩力增强，从而有力促进血液循环；②提高肺活量，有效调动肺的机能；③动作的动静起伏及虚实变化能改善机体的控制能力，对神经系统有很好的调节作用；④使骨径增粗、骨皮质加厚，骨骼能够承受较大的负荷；⑤使肌纤维增多、变粗，肌酶原及肌红蛋白储量增加，从而使肌肉强壮有力、关节活动灵活；⑥能促进新陈代谢，推迟肌肉酸痛、关节僵直、动作呆滞的产生。此外，推拿练功对内分泌系统有良好的调节作用，还能增强皮肤的御寒能力。

旧时推拿练功功法散见于民间而无系统性，直到新中国成立后，在党和政府的重视下，才组织力量对这部分内容进行了整理和统一。整理后的推拿练功功法分为两部分，一部分是徒手练功法的功种，以"易筋经"和"少林内功"为代表，强调动静结合、意气相随，即动功与静功密切结合：在练习动功时"动中求静"，动作的同时呼吸自然、全神贯注，保持精神的宁静；在练习静功时"静中有动"，在体表安静的状态下，保持气息运动的和谐。另一部分为器械练功法，以石担、石锁、抓坛子等民间练功器械练习为主要内容，并逐步发展为专业运动器材的器械练习。

推拿练功时为了防止肌肉、韧带等损伤的发生，在练功前必须进行适当的准备活动，如慢走、徒手操等，准备活动结束后略休息2～3分钟，然后开始正式的练功。当练功结束后要做一些调整呼吸及动作和缓的整理运动。初练者练功的强度不宜过大，应由小到大，在保证练功质量的基础上，完成一定的数量。练功期间应注意科学饮食及充分休息，以保证身体的需要并达到练功的理想效果。

第一节 易筋经

"易筋经"相传为南北朝时期的高僧达摩所创，后据考证为明朝天启四年天台紫凝道人托名达摩所作。《易筋经》的旨意是指通过锻炼而达到强筋健骨的目的，"易筋经"的"易"即有改变之意，"筋"包含了皮、肉、筋、骨（关节）等组织，"经"是方法与指南，名称体现了通过锻炼达到筋强体壮的目的。正如《易筋经》中所强调的"然筋，人身之筋络也。骨节之外，肌肉之内，四肢百骸，无处非筋，无经非络，联络周身，通行血脉，而为精神之外辅。如人肩之能负，手之能摄，足之能履，通身之活泼灵动者，皆筋之挺然者也。岂可容其弛、挛、靡、弱哉。"易筋者则可"以挽回斡旋之法，俾筋挛者易之以舒，筋弱者易之以强，筋弛者易之以和，筋缩者易之以长，筋靡者易之以壮。即绵涎之身，可以立成铁石。"

《易筋经》原书论述内容相当广泛，基本上分为三大类，即基本理论、内壮的基本原则和方法、外壮的基本原则和方法。在中国养生文献和体育文献中，《易筋经》是独树一帜的，其贡献主要有四点：①一改养生文献有理论无方法或有方法无理论的局面，先建立理论，再按照理论框架提出具体方法；②提出练形与练气从难做起，即易筋从内壮做起；③提出了内壮的基本原则："凡炼内壮，其则有三，一曰守此中道。守中者，专于积气也。积气者，专于眼、耳、鼻、舌、身、意也。其下手之要，妙于用揉，其法详后……二曰勿他想。人身之中，精神气血不能自主，悉听于意，意行则行，意止则止。手中之时，意随掌下，是为合式……三曰待其充周。凡揉与守，所以积气。"④论述了内壮和外壮的各种功法。《易筋经》练功法开创了按摩练功的先河，成为推拿按摩工作者的必练功法。

练习易筋经可通过较长时间的肌肉静止性锻炼，增强全身肌肉的持久性，并"以意行气，以气贯力"，增加手法的渗透力、加强施术者的手感。按原来的功法要求，须先练1年左右内功，达到内壮后，方可练易筋经，进而再练洗髓经。在此期间，还要内服外涂佐功药，约3年左右才能大功告成。由于整个练功过程较长，按原法修炼者不多，近代流传的《易筋经》多只取导引内容，且与原有功法有所不同，派生出多种样式，其中流传较广的是经清代潘蔚整理编辑的《易筋经十二势》。易筋经十二势的特点是刚劲有力且刚中带柔，动中有静，动作简单，意力统一。用于推拿练功时务必静心松体，动作祥和，切勿使用蛮力，过猛过急。

易筋经预备势为：两腿自然站立，头颈正直，下颌内收，两眼平视前方；双手自然下垂于体侧，五指自然并拢微屈；收腹直腰，双膝微松；均匀呼吸，全身自上而下头颈、肩、臂、平、胸、腹、臀、大腿、小腿、脚依次放松，躯体各关节及内脏放松，做到身无紧处，心无杂念，神意内收。

一、韦驮献杵第一势

【原文】立身期正直，环拱平当胸，气定神皆敛，心

澄貌亦恭。(《易筋经》)

【点评】原文有的口诀为"环拱手当胸",无碍理解及操作。韦驮是佛教中的天神,为四天王三十二神将之首,在佛教形象中韦驮身穿古代武将服饰,手持印度兵器"金刚杵",在中国寺院内韦驮通常安置在天王大殿弥勒菩萨之后,面对着释迦牟尼佛像。韦陀献杵势讲究气机平和,心神清净澄亮,面容端庄坦然,双手合抱呈恭敬的姿势。

本动作为起势,要求两脚跟并拢,脚尖略向外,身体正直站立。含胸拔背,收腹直腰,双膝微松。两手臂自然下垂于体侧,五指并拢、微屈。头颈正直,下颌内收,舌抵上腭,目视前方(预备势)。然后左脚向左跨出一步,两足间距离与肩同宽,两臂外展与肩平,掌心向下,逐渐转掌心向前,慢慢合拢,屈肘旋臂内收,使双手徐徐转至胸前,两手相对如抱球的姿势,十指微屈,指端相对。练习时应注意沉肩坠肘虚腋,两掌的高度约与乳头相平,上臂与前胸间保持一定的距离,犹如腋窝下夹着一枚鸡蛋一般,身体各部位肌肉保持放松。宁神调息3~5分钟。若单独做本节,可收势休息,收势时先深吸气,再慢慢呼出,双手同时下落于体侧,同时收左足,并步正立。

作为易筋经十二势的第一势,本动作从静到动,是微启气机的过程,与后面的第二势、第三势可相连操作。动作重点锻炼上肢前臂和上臂的肌群,加强臂力,还有助于改善颈肩功能,缓解疲劳。同时动作收腹直腰,双膝微松可提高肛门括约肌的肌力。本动作具有镇静安神之功,对神经衰弱和心烦失眠有较好的作用效果。

二、韦驮献杵第二势

【原文】足趾柱地，两手平开，心平气静，目瞪口呆。（《易筋经》）

【点评】本式又称为"横担降魔杵"，原文有的版本为"横胆降魔杵"，"胆"、"担"互通；"足趾柱地"在有些口诀中记为"足趾挂地"，"柱地"指脚趾抓地像柱子般结实牢固。

法接上势，双脚的十趾微微抓地（即脚尖向下扣，趾尖着地），身体正直站立，收腹直腰，双膝微松。将两肘慢慢向上抬起至与肩平，两手向左右平伸使上肢呈"一"字形展开，手心向上（一说手心向下）。头如定物，双目正视前方，意念集中于两掌心与趾尖，手似伸向无限远处，足似生根状。练习时应注意两臂自然平举，与肩同高，尽量做到伸展。做动作时保持呼吸自然，最后保持5～10分钟。若单独做本节，可收势休息，收势时先深吸气，再慢慢呼出，双手同时下落于体侧，同时收左足，并步正立。

在第二势动作过程中，轻松、柔和、缓慢、对称与平衡应贯穿始终。肩关节外展能带动整个前臂舒展，疏通上肢经络，调整心肺功能。本动作能增强臂力及腿部肌肉力量，锻炼三角肌、肱三头肌、前臂伸肌群、股四头肌、腓肠肌及小腿三头肌等肌肉。同时，本式还具有矫正腰背畸形、解除身心疲劳、缓解两目酸痛的作用，可舒畅气机、安神定志、改善心肺功能。

三、韦驮献杵第三势

【原文】掌托天门目上观，足尖着地立身端。力周腿胁浑如植，咬紧牙关莫放宽。舌可生津将腭抵，鼻能调息觉心安。两拳缓缓收回处，用力还将挟重看。（《易筋经》）

【点评】本式又称为"掌托天门"，"天门"为穴位名称，在前正中线上，入前发际 2 寸。原文有的口诀为"咬紧牙关不放宽"，无碍理解及操作。

法接上势，将左右平开的两手，转为掌心向上，指端相对，向上托举，使两虎口正对天门穴，同时两目随两手移动。脚跟上抬，以脚趾着地，并使腿和胁同时用力，使全身浑然一气。咬紧牙关，舌抵上腭，以鼻调息，吸气时两手暗用劲尽力上托，两腿同时用力下蹬，呼气时全身放松；稍停片刻做收势，收势时，两掌变拳，拳背向前，上肢用力将两拳缓缓收至腰部，拳心向上，脚跟着地，同时配合呼吸。

在整个过程中要注意视线跟随手移动，但不要过分仰头，两臂上托时不要夹腋耸肩，要注意双臂经耳旁伸展向上，两肩保持放松。本法整体趋势向上伸展，可带动上、中、下三焦及五脏六腑之精气上行，促进全身血液循环，对脾胃虚弱及脑供血不足的病人有很好的效果，但是有高血压的人不适合练此功。对于按摩推拿工作者来说，本法可锻炼上肢各肌肉群，同时锻炼腰肌、股四头肌、小腿三头肌等，增强臂力、腰力及腿力。

四、摘星换斗势

【原文】只手擎天掌覆头，更从掌中注双眸。鼻端吸气频调息，用力收回左右伴。（《易筋经》）

【点评】原文有的歌诀为"更从掌内注双眸"、"用力回收左右伴"，无碍理解及操作。

起势同上，两手握空拳，上提至腰侧，拳心向上。将重心移向右腿，左腿提起向左前方跨出，身向下沉，屈膝半蹲为左弓步，同时右臂曲肘向后，拳背附于命门穴，左手由拳变掌，向左前方伸出，高度约与头平，掌心向上，双目注视左手。重心后移，身体右转，右腿屈膝，左腿伸直，脚尖上翘；同时左手随转体动作向右摆，目光随左手移动。身体左转，左足稍收回，脚尖着地呈左虚步，同时左手随身体左摆，变勾手举于头前上方，指尖对眉中呈摘星状，双目注视勾手。收势时，深吸一口气，徐徐呼出，同时左足收回，双手变掌，自然下垂于体侧。上述为左式，右式动作相同，唯左右相反。

本式要注意视线跟随手移动，单手高举时双目要注视掌心；转体动作由腰带动发力，身体不可前倾后仰；勾手时五指微微并拢，屈腕如钩状；在整个过程中要舌抵上腭，呼吸均匀。本法上体转动幅度较大，可使肝、胆、脾、胃等脏器受到柔和地自我挤压刺激，能促进胃肠蠕动，增强消化功能，治疗胃脘部疼痛不适；还能刺激气血在中焦的运行。对于按摩推拿工作者来说，本法可锻炼前臂屈腕肌群及肱二头肌、肱三头肌的肌力，同时也可充分锻炼腰肌和下肢肌群，使身体的潜力得以调动，对提高一指禅推法的临床治疗效果有所帮助。

五、倒拽九牛尾势

【原文】两腿后伸前屈，小腹运气空松；用意存于两膀，观拳须注双瞳。（《易筋经》）

【点评】"九牛"比喻牛多力量大，本法操作要显示出倒拉九头牛尾的动作气势。

起势同上，左脚向左迈开一大步，两臂由体侧上举至头两侧，掌心相对，屈膝下蹲，两掌变拳，经体前下落至两腿之间，两臂伸直，拳背相对。两拳上提至胸，拳心向下，变掌，左右分推，掌心向外，指尖向上伸展，两臂撑直。重心左移呈左弓步，手由掌变拳，左手向下经腹部前方再向上划弧线直至眉前，屈腕外旋后拽，如同握住牛尾拉拽；同时，右手经头上向前，再向后划弧线直至身体左侧后方，屈腕内旋前拉，如同握住牛尾拉拽。收势时，深吸一口气，徐徐呼出，同时左足收回，双手变掌，自然下垂于体侧。上述为左式，右式动作相同，唯左右相反。

本式要注意视线跟随手移动，双目观拳，拳高不过眉；将全身气力贯注于两肩膀，两臂螺旋使劲，旋转时要注意掌握重心，保持身体平稳正直，使肘不过膝，膝不过足；在整个过程中要舌抵上腭，呼吸均匀。本法以腰带肩，以肩带臂，以臂带拳，通过腰的扭动带动肩胛区域的活动，从而刺激背部夹脊穴和背俞穴，达到提高机体内能、增强人体抵抗力的目的，对多种慢性病有一定的防治作用。对于按摩推拿工作者来说，本法可锻炼两臂旋前、旋后肌群的力量，增加肌力；同时还能舒筋活络，预防肩、背、腰等部位的肌肉损伤。

六、出爪亮翅势

【原文】挺身兼怒目，推窗望月来；排山望海汐，随息七徘徊。(《易筋经》)

【点评】出爪亮翅模拟了猛禽亮相，十指展开又如飞鸟展翅。"推窗望月"取自秦观诗词"双手推开窗前月"一句。

起势同上，两手握拳，上提至腰侧，拳心向上。两拳上提至胸前，迅速变掌向前猛推，同时上提足跟，两腿伸直，以脚尖支撑身体。腕伸，指用力分，两目平视指端。用力握拳，迅速有力的收回至胸前，同时足跟落回，整个动作如鹰见猎物，迅速捕获猎物一般，推、收动作共连续做 7 次。收势时，深吸一口气，徐徐呼出，双手变掌，自然下垂于体侧。

本式应配合呼吸，推出掌时呼气，收回拳时吸气；推出时要肘直腕伸，力贯于掌指，势如排山倒海，但呼气不能过猛。本法通过伸臂推掌及屈臂收掌的运动间接起到扩胸作用，可条畅气机，改善呼吸功能，能疏泄肝气、深纳肾气、增强肺气，对老年肺气肿、肺心病有所帮助。对于按摩推拿工作者来说，本法可锻炼前臂屈肌群及伸肌群，久练可使劲力贯于指端，从而提高临床疗效。

七、九鬼拔马刀势

【原文】侧首弯肱，抱顶及颈；自头收回，弗嫌力猛；左右相轮，身直气静。(《易筋经》)

【点评】"九鬼拔马刀"语出佛教，"拔马刀"的动作是将背于背后的马刀拔出。

起势同上，左脚向左跨出一步，两足间距离与肩同宽，两手在腹前交叉，上举至头，再由身体两侧下落。左手由体侧向上，屈肘，前臂向后过肩，左手按于头后枕部，右手屈肘扭向背后，探至左肩胛骨下方，掌心向内，指尖向上。左手掌前按，肘向后摆，同时向后仰头，身体随动作充分向左拧转，目光向左移动。然后身体转正，两臂向左右平展。收势时，深吸一口气，徐徐呼出，同时左足收回，双手自然下垂于体侧。上述为左式，右式动作相同，唯左右相反。

本式在扭转时要保持身体的正直，双手臂充分伸展扭转，两手按压时使用暗劲，吸气时用力，呼气时放松，同时头颈与之对抗。本法通过扭转身体达到增强脊柱活动范围的功效，同时对颈、背、胸、腰的肌肉进行了牵拉，有利于疏通督脉、宽胸理气、改善局部血液循环，对颈椎病、肺气肿有一定改善作用。对于按摩推拿工作者来说，本法可锻炼肩胛提肌、肱三头肌和腰肌，对增强臂力、腰力，改善颈椎病有较好的作用。

八、三盘落地势

【原文】上腭坚撑舌，张眸意注牙；足开蹲似踞，手按猛如拿；两掌翻齐起，千金重有加；瞪睛兼闭口，起立足无斜。（《易筋经》）

【点评】原文有的歌诀为"千斤重有加，瞪目兼闭口"，无碍理解及操作。

有人认为，此式可能是由内家拳基本功八桩之一的"地门桩"而来，"地门桩"又称"三盘桩"，以两腿圆撑合而为一盘，称为"地盘"；以两手心含空各成一盘，称为"日月盘"。易筋经中三盘落地势与"三盘桩"功法类似，却不能等同，内家拳"三盘桩"是一种静功，易筋经则是一种动功。另有"三盘"解释为两手之间、两膝之间、两足之间为三盘。

起势同上，左脚向左迈开一大步，两臂由体前仰掌上举至伸直，与肩同宽、同高。两掌心翻转向下，两手掌内旋，肘往外展，同时两腿屈膝下蹲，臀部下坐，如骑马状，上体正直，含胸收腹，虚腋沉肩。两手掌下按，悬于膝盖上。两腿缓缓伸直，同时两掌心翻转向上，上托至与肩平，再屈膝下蹲，同时两掌心翻转向下按至膝关节外侧；再次两腿缓缓伸直，如前法操作，这次屈膝下蹲时两掌心向下按于小腿外侧中部。收势时，深吸一口气，徐徐呼出，同时两腿缓缓伸直，两掌心翻转向上，先托至与肩平，然后翻转掌心向下，自然下垂于体侧，同时左足收回。上述为左式，右式动作相同，唯左右相反。

本式双手向上时如托千斤重物，双手向下按时如按水中浮球；在整个过程中要注意配合呼吸，上托重物时吸气，下按浮球时呼气；注意目视前方，下蹲时身体保持直立。本法能促进下肢及盆腔的血液循环，对腰腿痛及盆腔炎、附件炎有一定的治疗效果。本法重点锻炼股四头肌和腰背肌群，强腰固肾的同时加强下肢的力量与耐力，对按摩推拿工作者来说大有裨益。

九、青龙探爪势

【原文】青龙探爪，左从右出；修士效之，掌平气定；力周肩平，围收过膝；两目注平，息调心谧。（《易筋经》）

【点评】起势同上，左脚向左跨出一步，两足间距离与肩同宽，两手握拳上提，拳心向上，拳面贴腰胁，右拳变掌，向前上举至头上，掌心向内，上臂靠近于头，腰随动作向左侧弯，充分伸展，右掌心向下。向左转体至面部朝下，右手四指并拢，屈拇指按于掌心，掌心向下，右臂充分向左侧伸展。上身向左前下俯，右手掌随动作撑于左足正前方。屈膝下蹲呈马步，上身渐渐直起转正，右臂随动作由左腿侧经两小腿前划弧线至右腿外侧，掌心向上。然后双腿缓缓直立，右手握拳收回腰胁处。收势时，深吸一口气，徐徐呼出，两手自然下垂于体侧，同时左足收回。上述为左式，右式动作相同，唯左右相反。

整个动作中视线随手而动，伸出的手臂犹如青龙之爪，从腿前划过；注意侧腰、转体时手臂和腰腹要充分伸展，在上身俯身探地时，两膝直立，两足跟不要离开地面；呼吸应自然，不要憋气。本法通过拳贴腰胁达到刺激肝区、疏肝利胆的作用，同时侧腰、转体等动作可充分活动腰部，对肾区及生殖系统的保健有益。本法为一指禅推法的入门功法之一，对于按摩推拿工作者来说，本法可重点锻炼肋间肌、背阔肌、腹外斜肌、臀大肌及大腿、小腿各肌群，强腰壮肾，舒筋健骨。

十、饿虎扑食势

【原文】两足分蹲身似倾，屈伸左右腿相平；昂头胸作探前势，偃背腰还似砥平；鼻息调元均出入，指尖着地赖支撑；降龙伏虎神仙事，学得真形也卫生。（《易筋经》）

【点评】本法又名卧虎扑食，是模仿饿虎扑食的动作。

起势同上，左脚向左迈开一大步，左弓步，双手由腰两侧向前做扑伸的动作，手与肩同高，屈腕掌心向前，十指指间关节弯曲呈虎爪状。双手指、掌撑地，置于左脚两侧，指端向前。收左足于右足跟上，两脚相叠。身体向后收回，双足后蹬踏地，胸腹内收，身体呈臀高背低势，两臂伸直，头夹于两臂之间，全身各处蓄力，含势待发。然后头、胸、腹、腿依次紧贴地面，向前呈波浪形推送，直至身体呈头高臀低位。再依次由腿、腹、胸、头紧贴地面，向后呈弧形收回，直至臀高背低位。收势时应在臀高背低位，先深吸一口气，徐徐呼出，左足从右足跟上落下，前收，再收回左脚，呈双脚并拢状，缓缓起身，双手自然下垂于体侧。

前扑动作要刚劲有力，两肘和两膝伸直时不要硬挺，切忌用力过猛，整个动作过程中不要憋气，身体向前推出时呼气，向后拉回时吸气。本法通过十指伸展、仰头、挺胸、塌腰及低头、含胸、弓背等动作可刺激任督经脉之气；对于按摩推拿工作者来说，本法久练可增强指力、臂力和下肢力量，对临床点法、按法等手法技巧的提高有所帮助。

十一、打躬击鼓势

【原文】两掌持脑后，躬腰至膝前；头垂探胯下，口紧咬牙关；舌尖微抵腭，两肘对平弯，掩耳鸣天鼓，八音奏管弦。(《易筋经》)

【点评】本法由打躬作揖的动作发展而来，结合了古代养生保健功法中的"鸣天鼓"。

起势同上，左脚向左跨出一步，两足间距离与肩同宽，双手仰掌外展，上举至头上，掌心相对，同时屈膝呈马步下蹲。十指交叉，双掌抱于脑后枕骨，向前暗用力，同时颈部向后暗用力与之抗衡，目视前方。缓缓伸直双腿，同时向前俯腰，双手用力将头向胯下，双目注视于身后处。双手掌心轻轻按压于耳廓，四指放于脑后枕骨处，用食指压在中指上面，并从中指上滑落敲击枕骨使耳内能听闻敲击的声音，共敲击24次。收势时先深吸一口气，徐徐呼出，直腰，双手从枕部自然下垂于身体两侧，同时左足收回。

双手抱于枕部时两肘要向后充分伸展；俯身前探时两膝挺直，脚跟勿离开地面；整个过程中要呼吸自然，切勿憋气。本法通过打躬作揖的动作，使头、颈椎、胸椎、腰椎、骶骨逐节屈伸牵引，使背部督脉、膀胱经得到充分舒展，发动全身经气。本法能加强头部血液循环，对耳鸣、腰背酸痛的患者较适宜，但高血压患者不适宜练习。对于按摩推拿工作者来说，本法能锻炼斜方肌、背阔肌、胸大肌、肱三头肌及下肢后侧肌群，对临床背法技巧的提高有所帮助。

十二、掉尾摇头势

【原文】膝直膀伸，推手至地；瞪目昂头，凝神一志；起而顿足，二十一次；左右伸肱，以七为志；更作坐功，盘膝垂眦；口注于心，调息于鼻；定静乃起，厥功维备。（《易筋经》）

【点评】本式又称为"摇头摆尾"或"工尾势"，原文有的歌诀为"瞪目昂首"、"息调于鼻"，无碍理解及操作。

起势同上，双手十指交叉，两臂伸直，掌心向上托至胸前，于约膻中穴的位置翻掌上托，掌心向天，直至肘部伸直，腕部背伸用力托举，两目平视前方。向左侧转体90°，随动作向左前方俯身，双掌顺左脚外侧向下直至掌心贴地，抬头，目视前方。由原路返回，身体转正，双手依旧上托于头顶，掌心向天。再向右侧转体90°，随动作向右前方俯身，双掌顺右脚外侧向下直至掌心贴地，抬头，目视前方。由原路返回，身体转正，双手依旧上托于头顶，掌心向天，双臂、头、躯干尽力后仰，双膝微屈，全身绷紧犹如拉紧的弓箭，两目上视。最后俯身向前，随动作双掌顺腿前方向下直至掌心贴地，抬头，目视前方。全程动作要配合呼吸，深吸气时身体向上，提掌上托，呼气时俯身向下，推掌至地，如此反复4次。收势时随深吸气起身直腰，深呼气时双手自然分开下垂于身体两侧。

在整个过程中十指要始终保持交叉相握，不要松开；上举时要完全伸展，直至肘臂伸直；下俯时下肢保持直挺，不要屈膝，也不要脚跟离地。本法通过俯、仰、屈、抬可改善脊柱关节的活动功能，增强身体的柔韧性；对按摩推拿工作者来说，能较好地增加腰背肌肉力量，提高整体协调性。本式是易筋经的最后一个动作，原文指出在结束动作后跺脚 21 次，左右两臂伸展 7 次，然后盘膝而坐，两目微闭，精神内敛，待神凝气定后收功。

十三、易筋经中相关原文

【原文】将欲行持，先须闭口冥心，握固神思，屏去纷扰，澄心调息，至神气凝定，然后依次如式行之，必以神贯意注，勿得徒具其形。若心君妄动，神散意驰，便为徒劳其形而弗获实效。初炼时，必心力兼到，静中默数三十数，日渐加增，至百数为止。日行三次，百二十日成功。气力兼得，则可日行二次，气力能凝且坚，则可日行一次。务要意念不纷乃成。（《易筋经》）

【点评】原文指出练习功法要抛开繁杂心绪，消除干扰，专注精神，将全部意念贯注于练功之中，不能只是运动身体；如果不是全神贯注，胡思乱想、分散精神、转移注意力的话，只是形体上的活动，不能获得更好的效果。

易筋经的练习要领有四点：第一要精神放松，形意合一。整套功法中某些动作需要适当的配合意识活动，如"韦驮献杵第三势"中双手上托时，要求用意念关注两掌；"青龙探爪"时，要求意存掌心，而另一些动作要求配合形象的意识思维活动，如"三盘落地势"中上托时，两掌有如拿重物；"出爪亮翅势"中伸肩、撑掌时，两掌有排山之感；"倒拽九牛尾势"中搋拉时，两膀如拽牛尾等。其他动作要求随形体动作的运动而变化，做到意随形走，意气相随，切忌刻意、执著于意识。第二要呼吸自然，整个练功过程中要求呼吸自然、柔和、流畅，不喘不滞，以利于身心放松、心平气和及身体的协调运动。相反，若不采用自然呼吸，而执着于呼吸的深长绵缓，则会在与导引动作的匹配过程中产生"风"、"喘"、"气"三相，即呼吸中有声（风相），无声而鼻中涩滞（喘相），不声不滞而鼻翼煽动（气相）。这样，习练者不但不受益，反而会导致心烦意乱，动作难以松缓协调，影响健身效果。此外，在功法的某些环节中也要主动配合动作进行自然呼或自然吸，一般这些动作的变化都会造成胸廓扩张或缩小，呼吸随胸廓运动而自然调整即可。练习易筋经要注意的第三点是刚柔相济，虚实相兼。易筋经首先体现了中国传统文化中阴阳的辩证思想，动作有张有弛，有重有轻，是阴阳对立统一的辩证关系。练习的时候切不可一味地追求用力，造成机械、僵硬的感觉；也不可过于松弛，显得疲软无力。刚与柔、虚与实的协调配合，即刚中含柔、柔中寓刚才是最佳的状态。最后要注意循序渐进，根据自身的年龄、体质及身体健康状况选择合适的一节或几节进行练习，比如高血压的患者就禁止练习"韦驮献杵第三势"及"打躬击鼓势"，此外"三盘落地势"中屈膝下蹲的幅度、"掉尾摇头势"侧方转体的幅度等也应遵循由易到难、由浅到深、循序渐进的原则进行。

第二节　八段锦

八段锦历史悠久，简单易学，功效显著，自问世以来深受民间百姓的喜爱。本功法只有八节，且每节只有一个动作，但所有动作舒展优美如锦缎般滑顺、绵延不断，故名"八段锦"，在此之后又出现了"四段锦"、"十二段锦"、"二十四段锦"等，都受到了"八段锦"的影响。八段锦具体为何人在何时所创立，至今尚无定论，据史料记载大约形成于公元12世纪，八段锦的名称最早见于宋朝洪迈的《夷坚志》："政和七年，李似矩为起居郎……尝以夜半时起坐，嘘吸按摩，行所谓八段锦者。"在其后历代流传中，八段锦形成了许多练法和风格各具特色的流派。从练习形式上可分为立式八段锦和坐式八段锦，从地域上可分为南派八段锦与北派八段锦，从功能上还可分为健身八段锦、祛病八段锦和养生八段锦三类。

采用坐位锻炼的八段锦称为坐式八段锦，由于端坐时比较容易入静，容易心平气和，因此采用坐位锻炼的诸法均称"文八段"，首见于《修真十书》中的"钟离八段锦"。文八段为南派的代表之一，注重凝神行气，其图式出自南宋河滨丈人的《摄生要义》。明代王圻《三才图会》载有类似图式并附有功法。高濂在《遵生八笺》中将其概括为歌诀，并附有功法八图，对歌诀作了详细注释。曹无极《万育仙书》曾转载此诀，后世流行颇广。坐式八段锦练法恬静，运动量小，适于起床前或睡觉前穿内衣锻炼。在姿势上以"因时"、"因地"、"因人"为原则，对练习场所无严格限制，也不要求绝对的姿势。坐式八段锦重视心神宁静、意守丹田，采用复式呼吸，即呼吸时以膈肌运动为主。

采用站立位锻炼的八段锦称为立式八段锦，由于站立位人体的血液循环和新陈代谢要比坐着的时候来的快速和旺盛，站立时气机畅通，因此采用站立位锻炼的诸法均称

"武八段"，其中南派多以站立式运动为主，动作柔和缓慢，刚柔相济；北派多以马步为主，动作刚武有力。从内容来说，立式八段锦首见于宋代曾慥的《道枢·众妙篇》，原书并未歌诀化，后人几经整理，直至清代光绪年间才正式定型定名，即"仰手上举所以治三焦，左肝右肺如射雕，东西单托所以安其脾胃，返而复顾所以理其伤劳，大小朝天所以通五脏，咽津补气左右挑起手，摆鲜鱼尾所以祛心疾，左右攀足所以治其腰。"另《医方类聚》、《灵剑子导引子午记》等均载有类似功法。立式八段锦运动量大，适合青壮年与体力充沛者练习。

依据功能划分的健身八段锦、祛病八段锦、养生八段锦锻炼时的侧重点不同，前者练习重点在于壮力，后者练习目的在于对证调节五脏六腑，而养生八段锦则为了延年益寿，达到预防保健的目的。

八段锦具有较好的强身益寿作用，据国家体育总局的调研显示，200 名年龄为 45～70 岁的中老年群众，坚持每天练习八段锦 1 小时，连续 75 天后呼吸系统机能、上下肢力量、平衡能力、关节及神经系统灵活性均有了明显的提高，此外心血管功能状态得到改善，冠状动脉硬化、骨质疏松等疾病初步得到改善，机体抗衰老能力增强。八段锦是一套较好的医疗康复体操，坚持锻炼，无论是对于推拿工作者本身、还是患者，都大有益处。

一、叩齿集神（坐式）

【原文】叩齿集神三十六，两手抱昆仑，双手击天鼓二十四。此法先须闭目冥心盘坐，握固，静思；然后叩齿精神；次叉两手抱向项后，数九息，勿令耳闻。乃移手各掩目，以第二指压中指击弹脑后，左右各二十四次。(《长生不老秘诀·八卦行功法》)

【点评】文中"昆仑"指头；"天鼓"指双耳后枕部，古代养生导引法中将闭耳敲击脑后风池穴称为"鸣天鼓"。

练习前全身放松，静坐冥思，摒弃心中杂念，最好采用盘膝坐式，头项正直，双目平视前方，松肩虚腋，双臂自然下垂，双手置于小腹前的大腿根部。首先上、下牙有节奏的互相叩击36次，继而双手十指交叉，经身体前方和头上，抱于脑后，尽量使手指贴近枕骨，掌心贴于耳根，拇指向下，保持该姿势，自然呼吸9次。然后将两手掌合于耳廓上，指尖向后，以食指压于中指上，然后食指从中指上滑落，敲击脑后枕部，如法操作24次。

现代医学认为，叩齿能促进牙齿周围组织及牙髓腔部位的血液循环，增加牙齿的营养供应，故能强壮牙齿，从而减少龋齿等牙病的发生。中医则认为叩齿可祛心火。叩齿微微有声即可，不可操之过急、叩齿极响，急则伤神，响则动心火。"两手抱昆仑"时两肘要打开，腋下悬空，肘与肩平；呼吸应缓而细，尽量做到不出声音。"鸣天鼓"为耳部的常用手法，现临床多用于耳鸣、耳聋的治疗，本法用于保健时能给人以豁然开朗的感觉。

二、摇天柱（坐式）

【原文】左右手摇天柱各二十四。此法先须握固，乃摇头左右顾，肩膊随动二十四次。(《长生不老秘诀·八卦行功法》)

【点评】"天柱"即天柱骨，指人的第四至第六颈椎，又称为旋台骨、玉柱骨、大椎骨等，《医宗金鉴·正骨心法要旨》曰："旋台骨，即头后颈骨三节也。""握固"是道家养生修炼中常用的一种手势，其具体方法许多养生功法书上都有记载，《道枢·众妙篇》说："握固者何也？吾以左右拇（指）掐其三指之文，或以四指总握其拇，用左右手以拄腰腹之间者也。"《养生方·导引法》云："拘魂门，制魄户，名曰握固。法屈大拇指，着小指内抱之。""握固"是将左右手的大拇指掐在其他3个手指的掌指横纹上，或者是置于手心，用其余4个手指握牢。古人认为握固有助于安魂定神，收摄精气，道书《云笈七签》上记载："拘魂门，制魄户，名曰握固与魂魄安户也，此固精明目，留年还魂法，若能终日握之，邪气百毒不得入。"意思是说握固就好像关上房门一样可以静心安魂，同时握固可以固护精气，明目延年；整天进行握固，还可以辟邪防毒。

本法先按握固的手形将手放于大腿上，然后左右扭转颈项，使头向左右转动，转动的同时肩膀也随之左右扭转，两边各做24次。

三、舌搅漱咽（坐式）

【原文】左右舌搅上腭三十六，鼓漱三十六，分作三口如硬物咽之，然后方得行火。此法以舌搅口齿并左右颊，待津液生方漱之，至满方咽之。（《长生不老秘诀·八卦行功法》）

【点评】本法先用舌尖抵于上腭，从左到右、再从右到左于唇齿间来回滑动，通过舌苗刺激唇齿间，使口腔产生大量的唾液（即津液）。"鼓漱"即闭口鼓腮做漱口动作，通过鼓漱使产生的津液汇聚于一处。最后将搅舌 36 次及鼓漱 36 次产生的唾液分 3 次咽下。注意在搅舌和鼓漱的操作时速度不宜过快，咽津液时要暗暗用力，如同吞咽药片等硬物一般。舌尖在牙齿内外进行按摩不仅可以清洁牙齿和口腔黏膜，还能按摩面部的肌肉，可提高牙齿的抗病能力，并起到面部美容的作用。

四、单关辘轳（坐式）

【原文】左右单关辘轳，各三十六次。此法须俯首摆撼左肩三十六次，右肩三十六次。（《长生不老秘诀·八卦行功法》）

【点评】"辘轳"原意为安在井上用于绞起汲水斗的器具，此处为旋转之意。本法为肩臂的环旋运动，先低头，屈曲左臂如摇辘轳那样自后向前做数次摇肩运动，再从前向后摇转数次，逆时针、顺时针共转 36 圈，然后换右肩如前法摇转 36 次。注意肩部的摇转幅度尽量要大而舒展，可起到疏通气血的作用。

五、手摩肾堂（坐式）

【原文】两手摩肾堂三十六，以数多为妙。此法闭气搓手，令热后摩肾堂。如数毕，仍收手握固，再闭气，想用心火下烧丹田，觉热极即用后法。（《长生不老秘诀·八卦行功法》）

【点评】本法又称为"手摩精门"。"肾堂"指腰部肾俞穴的位置，中医认为腰为肾之府，肾俞穴的定位在体表投影上大约肾区的位置。"闭气"为有意识的暂时抑制呼吸，通常在吸气满后刹那间屏住呼吸。古代道家以这种特殊的呼吸锻炼方法达到养生的目的，晋代葛洪在《神仙传·彭祖》中提到彭祖常闭气内息。本法在闭气的基础上摩搓两手，待手热后放置于腰背部肾俞穴的位置上，然后推擦腰部 36 次或更多。最后两手恢复握固的姿势，闭气冥想，用心火下烧丹田，觉热极即止。

六、双关辘轳（坐式）

【原文】双关辘轳三十六。此法双肩并摆撼至三十六次，想火自丹田透双关，入脑户，鼻引清气，后伸两脚。（《长生不老秘诀·八卦行功法》）

【点评】本法同时摇转双肩，顺时针、逆时针共 36 次，此时将盘起的脚放下，徐缓伸出至舒适为度。盘膝练习八段锦至第六势，下肢必已疲惫，因此放伸两脚，有助于缓解下肢的困顿。本节不但要注意肩部的摇转幅度尽量要大而舒展，而且要注意伸展双脚的速度不宜过快，以免骤然血流冲击，脉络受损。

七、托天按顶（坐式）

【原文】两手相搓，当呵五呵后，叉双手托天按顶各九次。此法叉手相交，向上托空三次或九次。（《长生不老秘诀·八卦行功法》）

【点评】本法两手十指交叉，掌心向上，双手作上托状，直至前臂伸直，稍停片刻。掌心朝前，双臂下落，作前推状，稍作停顿，即松开交叉的双手，自然回落体侧。

再次十指交叉，如前法做 3 次或 9 次。

八、钩攀（坐式）

【原文】以两手如钩，向前攀双脚心十二次，再收足端坐。此法以两手向前攀足心十二次，乃收足端坐，候口中津液生，再漱再吞，一如前数。摆肩并身二十四次，想丹田火自下而上遍烧身体，想时口鼻皆须闭气少顷。（《长生不老秘诀·八卦行功法》）

【点评】本法又称"任督运转"。练习本法时两臂伸直摸向脚心，同时上身向前俯倾，双手从双脚外侧向内勾住脚心，头尽量埋于两腿之间，稍停片刻，然后徐徐起身，松开双手。如上一俯一起 12 次后徐徐收回前式中伸直的双腿，再次盘膝而坐，静心瞑目，意守丹田，如前法鼓漱吞津 3 次；闭气，以意引导内气自丹田沿任脉下行至会阴，接督脉沿脊柱上行，至督脉终结处再沿任脉下行，即"丹田火遍烧身体"。注意以双手攀双足时膝关节尽量不要弯曲，如此锻炼可增强下肢的柔韧性并舒展肩背脊柱关节，刺激任督二脉，行周身气血。

九、双手托天理三焦（立式）

【原文】仰掌上举以治三焦者也。（《道枢·众妙篇》）

【点评】身体自然站立，双脚平行分开与肩同宽，两手自然下垂于体侧，含胸收腹，松腰沉胯，下颌微收，双目平视前方。自然呼吸，宁神敛志，气沉丹田，此为起势。

双臂徐徐自体侧上举至头顶，两手十指相叉，翻掌，掌心朝上如托天状，同时随动作两脚跟渐渐提起离地，头向后仰。然后再将两臂放下复原，同时两脚跟轻轻回落着地。整个动作配合呼吸，上举两臂"托天"时深吸气，下落两臂复原时深呼气，重复操作 6 次左右。有歌诀描述起势及双手托天理三焦为"两足分开平行站，横步要与肩同宽，头正身直腰松腹，两膝微屈对足尖，双臂松沉掌下按，手指伸直要自然，凝神调息垂双目，静默呼吸守丹田。十字交叉小腹前，翻掌向上意托天，左右分掌拨云式，双手捧抱式还原，式随气走要缓慢，一呼一吸一周旋，呼气尽时停片刻，随气而成要自然"。

本法动作为全身性的舒展运动，可刺激上焦心肺、中焦脾胃、下焦肝肾，从而调理三焦。手臂上举，配合吸气能充分打开胸腔，加强了膈肌的运动，具有升举气机的作用。同时胸腔的扩展使得内脏对心脏的压迫减轻，有利于静脉血流回心脏；另一方面深吸气必然造成腹腔的内收，从而对腹腔内的脏器形成挤压按摩；呼气时两手臂回落，有利于气机的下降。一升一降增进了胸腹腔的血液循环，可吐故纳新，消除疲劳，并调理脏腑功能。同时本法对腰背肌肉群有很好的锻炼作用，可矫正驼背等不良姿势。

十、左右开弓似射雕（立式）

【原文】左肝右肺如射雕焉。（《道枢·众妙篇》）

【点评】身体自然站立，起势同前。左脚向左迈开一步，身体下蹲呈马步，双手虚握拳于髋两侧，随后自胸前向上划弧线至膻中穴处，然后左手食指翘起向上，拇指伸直与食指成八字撑开，左臂向左推出并伸直，头随之左转，目光定于左手食指、拇指之间或更远处，同时右手握拳，展臂屈肘，向右平拉作拉弓状。稍作停顿后，随即将两腿伸直，顺势将两手向下划弧线收回胸前，并同时收回左腿，还原成自然站立。换右脚向右迈开一步，左右互换，重复上述动作。整个动作配合呼吸，展臂及拉弓时吸气，复原时呼气，左右交替操作，每侧重复3～5次。有歌诀描述为"马步下蹲要稳健，双手交叉左胸前，左推右拉似射箭，左手食指指朝天，势随腰转换右式，双手交叉右胸前，右推左拉眼观指，双手收回式还原"。

本法的主要作用是扩胸运动，作用于上焦，可调理上焦气机，帮助清气的吸入和浊气的呼出，同时由于两肺的充分舒张与收缩，对心脏也起到了挤压按摩的作用。术中的躯体扭转可增强胸胁及肩膀处的血液循环，增加局部肌肉力量，有助于进一步纠正姿势不正确所造成的身体劳损。

十一、调理脾胃须单举（立式）

【原文】东西独托，所以安其脾胃矣。（《道枢·众妙篇》）

【点评】身体自然站立，起势同前。左手臂自体侧上举至头，翻转掌心向上，并用力向上托举到最大限度。同时右手下按，掌心向下，指尖向前。左右两手相互配合，上、下同时用力，稍停片刻后，左手下落并与右手恢复起势的动作。换右臂上举至头，左右互换，重复上述动作。整个动作配合呼吸，手臂上举时吸气，复原时呼气，左右交替操作，每侧重复5～7次。有歌诀描述为"双手重叠掌朝天，右上左下臂捧圆，右掌旋臂托天去，左掌翻转至脾关，双掌均沿胃经走，换臂托按一循环，呼尽吸足勿用力，收式双掌回丹田"。

本法主要作用于中焦，由于两臂交替的上举与下按，上下相对用力使胸腹两侧的肌肉和内脏受到规律的牵拉，刺激了肝、胆、脾、胃，促进胃肠蠕动的同时亦起到了疏肝理气的作用。本法能使消化功能得到增强，久练可防治胃肠疾病。

十二、五劳七伤往后瞧（立式）

【原文】返复而顾，所以理其伤劳矣。（《道枢·众妙篇》）

【点评】身体自然站立，起势同前。两臂抬起与肩相平，同时身体慢慢向左尽力旋转，目视身体左侧后方，稍停顿后，缓缓转正，再缓缓转向右侧，左右互换，重复上述动作。整个动作配合呼吸，身体及头向后转动时吸气，复原时呼气，左右交替操作，每侧重复 5～7 次。有歌诀描述为"双掌捧抱似托盘，翻掌封按臂内旋，头应随手向左转，引气向下至涌泉，呼气尽时平松静，双臂收回掌朝天，继续运转成右式，收式提气回丹田"。

本法通过整个脊柱的扭转对中枢神经系统的供血发挥作用，有助于缓解大脑疲劳并加强颈、腰部肌肉的收缩能力。本法可通过刺激督脉及膀胱经调整脏腑功能，同时头颈部血液循环的增强有助于防止颈肩酸痛。

十三、摇头摆尾去心火（立式）

【原文】摆鳍之尾，所以祛心之疾矣。（《道枢·众妙篇》）

【点评】身体自然站立，起势同前。左脚向左迈开一步，身体下蹲呈马步，两手张开，虎口向内，扶住大腿前部，双肘外撑。头及上身前探并以腰为轴摇转至左前方，同时臀部相应向右摆，两臂顺势移动呈左臂弯曲，右臂绷直状，稍停顿后再以腰为轴向右转摇。左右交替操作，每侧重复6次左右。一般在转腰时吸气，复原时呼气。歌诀为"马步扑步可自选，双掌扶于膝上边，头随呼气宜向左，双目却看右足尖，吸气还原接右式，摇头斜看左足尖，如此往返随气练，气不可浮意要专"。

本法强调上身左右的摆动及手、眼、身、步、息的配合要协调一致，头部与臀部的相向运动可牵动全身，降低中枢神经系统的兴奋性，从而起到清心泻火、宁心安神的功效；同时下肢马步与弓步的变化，对增强下肢肌肉力量，防治下肢疾患有较好的效果。

十四、双手攀足固肾腰（立式）

【原文】左右手以攀其足，所以治其腰矣。（《道枢·众妙篇》）

【点评】身体自然站立，起势同前。两臂自体侧缓缓抬至头顶上方，转掌心朝上，向上作托举状，同时身体略后仰，抬头，稍停顿，两腿绷直，以腰为轴，身体前俯，双手顺势攀握两足趾（如碰不到，不必勉强），再稍停顿，将身体缓缓直起，两手沿足外侧划弧线经足跟沿腿后侧上行至腰部，按压肾俞穴，保持身体后仰，抬头，稍停顿后两手自然下垂于体侧。上述动作重复6次左右。正如歌诀所云："两足横开一步宽，两手平扶小腹前，平分左右向后转，吸气藏腰撑腰间，式随气走定深浅，呼气弯腰盘足圆，手势引导勿用力，松腰收腹守涌泉。"

本法通过腰部的前俯后仰及双手的按压刺激肾府，起到强腰肾、补肾气的作用；同时可使腰部及下肢肌肉充分牵拉伸展，对提高腰腿的柔韧性、防止肌肉劳损与坐骨神经痛有较好的效果。需要注意的是，身体前俯时两膝要伸直，手触不到脚尖不要勉强为之，高血压和动脉粥样硬化者，头部不宜垂得太低。

十五、攒拳怒目增气力（立式）

【原文】咽津补气，左右挑其手。（《道枢·众妙篇》）

【点评】身体自然站立，起势同前。左脚向左迈开一步，身体下蹲呈马步，双手虚握拳于腰两侧，两目平视前方。左拳向前方用力击出，同时前臂向内旋转。右拳向后拉，与左拳形成一种"争力"，顺势头稍向左转，两眼通过左拳凝视远方，后收回左拳，如前法击出右拳。左右交替进行，重复6次左右。正如歌诀所云："马步下蹲眼睁圆，双拳束抱在胸前，拳引内气随腰转，前打后拉两臂旋，吸气收回呼气放，左右轮换眼看拳，两拳收回胸前抱，收脚按掌式还原。"

本法出拳要迅速有力，通过拳心位置的变化达到旋转前臂的目的，上身要保持挺胸，腰腿要配合发力。怒目体现了肝的疏泄功能，因肝开窍于目，所以本节可疏肝理气，保证肝的正常生理功能，从而使气血调和，经脉得以濡养。久练还可增强上肢及下肢的肌肉力量。

十六、背后七颠百病消（立式）

【原文】大小朝天，所以通其五脏矣。（《道枢·众妙篇》）

【点评】身体自然站立，起势同前。两足并拢，两腿直立，手臂自然下垂，手指并拢。吸气时足跟提起，踮脚，双手平掌下按，同时保持上身正直，挺胸收腹，头尽量向上顶，意念由丹田向后沿督脉上行至巅顶，稍停顿，在呼气时足跟下落，但不要着地，同时意念随之下落至足跟，双手自然下垂。重复上述动作 7～10 次，即"两腿并立撇足尖，足尖用力足跟悬，呼气上顶手下按，落足呼气一周天，如此反复共七遍，全身气走回丹田，全身放松做颠抖，自然呼吸态怡然"。

本法通过连续上下的抖动使全身肌肉、内脏、关节参与活动，起到了整理运动的作用，有助于全身经气的振奋和气血的调节。长期坚持练习八段锦可增强体质，防治疾病。

十七、其他八段锦原文

【原文】

（1）闭目冥心坐，握固静思神。叩齿三十六，两手抱昆仑。左右鸣天鼓，二十四度闻。微摆撼天柱，赤龙搅生津。漱津三十六，神水满口匀。一口分三咽，龙行虎自奔。闭气搓手热，背摩后精门。尽此一口气，想火烧脐轮。左右辘轳转，两脚放舒伸。叉手双虚托，低头攀脚频。以候逆水上，再漱再吞精。如此三度毕，神水九次吞。咽下汩汩响，百脉自调匀。河车搬运讫，发火遍烧身。（《遵生八笺·延年却病笺下》）

（2）昂首仰托顺三焦，左肝右肺如射雕；东脾单托兼西胃，五劳回顾七伤调；鳝鱼摆尾通心气，双手搬脚定于

腰；大小朝天安五脏，漱津咽纳指双挑。（《事林广记·修真秘旨》）

（3）两手托天理三焦，左右开弓似射雕；调理脾胃须单举，五劳七伤往后瞧；摇头摆尾去心火，背后七颠百病消；攒拳怒目增气力，两手攀足固肾腰。（《新出保身图说·八段锦》）

【点评】与其他健身功法相比，八段锦有如下 3 个动作特点：①柔和缓慢，绵延连贯。柔和缓慢体现在动作舒展大方，虚实分明，没有棱角，符合人体各关节自然弯曲的状态，同时练习时身体重心平稳，徐徐大方；绵延连贯体现在以腰脊为轴带动上下肢运动，动作连贯无断续，如行云流水一般，从而使人经络疏通、气血调和、神清气爽。②松紧结合，动静相宜。八段锦的动作当中，肌肉、关节及中枢神经系统的放松始终贯穿全程，但动作松而不懈；同时在每节中都有一瞬间的发力，如第二节中的马步拉弓，又如第七节中的马步出拳都体现了"紧"的特点。八段锦整个过程体现了动功的特征，但每一节都有一个片刻的停顿，从外观上看略有断续，但内劲没有停顿，肌肉在保持继续用力，适当的延长相对用力的时间可增加牵拉刺激的效果，有助于提高练功的水平，即动静相宜。③形神合一，意气相随。功法中每个动作及动作间都充满了对称与和谐，体现出内实精神、外显安逸，虚实相生、刚柔相济，做到了意动形随、形神兼备。同时通过呼吸与意念、动作的配合，达到三调和一的效果。

第三节　五禽戏

五禽戏相传为我国东汉时期医学家华佗，参考古人的经验及虎、鹿、熊、猿、鸟（鹤）五种动物的动作、神态，创制的保健功法，又称为"五禽操"、"五禽气功"、"百步汗戏"等。五禽戏巧妙地把动物的肢体运动与人体的呼吸吐纳予以有机结合，动作中透出老虎的威猛、麋鹿的安详、黑熊的沉稳、猿猴的灵活和飞鸟的轻逸，体现了外动内静、动中求静、动静俱备、有刚有柔、刚柔相济、内外兼练的特点。

作为仿生医疗健身操，五禽戏能治病养生，强壮身体。据《三国志·华佗传》记载华佗的徒弟吴普因长年习练此法而达到百岁高龄，"吴普从佗学，微得其方。魏明帝呼之，使为五禽戏，普以年老，手足不能相及，粗以其法语诸医。普今年将九十，耳不聋，目不冥，牙齿完坚，饮食无损"。《后汉书》记载："人体欲得劳动，但不当使极耳。动摇则谷气得消，血脉流通，病不得生，譬犹户枢终不朽也。是以古之仙者为导引之事，熊经鸱顾，引挽腰体，动诸关节，以求难老。吾有一术，名五禽之戏，一曰虎，二曰鹿，三曰熊，四曰猿，五曰鸟，亦以除疾，兼利蹄足，以当导引。体有不快，起作一禽之戏，怡而汗出，因以着粉，身体轻便而欲食。普施行之，年九十余，耳目聪明，齿牙完坚。"

史书中只记载了五禽戏的名称，没有具体的功法操作，在南北朝的《太上老君养生诀》及陶弘景的《养性延命录·导引按摩篇第五》中都有五禽戏的具体功法，但二者稍有不同。后世在古谱的基础上有所继承和发展，如明代的《万寿仙书》、《夷门广牍·赤凤髓》、民国的《内外功图说辑要》等均变革动作为立式，而且还结合了呼吸及意想的内容。五禽戏发展到现在已形成了许多的流派，每个流派都有自己不同的特色与风格，但无论是哪一流派，注重内功还是外功，侧重练身还是修意，功法柔和还是刚劲，都是在模仿五禽动作的基础上，以强身健体、防病治病、益寿延年为目的的功法。

南北朝时期的五禽戏每一禽戏基本上都是由两组动作构成，发展到了明代，在罗氏的《万寿仙书》中五禽戏功法有了较大的改变，首先顺序由虎、鹿、熊、猿、鸟变为虎、熊、鹿、猿、鸟；其次将两组动作改为一组；取消了原五禽戏中模仿动物嬉戏的姿态，更注重动作姿势的效仿；最重要的是增加了吐纳功，使动作与呼吸配合，使之更具备锻炼的价值。五禽戏动作最多共有 54 个，后经中国体委新编的简化五禽戏，每戏分两个动作，分别为：虎举、虎扑；鹿抵、鹿奔；熊运、熊晃；猿提、猿摘；鸟伸、鸟飞，通过这一系列的动作不仅能使人体的肌肉和关节得以舒展，还能清利头目、提高心肺功能、强壮腰肾。目前五禽戏不仅用于养生保健，更作为一种康复医疗手段广泛应用于中风后遗症、各类关节炎及关节外伤后的辅助治疗中。

五禽戏练习时，可以按顺序将五种功全部练完，也可根据各节功能特点结合自身的不同情况有选择地练习其中几节。练功的时间、次数、强度应因人、因时、因地制宜，一般每天练功一次，每次练至微微汗出为宜。练功必须循序渐进、逐步加强、持之以恒，方能获得满意的效果。

一、虎戏

【原文】

（1）虎戏者，四肢距地，前三掷，却二掷，长引腰侧脚，仰天即返。距行前却，各七过也。（《养性延命录·导引按摩篇第五》）

（2）羡门虎势戏法：闭气，低头，握拳，如虎发威势，两手如提千斤铁，轻轻起来，莫放气，平身，吞气入腹，使神气之上而复下，觉得腹内如雷鸣，或五、七次。如此行之，一身气脉调，精神爽，百病除。（《夷门广牍·赤凤髓》）

（3）第一虎形，诀曰：如虎形，须闭气，低头，捏拳，战如虎发威势，两手如提千斤，轻轻起来莫放气，平身，吞气入腹，使神气上而复下，觉腹内如雷鸣，或七次如此运动，一身气脉调和，精神爽快，驱除万病矣。

审定：立定，两足靠拢（左右足趾、足跟相齐），以两手（掌向外）抵足背如托重物徐徐举起，平胸，收回，平腰，向上伸至顶（指向左右掌向上）交手（手掌向下）翻转（手背向下，目向上望手背），两手（仍交手以掌外向）由顶下抵足背，由足背翻转至丹田（据云，虎形用天蓬罩式），各三次。每两手所至，目光随之，各式皆然。（《五禽舞功法图说》）

【点评】虎戏的重点在于模仿老虎的威猛神态，虎爪要利而有力，虎目要炯炯有神，尽量做到威武雄壮、刚劲有力。

古法由自然站立式改为俯身两手按地，用力使身体前探，向前跃起3次，然后缩身后退2次。继而两手向前挪移，同时两脚向后退移，极力伸展腰身，抬头面向天，然后再向前平视。最后如老虎行走般以四肢着地爬行向前7步，再向后退行7步。

今法分为虎举、虎扑两势：①虎举，两脚开立与肩同宽，身体放松，两臂自然下垂。十指张开，掌心朝下，指间关节弯曲呈虎爪状，两臂内旋并向上提举，直至头顶，手腕与手掌充分展开，作用力上撑状，接着两臂外旋下按，上肢做按浮球状。②虎扑（左式），两脚开立与肩同宽，身体放松，两臂自然下垂。双手半握拳，经体侧提起至胸前，双手十指指间关节弯曲呈虎爪状，向前扑出，直至双臂伸直与地面平行，同时上身顺势前俯，稍停片刻，改直立为马步半蹲，双手变半握拳经身体两侧上提至胸前，再变虎爪由胸前向前扑出，按于膝外侧。同时身体重心移至右腿，左脚虚步，脚掌点地。右式动作相同，唯左右相反。

无论是古法还是今法，都强调极力伸展、拉长身体，伸时挺胸缩腹，缩时含胸松腹，一收一放可提高呼吸机能，并按摩胸腹腔内的脏器；虎爪的手形及指间发力可提高掌指微循环，久练有利于提高按摩工作者的指力。虎扑具有疏通经络、调畅气机、滑利关节的作用。有观点认为，在五行系统中爪和目都属于肝，且虎戏的动作需要双臂配合向上拔伸，身体两侧的肝胆经都得到了舒展和锻炼，因此坚持练习虎戏可起到舒筋、养肝、明目的目的。

也有观点认为，虎戏补肾练骨，能益气补肾，壮腰健骨。

二、鹿戏

【原文】

（1）鹿戏者，四肢距地，引项反顾，左三右二；伸左右脚，伸缩亦三，亦二也。（《养性延命录·导引按摩篇第五》）

（2）士成绮鹿势戏法：闭气，低头，拈拳，如鹿转顾尾闾，平身，缩肾立脚尖，跳跌，脚跟连天柱动，身皆振动，或二三次，可不时作一次，更妙也。（《夷门广牍·赤凤髓》）

（3）第三鹿形，诀曰：如鹿形，须闭气，低头，捏拳，如鹿转头顾尾，平身，缩肩，立脚尖跳，脚跟连天柱通身皆振动。或三次。每日一次亦可，逢下床时演一次更妙。

审定：立定，右手握拳至左胁下，引左手握拳随之向右，右手向右向后抵尾尻骨，左手抵右肩，目左顾右手（项向左磨，头向下向后，目不能到，以意送至而已）复以左手握拳至右胁，引右手握拳随之向左，左手向左向后抵尾尻骨，右手抵左肩，目右顾左手（项向右磨，头向下向后），两手握拳至丹田（据云，鹿顾命门），各三次。（《五禽舞功法图说》）

【点评】鹿戏的重点在于运动腰部并刺激尾闾，姿态要如鹿一般舒展，神态要如鹿一般恬静。《万寿仙书》中"缩肾"记为"缩肩"，《内外功图说辑要》中记为"缩背"，后者描述更为准确。

古法由自然站立式改为俯身两手按地，吸气时头向左转，双目经左侧向后方远视，当左转至极致时稍停片刻，呼气，头转回前方。由前方继续向右转，一如前法，如此左转3次，右转2次。恢复自然站立，抬左腿向后抬伸，稍停片刻，下落左腿，抬右腿如前法向后抬伸，如此左腿后伸3次，右腿后伸2次。

今法分为鹿抵、鹿奔两势：①鹿抵（左式），两脚开立与肩同宽，身体放松，两臂自然下垂。两膝微屈，将身体重心移至右腿，身体后坐，左腿略前伸，双手握空拳，经腹前向右摆，直至与肩同高，同时身体顺势向右转。身体再转向左后，两眼目光越过左肩落于右脚跟，同时左腿向左前方迈步，重心前移呈左弓步，双拳顺势松开，双臂向左后方摆动，两肘微屈，十指作鹿角状。右式动作相同，唯左右相反。②鹿奔（左式），两脚开立与肩同宽，身体放松，两臂自然下垂。双手半握拳，经体侧提起至胸前，向前伸出，直至双臂伸直与地面平行，同时左腿向左前迈步呈左弓步，然后重心后移至右腿，左腿虚步，同时双臂内旋，屈肘，十指作鹿角状，含胸收腹，低头，目光注视于前下方。收腹提肛，尾闾前送，最后重心前移，回落两腿之间，双手变为空拳，自然下垂。右式动作相同，唯左右相反。

练习鹿戏时应尽量做到心静体松，本法主要是活动腰胯，锻炼腰背肌肉。腰部的左右扭动，可刺激督脉和肾区，起到调节、改善生殖系统机能状态的作用。此外，鹿戏有助于舒展筋骨，对虚劳病损所导致的慢性腰背痛有较好的治疗作用。

三、熊戏

【原文】

（1）熊戏者，正仰，以两手抱膝下，举头左擗地七，右亦七，蹲地，以手左右托地。（《养性延命录·导引按摩篇第五》）

（2）庚桑熊势戏法：闭气，拈拳，如熊身侧起，左右摆脚，要前后立定，使气内运，两胁旁骨节皆响。能安腰力，能除腹胀，或三五次止，亦能舒筋骨而安神养血也。（《夷门广牍·赤凤髓》）

（3）第二熊形，诀曰：如熊形，闭气，捏拳，如熊身侧起，左右摆脚，要前后立定，使气归于两旁，夹胁骨节皆响，能动腰力，除肿胀，或三五次止，亦能舒筋骨，而安神养血也。

审定：立定，两手平腰伸开（掌向上、指向前），向上翻转伸至肩（指向后），上伸至顶（掌均向上），左右下平肩（指向上、掌向外），收回（捏拳），推去（指向上掌向前），捏拳至丹田（据云，熊用掌），各三次。凡两臂左右外伸骨节自响，亦不必勉强令有声也。（《五禽舞功法图说》）

【点评】熊戏的重点在于模仿其浑厚沉稳的形态，熊外形看似笨重，走路软塌，实际上在其沉稳之中又富有轻灵的一面。"左右摆脚，要前后立定"一句在《万寿仙书》中记载为"左右摆脚，腰后，立定"。后者描述更为准确。

古法由自然站立式改为仰卧式，两腿屈膝尽量贴胸，两脚离席，两手抱于膝下，头尽量靠近两膝，使肩背离席。先向左侧滚动，当左肩触及席面时返回，使肩离席。

略停片刻，向右侧滚动，如前法。左右肩交替触席各 7 次，然后起身，两脚着席变成蹲式，两手分别按于同侧脚旁。先将左脚和右手抬起，下落时再抬右脚和左手，如此反复交替，身体随之左右摆动，如熊行走一般。

今法分为熊运、熊晃两势：①熊运（左式），两脚开立与肩同宽，身体放松，两臂自然下垂。双手半握拳，放于丹田处，低头、含胸、松腰，身体微前屈，骨盆略前倾，身体向左倾，使左腰受到挤压而右腰受到牵拉，然后身体略后仰，再顺势右倾，完成摇转一圈。右式动作相同，唯左右相反。②熊晃（左式），两脚开立与肩同宽，身体放松，两臂自然下垂。双手半握拳，重心移至右腿，脊柱向右侧屈，左髋关节向上提，同时膝关节屈曲，带动左脚离地。腰微微左转，两臂内旋，左肩下沉，然后左脚向前迈步，重心移至左腿，右下肢伸直，同时两臂内旋，顺势摆动。右式动作相同，唯左右相反。

熊戏强调以腰为轴转动，要使中焦脏腑和腰两侧肌肉有交替挤压、舒张的感觉，熊步动作要沉稳有力。熊戏可使中焦气血流畅，长期练习具有疏肝利胆、健脾和胃的功效，能调理脾胃、充实四肢，可防治肝脾肿大、慢性胃炎、胃溃疡、便秘、泄泻等疾病。

四、猿戏

【原文】

（1）猿戏者，攀物自悬，伸缩身体，上下一七，以脚拘物，自悬左右七，手钩却立，按头各七。（《养性延命录·导引按摩篇第五》）

（2）费长庚猿势戏法：闭气如猿手抱树一枝，一手如拈果，一只脚虚空握起，一只脚跟转身，更换神气，连吞入腹，觉汗出方已。（《夷门广牍·赤凤髓》）

（3）第四猿形，诀曰：如猿形，闭气，捏拳，如猿爬树，一手如捏果，一脚虚抬，起脚跟，转身后，握固神气，运神气吞入腹内，觉有汗出方可住功。

审定：立定，右手握拳，平胸（如扳枝式，臂宜曲），左手握拳向上（如右手扳下枝，左手扳上枝），左足随左手向上提（膝曲足翘如上树），左足放下，以左拳平胸，右手握拳向上（如左手之枝已扳下，右手扳更上之枝），右足随右手向上提，右足放下，两手握拳至丹田（据云，如猴子上树），各三次。（《五禽舞功法图说》）

【点评】猿戏的练习重点在于模仿猿猴的敏捷灵巧，要表现出跳跃攀登的灵敏和伸缩闪躲的技巧。

古法自然站立，选择一牢固的横杆，如单杠、门框、粗壮的树杈等，高度略高于自身身高并伸手可及。如猿猴攀物般以双手抓握横杆，使两下肢悬空，作引体向上 7 次。接着先以左脚背勾住横杆，下垂两手，身体随之向下倒悬；略停后换右脚如法勾横杆倒悬，如此左右交替各 7 次。最后自然站立，以两手交替按摩头部各 7 次。

今法分为猿提、猿摘两势：①猿提（左式），两脚开立与肩同宽，身体放松，两臂自然下垂。屈肘夹腋使两手提于胸前，两手五指迅速捏拢变为勾手，两眼注视指尖，同时耸肩缩脖，两肩内扣，收腹提肛，脚跟略微离地踮起，上下左右形成以膻中穴为中心的合力。头缓缓向左转，稍停留片刻，然后转回。松肩垂肘，两臂自然下落，松腹落肛，脚跟落地，气沉丹田。右式动作相同，唯左右相反。②猿摘（左式），两脚开立与肩同宽，身体放松，两臂自然下垂。左脚向左后方后退一步，屈膝下蹲，右脚收回为脚尖点地，置于左脚内侧，同时左手变掌为勾手置于腰旁，右手向右前方摆动，动作自然放松，然后经腹部前方摆至左肩上方，目光随右手而动，右手动作停止时头向右转，似"发现仙桃"般注视右前方。左腿屈膝下蹲，右手下按至两膝间，腰向右转，右脚向右前方跨步，重心移至右腿，左脚尖着地，右手摆动至身体右后方变成勾手，高度与肩平，同时左手臂伸展，向后经左侧由上至前划弧，犹如摘果状。腰向左转，左腿屈膝下蹲，右脚收回至左脚内侧，脚尖着地，同时左手屈肘经腹前向上至左肩，如托桃状。右手经腹前向下，变掌托住左肘，目光随左手转向肩。右式动作相同，唯左右相反。

　　猿戏的动作幅度较大，特别是上肢的动作练习，不但可以刺激心经，还可以通过带动胸廓运动按摩心肺，因此长期练习猿戏有利于血脉通畅，可改善心悸心慌、失眠多梦等症状。练习猿摘时要注意上、下肢的动作协调性，以脊柱的旋转带动手臂的动作。撤步、并步、摆臂、转头等动作一气呵成，可锻炼身体的反应能力和协调性，同时对增强肌肉灵活性有益。

五、鸟戏

【原文】

　　（1）鸟戏者，双立手，翘一足，伸两臂，扬眉用力，各二七，坐，伸脚，手挽足趾，各七，缩伸二臂各七也。

（《养性延命录·导引按摩篇第五》）

（2）亢仓子鸟势戏法：闭气，如鸟飞欲起，尾闾气朝顶，双手躬前，头腰仰起，迎舞顶。（《夷门广牍·赤凤髓》）

（3）第五鸟形，诀曰：如鸟飞形，闭气欲起，吸尾闾气，朝顶上，虚双手，躬身向前，头要仰起，迎神破顶，又疑入礼拜，此乃五气朝元，六腑调和，元气无损，从此百病不生。

审定：立定，两手握拳平腰，伸开左右平肩，两手各向后伸（掌均向外，指均向上），头向前低，以足尖抵地（足跟向上起），足跟落下，两手握拳至丹田（据云，如鸟飞式），各三次。凡作各式均须敛气，作毕收气归丹田，亦不必过于着力也。（《五禽舞功法图说》）

【点评】鸟戏的重点在于练习时尽量做出亮翅、轻翔、单腿独立等动作及神态。

古法自然站立，双手屈腕立掌，吸气时抬起左腿向前，并跷起脚尖，两臂左右平伸，鼓足气力，如鸟展翅欲飞状。呼气时左腿及双臂自然落下，接着换右腿抬起，右式动作相同，唯左右相反，如此左右交替各7次。然后改为坐位，屈左腿，两手抱膝下，拉腿膝尽量贴近胸，稍停片刻，两手换至右膝下，如前法操作。如此左右交替亦7次。最后两臂伸缩各7次。

今法分为鸟伸、鸟飞两势：①鸟伸（左式），两脚开立与肩同宽，身体放松，两臂自然下垂。呼气时两膝微屈，同时双手掌于腹前相叠，左手在上，右手在下，低头，目视双手。吸气时两臂缓缓向两侧外展并上举至头前上方，肘关节伸直，五指并拢指向前方。同时耸肩缩颈，挺胸塌腰，尾闾上翘。呼气时身体放松，缓缓下蹲，双手向腹前下按。吸气时重心移至右腿，膝关节伸直，左腿向后尽力伸展，同时双臂向后上方打开，掌心向上，腰部向后略弓，目视前方。右式动作相同，唯左右相反。②鸟飞（左式），两脚开立与肩同宽，身体放松，两臂自然下垂。呼气时两膝微屈，双手于腹前做抱球状，掌心向上，十指尖相对，低头，目视双手。吸气时重心移至右腿，右腿逐渐伸直，左腿屈髋屈膝，尽量使大腿与地面相平，脚尖自然下垂，同时两臂微屈，向侧上方举起，注意沉肩坠肘，松腕，目视前方。呼气时右腿缓缓下蹲，左腿随动作落下，左脚落于右脚内侧，脚尖点地，同时双臂缓缓下落于腹前，仍做抱球状，低头，目视双手。吸气时中心再次移至右腿，右腿逐渐伸直，左腿屈髋屈膝，尽量使大腿与地面相平，脚尖自然下垂，同时两臂微屈，向上方举起，在头顶上方两手背相对，掌心向外，略停片刻。右式动作相同，唯左右相反。

　　无论是古法还是今法，都强调极力伸展、拉长身体与双臂。上肢的伸展及升、降、开、合，带动胸廓运动，可帮助加深呼吸的幅度，从而调理肺部功能，促进肺的吐故纳新，对人体呼吸系统具有调节作用，能有效缓解胸闷气短、鼻塞流涕等症状。此外，本法对防治肺结核、盗汗、心胸闷痛、膝关节炎有益。

六、其他五禽戏相关原文

【原文】

（1）老君曰：“古之仙者为导引之事，能鸟伸。”挽引肤体，动诸关节，以求难老，名曰五禽之戏。挽引蹄足，以当导引。体中不快，起作一禽之戏，故令汗出，因止，以身体轻便。普施行之，年九十余岁，耳目聪明，牙齿完坚。夫为导者甚易，行者甚希，悲哉！（《太上老君养生诀》）

（2）童子演其象，则身体可得充分之发育，老翁会其意，可得矍铄之精神，妇女悟其性，能除一切痛苦，无努力伤气之害，无曲腿折腰之苦，无跃高冒险之危，且手舞足蹈，无须短衣挽袖，随便常服，亦可作运动之法身（法象化身也），为运动术中最文雅之事也，古圣之喻言一旦公之于世，学者幸勿以寻常运动视之。（《五禽舞功法图说》）

（3）是编为求学者易于练习起见，将各象分为三步练习，即初步为原地化象，此原地化象为二三步之母，将此象练习纯熟，再接第二步，进退化象为初步推演而来，初步与二步纯熟后，即为第三步之神意化象，至此步则完全以神意为主，随深意动，象随神发，进退变化，方向无定，无处不为法象，无时不为化身，学者若能练至此步，火候纯青，则可为进入妙境矣。（《五禽舞功法图说》）

（4）世传养生术，汗牛如栋，行而效者谁也？唯华佗五禽图差为不妄。凡修炼家，无非欲血气流通耳。若得呃逆证，作虎形立止，非其验耶！（《聊斋志异》）

【点评】上述几段原文，有的从侧面反映了五禽戏的功效，记载了五禽戏的治疗效果，如《聊斋志异》中提到的治呃逆证；有的论述了五禽戏的适应对象，包括老幼妇孺等群体，练习"无努力伤气之害，无曲腿折腰之苦，无跃高冒险之危"，且能获得"延年"之效。五禽戏属于运动量较大的功法，练习的时候应循序渐进、量力而行，正如《五禽舞功法图说》提到的要分三步走，才能逐步达到炉火纯青的地步，进入"妙境"。

总之，推拿练功的针对性很强，在徒手练功中，首先强调步形、裆势，要求通过下肢各种屈曲、起伏动作，使下肢肌肉、韧带以及腹肌、腰肌、背肌等都得到全面的锻炼；长期练习可使下肢肌肉紧实，力量大增。此外，徒手练功法中有许多动作都是以手掌的动作为基础，如掌变拳、拳变勾手等，还有一些特殊的手形如虎爪、熊掌等。两臂的屈伸、起落多伴有内旋或外旋的翻转，这可使前臂肌肉产生一个拧转裹抱的过程，形成拧劲、争劲、螺旋劲等，通过各部肌肉的伸展收缩、相互平衡，可使指掌、上肢肌肉力量得到更大的锻炼。

正确的练功应该结合自身特点选择一种功法，先练习功法中的某一个动作，次数由少到多，动作幅度由小渐大，练功时间由短到长，逐步增加动作的种类直至完整掌握一套系统的功法。只有这样，才能保持和增进练功的效果，同时也能预防练功中出现的损伤和偏差。在练功过程中，如果出现肌肉、关节的疼痛不适，应及时查找原因，减小练功的强度和力度，并适当调节方法，必要时需停止练功，进行修养。练功除了动作上有所要求外，还强调精神上的全神贯注，在练功前必须做到心平气和、心无杂念、思想集中、精神内守，这样才能效法自然，获得精神和身体的双重修炼。

第八章　内科疾病推拿诊治荟萃

按摩治疗内科病并无专著论述，临床按摩常配合针灸及中药使用，在病例记载中亦有所体现。专病论述中论及推拿的部分均收录于本章，其中涉及膏摩配方、适应证、使用方法的部分条文则收录于膏摩的专属章节。此外，经过漫长的历史变迁，古代的疾病名称与现代发生了很大的变化，特别是与西医更是有着天壤之别。因此，本章以收录条文的多少来分节，集中论述腹痛、中风、二便等内容，以公认名称来命名，个别无法独立成章节的条文集中置于文末，单设一节。

第一节　按摩诊治大要

宋金元时期，太医局取消了存在近 400 年的按摩科，按摩疗法失去了快速发展的时机，唯有在《圣济总录》中留下了一篇关于按摩疗法的专论，明确指出按摩与导引的关系，"世之论按摩，不知析而治之，乃合导引而解之，夫不知析而治之，固已疏矣，又合以导引，益见其不思也。"这是关于推拿按摩的一篇重要文献，对宋以前尤其是对《黄帝内经》中关于按摩的文献进行了总结。"大抵按摩法，每以开达抑遏为义。开达则壅蔽者以之发散，抑遏则慓悍者为有所归宿。"这一精辟的论断，被认为是对按摩作用原理的经典概括，一直为后世学者所推崇。

一个学科发展的必要前提，就是要弄清这个学科的内涵及与其相邻学科的区别。正因为如此，《圣济总录·按摩》显得格外的重要，其在推拿学术上具有很高的地位和价值，今单辟章节进行摘录。

【原文】可按可摩，时兼而用，通谓之按摩。按之弗摩，摩之弗按，按止以手，摩或兼以药，曰按曰摩，适所用也。《血气形志论》曰：形数惊恐，经络不通，病生于不仁，治之以按摩，此按摩之通谓也。《阴阳应象论》曰：其剽悍者，按而收之。《通评虚实论》曰：痛不知所，按之不应，乍来乍已，此按不兼于摩也。华佗曰：伤寒始得一日在皮肤，当摩膏火灸即愈，此摩不兼于按必资之药也。世之论按摩，不知析而治之，乃合导引而解之，夫不知析而治之，固已疏矣。又合以导引，益见其不思也，大抵按摩法，每以开达抑遏为义，开达则壅蔽者以之发散，抑遏则慓悍者有所归宿。是故按一也，有施于病之相传者，有施于痛而痛止者，有施于痛而无益者，有按之而痛甚者，有按之而快然者。概得陈之，风寒客于人，毫毛毕直，皮肤闭而为热，或痹不仁而肿痛，既传于肝，胁痛出食，斯可按也。肝传之脾，名曰脾风，发瘅腹中热，烦心出黄，斯可按也。脾传之肾，名曰疝瘕，少腹冤热而痛出白，一名为蛊，斯可按也。前所谓施于病之相传有如此者，寒气客于脉外，则脉寒。寒则缩蜷，缩蜷则脉络急，外引小络，卒然为痛。又与热气相搏，则脉满而痛，脉满而痛，不可按也。寒气客于肠胃之间，膜原之下，血不得散，小络急引，是痛也。按之则血气散而痛止，迨夫客于侠脊之脉。其藏深矣，按不能及，故按之为无益也。风雨伤人，自皮肤入于大经脉，血气与邪，并客于分膝间，其脉坚大，若可按也。然按之则痛甚，寒湿中人，皮肤不收，肌肉坚紧，营血泣，卫气除，此为虚也。虚则聂辟气乏。唯按之则气足以温之，快然而不痛，前所谓按之。痛止，按之无益，按之痛甚，按之快然有如此者，夫可按不可按若是，则摩之所施，亦可以理推矣。养生法，凡小有不安，必按摩捺。令百节通利，邪气得泄，然则按摩有资于外。岂小补哉，摩之别法，必与药俱，盖欲浃于肌肤，而其势快利。若疗伤寒以白膏摩体，手当千遍，药力乃行，则摩之用药，又不可不知也。(《圣济总录·按摩》)

【点评】在运用按摩技术进行疾病治疗之前，必须对按摩推拿有一个全面的认识，这就不得不提到《圣济总录·按摩》篇。由于《黄帝岐伯按摩》十卷的失传，成书于北宋末年的大型方书《圣济总录》中关于按摩的记载成为现今保存最早、最完整的按摩专论（专篇）。《圣济总录·按摩》全文共 653 字，记载了宋及宋以前历代医家在按摩推拿方面所取得的成就，并就按摩推拿中的几个重要问题进行了透彻的分析，见解深刻。如对"按"与"摩"区别的解释，"按之弗摩，摩之弗按，按止以手，摩或兼以药，曰按曰摩，适所用也"，这段话简明扼要，将以手法为主的"按"和以药物为主的"摩"进行区分。

此外，《圣济总录·按摩》对按摩的含义及其与导引的区别、按摩的作用机制、治疗范围详加阐发，并对按摩的养生防病保健作用进行了肯定。

第二节　脘腹疼痛

在中医概念里膈以下为脘腹，包括剑突的下方（心下）、上腹部位（胃脘）、脐周部位（脐腹）、脐下至耻骨上缘（下腹）及两侧的少腹。凡在此范围内出现的疼痛均称为脘腹疼痛。脘腹疼痛的原因极为复杂，包括功能障碍、炎症、出血、梗阻、穿孔、肿瘤及创伤等。

脘腹疼痛除了与腹内的脏器有关外，与由此循行的足三阴、足少阳、冲脉、任脉、带脉等经脉亦相关。上述经络因外感、内伤所致的气机郁滞，气血运行受阻，或气血虚少，失其濡养，皆可产生脘腹疼痛。"不通则痛"的病因可包括：① 外感寒、热、暑、湿诸邪，邪气侵入腹中，使脾胃运化功能失常，邪气留滞使气机不畅，不通则痛；②暴饮暴食，或恣食不洁之物，或过食膏粱厚味辛辣之品，致使食物停滞不化，酿成湿热，热结肠胃导致腑气不通，不通则痛；③情志不遂，郁怒伤肝，肝失疏泄，气血郁滞，有甚者气机阻滞日久，无以推动血行，血络瘀阻，气血不通则痛；④情志不遂，肝气横逆，乘犯脾胃，以致脾胃失和，气机不利而成腹痛。"不荣则痛"则表现为脾阳不振、运化无力、寒湿内停、气血虚少，脏腑失其温养而致腹痛。此外，还有胃肠道寄生虫引起的"虫痛"。

脘腹疼痛的临床辨证，应根据病因、疼痛部位、疼痛性质等，明确其主要的受病脏腑，病因在气在血以及证情之寒、热、虚、实等。治疗腹痛，根据"通则不痛、荣则不通"的理论依据，以"通"、"荣"为原则。应注意"通"

有行气和活血的区别，需按临症表现，分别采取不同的方法，即实则攻之、虚则补之、寒则热之、热则寒之、气滞者理气、血瘀者活血。

脘腹疼痛的患者还应注意日常生活中的调护。①虚寒疼痛的患者腹痛遇寒而发，故居室宜温暖向阳。平日注意腹部保暖，可多加衣被或在腹部放置热水袋。饮食以温热为宜，忌食生冷，可适当选用姜、葱、芥末、胡椒、大蒜、韭菜等作调料，以及温中益气之品，如红糖、羊肉、牛肉、南瓜、扁豆、山药、莲子、胡桃、龙眼、大枣、栗子、豆制品、乳类、蛋类等。②气滞而痛的患者应尽量保持心情舒畅，避免情绪波动使气机郁滞加重病情。此类患者易急躁恼怒，不愿受打扰，故应注意保持居室的安静氛围。气遇寒则凝，得热则行。故患者应注意保温，勿使受凉，使气行而痛减。气滞腹痛或腹胀者，应忌食南瓜、土豆及过甜之品等易壅阻气机的食物，可食用白萝卜、大蒜、韭菜、香菇、柑橘等有行气温中作用的食物。③血瘀而痛的患者因腹部刺痛而多喜仰卧，护理操作时尽量减少触动患处而加重疼痛。饮食以易消化之温性食品为主，山楂、酒酿有行气活血功能，可用于食疗。④食积腹痛者应严格控制饮食，不宜进食生冷，防止饥饱无度，腹痛严重者可暂禁食，等疼痛缓解后，先给予素淡流食或半流食，逐渐恢复正常饮食。鼓励患者食用萝卜、金橘、橘子、苹果、山楂等有宽中理气消食作用的食物。

此外，在脘腹疼痛的护理当中要密切关注是否有急腹症的发生，急腹症具有变化多、发展快的特点，一旦延误诊断，会造成严重后果，甚至死亡。如患者出现大面积剧烈疼痛、呕吐不止、高热寒战、黄疸、神昏休克等症状，提示有梗阻、套叠、穿孔、脏器破裂的可能，应及时送医院救治。

一、脘腹痛总论

【原文】

（1）寒气客于脉外，则脉寒，脉寒则缩蜷，缩蜷则脉绌急，绌急则外引小络，故卒然而痛，得炅则痛立止，因重中于寒，则痛久矣。

寒气客于经脉之中，与炅气相薄则脉满，脉满则痛而不可按也，寒气稽留，炅气从上，则脉充大而血气乱，故痛甚不可按也。

寒气客于肠胃之间，膜原之下，血不得散，小络急引故痛，按之则血气散，故按之痛止。

寒气客于侠脊之脉则深，按之不能及，故按之无益也。

寒气客于冲脉，冲脉起于关元，随腹直上，寒气客则脉不通，脉不通则气因之，故喘动应手矣。

寒气客于背俞之脉，则脉泣，脉泣则血虚，血虚则痛，其俞注于心，故相引而痛，按之则热气至，热气至则痛止矣。

寒气客于厥阴之脉，厥阴之脉者，络阴器系于肝，寒气客于脉中，则血泣脉急，故胁肋与少腹相引痛矣。

厥气客于阴股，寒气上及少腹，血泣在下相引，故腹痛引阴股。

寒气客于小肠膜原之间，络血之中，血泣不得注于大经，血气稽留不得行，故宿昔而成积矣。

寒气客于五脏，厥逆上泄，阴气竭，阳气未入，故卒然痛死不知人，气复反则生矣。

寒气客于肠胃，厥逆上出，故痛而呕也。

寒气客于小肠，小肠不得成聚，故后泄腹痛矣。

热气留于小肠，肠中痛，瘅热焦渴则坚干不得出，故痛而闭不通矣。（《素问·举痛论》）

（2）病者，腹满，按之不痛为虚；痛者为实，可下之。舌黄未下者，下之黄自去。按之心下满痛者，此为实也，当下之。（《金匮要略·腹满寒疝宿食病脉证治第十》）

（3）凡腹急痛，此里之有病……腹痛者，由腑脏虚，寒冷之气客于肠胃、募原之间，结聚不散。正气与邪气交争相击，故痛。其有阴气搏于阴经者，则腹痛而肠鸣，谓之寒中。久腹痛者，脏腑虚而有寒，客于腹内，连滞不歇，发作有时，发则腹鸣而腹绞痛，谓之寒中。（《诸病源候论·腹痛病诸候》）

（4）中脘痛太阴也……脐腹痛少阴也……小腹痛厥阴也。（《此事难知·腹痛》）

（5）痰因气滞而聚，既聚则碍其路道不得运，故作痛也。（《丹溪心法·腹痛七十二》）

（6）凡治心腹痛证，古云痛随利减，又曰通则不痛，此以闭节坚实者为言。若腹无坚满，痛无结聚，则此说不可用也。其有因虚而作痛者，则此说更如冰炭。（《景岳全书·心腹痛》）

（7）暴触怒气，则两胁先痛而后入腹。（《证治汇补·腹痛》）

【点评】上述条文从脘腹痛的病因病机、病位诊断、辨证鉴别、治则等方面进行了论述。可以看出《内经》理论中"通则不痛"、"不通则痛"的观点在中医临床上作为重要的病因病机被广泛应用。此外，历代医家特别注重痛证"虚"、"实"的鉴别，正如张景岳所言"通则不痛，此以闭节坚实者为言。若腹无坚满，痛无结聚，则此说不可用也，其因有虚而作痛者，则此说更如冰炭"。无论疼痛的虚实，气血运行失常都是疼痛的基础，疼痛是气血运行失常的外在表现，按摩行气活血、化瘀、促新生的作用对疼痛均为适用。

二、寒凝而痛

【原文】

（1）夫虚邪在于内，与卫气相搏，阴胜者则为寒；真气去，去则虚，虚则内生寒。视其五官，色白为有寒。诊其脉，迟则为寒，紧则为寒，涩迟为寒，微者为寒，迟而缓为寒，微而紧为寒，寸口虚为寒。其汤熨针石，别有正方，补养宣导，今附于后。《养生方·导引法》云：一足向下踏地，一足长舒向前，极势，手掌四方取势，左右换易四七。去肠冷、腰脊急闷、骨疼，令使血气上下布润。又云：两足相合，两手仰捉两脚，向上急挽，头向后振，极势三七。欲得努足，手两向舒张，身手足极势二七。去窍中生百病，下部虚冷。又云：两手向后拓腰，蹙膊极势，左右转身来去三七。去腹肚齐冷，两膊急，胸掖不和。（《诸病源候论·冷热病诸候》）

（2）诊其寸口脉沉而紧，则腹痛。尺脉紧，脐下痛。

脉沉迟，腹痛。脉来触触者，少腹痛。脉阴弦，则腹痛。凡腹急痛，此里之有病，其脉当沉。若细而反浮大，故当愈矣。其人不即愈者，必当死，以其病与脉相反故也。其汤熨针石，别有正方，补养宣导，今附于后。《养生方·导引法》云：治股胫手臂痛法，屈一胫臂中所痛者，正偃卧，口鼻闭气，腹痛，以意推之，想气往至痛上，俱热即愈。又云：偃卧，展两胫、两手，仰足指，以鼻纳气，自极七息。除腹中弦急切痛。又云：正偃卧，以口徐徐纳气，以鼻出之。除里急。饱食后咽气数十，令温中。若气寒者，使人干呕腹痛。口纳气七十所，大振腹；咽气数十，两手相摩，令热，以摩腹，令气下又云：偃卧，仰两足、两手，鼻纳气七息。除腹中弦切痛。（《诸病源候论·腹痛病诸候》）

（3）心腹痛者，由腑脏虚弱，风寒客于其间故也。邪气发作，与正气相击，上冲于心则心痛，下攻于腹则腹痛，上下相攻，故心腹绞痛，气不得息。诊其脉，左手寸口人迎以前，脉手少阴经也，沉者为阴，阴虚者病苦心腹痛，难以言，心如寒状，心腹痛，痛不得息。脉细小者生，大坚疾者死。心腹痛脉沉细小者生，浮大而疾者死。其汤熨针石，有正方，补养宣导，今附于后。《养生方·导引法》云：行大道，常度日月星辰。清静以鸡鸣，安身卧，漱口三咽之。调五脏，杀蛊虫，令人长生，疗心腹痛。（《外台秘要·心腹痛及胀满痛方》）

（4）移山倒海十六：脐下气海穴，按之如石，此寒结气凝，积而不散，令人身困肢弱，昼夜不安。用手法按、摩、揉、振之引腰痛，外肾紧，按切无度，觉气发散，有

余热投四肢，病块消矣。(《按摩经》)

【点评】寒凝腹痛又可分为寒邪内阻型实证和中虚脏寒型虚证，前者表现为腹痛急迫、剧烈拘急，脉沉紧；后者表现为腹痛绵绵、时作时止，脉沉细；两者均可见手足不温、喜温恶寒、舌淡苔白的症候。推拿治疗寒结气凝的脘腹痛主要采用按、摩、揉、捱等手法，促进躯干与四肢气血的沟通，使邪随气行而散，寒因按摩生热而除。若真气耗散，体内空虚而导致虚寒证，则可采用导引按摩的方法，如引之所述一脚向下踩地，另一脚尽力前伸；或两手向后托腰，尽力紧缩两肩，左右转身等。

三、虚劳而痛

【原文】病源虚劳则肾气不足。伤于冲脉。冲脉为阴脉之海。《养生方》云：正偃卧，以口徐徐内气，以鼻出之，除里急饱食，后小咽气数十，令温。寒者乾呕腹痛，从口内气七十所，大腹膜，小咽气数十。两手相摩，令极热，以摩腹，令气下也。(《外台秘要·虚劳里急方六首》)

【点评】这是用摩腹法治疗虚劳里急腹痛的论述。摩腹作为保健养生的常用手法，被历代医家、养生家等所推崇。现代研究证明摩腹能够加强腹部及腹内脏器的血液循环，改善肠胃功能，具有促消化的功能。中医认为脾胃为后天之本，只有脾胃正常地运化腐熟水谷精微，才能体健无病，推拿学把摩腹作为治疗腹痛、腹泻、消化不良、厌食、营养不良的必备手法，临床常用。

四、虫痛

【原文】

（1）肠中有虫瘕及蛟蛕，皆不可取以小针；心腹痛，侬发作痛、肿聚往来上下行，痛有休止，腹热喜渴，涎出者，是蛟蛕也。以手聚按而坚持之，无令得移，以大针刺之，久持之，虫不动，乃出针也。（《灵枢·厥病》）

（2）蛕心痛，心腹中痛，发作肿聚，往来上下行，痛有休止，腹中热，善涎出，是蛕咬也。以手按而坚持之，勿令得移。（《千金要方·心脏》）

【点评】蛟蛕、蛕均指胃肠道寄生虫。蛕心痛为证名，指因寄生虫袭扰所致之心腹部疼痛，亦称蛕咬心痛。《医灯续焰·卷八》言："蛕咬心痛……大痛不可忍，或吐青黄绿水涎沫，或吐虫出，发有休止，此是蛕心痛也。"胃肠道寄生虫引起的腹痛较为特殊，因虫动而痛，因虫移而痛移。条文中指出在虫痛发作时不宜立即驱虫，以免激惹虫动加剧疼痛。可以先用推拿手法，先行安蛔止痛，待疼痛缓解，再以驱虫。持续性按法治疗虫痛，止痛效果明显，但若要治本则仍需配合中药乌梅丸、芜荑散等方，安蛔和胃或驱蛔止痛。

五、心腹痛

【原文】

（1）心痛，当九节刺之，已刺按之，立已；不已，上下求之，得之立已。颅痛，刺足阳明曲周动脉见山血，立已；不已，按人迎于经，立已。腹痛，刺脐左右动脉，已

刺按之，立已；不已，刺气街，已刺按之，立已。(《灵枢·杂病》)

(2) 治卒心痛方：闭气忍之数十度，并以手大指按心下宛宛中，取愈。(《肘后备急方·治卒心痛方》)

(3) 治卒腹痛方……使病患伏卧，一人跨上，两手抄举其腹，令病患自纵重轻举抄之，令去床三尺许，便放之，如此二七度止。拈取其脊骨皮深取痛引之，从龟尾至顶乃止。未愈，更为之。又方，令卧枕高一尺许，拄膝，使腹皮气入胸，令人抓其脐上三寸便愈。能干咽吞气数十遍者弥佳。此方亦治心痛，此即伏气。(《肘后备急方·治卒腹痛方》)

【点评】条文中的卒心痛并非临床所谓的真心痛，而是心下胃脘部的急性疼痛，以手拇指按揉心下的上、中、下脘穴，可达活血化瘀、行气止痛之功，除指按外还可以针刺配合。拈脊骨皮法即现代临床所谓"捏脊法"，最早见于《肘后备急方》，以治急性腹痛为主，《古今录验方》发展到治疗真心痛，现今在小儿推拿领域运用广泛，治疗厌食、消化不良、小儿体虚多病等效果显著，成人亦多用之治疗失眠、神经衰弱等症。

第三节　胀满积聚

胀为腹胀，可以是一种主观上的感觉，也可以是一种客观上的检查所见。满为痞满，多指自觉脘腹部痞塞满闷，而触诊检查并无块状物可扪及。积聚则是腹部内的结块，或胀或痛，不仅有自觉症状还可触及块状物。三者临床容易混淆，阅读时应注意仔细辨别。

一、腹胀

腹胀即腹部胀大或胀满不适，腹胀既可以作为一种主观感受单独出现，也可以伴随客观检查所见腹部一部分或者全腹膨隆。引起腹胀的原因较多，主要包括：饥饱无度或饮食不节导致的脾胃损伤，脾失健运后升降失节，气滞，气机不能正常运行而致脘腹胀满；情志不遂，郁怒伤肝导致肝气失调、气急腹胀；夏秋季节外感湿热之邪，邪滞中焦，气机郁阻，以致胸闷腹胀；饮食寒凉或感受寒邪，寒邪直中脾胃，使脾阳不振，不能温化水湿，水谷精微物质不能输布，壅积于中焦而成腹胀。此外病久伤肾，肾阳不足，无以温养脾土，蒸化水湿，肾阴亏损，肝失滋养，均可导致腹胀。

腹胀一般分以下几种类型：气滞腹胀、脾虚腹胀、湿热腹胀、血瘀腹胀、食积腹胀。除了对症治疗之外，患者还应注意日常生活中的调护，如克服焦躁、忧虑、悲伤、沮丧、抑郁等不良情绪。不良情绪会使消化功能减弱，或刺激胃部造成过多的胃酸，加剧腹胀，因此患者应学会控制及调节自己的情绪。饮食也是腹胀患者需要注意的一个环节，大部分腹胀是饮食所引起的。首先必须改变饮食习惯：吃东西时细嚼慢咽，改变狼吞虎咽的习惯；不要一次吃得太多、太撑，建议少食多餐；平时避免喝碳酸饮料、嚼口香糖，少食高纤维食物如土豆、面食、豆类等产气的食物；改变边走边吃的不良习惯，饭后可以走一走，温和轻缓的运动有助于消化。

【原文】

（1）黄帝曰：肤胀何以候之？岐伯曰：肤胀者，寒气客于皮肤之间，鬈鬈然不坚，腹大，身尽肿，皮厚，按其腹窅而不起，腹色不变，此其候也。鼓胀何如？岐伯曰：腹胀，身皆大，大与肤胀等也，色苍黄，腹筋起，此其候也。（《灵枢·水胀》）

（2）腹胀者，由阳气外虚、阴气内积故也。阳气外虚，受风冷邪气，风冷，阴气也。冷积于腑脏之间不散，与脾气相壅，虚则胀，故腹满而气微喘。

诊其脉，右手寸口气口以前，手阳明经也，脉浮为阳，按之牢强，谓之为实。阳实者，病腹满，气喘嗽。右手关上脉，足太阴经也。阴实者，病腹胀满，烦扰不得卧也；关脉实，即腹满响；关上脉浮而大，风在胃内，腹胀急，心内澹澹，食欲呕逆；关脉浮，腹满不欲食，脉浮为是虚满。

左手尺中神门以后脉，足少阴经。沉者为阴。阴实者，病苦小腹满。左手尺中阴实者，肾实也，苦腹胀善鸣。左手关后尺中脉浮为阳。阳实者，膀胱实也，苦少腹满，引腰痛。脉来外涩者，为奔腹胀满也，病苦腹满而喘。

脉反滑利而沉，皆为逆，死不治。腹胀脉浮者生，虚小者死。其汤熨针石，别有正方，补养宣导，今附于后。

《养生方·导引法》云：蹲坐，住心，卷两手，发心向下，左右手摇臂，递互欹身，尽膊势，卷头筑肚，两手冲脉至脐下，来去三七。渐去腹胀肚急闷，食不消化。

又云：腹中苦胀，有寒，以口呼出气，三十过止。

又云：若腹中满，食饮苦饱，端坐伸腰，以口纳气数十，满吐之，以便为故，不便复为之。有寒气，腹中不安，亦行之。

又云：端坐，伸腰，口纳气数十。除腹满、食饮过饱、寒热、腹中痛病。

又云：两手向身侧一向，偏相极势；发顶足，气散下，欲似烂物解散。手掌指直舒，左右相皆然，去来三七；始正身，前后转动膊腰七。去腹肚胀、膀胱、腰脊臂冷，血脉急强，悸也。

又云：苦腹内满，饮食善饱，端坐伸腰，以口纳气数十，以便为故，不便复为。(《诸病源候论·腹胀候》)

(3) 久腹胀者，此由风冷邪气在腹内不散，与脏腑相搏，脾虚故胀。其胀不已，连滞停积，时瘥时发，则成久胀也。久胀不已，则食不消而变下痢。所以然者，脾胃为表里，脾主消水谷，胃为水谷之海，脾虚，寒气积久，脾气衰弱，故食不消也。而冷移入大肠，大肠为水谷糟粕之道路，虚而受冷，故变为利也。(《诸病源候论·久腹胀候》)

(4) 心腹胀者，脏虚而邪气客之，乘于心脾故也……藏虚，邪气客于二经，与正气相搏，积聚在内，气并于脾，脾虚则胀，故令心腹烦满，气急而胀也。诊其脉，迟而滑者，胀满也。其汤熨针石，别有正方，补养宣导，今附于后。

《养生方·导引法》云：伸右胫，屈左膝，内压之，五息。引脾，去心腹寒热、胸臆胁胀。依经为之，引脾中热气出，去心腹中寒热、胸臆中邪气胀满。久行，无有寒热、时节之所中伤，名为真人之方。(《诸病源候论·心腹

胀候》)

（5）脾者，脏也。胃者，腑也。脾胃二气，相为表里。胃受谷而脾磨之，二气平调，则谷化而能食。若虚实不等，水谷不消，故令腹内虚胀，或泄，不能饮食，所以谓之脾胃气不和不能饮食也。其汤熨针石，别有正方，补养宣导，今附于后。

《养生方·导引法》云：敧身，双手一向偏侧，急努身舒头，共手竞扒相牵，渐渐一时尽势。气共力皆和，来去左右亦然，各三七。项前后两角缓舒手，如是似向外扒，放纵身心，摇三七，递互亦然。去太仓不和，臂腰虚闷也。（《诸病源候论·脾胃气不和不能饮食候》）

（6）食饱不可睡，睡则诸疾生，但食毕须勉强行步，以手摩两胁上下良久，又转手摩肾堂令热，此养生家谓之运动水土，水土即脾肾也，自然饮食消化，百脉流，五脏安和。（《圣济总录·神仙导引上》）

（7）腹胀诸证，虽属寒者多，属热者少，然世治胀，喜用辛温散气之药……有气虚不能裹血，血散作胀，必其人大便不坚，或时结时溏，溏则稍减，结则渐加，小便清利，甚则浑白如泔。其脉缓大而滞，气口益甚，慎不可用辛温耗气之药，宜四君子去白术，加木香、泽泻、当归、芍药，以固其气中之血。有血虚不能敛气，气散作胀，必其人烦热便燥，小便黄数。其脉浮数而弦，人迎尤甚，慎不可用苦寒伤胃之药，宜四物汤去地黄，加黄芪、肉桂、甘草、煨姜，以和其血中之气。外因六气成胀，藿香正气散；内因七情成胀，沉香降气散。忧思过度致伤脾胃，心腹膨胀，喘促烦闷肠鸣，气走漉漉有声，大小便不利，脉

虚而涩，局方七气汤。(《张氏医通·诸气门上·腹满》)

【点评】腹胀主要责之脾胃，无论是肝气横逆犯胃还是肾阳不足无以温养脾土，都可表现为气机不运、饮食停滞、胀满疼痛。治疗本病的按摩导引方法较多，其方法简单，易学易用。

二、痞满

痞满是指自觉胸腹胀满的一种脾胃病证，但触之无形，按之柔软，压之无痛。痞满《内经》中又称为痞塞、痞隔。痞满按部位分为胸痞和心下痞（胃痞）。本病相当于西医学中的慢性胃炎、胃神经官能症、胃下垂、消化不良等疾病。

中医认为痞满主要责之于脾胃，表邪内陷入里、饮食不节、痰湿阻滞、情志失调都可导致脾胃损伤，脾胃虚弱，升降失司，胃气壅塞，发生痞满。临床上诊治痞满要分清寒、热、虚、实。痞满绵绵，得热则舒，遇寒则甚，口淡不渴、苔白、脉沉者，多为寒；痞满势急、胃脘灼热、得凉则舒、口苦便秘、口渴喜冷饮，苔黄，脉数者，多为热；痞满时减复如故，喜揉喜按，不能食或食而不化，大便溏薄，久病体虚者，多属虚；痞满持续不减，按之满甚或硬，能食便秘，新病邪滞者，多属实。然而虚实两者常常互为因果，如脾胃虚弱，健运失司，既可停湿生饮，又可食滞内停；而实邪内阻，又会进一步损伤脾胃，终至虚实并见。

【原文】

(1) 太阳之复，厥气上行……心胃生寒，胸膈不利，

心痛否（痞）满。（《素问·至真要大论》）

（2）太阳与少阳并病，头项强痛，或眩冒，时如结胸，心下痞鞕者，当刺大椎第一间、肺俞、肝俞，慎不可发汗，发汗则谵语，脉弦，五日谵语不止，当刺期门。（《伤寒论·辨太阳病脉证并治下第七》）

（3）脉浮而紧，而复下之，紧反入里，则作痞，按之自濡，但气痞耳。（《伤寒论·辨太阳病脉证并治下第七》）

（4）太阳病，医发汗，遂发热恶寒，因复下之，心下痞，表里俱虚，阴阳气并竭……心下痞，按之濡，其脉关上浮者，大黄黄连泻心汤主之。（《伤寒论·辨太阳病脉证并治下第七》）

（5）伤寒，汗出，解之后，胃中不和，心下痞硬，干噫食臭，胁下有水气，腹中雷鸣，下利者，生姜泻心汤主之。（《伤寒论·辨太阳病脉证并治下第七》）

（6）伤寒，发汗，若吐，若下，解后，心下痞硬，噫气不除者，旋覆代赭汤主之。（《伤寒论·辨太阳病脉证并治下第七》）

（7）肥人心下痞闷，内有湿痰也，瘦人心下痞闷，乃郁热在中焦。（《张氏医通·诸气门上·腹满》）

（8）夫瘦人绕脐痛必有风冷，谷气不行，而反下之，其气必冲，不冲者，心下则痞也。（《金匮要略·腹满寒疝宿食病脉证治第十》）

（9）夫八否者，荣卫不和，阴阳隔绝，而风邪外入，与卫气相搏，血气壅塞不通，而成否也。否者，塞也，言府藏（腑脏）滞塞不宣通也。由忧恚气积，或坠堕内损所致。其病腹内气结胀满，时时壮热是也。其名有八，故云

八否。(《诸病源候论·否噎病诸候》)

(10) 诸痞者，荣卫不和，阴阳隔绝，腑脏痞塞而不宣通，故谓之痞。但方有八痞、五痞或六痞，以其名状非一，故云诸痞。其病之候，但腹纳气结胀满，闭塞不通，有时壮热。与前八痞之势不殊故云诸痞其汤熨针石，别有正方，补养宣导，今附于后。

《养生方·导引法》云：正坐努腰，胸仰举头，将两手指相对，向前捺席使急，身如弓头胸向下，欲至席还起，上下来去二七。去胸胁痞、脏冷、臑疼闷、腰脊闷也。(《诸病源候论·痞噎病诸候》)

(11) 脾不能行气于脾胃，结而不散，则为痞。(《素问病机气宜保命集》)

(12) 痞者与否，不通泰也。由阴伏阳蓄，气与血不运而成。处心下，位中央，膜满痞塞者，皆土之病也。与胀满有轻重之分，痞则内觉痞闷，而外无胀急之形者，是痞也。有中气虚弱，不能运化精微为痞者；有饮食痰积，不能施化为痞者；有湿热太甚为痞者。(《丹溪心法·痞》)

(13) 调中，补气血，消痞清热，攻补兼施。(《寿世保元》)

(14) 痞满，脾病也。本由脾气虚，及气郁不能运行，心下痞塞膜满，故有中气不足、不能运化而成者，有食积而成者，有痰结而成者，有湿热太甚而成者。(《杂病源流犀烛·肿胀源流》)

(15) 脾湿有余，腹满食不化。(《兰室秘藏·中满腹胀》)

(16) 或多食寒凉，及脾胃久虚之人，胃中寒则胀满，

或脏寒生满病。(《兰室秘藏·中满腹胀》)

(17) 故胸中之气，因虚而下陷于心之分野，故心下痞。宜升胃气，以血药兼之。若全用利气之药导之，则痞尤甚。痞甚而复下之，气愈下降，必变为中满鼓胀，皆非其治也。(《医学正传·痞满》)

(18) 有湿热太甚，土来心下为痞者，分消上下，与湿同治。(《证治汇补·痞满》)

(19) 大抵心下痞闷，必是脾胃受亏，浊气挟痰，不能运化为患。初宜舒郁化痰降火，二陈、越鞠、芩连之类；久之固中气，参、术、苓、草之类，佐以他药。有痰清痰，有火治火，郁则兼化。若妄用克伐，祸不旋踵。又痞同湿合，唯宜上下分消其气，如果有内实之症，庶可疏导。(《证治汇补·痞满》)

(20) 暴怒伤肝，气逆而痞者，舒其郁……噎膈痞塞，乃痰与气搏，不得宣通。(《类证治裁·痞满》)

(21) 伤寒之痞，从外之内，故宜苦泄；杂病之痞，从内之外，故宜辛散……痞虽虚邪，然表气入里，热郁于心胸之分，必用苦寒为泄，辛甘为散，诸泻心汤所以寒热互用也。杂病痞满，亦有寒热虚实之不同。(《类证治裁·痞满》)

(22) 胀在腹中，胀有形，胸痹；痞在心下，痞无形。(《证治准绳·杂病》)

(23) 怒气暴伤，肝气未平而痞。(《景岳全书·痞满》)

(24) 痞者，痞塞不开之谓；满者，胀满不行之谓。盖满则近胀，而痞则不必胀也。所以痞满一证，大有疑辨，则在虚实二字，凡有邪有滞而痞者，实痞也；无物无滞而痞者，虚痞也。有胀有痛而满者，实满也；无胀无痛而满者，虚满也。实痞实满者可散可消；虚痞、虚满者，非大加温补不可。（《景岳全书·痞满》）

（25）虚寒之痞，治宜温补，但使脾肾气强，则痞满开而饮食自进，元气自复矣。（《景岳全书·痞满》）

（26）胸中之气，因虚而下陷于心之分野，故心下痞。宜升胃气。（《医学正传·痞满》）

【点评】痞满与腹胀一样主要责之脾胃，当今人们生活节奏快、饮食不规律、伏案多运动少导致腹胀、痞满的患者日渐增多。按摩手法中的摩腹、揉腹以及点穴对胃胀、胃痛、腹胀、腹痛都有很好的治疗效果。

三、积聚

积聚是因起居无常、忧患过度、饮食失节导致正气亏虚、脏腑失和、气滞血瘀、痰浊蕴结于腹内引发结块，临床以胀或痛为主症。中医文献中的癥瘕、疝癖、癖块、痞块以及伏梁、肥气、息贲等疾病，皆属积聚的范畴。积聚是内伤与外感相互作用所致，本病初起多因寒邪、湿热、痰浊、食滞、虫积等，邪气壅实，正气未虚，多属实证，治以攻邪为主，兼以扶正；日久则正气耗伤，病邪入里，往往虚实夹杂；后期气血渐少，体质羸弱，虚中挟实，病证以虚为主，治以扶正为主，兼以攻邪。

积聚与癥瘕往往相提并论，《医学入门》以积聚为男子病，癥瘕为女子病，而医书又有以部位区分，现今临床多从病在气分还是血分来进行区分。辨证时先辨癥积与瘕聚：癥积为脏病，属血分。腹部结块有形且固定不移，痛有定处。一般病程较长，病情深重。《内经》认为癥积属阴，为血滞而不濡，五脏所主。瘕聚为腑病，属气分，腹部结块无形，包块聚散无常，痛无定处，一般病程较短，病情较轻。《内经》认为其属阳，为气留而不行，六腑所成。从辨证分型的角度来看，积证多按病因分为痰积、食积、虫积、血积，此外也可按疾病的病程分为气滞血阻（初期）、瘀血内结（中期）和正虚瘀结（末期）等三种；癥多见于脐下，分食癥和血癥两种；聚证分型简单，一般分为肝气郁滞和痰阻食滞两种；瘕多见于脐下，古有八瘕之别：青瘕，聚在左右胁下，藏于背膂，上至肩胛；黄瘕，左胁下有气牢结，不可抑；燥瘕，状如半杯，上下腹中不定；血瘕，留着肠胃之外，及少腹之间；脂瘕，在脂膜间，猝难踪迹；狐瘕，出入少腹间，或隐或见；蛇瘕，其形长，在脐上下；鳖瘕，形大如鳖，按之应手。

【原文】

（1）病胁下满，气逆，二三岁不已，是为何病？岐伯曰：病名曰息积，此不妨于食，不可灸刺，积为导引服药，药不能独治也。（《素问·奇病论》）

（2）积之始生，得寒乃生。（《灵枢·百病始生》）

（3）病有积有聚，何以别之？然，积者，阴气也，聚者，阳气也，故阴沉而伏，阳浮而动。气之所积名曰积，气之所聚名曰聚，故积者五藏所生，聚者六府所成也。积者阴气也，其始发有常处，其痛不离其部，上下有所终始，左右有所穷处；聚者阳气也，其始发无根本，上下无所留止，其痛无常处，谓之聚。故以是别知积聚也。（《难经·五十五难》）

（4）积者，脏病也，终不移；聚者，腑病也，发作有时，辗转痛移，为可治。（《金匮要略·五脏风寒积聚病脉证并治第十一》）

（5）凡食过则结积聚，饮过则成痰癖。（《抱朴子·极言》）

（6）诸脏受邪，初未能为积聚，留滞不去，乃成积聚。（《诸病源候论·积聚候》）

（7）积聚者，由阴阳不和，腑脏虚弱，受于风邪，搏于脏腑之气所为也。（《诸病源候论·积聚候》）

（8）疝者，痛也；瘕者，假也。其病虽有结瘕，而虚假可推移，故谓之疝瘕也。由寒邪与脏腑相搏所成。其病，腹内急痛，腰背相引痛，亦引小腹痛。脉沉细而滑者，曰疝瘕；紧急而滑者，曰疝瘕。方云：干脯曝之不燥者，食之成疝瘕。其汤熨针石，别有正方，补养宣导，今附于后。《养生方·导引法》云：挽两足指，五息止，引腹中气。去疝瘕，利孔窍。（《诸病源候论·疝瘕候》）

（9）夫五脏调和，则荣卫气理。荣卫气理。则津液通流，虽复多饮水浆，不能为病。若摄养乖方，则三焦痞隔。三焦痞隔，则肠胃不能宣行。因饮水浆过多，便令停滞不散，更遇寒气，积聚而成癖。癖者，谓僻侧在于两胁之间，有时而痛是也。其汤熨针石，别有正方，补养宣导，今附于后。

《养生方·导引法》云：举两膝，夹两颊边，两手据地蹲坐。故久行之，愈伏梁。伏梁者，宿食不能消成癖，腹中如杯如盘。宿痈者，宿水宿气癖数生痈。久行，肠化为筋，骨变为实。（《诸病源候论·癖候》）

（10）凡癥坚之起，多以渐生，而有觉便牢大者，自难疗也。（《外台秘要·疗症方三首》）

（11）夫积聚者，由寒气在内所生也。血气虚弱，风邪抟于腑脏，寒多则气涩，气涩则生积聚也。（《外台秘要·寒疝积聚方四首》）

（12）夫人饮食不节，生冷过度。脾胃虚弱，不能消化，与脏气相搏，结聚成块，日渐生长，盘牢不移。（《太平圣惠方·治食癥诸方》）

（13）癥瘕癖结者，积聚之异名也。（《圣济总录·积聚统论》）

（14）癥瘕癖结者，积聚之异名也，症状不一，原其病本大略相似。（《圣济总录·积聚门》）

（15）有如忧思喜怒之气，人之所不能无者，过则伤乎五脏……乃留结而为五积。（《严氏济生方·积聚论治》）

（16）凡脾胃不足及虚弱失调之人，多有积聚之病。（《景岳全书·积聚》）

（17）积者，积垒之谓，由渐而成也。（《景岳全书·积聚》）

（18）饮食之滞，留蓄于中，或结聚成块，或胀满硬痛，不化不行，有所阻隔者，乃为之积。（《景岳全书·痢疾论》）

（19）积聚之病，凡饮食、血气、风寒之属，皆能致之，但曰积曰聚，当详辨也。盖积者，积垒之谓，由渐而成者也；聚者，聚散之谓，作止不常者也。由此言之，是坚硬不移者，本有形也，故有形者曰积；或聚或散者，本无形也，故无形者曰聚。诸有形者，或以饮食之滞，或以

脓血之留，凡汁沫凝聚，旋成癥块者，皆积之类，其病多在血分，血有形而静也。(《景岳全书·积聚》)

(20) 诸无形者，或胀或不胀，或痛或不痛，凡随触随发，时来时往者，皆聚之类，其病多在气分，气无形而动也。(《景岳全书·杂证谟》)

(21) 故凡治积聚者，必当详审所因，庶得其确。尝见丹溪之论曰：痞块在中为痰饮，在右为食积，在左为血块，其不能作块，或聚或散者，气也；块乃有形之物，痰与食积死血而成也。愚谓可聚可散者，此气聚无疑也；若以左为血积，右为食积，中为痰饮，则凿矣。即如小儿多有患痞者，必在左肋之下，此无非纵食所致，岂因其在左即为血积，而可攻其血乎？若为左血右食，则右岂无血，而左岂无食乎？不可以为法也。(《景岳全书·心集》)

(22) 凡无形之聚其散易；有形之积其破难。(《景岳全书·心集》)

(23) 积痞在上者，宜灸：上脘、中脘、期门、章门之类。积块在下者，宜灸：天枢、章门、肾俞、气海、关元、中极、水道之类。凡灸之法，宜先上而后下，脐腹之壮用宜稍大，皆先灸七壮，或十四壮，以后渐次增加，愈多愈妙。以上诸穴皆能治痞，宜择而用之。然犹有不可按穴者，如痞之最坚处，或头、或尾、或突、或动处，但察其脉络所由者，皆当按其处而通灸之，火力所到，则其坚聚之气自然以渐解散，有神化之妙也。第灸痞之法，非一次便能必效，务须或彼或此，择其要者，至再至三，连次陆续灸之，无有不愈者。(《景岳全书·积聚》)

(24) 初者，病邪初起，正气尚强，邪气尚浅，则任受攻；中者，受病渐久，邪气较深，正气较弱，任受且攻且补；末者，病魔经久，邪气侵凌，正气消残，则任受补。(《医宗必读·积聚》)

(25) 痞癖见于胸膈间，是上焦之病；疢积聚滞见于腹内，是中焦之病；症瘕见于脐下，是下焦之病。(《杂病源流犀烛·积聚癥瘕疢痞源流》)

(26) 积聚之病，非独痰、食、气、血，即风寒外感，亦能成之。然痰、食、气、血，非得风寒，未必成积。风寒之邪，不遇痰、食、气、血，亦未必成积。(《金匮翼·积聚统论》)

【点评】临床所见积聚之证，常是先因气滞而成聚，日久则血瘀成积。导引是通过调整呼吸、运动肢体等方法，达到行气解郁、疏通气血的作用。故王冰曰："积为导引，使气流行，久以药攻，内消瘀蓄，则可矣。若独凭其药，而不积为导引，则药亦不能独治也。"而按摩在临床使用时应注意，按摩的手法亦有攻补：病证初期以泻为主攻邪，病证后期以补为主扶正，此治则治法不可不知。

第四节　偏瘫痹痿

在中医临床上常将中风偏瘫、痿证、痹证进行鉴别。痿证筋骨痿软、肌肉麻木，甚至消瘦无力，但肢体关节一般不痛。偏瘫和痹证都有肌肉酸痛、麻木沉重、活动不利的临床表现，但机理颇为不同。偏瘫是中风后的表现，轻者尚能活动，重者卧床不起、丧失生活自理能力，且常伴有语言謇涩、口眼㖞斜。痹证是由风、寒、湿等邪侵袭人体肌肉关节导致的活动不利，程度较偏瘫患者为轻。偏瘫、痹证、痿证运用推拿配合导引锻炼往往能取得较好的疗效，现将三者有关的医籍条文摘录于下。

一、中风偏瘫

中风是中医学对急性脑血管病的统称，以猝然昏倒、不省人事、口角㖞斜、语言不利以及半身不遂为主要症状的一类疾病。在《内经》时代，中风的病名并不统一，有偏枯、薄厥、大厥、煎厥、击仆、暴厥等，正如张山雷所言"煎厥、薄厥、大厥之病情，大致相似，则亦猝然昏瞀之中风也"。

中风为本虚标实之证，在本为阴阳偏胜，气机逆乱；在标为风火相煽，痰浊壅塞，瘀血内阻。常见的病因有忧思恼怒、饮酒无度、恣食肥甘、纵欲劳累等。按病情的轻重，中风可以分为中经络和中脏腑，中经络一般无神志改变，病情较轻，很少出现半身不遂；而中脏腑多伴随昏愦无知等神志不清的症状，病情较重，且多留有后遗症如失语、半身不遂等。

在临床上无论是中经络还是中脏腑又可辨证分为许多更为精准的证型，如中脏腑可分为闭证和脱证，前者表现又有阴阳虚实之别；中经络可分为风邪入里、肝肾阴虚、痰热腑实证等，阅读条文时应加以鉴别。

【原文】

（1）血之与气，并走于上，则为大厥，厥则暴死，气复反则生，不反则死。（《素问·调经论》）

（2）阳气者，烦劳则张，精绝，辟积于夏，使人煎

厥。目盲不可以视。耳闭不可以听，溃溃乎若坏都，汩汩乎不可止。(《素问·生气通天论》)

(3) 其病多痿厥寒热，其治宜导引按跷。(《素问·异法方宜论》)

(4) 风之伤人也，或为寒热……或为偏枯。(《素问·风论》)

(5) 仆击、偏枯……肥贵人则高梁之疾也。(《素问·通评虚实论》)

(6) 久而化郁，即大风摧拉，折陨鸣紊。民病卒中偏痹，手足不仁。(《素问·本病论》)

(7) 虚邪偏客于身半，其入深，内居荣卫，荣卫稍衰，则真气去，邪气独留，发为偏枯。(《灵枢·刺节真邪》)

(8) 大风在身，血脉偏虚，虚者不足，实者有余，轻重不得，倾侧宛伏，不知东西，不知南北，乍上乍下，乍反乍复，颠倒无常，甚于迷惑。(《灵枢·刺节真邪》)

(9) 其有三虚而偏中于邪风，则为击仆偏枯矣。(《灵枢·九宫八风》)

(10) 痱之为病也，身无痛者，四肢不收，智乱不甚，其言微知，可治；甚则不能言，不可治也……偏枯，身偏不用而病，言不变，志不乱，病在分腠之间，巨针取之，益其不足，损其有余，乃可复也。(《灵枢·热病》)

(11) 治厥者，必先熨调其经，掌与腋、肘与脚、项背以调之，火气已通，血脉运行，然后视其病，脉淖泽者刺而平之，坚紧者破而散之，气下运止……故厥在手足，宗气不下，脉中之血凝而留止，弗之火调，弗能取之。(《灵枢·刺节真邪》)

（12）扣脉浮而紧，紧则为寒，浮则为虚，寒虚相搏，邪在皮肤。浮者血虚，络脉空虚，贼邪不泻，或左或右，邪气反缓，正气即急，正气引邪，㖞僻不遂。邪在于络，肌肤不仁；邪在于经，即重不胜；邪入于腑，即不识人；邪入于脏，舌即难言，口吐涎。（《金匮要略·中风历节病脉证并治第五》）

（13）夫风之为病，当半身不遂，或但臂不遂者，此为痹，脉微而数，中风使然。（《金匮要略·中风历节病脉证并治》）

（14）风偏枯者，由血气偏虚，则腠理开，受于风湿，风湿客于半身，在分腠之间，使气血凝涩，不能润养。久不瘥，真气去，邪气独留，则成偏枯。其状半身不遂，肌肉偏枯，小而痛，言不变，智不乱是也。《养生方·导引法》云：一足踏地，足不动，一足向侧相，转身欹势，并手尽急回，左右迭互二七。去脊风冷、偏枯不通润。（《诸病源候论·风偏枯候》）

（15）荣卫失度，腠理空疏，邪气乘虚而入。及其感也，为半身不遂。（《严氏济生方·中风论治》）

（16）谓卒然倒仆为卒中，乃初中之证，口眼㖞斜，半身不遂，舌强不言，唇吻不收，为中倒后之证。（《世医得效方》）

（17）口开者，心气闭绝也。遗尿者，肾气闭绝也。手散者，脾气闭绝；眼合者，肝气闭绝；鼻鼾者，肺气闭绝。备此五证，尤不可治，五证中才见一证，犹当审余证以救疗。盖以初中则眼合者多，痰上则鼻鼾者亦多，惟遗尿，口开俱见为恶。心为五脏主君，肾为一身根本，诚不

可闭绝也。(《世医得效方·风科·中风恶证》)

(18) 凡人初觉大指、次指麻木不仁或不用者，三年内有中风之疾。(《证治准绳·杂病》)

(19) 外无六经之形证，内无便溺之阻膈，但手足不遂，语言蹇涩者，此邪中于经也。(《医学正传·中风》)

(20) 最要分别闭与脱，二证明白，如牙关紧闭，两手握固，即是闭证，用苏合香丸，或三生饮之类开之；若口开心绝，手撒脾绝，眼合肝绝，遗尿肾绝，声如鼾肺绝，即是脱证，更有吐沫、直视、肉脱、筋骨痛、发直、摇头上窜、面赤如妆、汗出如珠，皆脱绝之证。(《医宗必读·真中风》)

(21) 按内中风之证，曾见于《内经》，而《内经》初不名为内中风，亦不名为脑充血，而实名为煎厥、大厥、薄厥。(《医学衷中参西录》)

(22) 如汗出而止，半身沮湿者，是阳气虚而不能充身遍泽，必有偏枯之患矣。(《素问集注·生气通天论》)

【点评】按摩为中风病人康复的常用治疗方法，对恢复患者的肌肉功能、生活自理能力有很重要的意义。早在《内经》中就记载了"其病多痿厥寒热，其治宜导引按跷"，可看作是中风病按摩导引康复法之萌芽。王冰曾说过："惊则脉气并，恐则神不收，脉并神游，故经络不通，而为不仁之病矣。夫按摩者，所以开通闭塞，导引阴阳。醪药者，所以养正祛邪，调中理气。故方之为用，宜以此焉。"可见按摩对于偏瘫有很好的作用。

另外，值得注意的是在《证治准绳》等医籍中记载了中风病的先兆表现，张锡纯进一步归纳为五种表现："一为其脉必弦硬而长，或寸盛尺虚，或大于常脉数倍，而毫无缓和之意。二为其头目时常眩晕，或觉脑中昏聩，多健忘，或常觉痛，或耳聋目胀。三为胃中时觉有气上冲，阻塞饮食，不能下行，或有气自下焦上行作呃逆。四为心中常觉烦躁不宁，或心中时发热，或睡梦中神魂飘荡。五为舌胀，言语不利，或口眼㖞斜，或本身似有麻木不遂，或行动不稳，时欲眩仆，或自觉头重足轻，脚底如踏棉絮。"这与现代的认识一致。目前认为中风偏瘫的先兆表现最常见的有12种：①突然发生的眩晕；②头痛突然加重或由间断性头痛变为持续性剧烈头痛；③一侧脸部或手脚麻木，有的表现为舌麻、唇麻或上下肢发麻；④突然一侧肢体无力或活动不灵活，经常性发作；⑤暂时的吐字不清或说话不灵；⑥突然出现原因不明的跌跤或晕倒；⑦短暂的意识丧失、智力障碍，个性的突然改变；⑧嗜睡状态；⑨突然出现一时性视物不清、失明或自觉眼前一片黑蒙；⑩恶心、呕吐、呃逆，或血压波动并伴有头晕、眼花、耳鸣；⑪一侧或某一肢体不由自主地抽动；⑫鼻出血，特别是频繁性鼻出血。对于患有"三高"或其他基础病的患者应多加留意，尽量做到防患于未然。

二、诸类痿痹

痿证、痹证的最早描述均见于《内经》，《素问·痹论》、《素问·痿论》专门论述了两证的病因病机、证候分类和治疗大法。经历代医家归纳总结，痿证是外感内伤使精血受损、肌肉筋脉失养以致肢体弛缓、软弱无力，甚至日久不用的一种病证；痹证是由于风、寒、湿、热等外邪侵袭人体，闭阻经络，气血运行不畅所导致的，以肌肉、筋骨、关节发生酸痛、麻木、重着、屈伸不利或关节肿大为主要临床表现。二者症状相似，病因有别，条文阅读时应注意区别。

【原文】

（1）中央者，其地平以湿，天地所以生万物也众。其民食杂而不劳，故其病多痿厥寒热，其治宜导引按跷。（《素问·异法方宜论》）

（2）痿，谓手足痿弱，无力以运动也。（《素问玄机原病式·五运主病·诸气膹郁病痿，皆属于金》）

（3）湿热不攘，大筋缑短，小筋弛长，缑短为拘，弛长为痿。（《素问·生气通天论》）

（4）五脏因肺热叶焦，发为痿躄。（《素问·痿论》）

（5）有渐于湿，以水为事，若有所留，居处相湿，肌肉濡渍，痹而不仁，发为肉痿。（《素问·痿论》）

（6）痹之安生？岐伯对曰：风寒湿三气杂至，合而为痹也。其风气胜者为行痹，寒气胜者为痛痹，湿气胜者为着痹也。帝曰：其有五者何也？岐伯曰：以冬遇此者为骨痹，以春遇此者为筋痹，以夏遇此者为脉痹，以至阴遇此者为肌痹，以秋遇此者为皮痹。（《素问·痹论篇》）

（7）痹或痛，或不痛，或不仁，或寒，或热，或燥，或湿，其故何也？岐伯曰：痛者，寒气多也，有寒故痛也。其不痛不仁者，病久入深，荣卫之行涩，经络时疏，故不痛，皮肤不营，故为不仁。其寒者，阳气少，阴气多，与病相益，故寒也。其热者，阳气多，阴气少，病气胜，阳遭阴，故为痹热。其多汗而濡者，此其逢湿甚也，阳气少，阴气盛，两气相感，故汗出而濡也。帝曰：夫痹之为病，不痛何也？岐伯曰：痹在于骨则重，在于脉则血凝而不流，在于筋则屈不伸，在于肉则不仁，在于皮则寒。故具此五者则不痛也。凡痹之类，逢寒则急，逢热则纵。（《素问·痹论篇》）

（8）病在骨，骨重不可举，骨髓酸痛，寒气至，名曰骨痹。（《素问·长刺节论》）

（9）风邪气之伤人也，令人病焉，今有不离屏蔽……有所于湿气，藏于血脉之中，分肉之间。（《灵枢·贼风》）

（10）此由体虚腠理开，风邪在于筋故也。春遇痹，为筋痹，则筋屈。邪客关机，则使筋挛。邪客于足太阳之络，令人肩背拘急也。足厥阴，肝之经也。肝通主诸筋，王在春。其经络虚，遇风邪则伤于筋，使四肢拘挛，不得屈伸。

《养生方·导引法》云：手前后递互拓，极势三七，手掌向下，头低面心，气向下至涌泉、仓门，却努一时取势，散气，放纵。身气平，头动，髀前后欹侧，柔髀二七。去髀井冷血，筋急，渐渐如消。

又云：两手抱右膝着膺，除下重难屈伸。

又云：踞坐，伸左脚，两手抱右膝，伸腰，以鼻纳气，自极七息，展左足著外。除难屈伸拜起，胫中疼痹。（《诸病源候论·风四肢拘挛不得屈伸候》）

（11）风寒湿三气合而为痹。风多者为风痹。风痹之状，肌肤尽痛。诸阳之经，尽起于手足，而循行于身体。风寒之客肌肤，初始为痹。后伤阳经，随其虚处而停滞，与血气相搏，血气行则迟缓，使机关弛纵，故风痹而复手足不随也。其汤熨针石，别有正方，补养宣导，今附于后。

《养生方·导引法》云：左右拱两臂，不息九通。治臂足痛，劳倦风痹不随。（《诸病源候论·风痹手足不随候》）

（12）风身体手足不随者，有体虚腠理开，风气伤于脾胃之经络也。足太阳为脾之经，脾与胃合。足阳明为胃之经，胃为水谷之海也。脾候身之肌肉，主为胃消行水谷之气，以养身体四肢。脾气虚，即肌肉虚，受风邪所侵，故不能为胃通行水谷之气，致四肢肌肉无所禀受；而风邪在经络，搏于阳经，气行则迟，机关缓纵，故令身体手足不随也。

《养生方·导引法》云：极力左右振两臀，不息九通，愈臀痛劳倦，风气不随。

又云：偃卧，合两膝，步两足，伸腰，口内气，振腹自极七息。除壮热疼痛，两胫不随。（《诸病源候论·风身体手足不随候》）

（13）夫四末之疾，动而或痉者，为风；不仁或痛者，为痹；弱而不用者，为痿；逆而寒热者，为厥；此其壮未尝同也。故其本源，又复大异。（《儒门事亲·指风痹痿厥近世差玄说》）

（14）痿之为状……由肾水不能胜心火……肾主两足，故骨髓衰竭，由使内太过而致然。（《儒门事亲·卷一·指风痹痿厥近世差玄说》）

（15）夫痿者，湿热乘肾肝也，当急去之，不然则下焦元气竭尽而成软瘫，必腰下不能动，心烦冤而不止也。

（《脾胃论·脾胃虚弱随时为病随病制方》）

（16）风证。大率有痰、风热、风湿、血虚。四肢百节走痛是也，他方谓之白虎历节。（《丹溪心法·痛风六十三》）

（17）五劳五志六淫尽得，成五脏之热，以为痿也。（《证治准绳·痿》）

（18）人身有皮毛、血脉、筋膜、肌肉、骨髓以成其形，内则有肝、心、脾、肺、肾以主之。若随情妄用，喜怒劳佚，以致内脏精血虚耗，使血脉、筋骨、肌肉痿弱无力以运动，故致痿躄，状与柔风脚气相类。柔风脚气，皆外因风寒，正气与邪气相搏，故作肿苦痛，为邪实；痿由内脏不足之所致，但不任用，亦无痛楚，此血气之虚也。（《景岳全书·贯集·杂证谟》）

（19）阳明虚则血气少，不能润养宗筋，故弛纵宗筋，纵则带脉不能收引，故足痿不用，所以当治阳明也。（《医宗必读·痿》）

（20）内热成痿，此论病之本也，若有感发，必因所挟而致。（《证治汇补·痿躄》）

【点评】推拿时，在传统点穴疗法的穴位选取上应充分运用"治痿者独取阳明"的原则，多选用足阳明胃经及足太阴脾经之穴，注重调护脾胃，调理气血，可达到事半功倍的效果。治疗痿证和痹证的按摩导引方法很多，许多已经改良运用于现代的保健体操当中，如肩部运动、伸展运动等。在临床推拿治疗的基础上，嘱患者依导引的方法练习，医患配合，疾病治疗效果尤佳。

第五节　其他病证

一、腰痛

腰痛是以腰部一侧或两侧疼痛为主要临床表现的一类病证，腰痛其根本是肾虚，外因感受风寒、湿热等或因痰阻、血瘀导致经络不通而产生疼痛。中医认为腰为肾之府，肾主骨生髓，当肾精亏损时腰府空虚，导致酸痛绵绵。本节所指腰痛为肾虚腰痛，相当于西医盆腔炎、肾脏疾病、风湿病、腰肌劳损等所导致的腰痛。以腰痛带一侧下肢麻木疼痛为主要表现的腰椎间盘突出症不在本节论述范围内。

【原文】

（1）腰者，肾之府，转摇不能，肾将惫矣。（《素问·脉要精微论》）

（2）肾着之病，其人身体重，腰中冷，如坐水中……病属下焦，身劳汗出，衣里冷湿，久久得之，腰以下冷痛，腹重如带五千钱，甘姜苓术汤主之。（《金匮要略·五脏风寒积聚病脉证并治》）

（3）肾弱髓虚，为风冷所搏故也。肾居下焦，主腰脚，其气容润骨髓。今肾虚受风寒，故令膝冷也。久不已，则脚酸疼屈弱。

《养生方·导引法》云：两手反向拓席，一足跪，坐上，一足屈如，仰面。看气道众处散适，极势振之四七。左右亦然。始两组向前双踏，极势二七。去胸腹病，膝冷脐闷。

又云：两足指向下柱席，两涌泉相拓，坐两足跟头，两膝头外扒，手身前向下尽势，七通。去劳损阴疼膝冷、脾瘦肾干。

又云：两手抱两膝，极势，来去摇之七七，仰头向后。去膝冷。

又云：立，两手搦腰遍，使身正，放纵，气下使得所，前后摇振七七，足并头两向，摇振二七。头上下摇之七。缩咽举两膊，仰柔脊。冷气散，令脏腑气向涌泉通彻。

又云：互跪，两手向后，手掌合地，出气向下。始，渐渐向下，觉腰脊大闷，还上来去二七。身正，左右散气，转腰三七。去脐下冷闷、膝头冷、解溪内病。（《诸病源候论·虚劳膝冷候》）

（4）肾主腰脚。肾经虚损，风冷乘之，故腰痛也。又邪客于足太阴之络，令人腰痛引少腹，不可以仰息。腰痛有五：一曰少阴，少阴肾也，七月万物阳气伤，是以腰痛。二曰风痹，风寒着腰，是以痛。三曰肾虚，役用伤肾，是以痛。四曰臀腰，坠堕伤腰，是以痛。五曰寝卧湿地，是以痛。其汤熨针石，别有正方，补养宣导，今附于后。

《养生方》云：饭了勿即卧，久成气病，令腰疼痛。

又云：一手向上极势，手掌四方转回；一手向下努之，合手掌努指，侧身欹形，转身向似看；手掌向上，心气向下，散适，知气下缘上，始极势，左右上下四七亦然。去髃井，肋、腰脊痛闷。

又云：毒跪，长伸两手，拓席向前，待腰脊须转，遍身骨解气散，长引腰极势。然始却跪使急，如似脊内冷气

出许，令臂搏痛，痛欲似闷痛，还坐，来去二七。去五脏不和、背痛闷。（《诸病源候论·腰痛候》）

（5）肾主腰脚。而三阴三阳，十二经。八脉，有贯肾络于腰脊者。劳损于肾，动伤经络，又为风冷所侵，血气击搏，故腰痛也。阳病者，不能俯；阴病者，不能仰；阴阳俱受邪气者，故令腰痛而不能俯仰。

《养生方·导引法》云：伸两脚，两手指著足五指上。愈腰折不能低著，唾血、久疼愈。又云：长伸两脚，以两手捉足五指七通。愈折腰不能低仰也。（《诸病源候论·腰痛不得仰俯候》）

（6）腰痛主湿热、肾虚、瘀血、挫闪、有痰积。（《丹溪心法·腰痛七十三》）

（7）腰痛一症，治唯补肾为先，而后随邪之所见者以施治，标急则治标，本急则治本，初痛宜疏邪滞，理经隧；久痛宜补真元，养血气。（《证治汇补·腰痛》）

（8）然痛有虚实之分，所谓虚者，是两肾之精神气血虚也，凡言虚证，皆两肾自病耳。所谓实者，非肾家自实，是两腰经络血脉之中，为风寒湿之所侵，闪月内挫气之所得，腰内空腔之中为湿痰雨雪凝滞，不通而为痛，当依据脉证辨悉而分治之。（《七松岩集·腰痛》）

（9）肾虚，其本也；风、寒、湿、热、痰饮、气滞、瘀血、闪挫，其标也。或从标，或从本，贵无失其宜而已。（《杂病源流犀烛》）

（10）大抵腰痛，悉属肾虚，既挟邪气，必须祛邪，如无外邪，则唯补肾而已。（《医学心悟·第三卷·腰痛》）

【点评】现代医学认为，肾虚腰痛多数与肾上腺皮质激素水平的下降，特别是性激素分泌减退和蛋白质缺乏有关。揉、搓、揉、叩、抖、按等都是治疗腰痛的常用手法，可以疏通气血，达到通则不痛的目的。此外熨法还可借助药力和热力，使手法的作用透达深层；摇法、扳法可以帮助加大关节的活动范围，治疗因疼痛引起的活动受限。条文中所提及的导引动作，如动髋、蹬足、伸腰、划船动作等是日常锻炼腰背肌肉、预防腰背疼痛的有效方法，医者应教会患者如何进行科学的辅助锻炼。此外医者还应提醒患者进行腰部的护理如热水洗澡，避免坐卧湿地、避免夜宿室外，避免房事及劳役过度等。

二、肺气不利

肺主气司呼吸，主宣发和肃降，正常情况下肺气向上升并向外周布散，可以排出体内的浊气，同时将脾转输的津液及水谷精微布散全身。如果肺气的升降出入失常，则会出现肺气不宣或肺气不利的表现：①肺气宣降不利则表现为咳嗽、喘息、胸闷、呼吸不畅、无汗、发热等；②肺气失调引起心血的运行不利，而发为心悸、胸闷、唇甲青紫；③肺气不足则出现呼吸无力、少气不足以息、语音低微、身倦无力等症状；④肺气不得下降会使水液不能下输于膀胱，而出现痰饮、小便不利、尿少、水肿等水液障碍。

【原文】

（1）肺苦气上逆，急食苦以泄之。（《素问·藏气法时论》）

（2）百病生于气也，怒则气上，喜则气缓，悲则气

消，恐则气下，寒则气收，炅则气泄，惊则气乱，劳则气耗，思则气结。（《素问·举痛论》）

（3）邪在肺，则病皮肤痛，寒热，上气喘，汗出，咳动肩背。取之膺中外腧，背三节之傍，以手疾按之，快然乃刺之，取之缺盆中以越之。（《灵枢·五邪》）

（4）肺主于气。若肺气虚实不调，或暴为风邪所乘，则脏腑不利，经络否涩，气不宣和，则卒气上也。又因有所怒，则气卒逆上。甚则变呕血，气血俱伤。

《养生方·导引法》云：两手交叉颐下，自极。致补气，治爆气咳。

以两手交颐下，各把两颐脉，以颐句交中，急牵来著喉骨，自极三通。致补气充足，治暴气上气、写喉等病。令气条长，音声弘亮。（《诸病源候论·气病诸候·卒上气候》）

【点评】推拿手法中，用于胸廓的十指分推法具有良好的开胸顺气的作用，治疗胸闷气短等症；用于背部由上及下的掌推法、掌揲法可治疗气机上逆的呃逆、嗳气。导引亦是调气的有效方法，与气功有异曲同工之妙，通过肢体动作与呼吸的配合可达到宣通肺气，治疗胸中闷满不舒的目的。

三、耳鸣耳聋

耳鸣是老年人常见的疾病之一，常与耳聋合并出现，古有"聋为鸣之渐，鸣为聋之始"之说。古籍中对耳鸣的论述很多，在《内经》中就有"上气不足……耳为之苦鸣"的描述。中医认为肾开窍于耳，耳为"宗脉之所聚"，与五脏六腑有着密切的联系，十二经脉气血失调皆可导致耳鸣耳聋。辨证根据虚实可分为风邪外袭、肝胆火逆、痰火壅结、气血瘀阻、肝肾阴虚、心脾血虚、肾阳亏虚、气血亏虚等证型。

【原文】

（1）耳者，宗脉之所聚也。（《灵枢·口问》）

（2）髓海不足，则脑转耳鸣，胫酸眩冒。（《灵枢·海论》）

（3）肾气充足，则耳目聪明，若劳伤血气，精脱肾惫，必致聋聩。故人于中年之后，每多耳鸣，如风雨，如蝉鸣，如潮声者，是皆阴衰肾亏而然。（《景岳全书·耳证》）

（4）心虚血耗，必致耳聋耳鸣。（《古今医统大全·耳证门》）

（5）问曰：耳聋何以是少阳证？答曰：足少阳胆经，上络于耳，邪在少阳，则耳聋也。（《医学心悟·首卷·少阳经证》）

【点评】数千年来，中医运用针灸、按摩、导引等方法治疗耳鸣耳聋积累了大量的宝贵经验。耳聋耳鸣的按摩不仅可以由医生操作，患者也可以进行自我按摩。此外屏气法、搓掌法、足底按摩都是行之有效的按摩方法，可消除耳鸣，增强听力。

四、噎膈呕吐

噎是指进食时食物吞咽困难，梗塞不顺；膈是指食物不能下咽到胃，或者食入即吐。噎的症状可以单独出现，也可以作为膈的前期症状而出现，故临床将二者统称为噎膈。本病相当于西医的食道炎、食道神经官能症、食道癌、贲门痉挛、贲门癌等疾病。噎膈的病因以内伤饮食、情志，加之年老肾虚、脏腑失调为主，且三者之间常相互影响，互为因果，共同致病，形成本虚标实的病理变化。

需要注意的是临床噎膈应与反胃相鉴别，两者均有饮食物入而复出的症状。噎膈的症状特点是饮食咽下过程中梗塞不顺，初起并无呕吐，后期出现格拒时开始呕吐，此呕吐系饮食不下或食入即吐，呕吐与进食时间关系密切。由于噎膈饮食物停于食管并未入胃，故吐出量较小，多伴有胸膈疼痛。反胃则为饮食物停于胃中，经久复出，症见朝食暮吐或暮食朝吐，由于进食没有障碍，故反胃呕吐出量较大，吐前胃脘胀满疼痛，吐后往往缓解。关于噎膈和反胃的条文，本节均收录一二，阅读时应加以辨别。

呕吐是噎膈和反胃的表现之一，早在《内经》中便有关于呕吐的记载，《素问·至真要大论》、《灵枢·经脉》中称为"呕"、"呕逆"。汉代张仲景最早提出"呕吐"之名，李东垣认为"声物兼出谓之呕"，"物出而无声谓之吐"，"声出而无物谓之干呕"。呕吐的分类复杂，《证治要诀·呕吐》将其分为寒呕、热呕、气呕、痰呕、吐食呕、吐血、吐虫尤、恶心、干呕等，而张景岳将呕吐分为虚实两大类。一般来说，实证呕吐病程短，病情轻，易治愈，虚证及虚实夹杂者，则病程长，病情重，反复发作，时作时止，较为难治。若呕吐失治误治，亦可由实转虚，由轻转重，变证易生。所以，呕吐亦应及时诊治，防止后天脾胃之本受损。

【原文】

（1）隔塞闭绝，上下不通，则暴忧之病也。（《素问·通评虚实论篇》）

（2）寒气客于肠胃，厥逆上出，故痛而呕也。（《素问·举痛论》）

（3）太阴之厥，则腹满䐜胀，后不利，不欲食，食则呕，不得卧。（《素问·厥论》）

（4）食饮不下，膈塞不通，邪在胃脘。（《灵枢·四时气》）

（5）邪在胆，逆在胃，胆液泄则口苦，胃气逆则呕苦。（《灵枢·四时气》）

（6）跌阳脉浮而涩，浮则为虚，涩则伤脾，脾伤则不磨，朝食暮吐，暮食朝吐，宿谷不化，名曰胃反。（《金匮要略·呕吐哕下利病脉证并治第十七》）

（7）呕哕之病者，由脾胃有邪，谷气不治所为也，胃受邪气则呕。（《诸病源候论·脾胃病诸候·呕吐候》）

（8）病源夫阴阳不和则三焦隔绝，三焦隔绝则津液不利，故令气塞不调理也，是以成噎，此由忧恚所致，忧恚则气结，气结则不宣流使噎噎者，噎塞不通也。（《外台秘要·诸噎方一十二首》）

（9）《病源》此由脏气冷而不理，津液涩少而不能传行饮食，故食入则噎塞不通，故谓之食噎。胸内痛，不得喘息，食不下，是故噎也。

又疗卒噎方：与共食人当以手捉噎人箸，问曰：此等何物？噎人当答言箸，其食人云：噎下去，则立愈。（《外台秘要·疗卒食噎方》）

（10）《必效》主噎方：捺大椎尽力则下，仍令坐之。（《外台秘要·诸噎方一十二首》）

（11）寒温失宜，食饮乖度，或恚怒气逆，思虑伤心致使阴阳不和，胸膈否塞，故名膈气也。（《太平圣惠方·治五膈气诸方》）

（12）呕吐虽本于胃，然所因亦多端，故有寒、热、饮食、血气之不同，皆使人呕吐。（《三因极一病证方论·卷之十一·呕吐叙论》）

（13）呕吐出于胃气之不和，人所共知也。然有胃寒，有胃热，有痰水，有宿食，有脓血，有气攻，又有所谓风邪入胃。（《仁斋直指方·呕吐》）

（14）外有伤寒，阳明实热太甚而吐逆者；有内伤饮食，填塞太阴，以致胃气不得宣通而吐者；有胃热而吐者；有胃寒而吐者；有久病气虚，胃气衰甚，闻谷气则呕哕者；有脾湿太甚，不能运化精微，致清痰留饮郁滞中上二焦，时时恶心吐清水者。（《医学正传·呕吐》）

（15）陈无择《三因方》曰：五膈者，思忧喜怒悲也，五噎者，忧思气劳食也。思膈则中脘多满，噎则醋心，饮食不消，大便不利。忧膈则胸中气结，津液不通，饮食不下，羸瘦短气。（《景岳全书·噎膈》）

（16）噎膈一证，必以忧愁思虑，积劳积郁，或酒色过度，损伤而成。盖忧思过度则气结，气结则施化不行，酒色过度则伤阴，阴伤则精血枯涸，气不行则噎膈病于上，精血枯涸则燥结病于下。且凡人之脏气，胃司受纳，脾主运化，而肾为水火之宅、化生之本，今既食饮停膈不行或大便燥结不通，岂非运化失职、血脉不通之为病乎？

《景岳全书·噎膈》）

（17）喜膈则五心烦热，口苦生疮，倦甚体痹，胸痛引背，食少入；怒膈则胸膈逆满，噎塞不通，呕则筋急，恶闻食气；悲膈则心腹胀满，咳嗽气逆，腹中雷鸣，绕脐痛，不能食。忧噎，胸中痞满，气逆时呕，食不下；思噎，心悸喜忘，目视慌慌，气噎，心下痞，噎哕不食，胸背痛，天阴手足冷，不能自温；劳噎，气上膈，胸中塞噎，肢满背痛；食噎，食急多胸中苦痛，不得喘息。（《景岳全书·杂证谟》）

（18）所谓邪者，或暴伤寒凉，或暴伤饮食，或因胃火上冲，或因肝气内逆，或以痰饮水气聚于胸中，或以表邪传里聚于少阳阳明之间，皆有呕证，此皆呕之实邪也。所谓虚者……必胃虚也。（《景岳全书·呕吐》）

（19）凡治噎膈，大法当以脾肾为主。盖脾主运化，而脾之大络布于胸膈，肾主津液，而肾之气化主乎二阴。故上焦之噎膈，其责在脾；下焦之闭结，其责在肾。治脾者，宜从温养，治肾者，宜从滋润，舍此二法，他无捷径矣。（《景岳全书·噎膈》）

（20）或以酷饮无度，伤于酒湿；或以纵食生冷，败其真阳；或因七情忧郁，竭其中气，总之，无非内伤之甚，致损胃气而然。（《景岳全书·反胃》）

（21）有寒呕、有热呕、气呕、痰呕、吐食呕、吐血、吐虫尤、恶心、干呕。（《证治要诀·呕吐》）

（22）噎者，饮食之际，气卒阻滞，饮食不下，而为噎也。（《古今医鉴·翻胃》）

（23）噎膈、翻胃、关格三者，名各不同，病源迥异，治宜区别，不可不辨也。噎膈者，饥欲得食，但噎塞迎逆于咽喉之间，在胃口之上，未曾入胃，即带痰涎而出，若一入胃下，无不消化，不复出矣，唯男子年高者有之，少无噎膈。反胃者，饮食倍常，尽入于胃矣，朝食暮吐，暮食朝吐，或一两时而吐，或积至一日一夜，腹中胀闷不可忍而复吐，原物酸臭不化，此已入胃而反出，故曰反胃，男女老少皆有之。关格者，粒米不欲食，渴喜茶饮饮之，少顷即出，复求饮复吐，饮之以药，热药入口即出，冷药过时而出，大小便秘，名曰关格。关者下不得出也，格者上不得入也，唯女子多此症。(《医贯·噎膈》)

(24) 大抵气血亏损，复因悲思忧恚，则脾胃受伤，血液渐耗，郁气生痰，痰则塞而不通，气则上而不下，妨碍道路，饮食难进，噎塞所由成也。(《医宗必读·反胃噎塞》)

(25) 噎之与膈，本同一气，膈病之始。靡不由噎而成。(《千金方衍义》)

(26) 云是郁怒之伤，少火皆变壮火，气滞痰聚日拥，清阳莫展，脘管窄隘，不能食物，噎膈渐至矣。(《临证指南医案·噎膈反胃》)

(27) 酒湿厚味，酿痰阻气，遂令胃失下行为顺之旨，脘窄不能纳物。(《临证指南医案·噎膈反胃》)

(28) 膈噎之证，大都年逾五十者，是津液枯槁者居多。若阴损及阳，命门火衰，脾胃失于温煦，脾胃阳虚，运化无力，痰瘀互结，阻于食管，也可形成噎膈。(《金匮翼·膈噎反胃统论》)

(29) 酒客多噎膈，饮热酒者尤多，以热伤津液，咽

管干涩，食不得入也。（《医碥·反胃噎膈》）

（30）大吐之症，先以手擦其脚心，使滚热，然后以附子一枚煎汤，用鹅翎扫之，随干随扫，少顷即不吐矣。后以六味丸汤，大剂饮之，即安然也。（《石室秘录·逆医法》）

（31）干呕者，有声无痰，然不似哕声之浊恶而长也。（《张氏医通·诸呕逆门·干呕》）

（32）噎膈之病，有虚有实。实者或痰或血附着胃脘，与气相搏，翳膜外裹，或复吐出，膈气暂宽，旋复如初。虚者津枯不泽，气少不充，胃脘干瘪，食涩不下，虚则润，实则疏瀹，不可不辨也。（《金匮翼·膈噎》）

（33）分言之，则噎者咽下梗塞，水饮可行，食物难入，由痰气之阻于上也。膈者胃脘窄隘，食下拒痛，由血液之槁于中也。反胃者，食入反出，完谷不化，由胃阳之衰于下也，而昔人通谓之膈。（《类证治裁·噎膈反胃》）

【点评】古人利用推拿按摩的方法治疗噎膈、呕吐等症的办法有很多，例如按压大椎治噎方，利用对颈部脊神经的刺激达到缓解局部肌肉痉挛、改善吞咽功能的目的。又如羚羊角在局部进行刮法刺激，可达到清咽利喉的目的，再如按摩脚心涌泉穴，引气下行，可达到治疗剧烈呕吐的目的。此外呕吐、噎膈患者应格外注意饮食和情志的调节，多吃新鲜蔬菜、水果，不吃过烫、辛辣、变质、发霉食物，忌饮烈性酒并注意保持心情的愉快。

五、大小便异常

大小便异常的范围较广，包括小便点滴而出或闭塞不通的癃闭、小便频急涩痛的淋症、大便一日数次，粪便稀薄的泄泻及大便数日不解的便秘等，此外痢疾、疟疾也属于广义的二便病范畴。每一种疾病都有各自的辨证分型，如淋症可分为"石淋"、"气淋"、"膏淋"、"劳淋"，"血淋"五种类型；便秘可分为热秘、冷秘、气秘、虚秘四种类型等。本章节中二便病指狭义的二便困难或二便异常，不涉及其他。

【原文】

（1）癃，燔陈刍若陈薪，令病者北（背）火炙之，两人为靡（摩）其尻，癃已。（《五十二病方·癃病》）

（2）大便难者，由五脏不调，阴阳偏有虚实，谓三焦不和，则冷热并结故也。胃为水谷之海，水谷之精化为荣卫，其糟粕行之于大肠以出也。五脏三焦既不调和，冷热壅涩，结在肠胃之间。其肠胃本实，而又为冷热之气所并，结聚不宣，故令大便难也。

又云：邪在肾，亦令大便难。所以尔者，肾脏受邪，虚而不能制小便，则小便利，津液枯燥，肠胃干涩，故大便难。

又，渴利之家，大便也难。所以尔者，为津液枯竭，致令肠胃干燥。诊其左手寸口人迎以前脉，手少阴经也。脉沉为阴，阴实者，病苦闭，大便不利，腹满四肢重，身热苦胃胀。右手关上脉阴实者，脾实也。苦肠中伏伏如牢状，大便难。脉紧而滑直，大便亦难。趺阳脉微弦，法当腹满，不满者，必大便难而脚痛。此虚寒从上向下也。其汤熨针石，别有正方，补养宣导，今附于后。

《养生方·导引法》云：偃卧，直两手，捻左右胁。

除大便难、腹痛、腹中寒。口纳气，鼻出气，温气咽之数十，病愈。(《诸病源候论·大便难候》)

(3) 大便不通者，由三焦五脏不和，冷热之气不调，热气偏入肠胃，津液竭燥，故令糟粕痞结，壅塞不通也。其汤熨针石，别有正方，补养宣导，今附于后。

《养生方·导引法》云：龟行气，伏衣被中，覆口鼻头面，正卧，不息九通，微鼻出气。(《诸病源候论·大便不通候》)

(4) 大便失禁者，由大肠与肛门虚弱冷滑故也。肛门，大肠之候也，俱主行糟粕，既虚弱冷滑，气不能温制，故使大便失禁。(《诸病源候论·大便失禁候》)

(5) 关格者，大小便不通也。大便不通，谓之内关；小便不通，谓之外格；二便俱不通，为关格也。由阴阳气不和，荣卫不通故也。阴气大盛，阳气不得荣之，曰内关。阳气大盛，阴气不得荣之，曰外格。阴阳俱盛，不得相荣，曰关格。关格则阴阳气痞结，腹内胀满，气不行于大小肠，故关格而大小便不通也。

又风邪在三焦，三焦约者，则小肠痛内闭，大小便不通。日不得前后，而手足寒者，为三阴俱逆，三日死也。诊其脉来浮牢且滑直者，不得大小便也。(《诸病源候论·关格大小便不通候》)

(6) 大小便难者，由冷热不调，大小肠有游气，游气在于肠间，搏于糟粕，溲便不通流，故大小便难也。诊其尺脉滑而浮大，此为阳干于阴，其人苦小腹痛满，不能尿，尿即阴中痛，大便亦然。其汤熨针石，别有正方，补养宣导，今附于后。

《养生方·导引法》云：正坐，以两手交背后，名曰带便。愈不能大便，利腹，愈虚羸。反叉两手着背上，推上使当心许，跂坐，反到九通。愈不能大小便，利腹，愈虚羸也。（《诸病源候论·大小便难候》）

（7）淋，古谓之癃，名称不同也。癃者，罢也；淋者，滴也。（《三因极一病证方论·卷之十二·淋闭叙论》）

（8）石门、关元、阴交、中极、曲骨，主不得小便。阴包、至阴、阴陵泉、地机、三阴交，治小便不利。（《针灸资生经·第三》）

（9）小便不利不通：三焦俞、小肠俞、阴交、中极（兼腹痛）、中封、太冲、至阴。（《类经图翼·二阴病》）

（10）王仲阳治一士人弱冠未婚……便溲俱不通，秘闷欲死，王即令用细灰于患人连脐带丹田作一泥塘，径如碗大，下令用一指厚灰四围高起，以新汲水调相硝一两余，令化，渐倾入灰塘中，勿令漫溢，须臾，大小便并然而出，溺中血条皆如指大。（《名医类案》）

（11）闭者，小便不通。癃者，小便不利。遗溺者，小便不禁。虽膀胱见症，实肝与督脉三焦主病也。（《类证治裁·闭癃遗溺》）

【点评】推拿治疗二便不通有较好的疗效，无论是利用经络腧穴理论进行点穴，还是在腹部及腰骶部进行按摩推拿，都能收到立竿见影的效果。条文中介绍的按摩导引方法，对于二便不调的患者亦有好处。

第九章　骨伤科疾病推拿诊治荟萃

历史上骨伤科有过折疡、金疡、折伤、金镞、金疮肿、疮疡、正骨、接骨等不同称谓，其治疗经验是我国劳动人民在长期与损伤和骨关节疾病斗争中所积累下来的。《礼记》将损伤分为伤、创、折、断，到了唐代，《外台秘要》将其分为外损和内伤两类。后世对损伤又有许多不同的分类方法：按损伤的过程和外力作用的性质，可分为急性损伤和慢性劳损；按损伤发生的时间可分为新伤和旧伤；按受伤部位皮肤的完整性是否受到破坏，可分为闭合性损伤和开放性损伤；根据损伤的严重程度可分为轻伤和重伤；根据受伤的原因还可分为生活损伤、运动损伤、交通损伤等。目前最为通用的是将其分为伤骨（骨折、脱位）和伤筋，这种分类的目的是出于教学或学术交流方便的考虑，实际上筋、骨、皮肉的损伤无法截然分开，皮肉受损必会殃及筋骨，反之，筋伤骨损亦会使皮肉同病。另一方面肢体虽然受损于外，但必然会由外及内，使气血伤于内，更严重者还会引发诸多内证，临床需要特别注意。

中医文献对损伤的病因论述很多，早在《内经》中就指出"坠堕"、"击仆"、"举重用力"等损伤致病因素，一方面跌仆、撞击、闪挫等情况可造成外力对筋骨皮肉的损伤，另一方面，长期不正确的姿势可导致某一部位的筋骨受到反复多次的牵拉或摩擦，这种外力的积累也可造成机体的慢性损伤，如长时间步行可引起跖骨疲劳性骨折、长期低头伏案可造成慢性腰肌劳损或颈椎病等。除了外力的作用，外感六淫或邪毒感染也可导致筋骨皮肉的损伤，如风寒湿的侵袭可引起筋脉收引，导致关节活动不利及疼痛，《仙授理伤续断秘方》言："损后中风，手足痿痹，不能举动，筋骨乖纵，挛缩不舒。"《伤科补要》则记载："感冒风寒，以患失颈，头不能转。"

伤科疾病的发生不但与外因有关，与年龄、体质、人体解剖构造等内在因素的关系也十分密切，不同年龄的损伤好发部位不同，如老年人因跌倒易引起股骨颈骨折，这在少年或青壮年就比较少见，又如骨骺损伤多发生在儿童身上，但骨骺已愈合的青少年则比较少见。体质的强弱与损伤的发生也有密切的关系，年轻力壮、气血旺盛、精髓充实、筋骨强健者不易发生损伤，而年老体衰、气血虚弱、肝肾亏损、骨质疏松者则容易发生损伤。《正体类要·正体主治大法》中就习惯性脱位的原因论述时说"若骨骺接而复脱，肝肾虚也"。《素问·评热病论》指出"邪之所凑，其气必虚"，在《灵枢·百病始生》中说的更为明确"风雨寒热不得虚，邪不能独伤人。""此必因虚邪之风，与其身形，两虚相得，乃客其形。"因此，机体是否虚弱也是发病与否的重要因素。影响损伤发病的因素还包括劳动过程中的保护不当或缺乏休息，诸如颈椎病、网球肘等职业病及舞蹈、竞技运动的损伤等。

中医骨伤科相对于西医骨科具有"简、便、验、廉"的特点，使用的辅助器械简单，成本相对低廉，但对医生手法的要求较高，相对于"解剖复位"，更强调功能上尽量接近伤前标准。中医骨伤治疗的四大方法为手法复位、局部固定、药物使用和功能锻炼，强调"动静结合、筋骨并重、内外兼治、医患合作。"通过四法合用，不但能使骨折愈合期缩短，还提前恢复肢体功能活动。对软组织的扭伤、错位、粘连等损伤，单采用推拿的方法便能获得手到病除的满意效果。

第一节　骨折

"骨折"一词出自唐代王焘的《外台秘要》，在《周礼》中记为"折疡"，《荀子·修身篇》有"其折骨绝筋，终身不可相及也"的记载，长沙马王堆汉墓出土的帛书《阴阳脉死侯》将开放性骨折称为"折骨裂肤"，将粉碎性骨折称为"骨破碎"。骨折多因为直接暴力或间接暴力而引起，伤后可出现肿胀、疼痛、功能活动障碍，并可能因为骨折断端位置的改变而出现畸形、异常活动、骨擦音，也可能因为肌紧张出现弹性固定的情况。在骨折的过程中必然伴随有筋腱的损伤，后者进一步导致气血损伤于内，血瘀气滞，为肿为痛。《灵枢·本脏》指出："是故血和则经脉流行，营复阴阳，筋骨劲强，关节清利矣。"因此在治疗时要注意行气消瘀，纠正血瘀的病理变化。

一、脊背骨折

【原文】

（1）一曰从高坠下，致颈骨插入腔内，而左右尚活动者，用提项法治之；一曰打伤头，低不起，用端法治之；

一曰坠伤，左右歪斜，用整治法治之；一曰仆伤，面仰头不能垂，或筋长骨错，或筋聚，或筋强骨随头低，用推、端、续、整四法治之。（《医宗金鉴·正骨心法要旨》）

（2）凡挫脊骨，不可用手整顿，须用软绳从脚吊起，坠下身直，其骨便自然归窠。未直，则未归窠，须要坠下，待其骨直归窠，然后用大桑皮一片，放在背皮上，杉树皮两三片，安在桑皮上，用软物缠，夹定，莫令屈，用药治之。（《世医得效方·正骨兼金镞科·秘论》）

（3）用一张板床或一片板，其长与阔皆如病人之身。去墙一步直放，铺软褥其上。抬病人入堂子，令热气蒸其身，和软后扶到床上使其覆卧。将绵布十字缠胸膈上，三二回布。两头从两腋下出，拴肩胛中间。以一木杵插十字拴紧处，令一人两手执杵柄横木上，立近病人头。其两膝上复缠至腰中间，如上拴紧。又以此一木插十字拴紧处，令一人执杵如上法，立近病人足，各用力扯杵柄向前。医人先以手用力按入其骨。如此不能治，可放胆立病人脊背上，用力蹴其骨入本处。（《回回药方·折伤门》）

（4）凡高处跌堕，颈骨摔进者，用手巾一条，绳一条系在枋上，垂下来以手兜缚颏下，系于后脑杀缚接绳头，却以瓦罂一个，五六寸高，看捺入浅深，斟酌高低，令患人端正坐于其罂上，令伸脚坐定，医者用手制捺平正，说话令不知觉，以脚一踢，踢去罂子，如在左用手左边掇出，如在右用手右边掇出，却以接骨膏、定痛膏敷贴。又一法，令患人卧床上，以人挤其头，双足踏两肩即出。

凡左右两肩骨跌堕失落，其骨叉出在前，可用手巾系手腕在胸前，若出在后，用手巾系手腕在背后，若左出折向右肱，右出折向左肱，其骨即入，接左摸右鬓，接右摸左髻，却以定痛膏、接骨膏敷之。

凡肩井骨及胁下有损，不可束缚，只捺令平正，用补肉膏、接骨膏、定痛膏敷贴，两肋骨亦然。（《证治准绳·疡医》）

（5）凡人在高处跌下，俗名倒栽葱。天灵盖未破者，可救；如穿者，三魂已散，七魄全无，神不归位，呼吸虽有，是候死之症也。治法灸丹田穴。凡仰天跌下，背脊骨断者，其人坐卧不宁，虽然势重，其神不散，急宜治之无妨。若过七日而医治，则难以救之，必丧黄泉也。其治法：必用空屋一间，上有着力之处，将带悬梁之上，以人扶起，患者倒背，将两条脚带从两胁兜转，脚带在臂上兜起，悬空吊之，前用两条，后用两条，即将人吊起，其人自直。用海板一块，长三尺许，放于背上，又另将脚带胸前绑一道，腰下绑一道，内绑一道，共三道，连人带板而绑，其人一吊自直。而就板绑之，其直非常，轻轻放下，仰天而卧，不可摇动。（《秘传刘伯温家藏接骨金疮禁方》）

（6）凡胸、腹、腋、胁，跌、打、碰、撞、垫、努，以致胸陷而不直者，先令病人以两手攀绳，足踏砖上，将后腰拿住，各抽去砖一个，令病人直身挺胸；少倾，又各去砖一个，仍令直身挺胸。如此者三，其足着地，使气舒瘀散，则陷者能起，曲者可直也。再将其胸以竹帘围裹，用宽带八条紧紧缚之，勿令窒碍，但宜仰睡，不可俯卧侧眠，腰下以枕垫之，勿令左右移动。（《医宗金鉴·外治法》）

（7）凡脊背跌打损伤，脊骨开裂高起者，其人必伛偻难仰。法当令病者俯卧，再著一人以两足踏其两肩，医者相彼开裂高起之处，宜轻宜重，或端或拿或按或揉，令其缝合，然后用木根据前法逼之。(《医宗金鉴·外治法》)

【点评】上述条文既包括颈椎、腰椎的骨折，又包括肩胛骨的骨折，因此统称为脊背骨折。原文可见颈椎损伤在《医宗金鉴》中分为四个类型，每一型都提出了正骨治疗方案，足以说明古代对颈椎病的病位、病因病机、治疗方面，已日臻完整。危亦林的《世医得效方》提出了双踝悬吊法，而在《永类钤方》、《普济方》中提到的攀门拽伸法与前者运用了相同的原理，采用过伸位牵引法复位。在《医宗金鉴》中介绍了攀索叠砖法并指出复位后腰下要"以枕垫之"，对胸腰椎压缩骨折有较好的效果。

二、胸部骨折

【原文】

(1) 锁子骨。经名拄骨，横卧于两肩前缺盆之外，其两端外接肩解。击打损处，或骑马乘车，因取物偏坠于地，断伤此骨，用手法先按胸骨，再将肩端向内合之，揉摩断骨令其复位，然后用带挂臂于项，勿令摇动。内服人参紫金丹，外熨定痛散，再敷万灵膏，其证可愈。(《医宗金鉴·外治法》)

(2) 布带一条从患处绑至那边腋下缚住，又用一条从患处腋下绑至那边肩上，亦用棉絮一团实其腋下，方得稳固。(《伤科汇纂·髃骨》)

【点评】"锁子骨"即锁骨，锁骨是有两个弯曲的长骨，位置表浅，介于胸骨与肩峰之间，是肩胛带、上肢与躯干的骨性联系，上面有胸锁乳突肌和胸大肌附着，多因为肩部外侧或手掌先着地摔倒，外力经肩锁关节传到锁骨而发生骨折。《医宗金鉴》指出了复位后要"用带挂臂于项"，限制上肢的活动以固定锁骨，类似现代的三角巾保护法。在《伤科汇纂》中固定法更发展了一步，初见现代临床所用的"8"字绷带固定法雏形。

三、上肢骨折

【原文】

（1）脚手骨被压碎者，须用麻药与服。或用刀割开。甚者用剪剪去骨锋，便不冲破肉。或有粉碎者，与去细骨。免脓血之祸。然后用大片桑白皮，以二十五味药和调糊药，糊在桑白皮上，夹在骨肉上，莫令差错。（《世医得效方·正骨兼金镞科·秘论》）

（2）手有四折骨，六出臼。凡手臂出臼，此骨上段骨是臼，下段骨是杵，四边筋脉锁定，或出臼亦锉损筋，所以出臼，此骨须拽手直，一个拽，须用手把定此间骨搦，教归窠，看骨出那边，用竹一片夹定一边，一边不用夹，须在屈直处夹，才服药后不可放定，或时又用拽屈拽直，此处筋多，吃药后，若不屈直，则恐成疾，日后曲直不得。肩胛上出臼，只是手骨出臼归下，身骨出臼归上，或出左或出右，须用舂杵一枚，矮凳一个，令患者立凳上，用杵撑在于出臼之处，或低用物垫起，杵长则垫凳起，令一人把住手，拽去凳，一人把住舂杵，令一人助患人放身从上坐落，骨节已归窠矣。神效。若不用小凳，则两小梯相对木棒穿，从两梯股中过，用手把住木棒正棱，在出臼腋下骨节蹉跌之处，放身从上坠，骨节自然归臼矣。凡手腕骨脱绷直拽出，医用手抬起手腕，以患人本身膝头垫定，医用手于颈项肩处，按下其骨还窠，却用定痛膏、接骨膏敷贴。若手腕失落，或在上、在下，用手拽伸，却使手捻住，方可用前膏，敷贴药夹缚。若手口骨出，用圆椅横翻向上，医用足踏住椅，将病患手在椅横内，校曲入腕，内以小书簿，上下夹定平稳，却用前膏敷贴，用绢布兜缚，兜缚时要掌向上。若手盘出臼，不可牵伸，用衣服向下承住，用手搏按动摇，挪令平正，却用前膏敷贴夹缚，下用衬夹。凡手骨出向左，则医以右手拔入；骨出向右，则医用左手拔入，一伸一缩，摇动二三次，却用接骨膏、定痛膏，敷贴夹缚。

　　凡手脚骨，只一边断则可治，若两手脚骨皆断者，不可治。凡手足骨断者，中间一坐缚可带紧，两头放宽些，庶气血流荫；若如截竹断，却要两头紧，中间放宽些，庶使气血聚断处。若接缚手者，前截放宽缚些，使血散前去，若按足者，下截放宽些，使气血散下去。凡用盘出向下，将掌向上，医用手搏损动处，将掌曲向外捺令平正，用前膏贴，再用夹向背一片，长下在手背外，向面一片，短下在掌按处，向小指一片，长下在指曲处，向大指一片，短下在高骨处，三度缚之。凡两手臂骨打断者，有碎骨，跌断者，则无碎骨，此可辨之。皆可用定痛膏、接骨膏敷贴之。凡手指跌扑刀斧打碎，用鸡子黄油润，次封口药末，外以散血膏敷贴，绢片缚定。若跌扑咬伤者，用泽兰散敷之。若有寒热者，用退热散敷之，寒热退即去之。凡手掌根出臼，其骨交互相锁或出臼，则是锉出锁骨之外须是，搦锁骨下归窠，出或外则须搦入内，或入内则须搦出外，方入窠臼，共只用手拽，断则难入窠，十有七八成痼疾也。宜接骨膏、定痛膏敷贴夹缚。四折骨用杉皮、竹片夹缚。六出臼只宜以布帛包缚，不可用夹，要时时转动，不可一时不动，恐接直骨。(《证治准绳·疡医》)

(3) 髃骨者，肩端之骨，即肩胛骨臼端之上棱骨也。其臼含纳臑骨上端，其处名肩解，即肩髃与臑骨合缝处也，俗名吞口，一名肩头。其下附于脊背，成片如翅者，名肩胛，亦名肩髆，俗名锨板子骨。已上若被跌伤，手必屈转向后，骨缝裂开，不能抬举，亦不能向前，唯扭于肋后而已，其气血皆壅聚于肘，肘肿如椎，其肿不能过腕，两手脉反胀，瘀血凝滞，如肿处痛如针刺不移者，其血必化而为脓，则腕掌皆凉，或麻木。若臑骨突出，宜将突出之骨向后推入合缝，再将臑筋向内拨转，则臑、肘、臂、腕皆得复其位矣。内服补筋丸，外贴万灵膏，烫洗用海桐皮汤，或敷白胶香散，或金沸草汁涂之亦佳。(《医宗金鉴·外治法》)

(4) 凡两肩扑坠闪伤，其骨或断碎，或旁哭，或斜努，或骨缝开错筋翻。法当令病人仰卧凳上，安合骨缝，揉按筋结，先以棉花贴身垫好，复以披肩夹住肩之前后，缚紧，再用白布在外缠裹毕，更用扶手板，长二尺余，宽三、四寸，两头穿绳悬空挂起，令病人俯伏于上，不使其肩骨下垂。过七日后，开视之，如俱痊，可撤板不用；如尚未愈，则仍用之。(《医宗金鉴·外治法》)

(5) 肘骨者，胳膊中节上、下支骨交接处也，俗名鹅鼻骨。若跌伤其肘尖向上突出，疼痛不止，汗出战栗，用手法翻其臂骨，拖肘骨令其合缝。其斜弯之筋，以手推摩，令其平复，虽实时能垂能举，仍当以养息为妙。若壅肿疼痛，宜内服正骨紫金丹，外贴万灵膏。(《医宗金鉴·外治法》)

(6) 竹节骨，即各指次节之名也。跌打损伤，骨碎筋弯，指不能伸，以手捻其屈节，则指必舒直。洗以散瘀和伤汤，贴以万灵膏。如指甲缝蓄积毒血，其甲必脱落，若再生指甲，其形多不如旧。若第三节有伤，治同次节，其指甲名爪甲。(《医宗金鉴·外治法》)

【点评】上述条文既包肩峰、尺骨的骨折，又包括指骨的骨折，因此统称为上肢骨折。文中"髃骨"指肩峰；"肘骨"指尺骨鹰嘴，又称为"鹅鼻骨"；"竹节骨"指中节指骨；"脚手骨"指指、趾骨。虽然骨折的位置不同，但治疗方法均在整复的基础上外敷药物是其共通之处。

四、下肢骨折

【原文】

(1) 凡腰骨损断，用门一片放地下，一头斜高些，令患人覆眠，以手伸上搬住其门，下用三人拽伸，以手按损处三时久，却用定痛膏、接骨膏敷贴，病患浑身动作一宿至来日，串处无痛，却可自便左右翻转，仍用破血药。凡臀股左右跌出骨者，右入左，左入右，用脚踏进，搏捺平正用药，如跌入内，令患人盘脚，按其肩头，医用膝旅入，虽大痛一时无妨，整顿平正，却用接骨膏、定痛膏敷贴，只宜仰卧，不可翻卧，大动后恐成损患。凡腰腿伤，全用酒佐通气血药，俱要加杜仲。凡胯骨从臀上出者，用二三人捉定腿拔伸，仍以脚捺送入，却用前等膏敷贴。如在裆内出者，则难治。凡脚骨伤甚难整，当临时相度，难泥一说。凡两腿左右打跌骨断者，以手法整其骨，以手拽正，上拽七分于前，下拽五分于后整定，用接骨膏、定痛膏敷贴。以夹缚缚时，先缚中正，后缚上下，外用副夹。若上下有肿痛无虑，五日方可换药。凡辨腿胯骨出内外者，如不粘膝，便是出向内，从内捺入平正；如粘膝不能开，便是出向外，从外捺入平正，临机应变。凡脚盘出臼，令患人坐定，医人以脚从腿上一踏一搬，双手一搏捺，摇二三次，却用接骨膏、定痛膏，或理伤膏敷贴。凡膝盖损断，用手按捺进平正后，用前膏敷贴，桑白皮夹缚，作四截缚之。

其膝盖骨跌锉开者，可用竹箍箍定，敷药夹定，要四截缚之，膝盖不开也。若肿痛，须用针刀去血，却敷贴，用夹。若或内外踝骨，左右脚盘，锉跌损伤，用脚踏直拽正，按捺平正，却敷贴前膏。若膝头骨跌出臼，牵合不可太直，不可太曲，直则不见其骨棱，曲则亦然，只可半直半曲，以竹箍箍住膝盖骨，以绳缚之。凡骨节损折，肘臂腰膝出臼蹉跌，须用法整顿归元，先用麻药与服，使不知痛，然后可用手法治之。（《证治准绳·疡医》）

（2）脚有六臼四折骨。凡脚板上口交处出臼，须用一人拽去自用手，摸其骨节或骨突，出在内用手正从此骨头拽归外；或骨出向外，须用力拽归内则归窠。若只拽不用手整入窠内，误人成痼疾也。宜接骨膏、定痛膏敷贴，夹缚四折骨，用正副夹缚束。六出臼，只宜以布帛包缚，不可夹之。凡脚膝出臼，与手臂肘出臼同，或出内出外，只用一边夹缚定，此处筋脉最多，时时要曲直不可定放，又恐再出窠，时时看顾，不可疏慢，宜接骨膏、定痛膏敷贴夹缚。凡脚大腿根出臼，此处身上骨是臼，腿根是杵，或出前，或出后，须用一人手把住患人身，一人拽脚用手尽力搦，归窠矣。或者锉开，又可用软绵绳从脚缚，倒吊起，用手整骨节，从上坠下自然归窠，却用接骨膏、定痛膏敷贴夹缚。（《证治准绳·疡医》）

（3）大骨行骨一名髀骨，上端如杵，入于髀枢之臼，下端如锤，接于楗骨，统名曰股，乃下身两大支之通称也，俗名大腿骨。坠马拧伤，骨碎筋肿，黑紫清凉，外起白泡，乃因骨碎气泄，此证治之鲜效。如人年少气血充足者，虽形证肿痛而不昏沉，无白泡者可治。法以两手按摩碎骨，推拿复位，再以指顶按其伤处，无错落之骨，用竹廉裹之。每日早服正骨紫金丹。俟三日后，开帘视之，若有不平处，再捻筋结令其舒平，贴万灵膏，仍以竹廉裹之。（《医宗金鉴·外治法》）

（4）胯骨，即髋骨也，又名髁骨。若素受风寒湿气，再遇跌打损伤，瘀血凝结，肿硬筋翻，足不能直行，筋短者，脚尖着地，骨错者，臀努斜行。宜手法推按胯骨复位，将所翻之筋向前归之，其患乃除。宜服加味健步虎潜丸，熏洗海桐皮汤，灸熨定痛散。（《医宗金鉴·外治法》）

（5）胻骨，即膝下踝上之小腿骨，俗名臁胫骨者也。其骨二根，在前者名成骨，又名骭骨，其形粗；在后者名辅骨，其形细，又俗名劳堂骨。若被跌打损伤，其骨尖斜突外出，肉破血流不止，疼痛呻吟声细，饮食少进，若其人更气血素弱，必致危亡。宜用手法，按筋正骨令复其

位，贴万灵膏，以竹帘裹住，再以白布缠之，先服正骨紫金丹，继服健步虎潜丸。（《医宗金鉴·外治法》）

【点评】上述条文既包括髋臼、股骨的骨折，又包括髌骨、胫骨的骨折，因此统称为下肢骨折。文中"胯骨"指髋骨；"膝盖骨"指髌骨；"大腿骨"指股骨；"胻骨"指胫骨；"劳堂骨"指腓骨，又称"辅骨"。虽然骨折的位置不同，但治疗方法均在整复的基础上外敷药物是其共通之处。

五、其他相关论述

【原文】凡断筋损骨者，先用手寻揣伤处，整顿其筋骨平正，用接骨等膏敷贴，用正副夹缚定。正夹用杉皮去外重皮，约手指大，排肉上，以药敷杉皮上，药上用副夹，用竹片去里竹黄，亦如指大，疏排夹缚。凡骨碎断，或未碎断但皮破损肉者，先用补肌散填满疮口，次用散血膏敷贴。如骨折，要接骨膏敷贴、夹缚。或皮破骨断者，用补肉膏敷贴。凡骨断皮破者，不用酒煎药，或损在内破皮肉者，可加童便在破血药内和服。若骨断皮不破，可全用酒煎损药服之。若只损伤，骨未折，肉未破者，用消肿膏，或定痛膏。凡皮破、骨出差臼，拔伸不入，搏捺皮相近三分，用快刀割开些，捺入骨，不须割肉，肉自破了可以入骨，骨入后，用补肉膏敷贴。疮四傍肿处留疮口，用补肌散填之，皮肉不破，用接骨膏、定痛膏敷贴。若破者，必有血出，用力整时，最要快便。凡皮里有碎骨，只用定痛膏、接骨膏敷贴，夹缚，十分伤害，自然烂开肉，其骨碎必自出，然后掺补肌散，外以补肉膏敷贴。凡骨碎，看本处平正如何？大抵骨低，是不会损，左右骨高，骨定损了。如折骨，要拔伸捺平正，用药敷贴，以正、副夹束缚，勿令转动，使损处坚固。如出臼，曲处要时时曲转，使活处不强。凡敷贴用板子一片，就板子上，将蕉叶或纸，被摊接骨膏、定痛膏在上，移在损处，皮内有碎骨，后来皮肉自烂，先掺补肌散，次敷补肉膏，碎骨自出。若破断皮肉，先以封口药填涂，用线缝合，外用补肉膏、散血膏敷贴。凡平处骨断、骨碎、皮不破者，只用接骨膏、定痛膏敷贴夹缚。若手足曲直等处及转动处，只宜绢包缚，令时数转动，不可夹缚。如指骨碎断，止用苎麻夹缚；腿上用苎麻绳夹缚，冬月热缚，夏月冷缚，余月温缚。凡拔伸捺正，要缠绢软物单正，仍拔伸当近在骨损处，不得前去一节骨上，仍拔伸相度左右骨，各有正斜拔者。凡搏捺，要手法快便，要皮肉相执平正，整拔亦要相度难易，或用三四人不可轻易。凡筋断，用枫香，以金沸草砍取汁，调涂敷，次用理伤膏敷贴。（《证治准绳·疡医》）

【点评】绝大多数骨折都可以用手法复位取得满意的治疗效果，手法复位的要求是及时、稳妥、准确、轻巧，力争一次手法复位成功，不增加新的损伤。

第二节　脱位

脱位又称为"骱"、"骱脱"、"脱骱"或"脱臼"，指组成关节的骨端正常连接受到损害而离开其原有的解剖位置，失去原有的正常对合关系，发生关节功能障碍。脱位多发生在人体活动范围比较大的关节，临床以肩、肘、髋及颞颌关节脱位最为常见。

脱位的外因多由于直接或间接暴力所致，与骨折不同的是脱位以间接暴力致伤者多见，因暴力的方向不同，脱位的类型亦有所不同。此外脱位的病因还与年龄、性别、职业和体质有密切的关系。从原因上分，脱位可分为外伤性脱位、病理性脱位和先天性脱位；从时间上可分为新鲜脱位和陈旧性脱位，而反复多次发生的脱位称为习惯性脱位；按照损伤的程度，脱位可分为完全脱位、不完全脱位，单纯性脱位以及复杂性脱位；按照创伤是否与外界相通，还可以将脱位分为开放性和闭合性。

一、颞颌关节脱位

【原文】

（1）治失欠颌车磋开张不合方：一人以指牵其颐，以渐推之则复入，推当疾出指，恐误啮伤人指。（《肘后备急方》）

（2）治失欠颊车脱臼，开张不合方：以一人捉头，著两手指牵其颐，以渐推之，令复入口中。安竹筒如指许大。不尔，啮伤人指。（《千金翼方·卷十一·齿病第七》）

（3）令人低坐，内外捏定大斗根，往左右上下摇动，令病人咽唾一口，往下送之入臼。用一手帕裹两手大拇指，插于病人口里。（《普济方》）

（4）移入此骨的治法，是令一人扶正病人头，病人复大张几口后，令其颌垂解，医人方扶起。此骨左右摆动，缓缓向前推去，抬向上，却入本处。（《回回药方·折伤门》）

（5）凡治单脱者，用手法摘下不脱者，以两手捧下颏，稍外曳复向内托，则双钩皆入上环矣。（《医宗金鉴·外治法》）

（6）落下颏者，气虚之故，不能收束关窍也。患者平身正坐，以两手托住下颏，左右大指入口内，纳槽牙上，端紧下颏，用力往肩下捺开关窍，向脑后送上，即投关窍。随用绢条兜颏于顶上，半时许去之，即愈。（《外科正宗》）

（7）下颏骱脱下者……得于肾虚者，外加布条兜裹于项后，常进补肾养血汤，次进补肾丸。（《伤科大成》）

（8）脱颏起于肺肾虚损，元神不足，或笑谈高兴忘倦，一时元气不能接续所致。如法拿上，须避风，速服加味六君子汤，不然风邪外受，必致痰涎壅盛，口眼喝斜，而风中脏腑，十无一瘳矣。（《疡医大全》）

（9）下颏者，即牙车相交之骨也。若脱，则饮食言语不便，由肾虚所致。其骱曲如环形，与上颏合钳，最难上也。先用宽筋散煎汤熏洗，次用布条裹医者二拇指入口，余指抵住下颏，捺下推进，其骱有响声，齿能合者上也。服补肾壮筋汤。（《伤科补要》）

（10）夫颊骨脱，令患人坐定，揉以百十下，令口张开，医者以两手大拇指入口中，合手掇定，往下一伸，复还上一送，即入臼矣。仍用手巾兜往，一时可解。（《救伤秘旨》）

（11）双落难言语，单错口不齐，倩人头扶直，莫教面朝低，先从大指捺，然后往上挤，须分错与落，托法辨东西。（《伤科汇纂·正文》）

（12）夫颔颏脱下，乃气虚不能收束关窍也。（《伤科汇纂·颊车骨》）

【点评】颞颌关节脱位最早的记载见于《肘后备急方》，称为"颊车磋"，在《千金要方》中的名称与前者相同，但是到了《千金翼方》中却更名为"颊车脱臼"。后世在《普济方》中被称作"下骸骨脱落"，在《伤科补要》中称为"下巴脱落"，其他名称还有"颌骨脱臼"（《回回药方》）、"落下颏"（《外科正宗》）、"吊下巴"（《医宗金鉴》）、"颊骨脱"（《救伤秘旨》）等。

根据文献记载，颞颌关节脱位的病因有三，除了《疡医大全》所指出的肺肾虚损外，还包括感受风寒湿邪及跌扑损伤的外力打击，如《医宗金鉴·外治法》中提到"或因风湿袭入钩环脱臼"，又"或打仆脱臼"。临床可见单脱、双脱及陈旧性脱臼，《回回药方》中分别称为"一边脱"、"全脱"、"脱出日久"，《医宗金鉴·外治法》则云："单脱者为错，双脱者为落"。

从上述条文可看出颞颌关节脱位的手法治疗是逐步进步的，《千金方》中提出用竹筒来防止咬伤，而《普济方》用手帕拇指手法复位，增加了操作的安全性。在《伤科大成》中传承了《外科正宗》的复位方法，较《千金方》等增加了复位后布条兜裹于项后的固定方法，《救伤秘旨》则较前人增加了局部按揉，放松肌肉，为后面的手法复位做了准备。

除了上述的手法复位外，颞颌关节脱位还可以用热敷法来治疗，如《回回药方》中记载："若脱出日久，坚实难入本处者，宜令病人堂子内坐，以热水或紫花儿油滴病处，令其软却移入则易。"本法适用于陈旧性颞颌关节脱位。

二、肩关节脱位

【原文】

（1）凡肩胛骨出，相度如何整，用椅当圈住胁，仍以软衣被盛箪，使一人捉定，两人拔伸，却坠下手腕，又着曲手腕，绢片缚之。（《仙授理伤续断秘方·医治整理补接次第口诀》）

（2）肩胛上出臼，只是手骨出臼归下，身骨出臼归上。或出左，或出右。须用春杵一枚，小凳一个。令患者立凳上，用杵撑在下出臼之处。或低，用物垫起，杵长则垫凳起，令一人把住手尾拽去，一人把住春杵。令一人助患人放身从上坐落，骨已归窠矣，神效。若不用小凳，则两小梯相对，木棒穿从两梯股中过，用手把住木棒，正棱在出臼腋下骨节蹉跌之处，放身从上坠下，骨节自然归臼矣。（《世医得效方·正骨兼金镞科·秘论》）

（3）令患者坐于低矮之处，医者的两手指镶入，抱自膝上，其膝须并拢竖起，将膝借力着实，拔宽节处，轻轻松手放入故位。（《霍孔昭秘传》）

（4）臂骱落出者，以上一手抬其弯，下一手拿住其脉踝，令其伸直拨下，遂曲其上，后抬其湾，捏平凑合其拢，内有响声，使其手曲转，搭着肩膊，骱可合缝矣。（《伤科大成》）

（5）即入本处，以棉花或毡子做一球儿放腋下，要令其臂膊夹住肋肢，仍以栓系之物，从无病的那一边腋下周回拴栓转如十字样，拴七日或以上即瘥。（《回回药方》）

（6）肩胛骨脱落法：令患人服乌头散麻之，仰卧地上。左肩脱落者，用左脚蹬定，右肩脱落者，用右脚蹬。用软绢如拳大，抵予腋窝内，用人脚蹬定，拿病手腕近肋，用力侧身扯拽，可再用手按其肩上用力往下推之。（《普济方·卷三百九·折伤门·接骨手法》）

（7）肘臂腰膝出臼磋跌，须用法整顿归无，先用麻药与服，使不知痛，然后可用手。（《世医得效方·正骨兼金镞科·秘论》）

（8）一车户骑牛堕地，肩骨出髎，倩予上髎。缘无器具，又无旁人帮助，予用肩凑其腋下，一掮而入，手能举动矣。唯青肿不消，因居海边，取药未便，用葱捣烂炒热罨之，肿退青消而愈。（《伤科汇纂·治验》）

（9）一少妇归宁，刚抵母家，车覆坠地，肩骨跌出髎外，手不能举，举家失措，耳予名，因就予医治。奈娇幼羞涩，手法难施。遂令伊母紧抱，坐在椅上，用布搭连一条，一头系住其手，一头从槛下穿过，隔屋牵之，又以布尺击其搭连，如弹棉花然，俟妇心不提妨，猝用力拉之，骨入髎矣。外贴跌打膏药，内服活血行气等剂而愈。（《伤科汇纂·治验》）

（10）少妇人患畏羞，僧碍动手者，或用粗带吊住女手，以戒尺在带上榜之，或靠壁以壁以隔窗拉之，或嘱仆妇动手拉之，或用言语哄骗，或用榔槌试吓，令患者一惊，两手一缩，骨即入臼。要在相形势，随机应变之治法也。（《证治准绳·疡医》）

（11）医人以一手抬病人臂膊，一手于病人腋下拓起脱出的骨尖头儿，后将抬臂膊的手扯向上，腋下的手转向

上，用力入盛骨处。(《回回药方》)

（12）如日久坚实难治者，令病人入堂子以热水或热油频滴病处，令转后使病人仰卧，以皮等造一球儿置腋下，医人坐其旁，扯起病人手，以脚后跟抵球儿，用力多骨入本处，又要令人看守。又医人扯其手肘，勿令病人转侧。若右臂脱出，医人用左脚后跟，左臂脱出，医人用右脚后跟。(《回回药方》)

（13）用一人长过病人，负病人在身，令病人的腋放在肩胛上，扶病人手，时期垂下，用力扯其手到腹前来，则骨自入本处。(《回回药方》)

（14）令患人安坐于凳上，医者侧立其旁，一足亦踏于凳上，以膝顶于胁肋之上，两手将患肩指臂膊擒住，往外拉之，以膝往里顶之，骤然用力，一拉一顶，则入臼矣。比之用肩头揹者，更为简捷矣。(《伤科汇纂·医案》)

【点评】肩关节脱位在《仙授理伤续断秘方》中的名称为"肩胛骨出"，在《世医得效方》中更名为"肩胛上出臼"，在《普济方》中称作"肩胛骨脱落"，在《医宗金鉴》中称为"臑骨突出"，其他名称还有"肩胛骨脱出"、"肩胛骨出臼"、"髃骨骱失"(《伤科补要》)、"肩骱落下"(《伤科汇纂》)、"臂骱落出"(《伤科大成》)等。肩关节脱位的病因病机有三：一是跌仆暴力所致，如前文《伤科汇纂》中的病案所述。二是由于难产所致，在《回回药方》中论述为"若婴儿初因难下，迁此处脱离，不速移入臂，即短了，常有啼号，辏接处瘦了，手如黄鼠的手"。三是中风后遗症或中风先兆者，《伤科汇纂》引用《针灸资生论》云："有肩头冷不可忍者，其臂骨脱臼，不与肩相连接，将中风之兆，多有治不愈者，此乃筋脉纵弛宽号之故也。"

上述条文汇总了肩关节脱位的多种复位方法，包括杠杆复位法、拔伸托入法、背负肩掮法、膝顶推拉法、牵引回旋法、拔伸足蹬法等经典的方法，还摘录了几则医案，肩关节脱位的复位方法临床应用千余年，虽有不断改进与提高，但其基本原理仍是相同、相通的。手法使用时应考虑病人脱位的新旧、病人的体质等多方面因素，择优使用。

三、髋关节脱位

【原文】

（1）凡跨骨从臀上出者，可用三两人，挺定腿拔伸，乃用脚捺入。如跨骨从档内出，不可整矣。（《仙授理伤续断秘方·医治整理补接次第口诀》）

（2）凡臀股左右跌出骨者，右入左，左入右，用脚踏进。如跌入内，令患人盘脚，按其肩头，用膝抵入，虽大痛，一时无妨，却用贴药。从缓仰卧，用手捺衬入，再加贴药吃药。患人未可翻卧，大动后恐损腰腿伤，全用酒佐通气血药。（《永类钤方·腰脚臀股两腿膝伤》）

（3）凡辨腿胯骨出，以患人膝比并之，如不粘膝便是出向内；如粘膝不能开，便是出外。（《永类钤方·腰脚臀股两腿膝伤》）

（4）凡坠堕颠仆，骨节内脱不得入臼，遂致蹉跌者，急须以手揣搦，复还枢纽，次用药调养，使骨正筋柔，荣卫气血，不失常度，加以封裹膏摩，乃其法也。（《圣济总录》）

（5）脚大腿根出臼……或出前，或出后，须用人把住患人身，一人拽脚，用手尽力搦归窠……又可用软绵绳从脚缚倒吊起，用手整骨节，从上坠下，自然归窠。（《世医得效方·正骨兼金镞科·秘论》）

（6）凡股的骨脱离本处者，必速移入。若迟则盛骨处多润凝聚作的恶了，坏了。（《回回药方》）

（7）大腿骨的头儿脱出者，凡此骨从盛骨处脱出者有五等，有时间向里，有时间向外，有时向外又或向前，或向后，或直脱出。（《回回药方》）

（8）若直脱下，一人扯其大腿，左右摇动，移骨尖儿近盛骨处。（《回回药方》）

（9）向里脱出，手法曰：令病人屈其腰，一人向前把住病人，用力两股中；医人以手扯近膝处且摇动转向内，令脱出的骨转向外，后抬起入本处。（《回回药方》）

（10）向里脱，又一手法：令病人屈其腰，一人向前把住病人，用力两股中……若另一人以布帛等拦股中，用力向后扯，更能助医人转动的骨头或前或后转入本处。（《回回药方》）

（11）凡出臼者，急宜挪入臼中；若日久血溃臼中者，难治。（《伤科汇纂·跨骨》）

（12）凡妇人腿骨出，进阴门边，不可踏入。用凳一条，以绵衣覆上，令患人于上卧，医以手拿患人脚，用手一搏上，在好脚边上去，其腿骨自入。（《证治准绳·疡医》）

（13）使患侧卧，一人抱住其身，一人捏膝上拔下，一手揿其髃头迭进，一手将大膀曲转，使膝进其腹，再令舒直，其髃有响声者，已上，再将所翻之筋向前归之。

（《伤科补要》）

（14）大腿骨骱脱者，一手擒住其膝，一手拿住其膀，上下肢拔直，将膝曲转抵住臀，骱内有响声，始为合拢。（《伤科大成》）

（15）一粮船水手堕跌舱内，腿骨出髎，痛苦万状。予适北往，运丁张某求予整治，遂令患者卧于天棚上，以布缚两足，系于桅索上，令人扯起，患者则倒吊矣。予用手按捺入髎，放下即能步履也。唯伤处微痛，大便不通，此瘀血作患，无他害也。外用膏药散其瘀注，内服桃仁承气汤通其积聚，未旬日而愈。（《伤科汇纂·治验》）

（16）凡胯落，身必不能反转。胯向内落者，内边有疙瘩；胯向外落者，外边有个疙瘩。治法：使病人侧身而卧如胯向内落者，上使人按着他的身子，下使人握着他的腿，治者扣住内边疙瘩往上搬，与上边骨凹对准，数日即愈。胯向外落者仿此。凡胯落者，病腿必短，若病腿较长些，必是上凹，坏不易治矣。（《捏骨秘法》）

【点评】髋骨，在《内经》中称为"髂髎"，在其他医书中又被称为"胯骨"、"髁骨"、"跨骨"等，其脱位的记载最早见于蔺道人的《仙授理伤续断秘方》，书中称之为"胯骨出"，在《圣济总录》中被称作"髀臼挫脱"，在《永类钤方》中称为"腿骨出"，其他名称还有"大腿根出臼"（《世医得效方》）、"股的骨脱离本处"（《回回药方》）、"脱环跳穴"（《沈元善先生伤科》）、"胯骨错者"（《医宗金鉴》）、"大腿骨骱脱"（《伤科大成》）等。其病因多由跌挫受外力所致。《仙授理伤续断方·医治整理补接次第口诀》首次记载了髋关节脱位分前后脱位两型，指出髋关节后脱位的，可用二三人手伸直固定患者大腿进行牵引，然后以脚蹬关节处，使其复位；如果髋关节前脱位的，则无法整治。《永类钤方》介绍了髋关节脱位的鉴别诊断还介绍了髋关节脱位后的治疗方法，并指出复位后应注意防止再脱位及并发症的产生。用有无"粘膝"来概括患肢所表现的症状和体征，其观点完全符合髋关节脱位的类型诊断和鉴别方法。西方将"粘膝征"称为"艾利氏征"，直到 20 世纪才有报导。

四、其他关节脱位

【原文】

（1）凡胸前跌出骨不得入，令患人靠突处立，用两脚踏患人两脚，却以手于其肩掬起其胸脯，其骨自入。用药封缚，亦在随机应变。（《永类钤方·胸胁肠伤》）

（2）凡胸前跌出骨不得入，令患人靠实处，医人以两脚踏患人两脚，以手从胁下过背外，相叉抱住患人背，后以手于其肩掬起其胸脯，其骨自入，却用定痛膏、接骨膏敷贴。凡胸脯骨有拳槌伤，外有肿，内有痛，外用定痛膏敷贴，内用破血药利去瘀血，次用消血草擂酒服……凡胸骨肋断，先用破血药，却用定痛膏、接骨膏敷贴。皮破者，用补肉膏敷贴。凡胸胁伤重，血不通者，用绿豆汁生姜和服。一以壮力人在后挤住，自吐其血，次用破血药。（《证治准绳·疡医》）

（3）凡手掌根出臼，其骨交互相锁，或出臼则是锉出锁骨之外，须是搦锁骨下归窠，出或外则须搦入内，或入内则须出外，方入窠臼，如只用手搦，断则难入窠，十有七八成痼疾也，宜接骨膏、定痛膏敷贴夹缚。四骨折，用杉皮竹片夹缚，六出臼，只宜以布帛包缚，不可用夹，要时时转动，不可一时不动，恐接直骨。（《证治准绳·疡医》）

（4）膝骨脱落法：令病人服乌头散麻之。仰卧倒地，两腿膝盖高者，蹉在下也。一手拿定脚腕，若蹉在下往上动摇送之。若蹉在上，往下伸舒扯拽。如骨入臼，再用比双脚根齐。用走马散贴。内服将圣丹、没药乳香散。如痛定肿消，用膏药贴之。后次演习行步。（《普济方》）

（5）胻骨，即膝下踝上下腿骨也，俗名臁胫骨。其形二根，在前名成骨，其形粗，在后名辅骨，其行细，俗名劳堂骨。下至踝骨，胻骨之下，足跗之上，两旁突出之高骨也。在内名内踝，俗名合骨，在外为外踝，俗名核骨。其骱出者，一手抬住其脚踝骨，一手扳住脚后跟拔直，拨筋正骨，令其复位，其骱有声，转动如故，再用布带缚之，木板夹定，服舒筋活血汤。一二日后，解开视之，倘有未平，再用手法，按摩其筋结之处，必令端直，再服健步虎潜丸。（《伤科补要》）

（6）手骱迭出，一手按住其五指，一手按住其旧手。手掌掬起，手骱掬下，一伸而上也。此乃会脉之数，即以桂枝煎汤调服吉利散。骱出不用绑缚，如端方用绑缚。（《接骨全书》）

（7）鼻骨出臼：鼻骨有笋有臼，如被伤脱出，用手按入臼，鼻自正矣。若伤折者，须捺平其骨，熨之。先以空膏封贴二眼，以避其药，再用硬物护之，以避其火，头面诸处诸要护之，熨后更换敷药，内服接骨散。（《霍孔昭秘传》）

（8）凡手脖骨节错凹者，手必不能扬起。治法：用左手搦住手腕骨之左右，以右手搦住手，稍向左右活动活动，再用左手搦住手脖上下，以右手搦住手稍向上下活动活动，使骨凹对准即愈，若肿胀太甚，用药抹之。（《捏骨秘法》）

（9）凡手胳膊肘错凹，肘必向里去，手必向外歪，而肘两边之骨仍然外观。治法：左手搦住胳膊上截，右手搦住胳膊下截，将肘扶正使入凹内即愈。若肿胀太甚，用药抹之。（《捏骨秘法》）

【点评】上文摘录了胸锁关节脱位、腕关节脱位、髌骨脱位、肘关节脱位等疾病的手法整复及用药，尽管有些整复方法与现在临床使用的不相同，但其基本原理是一致的，仍有我们可以借鉴之处。

第三节　筋伤

"筋伤"中的筋有两层含义，一是指狭义的"筋"，即肌肉延伸附着于骨的肌腱、韧带、筋膜，所谓"肌之有力者曰筋"；筋的另一层含义是指所有软组织，包括关节囊、软骨、滑膜、椎间盘、脂肪垫、周围神经等等。《杂病源流犀烛·筋骨皮肉毛发病源流》中指出："筋也者，所以束节筋也者，所以束节络骨，绊肉绷皮，为一身之关纽，利全体之运动者也，其主则属于肝。故曰：筋者，肝之合。按人身之筋，到处皆有，纵横无算。而又有力诸筋之主者曰宗筋。"又："筋之总聚处，则在于膝。"《素问·五脏生成》云："诸筋者，皆属于节。"《杂病源流犀浊·筋骨肉毛发病源流》又云："所以屈伸行动，皆筋为之。"

筋伤多影响肢体的活动，临床主要症状包括疼痛、肿胀、局部畸形和功能障碍。较为常见的筋伤包括筋急、筋缓、筋缩、筋挛、筋痿、筋纵、筋结、筋惕等，一般来说，筋急表现为拘挛，筋弛则表现为萎废不用。凡跌打损伤无论是否伤及骨与关节，筋总是首先受到损伤的，轻者局部肿痛，重者伤及关节与骨，肢体屈伸不利。

一、颈部筋伤

【原文】

（1）失枕有因卧者，有一时之误者，使患者坐低处，先行揉摩，一手提其头，一手托住其下颏，缓缓转动，伸舒使直，服吉利散。（《伤科大成》）

（2）夫人之筋，赖气血充养。寒则筋挛，热者筋纵，筋失营养，伸舒不便。感冒风寒，以患失颈，头不能转。使患人低坐，用按摩法频频揉摩，一手按其头、一手扳其下颏，缓缓伸舒，令其正直，服舒风养血汤可也。（《伤科补要》）

（3）凡落枕脖者，多系枕砖木等物，寒气伤筋所致，左右无定。治法：将沙土炒热，用布包好，向扭捩处敷之即愈。（《捏骨秘法》）

【点评】失枕又称为落枕，是常见的颈部疾病，推拿治疗失枕源于《五十二病方》的仰卧位颈椎拔伸法。到了清代形成了一套较成熟、完善的治疗方法，现今仍然用于推拿临床。所摘录的条文中《伤科大成》对失枕的病因进行了阐述，"因卧"和"一时之误"，言简意赅地指出了落枕的两大病因，即急性扭伤和亚急性牵拉伤，钱秀昌在《伤科补要·下颏》中则进一步指出了其病因病机。除了按摩治疗外，原文（3）介绍了失枕的热敷方法，现在仍为民间所常用。

二、上肢筋伤

【原文】

（1）夫腕伤重者，为断皮肉、骨髓，伤筋脉，皆是卒然致损，故血气隔绝，不能周荣，所以须善系缚，按摩导引，令其血气复也。（《诸病源候论·腕折破骨伤筋候》）

（2）凡举动不慎，为外物所击，致使折腕者，筋骨损，气血蹉跌，或留积，或瘀肿疼痛，宜速治之。（《普济方》）

（3）手足之筋多在指，指伤觉痛，则筋必促，煎宽筋散熏洗，轻轻揉捏，再行摇动伸舒。如骨与筋断者，不可熏洗。（《伤科大成》）

【点评】上肢的筋伤可出现在膀、在肘或在腕，现代的网球肘、高尔夫球肘均属于上肢筋伤的范畴。筋喜柔不喜刚，条文中的缠法、揉法、摇动伸舒均是较为和缓的推拿按摩手法，能使伤处气血恢复，治疗筋伤可取得较好的效果。

三、下肢筋伤

【原文】

（1）道人詹志永，信州人。初应募为卒，隶镇江马军。二十二岁，因习骁骑坠马，右胫折为三，因顿且绝。军帅命舁归营医救，凿出败骨数寸，半年稍愈，扶杖缓行，骨空处皆再生，独脚筋挛缩不能伸。既落军籍，沦于乞丐。经三年，遇朱道人，亦旧在辕门，问曰：汝伤未复初，何不求医？对曰：穷无一文，岂堪办此。朱曰：正不费一文，但得大竹管长尺许，钻一窍，系以绳，挂于腰间，每坐则置地上，举足搓滚之，勿计工程，久当有效。詹用其说，两日便觉骨髓宽畅，试猛伸足，与常日差远。不两月，病筋悉舒，与未坠时等。予顷见丁子章以病足，故作转轴踏脚用之，其理正同，不若此为简便，无力者，立可办也。（《医说》）

（2）胕下跗之上，俗称脚孤踝，内凸向外拗，外出望里把，只要无偏倚，莫使有高下，并用拉拽捏，此法谓之挪。（《伤科汇纂·正文》）

（3）凡筋口转，行走必不便利，腿盘上下，筋有两条。下筋向上转者，行走时脚尖往外撑；上筋向西转者，脚尖往内撑，在病人背后从腿前插手，扣住大筋往上搬，使筋归本位即愈。（《捏骨秘法》）

（4）凡闪着脚脖，脚脖之骨必有高张者。治法：亦就脚脖疼处用力略稍按，使疼处之骨与他骨平即愈。（《捏骨秘法》）

【点评】原文（1）是一则医案，记载了胫骨骨折后遗症脚筋挛缩的康复治疗，这是一种通过按摩器械来治疗筋伤的方法，对恢复下肢功能有较好的疗效。踝关节是扭伤好发的部位，原文（2）～（4）体现了踝部筋伤后的对症治疗，对临床很有指导意义。

四、其他关于筋伤的论述

【原文】

（1）俟其气转阳回，外用手法。按摩心胸两腋下，并托其手腕，频频按摩两手脉窠。凡伤则筋脉强硬，频频按摩，则心血来复，命脉流通，即可回生。（《伤科补要》）

（2）被伤绝筋，论曰：凡肢体为物所伤，致筋断绝不相续，须养之。（《普济方》）

（3）腰骨，即脊骨十四椎、十五椎、十六椎间骨也。若跌打损伤，瘀聚凝结，身必俯卧，若欲仰卧、侧卧皆不能也，疼痛难忍，腰筋僵硬。宜手法：将两旁脊筋向内归附膂骨，治者立于高处，将病人两手高举，则脊筋全舒，再令病人仰面昂胸，则膂骨正而患除矣。内服补筋丸，外贴万灵膏，灸熨止痛散。（《医宗金鉴·外治法》）

（4）当先揉筋，令其和软，再按其骨，徐徐合缝，背膂始直。内服正骨紫金丹，再敷定痛散，以烧红铁器烙之，觉热去敷药，再贴混元膏。（《医宗金鉴·外治法》）

（5）大抵脊筋离出位，至于骨缝裂开弸，将筋按捺归原处，筋若宽舒病体轻。（《伤科汇纂·上髎歌诀》）

（6）筋断，筋之重伤也。按《内经》云：肝主筋。又云：诸筋皆属于节。《得效》云：寒则筋急，热则筋缓。《纲目》云：肝气热为筋痿，则筋急而挛。河间云：热气燥烁于节，则挛瘛而痛。丹溪云：形志苦乐，病生于筋，治之以熨引。《灵枢经》云：筋绝者，手足甲青，呼骂不休，九日死。故《金鉴》有筋强、筋柔、筋歪、筋正、筋寒、筋走、筋翻之分，必先审其或为跌堕，或为打仆，或

为撞压，然后依法而治之。若致于筋之断者，病至极矣，如无效验秘法，何能接续哉。(《伤科汇纂·筋断伤》)

【点评】急性期筋伤的治疗要以消肿止痛为主，待局部疼痛症状缓解后应配合一定的功能练习防止肌肉的粘连或萎缩。推拿手法可起到舒经活络、温经散寒、解挛除痉、活血化瘀，松解粘连的作用，但临床使用前要明确诊断疾病的范畴，一旦见骨折、脱位的情况要进行手法复位，必要时先固定后按摩，对于有出血倾向、严重心肺疾患、妊娠期的患者，手法操作要慎重，避免医疗意外的发生。

第四节　伤科痛证

疼痛是由于损伤或可能造成机体组织破坏的刺激所引起的感觉体验，在临床十分的常见，可以出现在患处局部，也可以出现在全身。疼痛是机体对损伤所发出的一种应对性自我保护信号，任何对人体的伤害性刺激都会引起疼痛。在中医学中疼痛的性质与其致病因素密切相关，由于六淫侵袭或七情变化、跌扑损伤等原因造成了经络脏腑气血运行的障碍，就会引发不同性质的疼痛，即"不通则痛，不荣则痛"。

推拿镇痛的历史悠久，其作用原理一方面是针对引起疼痛的病因治其本，另一方面对症治疗，从标下手。前者包括理气止痛、活血止痛、温经散寒止痛、祛风除湿止痛、清热止痛、消食导滞止痛等方面，后者主要根据经络脏腑理论在病变局部的经脉或腧穴上进行治疗，也可根据临床经验选取具有较好镇痛作用的腧穴进行疼痛的推拿治疗。

一、推拿止痛

【原文】

（1）人之一身，血荣气卫，循环无穷，或筋肉骨节，误致所伤折，则气血瘀滞疼痛，所伤不得完，所折不得续……脉者血之府，血行脉中，贯于肉理，环周一身，因其肌体外固，经脉内通，乃能流注不失其常。若因伤折，内动经络，血行之道，不得宣通，瘀积不散，为肿为痛，治宜除去恶瘀，使气血流通，则可复完也。（《圣济总录》）

（2）凡打扑损伤，或为他物所击，或乘高坠下，致伤手足腰背等处，轻者气血凝滞，随处疼痛。重则聚为焮肿，痛甚不可忍。（《普济方》）

【点评】上述条文阐释了伤科疼痛产生的病因及治疗机理，正是因为皮肉筋骨坚固于外，气血才能在经脉中正常的运行，当骨折、脱位或筋伤发生时，脉络被瘀血阻滞，气血不能宣散，即影响了经络的功能也不利于外伤的修复。只有通过按摩推拿恢复筋骨关节的正常解剖位置，解除瘀血对经络的阻滞才能更好地进行疾病的治疗和损伤的修复。

二、导引治疗痛症

【原文】

（1）端坐，右手持腰，鼻内气七息，左右戾头各三十止，除体瘀血，颈项痛。（《诸病源候论》）

（2）肩髃穴，肩端红肿痛难当，寒湿相争气血狂，若向肩髃明补泻，劝君多灸自安康。（《玉龙歌》）

（3）治颈项及肩背痛，天井穴；治颈项强不得顾，脊

膊闷，两手不得向头，或因仆伤，肩外俞穴；治肩胛痛，天宗穴。（《普济方》）

【点评】我国自古就发现了导引可促进体内的气血运行，不但具有延年益寿之功还能用于跌打损伤的疼痛治疗。如《诸病源候论》就记载了导引治疗经筋损伤所导致的痛证。而《动功按摩秘诀》及其后的几则条文则显示了腧穴在推拿止痛中的重要作用，临床值得借鉴。

三、手法治疗痛症

【原文】

（1）凡脊骨疼，何处疼，必定何处高。治法：用大指向脊骨高处略略一按，与上下脊骨相平，即愈。（《捏骨秘法》）

（2）凡因仆，坐于地，将尻骨（脊骨尽处）坐歪者，必向里歪，虽能行走，殊觉疼痛，容有大便不能便净者。治法：自病人侧面用左手扳住身前，右手扣住尻骨，往下一按，遂即往外一扳，则尻骨仍然直上直下，即愈。（《捏骨秘法》）

（3）凡肋骨塌陷及挤断者，多在中间，平时不甚疼痛，到睡时难以入睡，起时难以起身。治法：用手按住肋骨两头，两手用力，是欲肋骨中间皆向外撑胀，盖肋骨个个相连，肋骨向外撑胀，则塌陷及挤断之肋骨自随着向外撑胀，与他肋骨平矣，再用宽带捆身之周围，以防伤骨内，过数日即愈。（《捏骨秘法》）

【点评】本段原文为操作推拿法治疗疼痛。与导引的方法相比较，手法治疗痛症更多的是针对病因的治疗，只有恢复骨骼关节的正常解剖对位达到"骨正筋柔"才能彻底的消除疼痛。

第十章　儿科疾病推拿诊治荟萃

早在两千多年前的《五十二病方》中便有推拿治疗儿科疾病的论述。明清时期，按摩推拿在儿科中得到了广泛的应用，理论也更加系统化，最终发展为小儿推拿专科，形成了极具特色的推拿专科体系。

小儿一直处于生长发育的过程中，无论生理还是病理都与成人有着显著的区别，为了更好地掌握小儿临床疾病特点，有针对性地选择治疗手段，必须对小儿的生理和病理特点有一个清楚的认识。

小儿的生理特点可以用"脏腑娇嫩，形气未充，生机蓬勃，发育迅速"来概括。"形"是器官组织的形态，"气"是指其功能，总的来说，小儿的五脏六腑娇嫩，四肢百骸、肌肉筋骨都未发育成熟，而气血津液也尚未充实，生理功能还未完善。

小儿的病理特点也可以用"发病容易，传变迅速，脏气清灵，易趋康复"来概括。小儿"稚阴稚阳"的生理特点决定了其体质嫩弱，御邪能力不强，不仅容易被外感、内伤诸种病因伤害而致病，而且一旦发病之后，病情变化多而迅速。越是年龄小的儿童，其抗病能力越差，再加上小儿冷暖不能自调，饮食不知自节，故容易出现各种病证，其中最为突出的是肺、脾、肾三系疾病。

对于推拿治疗来说，由于小儿肌肤柔弱，脏腑娇嫩，推拿手法必须做到轻快柔和、平稳着实。一般采用按、摩、掐、揉、推、运、搓、摇等手法，刺激量适达病所而止，不可竭力攻伐。手法操作次数与次序的关系是揉、推、运的操作次数较多，拿、捣、掐的次数要少；摩法操作时间较长，掐、捏等操作时间要短且刺激后多配合按揉缓解不适感。小儿具有特殊的推拿穴位，儿科推拿的手法与具体穴位结合比较紧密，手法操作方向尤其与其补泻功能密切相关，因而用推拿手法治病时必须明确补泻，如补肺经要从指尖向指根的方向直推，清肺经要从指根向指尖的方向直推。小儿皮肤细嫩，需细心呵护，因此在手法操作时为防止弄伤皮肤，亦为了增强疗效，可对症使用葱汁、姜汁、薄荷水、清水、婴儿油等介质。

第一节　新生儿疾病

医学上将小儿的年龄做了详细的分期，其中小儿自出生脐带结扎起至生后满 28 天称为"新生儿期"。在这一时期新生儿脱离母体开始独立生存。新生儿在短暂的时间内，经历了内外环境的突然变化，机体内部也相应地发生了巨大变化，外在可表现出生理性黄疸。但若因胎禀湿蕴，黄疸反复发作或日久不退则为病理性黄疸，需要进行针对性的治疗。此外在这一时期，若接生时脐部受破伤风杆菌的侵袭，易导致"脐风"的发生。古人对新生儿的这两种常见病证有较完善的认识，本节特摘录一二。

一、胎黄

胎黄是指婴儿出生以后全身皮肤、黏膜、巩膜发黄。胎黄与胎禀有关，亦名"胎疸"。西医称之为"新生儿黄疸"，新生儿黄疸分为生理性黄疸和病理性黄疸，生理性黄疸大多在出生后2～3天出现，4～6天达到高峰，10～14天消退，早产儿持续时间略长，可延至3～4周。若在出生后24小时内即出现黄疸，3周后仍未消退，甚或持续加重，或消退后复现，则为病理性黄疸。病理性黄疸主要是因胎禀湿蕴，如湿热郁蒸、寒湿阻滞，久则气滞血瘀。病变脏腑在肝、脾、胃，脾胃湿热或者寒湿内蕴，肝失疏泄，胆汁外溢而发黄，日久则气滞血瘀。若为湿热郁蒸则用茵陈蒿汤清热利湿；若为寒湿阻滞则用茵陈理中汤温中化湿，若病证日久气滞血瘀则用血府逐瘀汤加减化瘀消积。

【原文】

（1）小儿在胎，其母脏气有热，熏蒸于胎，到生下小儿体皆黄，谓之胎疸也。（《诸病源候论·胎疸候》）

（2）黄疸之病，由脾胃气实，而外有温气乘之，变生热。脾与胃合，候肌肉，俱象土，其色黄。胃为水谷之海，热搏水谷气，蕴积成黄。蒸发于外，身疼膊背强，大小便涩，皮肤、面目、齿爪皆黄，小便如屋尘色，着物皆黄是也。小便宣利者，易治；若心腹满，小便涩者，多难治也。不渴者易治，渴者难治。脉沉细而腹满者，死也。（《诸病源候论·黄疸病候》）

（3）黄疸，身黄、目黄、溺黄之谓也。病以湿得之，有阴有阳，在腑在脏。阳黄之作，湿从火化，瘀热在里，胆热液泄，与胃之浊气共并，上不得越，下不得泄，熏蒸遏郁。侵于肺则身目俱黄；热流膀胱，溺色为之变赤，黄如橘子色。阳主明，治在胃。阴黄之作，湿从寒水，脾阳不能化热，胆液为湿所阻，渍于脾，浸淫肌肉，溢于皮肤，色如熏黄。阴主晦，治在脾。（《临证指南医案·疸》）

（4）小儿胎热，谓胎热、胎寒、胎肥、胎弱是也……胎黄者，体目俱黄，小便秘涩，不乳啼叫，或腹膨泄泻，此在胎时，母过食灸煿辛辣，致生湿热，宜用泻黄散之类。（《张氏医通·婴儿门上·胎证》）

（5）胎黄者，儿生下面目浑身皆黄如金色，或目闭，身上壮热，大便不通，小便如栀子汁，皮肤生疮，不思乳食，啼哭不止，此胎中受湿热也。宜茵陈地黄汤，母子同服，以黄退为度。（《幼幼集成·胎病论》）

（6）黄病者，是热入脾胃，热气蕴积，与谷气相搏，蒸发于外，故皮肤悉黄，眼亦黄。脾与胃合，俱象土，候肌肉，其色黄，故脾胃内热积蒸发，令肌肤黄。此或者伤寒，或时行，或温病，皆由热不时解，所以入胃也。凡发黄而下利、心腹满者，死。诊其脉沉细者，死。又有百日半岁小儿，非关伤寒、温病，而身微黄者，亦是胃热，慎不可灸也。灸之则热甚。此是将息过度所为，微薄其衣，数与除热粉散，粉之自歇，不得妄与汤药及灸也。（《诸病源候论·黄候病》）

（7）胎黄由娠母感受湿热传于胞胎，故儿生下，面目、通身皆如黄金色，壮热便秘溺赤者是也。治用地黄茵陈汤。余同学庠友方孟居举子，刚出世少顷，通面青如靛染，昧爽呼门，振袂往视，知为胎寒之极，拿精威二穴无声。曲小指揉外劳，随用元宵火，加肺俞二燋，少商各一燋，即乳。余知必吐，预用藿香煎之。果吐，与服之。早食候天庭青退，至亭午通面皆红矣。此执色验症之一征也。（《幼科铁镜》）

（8）胎疸之疾，得于初产，生下即黄，遍身栀染。原虽不同，阴阳必辨。阳黄体热，二便硬短，脾与心搏，胸膈必懑，先利小便，下法莫远。阴黄肢冷，清便滋泫，大便清黄，腹痛而喘，面目爪齿，黄色暗惨，脾虚失制，肾水胀衍，约此二端。（《幼科释迷》）

（9）黄疸，由脾胃湿热郁蒸，渐自身目如金，汗溺皆黄，《经》谓：湿热相交，民病瘅也。丹溪云：此如盦曲酱相似，湿热久盦，其黄乃成。海藏云：凡病当汗不汗，当利小便不利，皆生黄。（《厘正按摩要术·黄疸》）

（10）黄疸宜辨阴阳，湿热发阳黄，寒湿发阴黄，此发阳黄、阴黄之由也。

阳黄多瘀热，烦渴大汗，脉必滑数，系胃腑湿熏蒸，与胆液泄越，上而侵肺，则发黄。其色明如橘子。治在胃。且有表实、里实之分，表实则无汗，治宜疏表，使黄从表解。里实则二便必秘，腹必满，治宜下夺，使黄从里解。若表里无证，则不可汗下，唯利小便而已。阴黄，身冷汗出，脉必沉微，系脾脏寒湿不运，与胆液浸淫，外渍肌肉则发黄。其色晦如烟熏，治在脾，或宜温脾，以理中加茵陈主之。或宜温肾，以四逆加茵陈主之。且阴黄亦有体痛发热者，但身如熏黄，终不似阳黄如橘子色也。海藏治阴黄小便不利，烦躁而渴者，茵陈茯苓汤主之。疸，黄病也。疸有五：身目皆黄，寒热体倦者为黄疸；食已如饥，头眩，烦热身黄者为谷疸；大醉当风入水，心中懊憹，不食欲吐，面黄赤斑者，为酒疸；房劳，小腹满急，额上黑，手足心热，薄暮发热者为女劳疸；汗出染衣，色如檗汁，因身热汗出澡浴，水入毛孔而成者，为黄汗。方书治法俱在，则毋庸赘述，若徒以按摩诸法施之，则拘矣。（《厘正按摩要术·黄疸》）

（11）仲阳云：身痛背转强，大小便涩，一身皆黄，面目爪甲俱黄，小便如屋尘汁色，着物皆黄褐者，难治，此黄疸也。别有一症，生下百日及半年，不因病后身微黄者，胃热也。大人亦同。又有面黄腹大，食吐渴者，脾疳也。又有初生而面身黄者，胎疸也。诸疸皆热、色深黄者是也，若淡黄兼白者，胃怯不和也，茵陈汤、栀子柏皮汤、犀角散、连翘赤小豆汤主之。通治黄疸，茵陈五苓散尤为稳也。又有脾弱萎黄，小便清者，治以温剂，当归丸散主之，小半夏汤亦可用也。（《童婴百问》）

（12）分阴阳，二百遍。推三关，一百遍。退六腑，一百遍。推补脾土，三百遍。抱肚揉，一百遍。揉脐左右旋。各一百遍。凡推用葱汤香、麝水。（《厘正按摩要术·黄疸》）

（13）治黄症，每次分阴阳二百，推三关一百，退六腑一百，推肾水一百，推脾土三五百，运土入水一百。上用姜葱汤推之，山楂汤不时服。（《推拿妙诀》）

【点评】黄疸一证首见于《内经》。《素问·平人气象论》："溺黄赤，安卧者黄疸……目黄者曰黄疸。"汉代张仲景对黄疸病很有研究，对黄疸病的病因、病机、临床表现、预后都有详细的描述，其创立的用于治疗阳黄的茵陈蒿汤至今都用于临床。《金匮要略》有专篇论述黄疸，并将黄疸分为谷疸、酒疸、女劳疸、黑疸等。治疗方法有清热除湿、清泻实热、淡渗利尿、解表清里、和解枢机等大法。张仲景对黄疸的认识高度对后世治疗黄疸病有着深远的影响。

小儿黄疸以胎黄最为常见，即现今之"新生儿黄疸"。《诸病源候论·胎疸候》中有言："小儿在胎，其母脏气有热，熏蒸于胎，至生下小儿体皆黄，谓之胎疸也"。《活幼心书》亦言"有婴孩生下便见遍体俱黄，唯两目弦厚如金色，身发肚热，名为胎黄"。此类黄疸乃因母体素蕴湿热或孕母感受湿热邪毒传于胎儿，出生后蕴结之湿热熏蒸肝胆，肝胆之疏泄失常，胆汁郁滞，不循常道，浸渍面目，溢于肌肤，故而发黄。

推拿治疗黄疸多采用清肝经、补脾土、推三关等疏肝健脾利湿，运八卦、推四横纹降逆顺气，消腹胀。若为阳黄加推小天心、清天河水、清胃经清热通窍，泻肺经、泻大肠等凉血退热，通腑导滞。若为阴黄者，揉外劳宫，补肾水，补肾温阳、助脾祛湿，揉二马及小横纹疏肝解郁、利尿化湿。

二、脐风

脐风又称"四六风"、"七日风"，即现今的"新生儿破伤风"。本病通常是在接生断脐时，由于接生人员的手或所用的剪刀、纱布未经消毒或消毒不严密，脐部被破伤风杆菌侵入而引起。多数发生在出生后 4～7 天，破伤风杆菌侵入脐部、并产生痉挛毒素而引起以牙关紧闭和全身肌肉强直性痉挛为特征的急性感染性疾病。新中国建立前本病发病率及病死率都很高，是造成新生儿死亡的最主要原因之一。新中国建立后卫生事业不断发展，特别是普遍推行新法接生后，本病发病率已大为降低，在城市及卫生条件较好的地区，本病已甚罕见，但在广大农村及边远地区，本病仍时有发生，严重威胁新生儿的健康。

脐风潜伏期为 3～14 天，多为 4～7 天，潜伏期愈短，病情愈重，病死率也愈高。早期症状为哭闹、口张不大、吃奶困难、如用压舌板压舌时，用力愈大，张口愈困难。随后牙关紧闭，面肌紧张，口角上牵，呈"苦笑"面容，伴有关阵发性双拳紧握，上肢过度屈曲，下肢伸直，呈角弓反张状，呼吸肌和喉肌痉挛可引起窒息之青紫，痉挛发作时患儿神志清楚为本病的特点，任何轻微刺激即可诱发痉挛发作，经合理治疗 1～4 周后痉挛逐渐减轻，发作间隔时间延长，能吮乳、完全恢复约需 2～3 个月，病程中常并发肺炎和败血症。

【原文】

（1）脐者，小儿之根蒂也，名曰神阙。穴近三阴，喜温恶凉，喜干恶湿。如断脐有法，脐风何自而起？唯有水湿风冷之气，入于脐中，儿必腹胀脐肿，日夜啼叫，此脐风之初发也。眼角、眉心忽见黄色，即是脐风见证，宜急治。若黄色到鼻，治犹易，到人中、承浆则难。甚至口锁、唇紧、头强者不治。但脐风初见，总在初生三日之内，舌硬眼闭，口吐白沫，哭不出声，左右牙龈、上腭有硬梗，蓝黄白色如鸡鱼脆骨形状，或白点如粟米大，亟用银针，将龈腭硬梗外，以及黄白点颗刺破，以青布蘸湿扭干，涂以墨汁。内治用防风一钱煎服。

分阴阳，七十遍。推三关，五十遍。退六腑，七十遍。运八卦，五十遍。推肺经，五十遍。揉外劳宫，二百遍。凡推用葱姜汤。灯火焠法，于儿囟门、眉心、人中、承浆，两大指少商诸穴各一燋，脐轮六燋，未落脐带，于带口一燋，既落。于落处一燋，共十三燋。其腹有青筋叉缝处均宜燋。（《厘正按摩要术》）

（2）脐风证，每起于断脐不慎。夏禹铸以为风入腹，附于肝，肝窍在目，眼角黄也；肝木乘土，鼻准黄也。以致入肾入心，口撮舌强也。及早治之，以焠法为要，犹可告痊。（《厘正按摩要术》）

（3）儿生一七之内，肚胀腹硬，脐围浮肿，口撮眉攒，牙关不开，名脐风撮口症。盖因脐带剪短，或结缚不紧，致水湿浸脐，客风乘虚而入，传之于心，蕴蓄其邪。复传脾络，舌强唇青，手足微搐，喉中痰响，是其候也。服延寿丹少许，即愈，如神脱气冷，不治。（《幼科推拿秘书·脐风》）

（4）夫小儿脐风者，由断脐后，为水湿所伤，或尿在褓褓之内，乳母不觉，湿气伤于脐中，亦因其解脱，风冷所乘，遂令儿四肢不利，脐肿多啼，不能乳哺，若不急疗，遂致危殆者也。（《太平圣惠方·治小儿脐风诸方》）

（5）儿生下，须当以时断脐，若不以时断脐者，则令脐汁不干而生寒，为脐风之由。断脐之法，当隔单衣，以牙咬断之，将暖气连呵七遍。若用刀断之，须用剪刀，先纳怀中暖透，然后方用，不得便用冷刀，多致伤脐生病。

宜切戒之，其断脐带，当令长至足跌，或云当长六寸，若太短则伤脏，令儿腹中不调；若太长则伤肌，令儿皮枯鳞起。才断脐讫，须用烙脐饼子安脐带上，烧三壮，炷如麦大，若儿未啼，灸至五七壮，灸了，上用封脐散封裹之，法须捶冶帛子令柔软，用方四寸许，上置新绵浓半寸，及上置药末，适紧慢以封之。如不备其药，即用极细熟艾一块，置于上封之，但不令封帛紧急，急则令儿吐。又须常切照顾，勿令湿着及褓褓中，亦不可令儿尿湿，恐坐疮肿及引风也。(《小儿卫生总微论方》)

(6) 儿自初生，至七日内外，忽然面青，啼声不出，口撮唇紧，不能哺乳，口青色，吐白沫，四肢逆冷，乃脐风撮口之证也。此由儿初生剪脐，不定伤动，或风湿所乘，其轻则病在皮肤，而为脐疮不瘥，其重则病入腑脏，而为脐风撮口。亦如大人因破伤而感风，则牙关噤而口撮，不能入食，身硬，四肢厥逆，与此候颇同，故谓之脐风撮口，乃最恶之病也。《千金》有曰：小儿忽患脐风撮口者，百无一活，皆坐视而毙，良可悯恻。有一法极验，但世罕有知者，凡遇其患，则看儿齿龈上有小泡子如米状，急以温水蘸熟绵子，裹手指，轻轻擦破，即便口开而安。又法，视小儿口中上下龈间，若有白色如豆大许，便以指甲于当中掐之，自外达内，令匝至，微有血出亦不妨。又于白处两边尽头，亦根据此掐令内外气断，不必直破入指甲矣，恐太甚则伤儿。此二法相类，《子母秘录》云：于掐破处以蜈蚣末敷之，大良。及有治方集之后，治小儿断脐之后，不慎照管，致风湿所乘，令儿不能乳哺，名曰脐风，宜速疗之，不久则为撮口也。(《小儿卫生总微

论方》》

（7）脐为百风总窍，五脏寒门，道家谓之下丹田，为人身之命蒂。儿在胎时，口鼻未通呼吸，唯脐间真息，随母之呼吸为呼吸；及其下地，囫底一声，气通口鼻，而胎元之一息，不复为用矣。遂寄于脐内一寸三分，中虚一穴，左青右白，上赤下黑，中央黄色，八脉九窍，经纬联系，为真息往来之路，坎离交会之乡，凡修炼仙胎，皆从此处立基，所以谓之命蒂。故小儿初生，唯脐之干系最重。断脐之时，不可不慎，或剪脐带太短，或束不紧，致外风侵入脐中，或浴儿时牵动脐带，水入生疮，客风乘虚而入，内伤于肾，肾传肝，肝传心，心传脾，脾传肺，蕴蓄其毒，发为脐风。其证面赤啼叫者心病；手足微搐者肝病；唇青口撮，痰涎壅塞者脾病；牙关紧急者肾病；啼哭不止者肺病。五脏之证略见一二者，犹可治，悉见者不治。小儿初生，惟脐风为恶候。其证有三：曰脐风，曰噤口，曰锁肚。虽皆脐证，而寒热自别，治者宜详。

一曰脐风。由断脐后为水湿风寒所乘，入于脐而流于心脾，令肚腹胀满，吮乳口松，多啼不乳，此初起之时，速用火攻散之。若至气息喘急，啼声不出，或肚上青筋，吊疝作痛，此胎毒夹风邪入脏，外用火功，内服指迷七气汤。若肚脐青肿，撮口不开，牙关紧闭，口吐白沫，爪甲青黑者，皆不治。

一曰噤口。其证眼闭口噤，啼声渐小，舌上聚肉如粟米状，吮乳不得，口吐白沫，大小便不通。遇此先看其上腭有点子，即以指甲轻轻刮破，以木香、白蔻仁各五分，煎汤化下沉澄丹，利动脏腑，气顺自愈。

一曰锁肚。由胎中热毒壅盛，结于肛门，大便不通。急令妇女温水漱口，吮儿之前后心，并脐下及手足心，共七处，凡四五次；外以轻粉五分研末，蜂蜜少许，温水调服，以通为度。如更不通，以葱白三四寸长，用油抹润，轻透谷道，纳入二寸许，以通为快，若至七日不通者死。

古人之论脐风，皆谓由于水湿风冷所致，予则以为古论犹未尽也。盖脐风有内外二因，有可治不可治之别。外因者，风湿所伤；内因者，禀父母之真阳不足也。予尝见一士，其妻产育十数胎皆男，尽殇于七日内之脐风，无一存者。若谓外邪所伤，何以独伤此家之儿，又岂无一儿能避之者？此内因之显而易见也。凡男子之命门真阳不足者，右尺脉必细涩无神，生子必有脐风。此予察之详，见之确，非耳闻者比也。其外因者，病发于二、三、四、五日之间，病生于六腑，故可治；内因者，必发于六七日之间，病生于五脏，故不可治。曩者，夏禹铸有预防脐风之诀，谓三朝一七，看儿两眼角黄，必有脐风，不知禀受厚者，生下即满面红黄，乃为吉色，误认脐风，其害不小，此法不确。唯令乳母每日摸儿两乳，乳内有一小核，是其候也。然乳内有核，发脐风者固多，而复有不发脐风者，此法十有七八，亦有二三分不确。（《幼幼集成·脐风论证》）

【点评】脐风最早见于晋代《针灸甲乙经》，其中提到："小儿脐风，目上插，丝竹空主之"，"小儿脐风，口不开，善惊，然谷主之"。其症候特点为唇青口撮，牙关紧闭，角弓反张，面部表现为苦笑面容。

小儿脐风发病急骤，病势凶险，死亡率高，应尽量早发现早治疗，辨明标本缓急，首先缓解抽搐，再根据具体症状分期治疗。先兆期，用以解肌祛风（泻肺经、泻大肠、逆运内八卦）、镇惊安神（推四横纹、推小天心、清心经）、补气活血（推三关、补脾土）、温经通络（补肾水）；发作期，镇惊熄风（退六腑、清心经、清天河水）、平肝止痉（泻肝木）、通经化痰（泻肺经、拿合谷）；恢复期，益气养血（推三关、补脾土、揉外劳宫），舒筋镇惊（推四横纹、清天河水、推小天心）、补益肝肾（补肾水、揉二马）。发作期治疗手法要重，先兆期和恢复期宜轻。

目前，脐风发病率已有很大幅度的下降，但由于地区差异较大，我国很多地区仍有较高的发病率。对于小儿脐风，积极预防是第一位，重视新生儿脐部的清洁，尽量做到无菌接生。发病后，要积极做好护理工作，保持周围环境的安静，光线宜偏暗，尽量减少对患儿的刺激，及时排出患儿喉中痰或异物，使患儿早日康复。

第二节　小儿肺系疾病

一、感冒

感冒古称"伤寒"，由于小儿冷暖不知调节，肌肤嫩弱，腠理疏薄，卫外机能未固，故易于罹患，且易兼夹痰壅、食滞、惊吓等因素而使证情复杂。小儿伤寒有其自身的特点，因小儿体属纯阳，阳常有余，阴常不足，感邪之后，传变迅速，六气之邪，皆从火化，迅速进入表里，表现出表里同样的疾病证候。在治疗上，小儿感冒特别强调早期治疗，早期治疗即可加速感冒的痊愈，也可防止疾病的进一步发展。

【原文】

（1）风、寒、暑、湿、燥、火，谓之六淫。仲景有《伤寒论》，其中分六经见证，列三百九十七法，一百一十三方，精矣，备矣。小儿感寒证，憎寒，畏风，身热，头疼，项强，肢节痛，胸满痞。

内治以疏表主之。

分阴阳，二百遍。推三关，一百遍。退六腑，一百遍。运内八卦，五十遍。掐五指尖，五十遍。摇肘肘，五十遍。无汗，掐二扇门，五十遍。掐心经，五十遍。揉内劳宫，一百遍。推脾土，一百遍。天门入虎口，一百遍。推肺俞穴，一百遍。推由大椎至龟尾，一百遍。凡推法，用葱姜水，用疏表法，汗法。通脉法。（《厘正按摩要术·寒证》）

（2）小儿面目俱红，不时喷嚏。气粗身热，此是伤寒。或四肢冷，开口大叫，闭口痰声。

伤寒一日，遍身发热，头痛脑痛，人事昏迷，言语胡乱。法宜分阴阳，运八卦，运五经，掐心经，揉外牢宫，掐阳池，推三关，揉二扇门，黄蜂入洞。

伤寒二日，结胸腹胀，阻食沉迷，内热外寒，遍身骨疼痛。法宜分阴阳，运八卦，运五经，清心经，推三关，侧推虎口，补脾土，飞金走气。

伤寒三日，遍身骨节疼痛，大小便不通，腹作胀，法宜分阴阳，运八卦，运五经，清心肺，飞金走气，双龙摆尾，赤凤摇头，水底捞月，运土入水。

伤寒四日，脚疼腰痛，眼红口渴，饮食不进，人事颠乱。法宜分阴阳，运八卦，揉上天心，清心肝，二人上马，捞明月，推脾土，打马过天河。

伤寒五日，传遍经络，或大便不通，小便自利，或噎气霍乱。法宜分阴阳，运八卦，运五经，退六腑，水底捞明月，凤凰单展翅。

伤寒六日，血气虚弱，饮食不进，腰痛气喘，心痛头痛。法宜分阴阳，运八卦，天门入虎口肝肘，推三关，补脾土，掐阳池，赤凤摇头。

伤寒七日，传遍六经，发散四肢，各传经络，或痢或疟，加减推之。法宜分阴阳，运八卦，清天河，二龙戏珠，合阴阳，掐四横纹，推脾土，推三关，侧推大肠。

治小儿风寒感冒头疼，以取汗为主。盖风与寒，皆随汗散也。法宜分阴阳，运八卦，推三关，揉二扇门，掐阳池，黄蜂入洞。

治小儿阴寒，尤宜取汗为主。汗出必深藏，勿令见风。恐因汗又入，法同前。治小儿咬牙，法宜分阴阳，运八卦，推三关，补肾水。（《幼科推拿秘书·伤寒门》）

（3）活人书云："伤寒，大人小儿治一般，但小小分剂，药性差凉耳要之。其传变其形证与大人不殊，其所异治者，夹惊夹食而已。"钱仲阳云："小儿正伤寒者，谓感冒寒邪，壮热头痛、鼻塞流涕、畏寒拘急是也，须解表微汗。夹惊者，因惊而又感寒邪，或因伤寒热极生风，是热乘于心，心神易动，故发搐也，当先发表，后利惊。夹食者，或先伤于风寒，或复停滞饮食而后伤于风寒，以致发热气粗、嗳气壮热、头疼、腹胀作痛，大便酸臭，先用解散，次与消导，不解者大柴胡汤下之。其六经传变证治，当遵仲景法，自有专方，不复赘论。夹惊夹食者，各从本症治之"。（《推拿妙诀》）

（4）按仲景《伤寒论》云：春气温和，夏气暑热，秋气清凉，冬气冷烈，此四时正气之序也。唯冬时严寒，去寒就温，不致于伤；偶然触冒，名为伤耳。小儿在襁褓中，或长成而禀赋虚怯，苟失其养，百病蜂起，故伤寒多得于秋冬，或薄暮清朝。盖秋冬多冷，夜起便溺，或遽出风寒之地，为邪气所侵，旋即喷嚏凌振，五指稍冷，关纹不见，面目俱红，惨而不舒，气粗体热，无汗恶寒，是伤寒也；或面色光而不惨，汗出恶风，是伤风也。其候与大脉科若同而异，治疗之法亦相去不远矣。余外不然。盖以小儿是纯阳之体，用药不可太热，此医门八法所谓治小儿无热一也。然仲景一十六卷，三百九十七法，前贤名曰《金匮》，岂不贵哉？兼五运有太过不及之异，六气有逆从胜伏之差，变生灾眚，应在人身，或遇客邪临御，脏气虚弱，因受其病，谓之时气，又与伤寒不同，乃四时乖戾之气。如春应暖而反寒，夏应热而反冷，秋应凉而反热，冬应寒而反温，非其时而有其气。人感冒中伤而有病者，不择地之远近，所患一同，当以何经何脏所受病证，知犯何逆，以法治之。此仲景之妙旨。然治小儿伤寒伤风，与大方相同者，若发热身无汗，麻黄汤主之，以表实无汗，荣血受邪而设也，得汗则寒邪发泄，而无壅遏之患；若身热自汗，桂枝汤主之，以表虚自汗，卫受邪而设也，解肌则风邪疏散，而无壅滞之患。凡治病之要，尤在临机审察，庶无误矣。

夹惊伤寒，其候谓感寒时忽受惊触，情性昏沉，身微有热，心躁或渴，睡中多惊，手足动掣，面红痰嗽，咬牙呵欠，山根准头皆淡青色，两眉下有紫红见。论其得病之由，或被惊发热，后感寒邪，或先感寒邪，后因被惊，遂致两热相乘，所有此候。宜百解散发表，次牛蒡汤治惊热，散邪气。若看证大，苏蓉当归散、三解散，间以不惊丸、琥珀抱龙丸与服。

夹食伤寒，其证鼻流清涕，头疼发热，昼轻夜重，时复吐逆，噫气酸馊，面黄红白，变之不一，目胞微浮，乍凉乍热，心烦发渴，腹痛胀满。皆因饮食过伤，又感风寒，激搏而热，其热气与食熏蒸于胃，胃为水谷之海，脾实则能克化，今脾胃因饮食所伤，致有斯疾。先煎小柴胡汤加生姜自然汁同服，或五苓散入姜汁沸汤调下，与解寒邪，温胃止吐；次用百解散及当归散，水姜煎服，疏解外邪，温正胃气；乌犀丸去积，匀气散止补，参苓白术散调脾胃矣。

下后伤风，其候两脸微红，眼胞浮肿，发热痰喘，饮食少进。此则亦因外感风寒，未经发散，下之失宜，邪气未除，而正气有损，调理又迟，致荣卫不和，正气失守，脾胃尚弱，过伤饮食，名为食复。用小柴胡汤和解；次三棱散调治。或因下后体气虚弱，腠理不密，遽出风寒之地，易为感冒，此为再经，外邪侵袭于皮毛，皮毛者肺之合也，风寒外侵于皮毛，内合于肺经，致有痰热喘急，肺主气故也。亦宜发散，表邪既退，然后调脾，使中州之土固守，则何患乎外邪得以侵袭哉！（《活幼心书·明本论·伤寒十》）

（5）坏证伤寒，其候外察印堂多紫纹，唇白如灰色，四肢黄瘦，吐泻间作，或寒或热，饮食减少。大概外感风寒暑湿，内因饥饱失节，不能调护。以传受日深，医不辨其表里虚实，汗下失宜，使阴阳反错，邪气得胜，正气将衰。胃纳五味，以养五脏，脾受五味，以分清浊，而荣养百骸。今汗下不依其法，致伤荣卫。荣卫者，自中焦而生，得其气之清者为荣，浊者为卫，其重浊者为糟粕而下行。偶六淫所侵，治不如法，则外邪日盛，正气乖常，胃气衰微，变证多出，或作泻痢青黄，吐逆寒热，或为肿满偏枯，五疳八痢，或成丁奚哺露，传变不一。各有条论，随证治之，并宜先投加味白芍药汤和解。（《活幼心书·明本论·伤寒十》）

（6）恶风发热头应痛，两颊微红鼻涕多，汗出遍身兼咳嗽，此伤风证易调和。（《活幼心书·决证诗赋·伤风二十八》）

（7）感者触也，冒其罩乎，触则必犯，犯则内趋，罩则必蒙，蒙则里瘀，当其感冒，浅在肌肤，表之则散，发之则祛，病斯痊矣。宁至盘纡，若不早治，由外内徂，侵经及络，脏腑壅沮，潜骨沦髓，邪毒固储，变成大病，难以骤驱，而至于危，而至于殂，伊谁之过？能无憾欤！感冒之邪，唯风最初，风行迅速，飘忽吹嘘，当风行止，便入身躯，由风挟寒，风寒是区，乃风之寒，非风寒俱，故异伤寒，六经遍逾，脉兼浮紧，其候吁喁。由风挟热，风热是呼，乃风及热，非风热殊，故异中热，暑暍猝痛，脉兼浮数，其候龃龉。感冒之原，由卫气虚，元府不闭，腠理常疏，虚邪贼风，卫阳受摅，唯肺主气，首先犯诸，心火相合，肝风并煦，以渐而入，因风疾驰，避风避箭，载在方书，正风且然，况戾风刿。感冒之症，未可尽拘，头疼身热，轻则或无，必恶风寒，肢体不舒，鼻流清涕，堵塞气粗，咳喘声重，涎沫有余，咽干口闭，自汗沾襦，此外因也，当用表除，素有痰热，窠囊若墟。太阳阳明，二经是居，风邪易入，招引而孚，风乘火势，火煽风枢，互相鼓动，病盛膈肤。此内因也，当用爬梳。感冒之治，四时难诬，春夏辛凉，升麻柴胡，荆防羌葛，取效须臾，秋冬辛温，桂枳参苏，二胡二活，其要也夫。内治甘苦，升散同符，冲和通圣，二方是图。临时消息，以意畜畲。庶几疢疾。如草加锄。所触斯解。所罩亦纾。（《幼科释谜·感冒》）

（8）钱乙曰：贪睡，口中气热，呵欠，烦闷者，伤风症也，头目疼痛，而畏人畏寒者，伤寒症也。张元素曰：小儿外感风寒，拘急，呵欠，皮毛涩，口中气热者，当发散，秋冬用温热，春夏用凉寒。谭殊圣曰：小儿头疼体痛，鼻塞流涕，咳嗽喷嚏，颊赤眼涩，山根青色，皆伤风寒也，宜大青膏。初虞世曰：感冒风寒，通用人参羌活汤、惺惺散、参苏饮。万全曰：有风热兼伤者，或先伤风而后受热，或先受热而后伤风，一时齐发，贵审轻重而治之，宜桔梗汤、热郁汤。若久不愈，此儿必虚，不得仍用表散。李梴曰：伤风则流涕鼻塞声重。伤风症，属肺者多，宜辛温辛凉散之。戴氏曰：新咳嗽鼻塞声重是也。有汗而恶风，此真感风症也。（《幼科释谜·感冒》）

（9）流清涕，风寒伤，蜂入洞，鼻孔强，若洗皂，鼻两旁，向下推，和五脏，女不用，八卦良。治伤寒，或感

冒，拿列缺，出大汗，立无恙。（《推拿三字经》）

【点评】感冒是儿科常见外感性疾患之一。《厘正按摩要术》中寒证按病情轻重分为三种："寒证，感冒则轻，伤寒则重，中寒则尤重。"《医宗金鉴·感冒门》则评论："轻为感冒病易痊，重为伤寒证难退，夹食夹热或夹惊，疏散和解宜体会。"《景岳全书·伤风论证》："伤风之病，本由外感……邪轻而浅者，上犯皮毛，即为伤风。"《内经》中已经提出伤风为外感风邪所致。《小儿药证直诀》发《内经》之微，首提伤风之名，并阐述了其症状、治法、方药等，"伤风昏睡，口中气热，呵欠顿闷，当发散，与大青膏解"。《仁斋直指方·诸方》第一次提出了感冒之名："感冒风邪，发热头痛，咳嗽声重，涕唾稠粘。"

小儿感冒的治疗要抓住时机，不要拘泥于推拿此一种疗法。应注意的是不同年龄段的儿童采取不同的处理方法，同样是发生打喷嚏、流涕、咳嗽等症状，1 岁以下的小儿应尽快就医；1～6 岁的孩子，可以在多喝水、保证休息、饮食清淡的情况下，观察 2～3 天，抵抗力强的孩子可能会自行康复，有的孩子则感冒症状加重，此时应积极就诊，在医生指导下选择感冒药；6 岁以上的孩子，能清晰地表达不舒服，如鼻塞、头痛。同时伴有流涕等感冒症状，家长能确认为普通感冒的。可以用标注给小儿使用的非处方类感冒药缓解症状，如服药 3～5 天病情没有改善或加重，也应及时就诊。

小儿感冒的护理同样重要，日常应注意防寒保暖，冬春感冒伤寒流行季节，尽量少到人员密集场所。感冒发热期，应给宝宝准备一些流质食物，以易消化、含高维生素

C 和 A 的食物为佳，食疗可以在一定程度上缓解小儿感冒症状；居室要尽量保持安静，注意通风，禁烟，温度和湿度宜恒定适当；孩子的衣物要适当，尽量穿一些棉布做的衣服，以利散热；保持孩子鼻腔通畅，及时清理鼻腔的分泌物，鼻孔周围要保持清洁。必要时可用凡士林、石蜡油等涂抹鼻翼部的黏膜及鼻下的皮肤，以减少分泌物造成的刺激。

二、咳嗽

小儿脏腑娇嫩，外感、内伤诸因均易伤肺而致咳嗽。因外感寒、热、燥等表邪，侵入犯肺，肺气上逆；内有食滞，脾困生湿生痰，痰湿蕴积，肺气失宣；素体虚弱，久咳伤津，虚火上炎，更灼肺阴，肾不纳气而生。临床可分外感、内伤两类，外感咳嗽包括寒咳、热咳、伤寒暴嗽、肺塞咳嗽、肺热咳嗽、痰热嗽、秋燥咳嗽；内伤咳嗽见食积咳嗽、呷嗽、涎嗽、痰血嗽、肺燥久咳、脾虚久嗽、肾虚久嗽等。

目前临床可见的咳嗽包括：①上呼吸道感染引发的咳嗽：症状多表现为刺激性咳嗽，好似咽喉瘙痒，无痰；不分白天黑夜，不伴随气喘或急促的呼吸。宝宝嗜睡，流鼻涕，有时可伴随发热，体温不超过 38℃；精神差，食欲不振，出汗退热后，症状消失，咳嗽仍持续 3～5 日。②支气管炎引发的咳嗽：通常在感冒后接着发生，由细菌感染导致。咳嗽有痰、有时剧烈咳嗽，一般在夜间咳嗽次数较多并发出咳喘声。咳嗽最厉害的时间是孩子入睡后的两个小时，或凌晨 6 点左右。③咽喉炎引起的咳嗽：症状为声音嘶哑，有脓痰，咳出的少，多数被咽下。较大的宝宝会诉咽喉疼痛，不会表述的宝宝常表现为烦躁、拒哺，咳嗽时发出"空、空"的声音。④过敏性咳嗽：持续或反复发作性的剧烈咳嗽，多呈阵发性发作，晨起较为明显，宝宝活动或哭闹时咳嗽加重，孩子遇到冷空气时爱打喷嚏、咳嗽，但痰很少。夜间咳嗽比白天严重，咳嗽时间长久，通常会持续3个月，以花粉季节较多。主要表现为：一般不发烧，吐白色泡沫痰，喜欢揉眼睛和鼻子，爱抓头皮；睡觉时爱出汗，不安分，喜欢蜷曲着睡；多以咳嗽为主，不喘。其咳嗽有三大特点：晚上咳一阵；半夜醒来咳一阵；早上醒来咳一阵。

【原文】

（1）肺为华盖，职司肃清。自气逆而为咳，痰动而为嗽。其证之寒热虚实，外因内因，宜审辨也。肺寒则嗽必痰稀，面白，畏风多涕，宜温肺固卫；肺热则嗽必痰稠，面红，身热，喘满，宜降火清痰；肺虚则嗽必气逆，汗出，颜白，飧泄，宜补脾敛肺；肺实则嗽必顿咳，抱首，面赤，反食，宜利膈化痰。外因在六淫，内因在脏腑，亦各有治法，而外治诸法，要不可缓。

分阴阳，二百遍。推三关，一百遍。退六腑，一百遍。推肺经，二百遍。掐二扇门，二十四遍。掐二人上马，二十四遍。揉肺俞穴，二百遍。掐五指节，二十四遍。掐合谷，二十四遍。运八卦，一百遍。揉大指根，一百遍。掐精宁，二十四遍。天门入虎口，五十遍。痰壅气喘，加掐精灵，三十六遍。掐板门，二十四遍。痰结壅塞，加运八卦。一百遍。干咳，加退六腑，一百遍。痰

咳，加推肺经，加推脾经，加清肾水，加运八卦，各一百遍。气喘，加飞经走气。五十遍。凡推用葱水。(《厘正按摩要术·咳嗽》)

(2) 咳嗽之症，必因感冒而成。盖皮毛者，肺之合也。皮毛先受邪气，邪气得从其合，则伤于肺，故令嗽也。乍暖脱衣，暴热遇风，汗出未干，遽尔戏水，致令伤风咳嗽。初得时面赤唇红，气粗发热，此是伤风痰壅作嗽。嗽久津液枯耗，肺经虚矣。肺为诸脏华盖，卧则开，坐则合。坐则稍宽，卧则气促，乃因攻肺下痰之过，名曰虚嗽。又当补脾土，而益肺气，运土入水，藉土气以生金，则咳自愈矣。

咳嗽歌：咳嗽连声风入肺，重则喘急热不退。肺伤于寒咳嗽多，肺经受热声壅滞。寒宜取汗热宜清，实当泄之虚补肺。嗽而不止便成痫，痰盛不已惊风至。眼眶紫黑必伤损，嗽而有血难调治。

总法宜分阴阳，运八卦，肺经热清寒补，揉二扇门，运五经，二人上马，掐五指节，掐精宁穴，揉天枢，前揉膻中，后揉风门，两手一齐揉，补脾土，侧推三关，心经热清寒补，按弦走搓摩，离上推至乾上止，中虚清，揉肺俞穴，拿后承山穴。面青发喘，清肺经。发热清天河，捞明月小许。痰喘推法尽此矣。方用麦门冬煎汁，入洋糖晚煎，次早热服，五次即愈。(《幼科推拿秘书·咳嗽门》)

(3) 咳嗽虽然分冷热，连声因肺感风寒，眼浮痰盛喉中响，戏水多因汗未干。(《小儿推拿广意》)

(4) 凡有声无痰谓之咳，肺气伤也；有痰无声谓之嗽，脾湿动也；有声有痰谓之咳嗽，初伤于肺，继动脾湿

也。(《幼幼集成·咳嗽证治》)

(5) 夫嗽者，肺感微寒。八九月间，肺气大旺，病嗽者，其病必实，非久病也。其证面赤、痰盛、身热，法当以葶苈丸下之。若久者，不可下也。十一月、十二月嗽者，乃伤风嗽也，风从背脊第三椎肺俞穴入也，当以麻黄汤汗之。有热证，面赤、饮水、涎热、咽喉不利者，宜兼甘桔汤治之。若五七日间，其证身热，痰盛，唾粘者，以褊银丸下之。有肺盛者，咳而后喘，面肿，欲饮水，有不饮水者，其身即热，以泻白散泻之。若伤风咳嗽五七日，无热证而但嗽者，亦葶苈丸下之，后用化痰药。有肺虚者，咳而哽气，时时长出气，喉中有声，此久病也，以阿胶散补之。痰盛者，先实脾，后以褊银丸微下之，涎退即补肺，补肺如上法。有嗽而吐水，或青绿水者，以百祥丸下之。有嗽而吐痰涎、乳食者，以白饼子下之，有嗽而咯脓血者，乃肺热，食后服甘桔汤。久嗽者，肺亡津液，阿胶散补之。咳而痰实，不甚喘，而面赤，时饮水者，可褊银丸下之。治嗽大法：盛即下之，久即补之，更量虚实，以意增损。(《小儿药证直诀》)

(6) 岐伯虽言五脏六腑皆足令人咳，其所重全在于肺。观其下文云：皮毛者，肺之合也。皮毛先受邪气，邪气以从其合也。其寒饮食入胃，从胃脉上至于肺，则肺寒，肺寒则内外合邪，因而咳之，则为肺咳，此举形寒饮冷伤肺之一端，以明咳始之因耳。内外合邪四字扼要，比类之法，重在于此。人身有外邪，有内邪，有外内合邪，有外邪已去而内邪不解，有内邪已除而外邪未尽，才一比类，了然明白，奈何不辨之于早，听其酿患日深耶？夫形寒者，外感风寒也；饮冷者，内伤饮食也。风寒无形之邪入内，与饮食有形之邪相合，必留恋不舍。治之外邪须从外出，内邪须从下出，然未可表里并施也。《金匮》五方，总不出小青龙汤一方为加减，是《内经》有其论，《金匮》有其方矣。而《内经》、《金匮》之所无者，欲从比类得之，果何从哉？进而求之暑湿，暑湿之邪，皆足令人咳也。盖暑湿之外邪内入，必与素酝之热邪相合，增其烦咳，宜从辛凉解散，又当变小青龙汤之例为白虎，而兼用天水、五苓之属矣。进而求之于火，则有君相之合，无内外之合，而其足以令人致咳者，十常八九。以心与肺同居膈上，心火本易于克制肺金，然君火无为而治，恒不自动，有时劳其心而致咳，息其心咳亦自止，尚不为剥床之灾也。唯相火从下而上，挟君火之威而刑其肺，上下合邪，为患最烈，治之亦可从外内合邪之例比拟，其或引或折，以下其火，俾不至于燎原耳。于中咳嗽烦冤，肾气之逆，亦为上下合邪，但浊阴之气，上干清阳，为膈肓遮蔽，任其烦冤，不能透出。亦唯下驱其浊阴，而咳自止矣。进而求之于燥，内外上下，初无定属，或因汗吐太过而津越于外；或因泻利太久而阴亡于下；或荣血衰少，不养于筋；或精髓耗竭，不充于骨；乃致肺金日就干燥，火入莫御，咳无止息。此时亟生其津，亟养其血，亟补其精水，犹可为也。失此不治，转盼瓮干杯罄，毛瘁色弊，筋急爪枯，咳引胸背，吊胁疼痛，肺气膹郁，诸痿喘呕，嗌塞血泄，种种危象，相因而见，更有何法可以沃其焦枯也耶？《经》谓咳不止而出白血者死，岂非肺受燥火煎熬而腐败，其血亦从金化而色白耶。至于五脏六腑之咳，《内经》言之不尽者，要亦可比类而会通之耳。昌一人知见有限，由形寒饮冷伤肺一端，比类以及暑湿火燥，不过粗枝大叶，启发聪明之一助，至从根本入理深潭，是必待于后人矣。(《医门法律·卷五·咳嗽门》)

(7) 盖以咳嗽必因之痰饮，而五饮之中，独膈上支饮，最为咳嗽根底。外邪入而合之固嗽，即无外邪，而支饮渍人肺中，自足令人咳嗽不已，况支饮久蓄膈上，其下焦之气逆冲而上者，尤易上下合邪也。夫以支饮之故，而令外邪可内，下邪可上，不去支饮，其咳终无宁宇矣。去支饮取用十枣汤，不嫌其峻。岂但受病之初，即病蓄已久，亦不能舍此别求良法。其曰：咳家其脉弦，为有水，十枣汤主之。正谓急弦之脉，必以去支饮为亟也，犹易知也。其曰：夫有支饮家咳烦，胸中痛者不卒死，至一百日一岁，宜十枣汤。此则可以死而不死者，仍不外是方去其支饮，不几令人骇且疑乎？凡人胸膈间孰无支饮，其害何以若此之大？其去害何必若此之力？盖膈上为阳气所治，心肺所居，支饮横据其中，动肺则咳，动心则烦，搏击阳气则痛，逼处其中，荣卫不行，神魄无依，则卒死耳。至一百日一年而不死，阳气未散，神魂未散可知。唯亟去其邪，可安其正，所以不嫌于峻攻也。扫除阴浊，俾清明在躬，较彼姑待其死，何得何失耶？其曰：久咳数岁，其脉弱者可治，实大数者死，其脉虚者必苦冒，其人本有支饮在胸中故也。治属饮家，夫不治其咳，而治其饮，仲景意中之隐，不觉一言逗出。其实大数为火刑金而无制，故死。其弱且虚为邪正俱衰而易复，故可愈也。(《医门法律·卷五·咳嗽门》)

【点评】"五脏六腑皆令人咳，非独肺也。"说明肝、心、脾、肺、肾等五脏六腑病变均可致人咳嗽。应用推拿治疗咳嗽时要照顾整体，平衡阴阳。对于实证应清泻，如清肺经，清心经，退六腑；虚证宜补益，如补肺经，补心经，补脾土。具体治疗时分清寒热虚实，有无痰饮细心论治。如对于肺寒咳嗽，应用推三关和退六腑可以固护营卫，若要平喘止咳可用揉膻中，揉风门，揉天枢；肺热咳嗽中运用运八卦，掐五指节有祛风化痰的作用；对于虚性咳嗽要补脾土，揉板门，揉足三里以补脾益肺，培土生金。

小儿咳嗽应注意护理，饮食要清淡富有营养，多饮水，注意随天气变化增减衣物，预防外邪的侵袭。注意平时尽量不要让孩子感冒，应到医院向医生咨询。对家族有哮喘及其他过敏性病史的宝宝，咳嗽应格外注意，及早就医诊治，明确诊断，积极治疗，阻止发展成哮喘。上呼吸道感染时小儿的鼻腔黏膜已发炎，如再吸入干燥空气将会使鼻腔更为不适，并还会加重咳嗽。因此，要保持房间空气湿润，可以使用加湿器、挂湿毛巾、用水拖地板或在房间里放一盆清水等方法增加空气湿度。

此外要注意的是，如果小儿先前并没有咳嗽、流涕、打喷嚏或发烧等症状，突然出现剧烈呛咳，同时出现呼吸困难，脸色不好，特别是较小的孩子，有可能是在大人不注意时将某种异物放进了嘴里，不小心误入咽喉或气管。吸入异物后父母要鼓励小儿咳嗽，千万别用手在其嘴里乱抠，以防异物越抠越深，以致把气道完全堵死。如果没有咳出东西，小儿反复咳嗽或气喘，说明异物已到达下呼吸道，应立即送小儿去医院及时取出异物。

第三节　小儿脾胃疾病

一、鹅口疮

鹅口疮又名"雪口"、"口生白屑"、"口疮白漫漫"，临床表现为患儿口腔上满布白屑，状如鹅口。本病无明显季节性，常见于禀赋不足，体质虚弱，营养不良，久病、久泻的小儿，尤以早产儿、新生儿多见。本病在《诸病源候论·鹅口候》中已作了较为系统的论述，书中说："小儿初生，口里白屑起，乃至舌上生疮，如鹅口里，世谓之鹅口。此由在胎时受谷气盛，心脾热气熏发于口故也。"明确指出了鹅口疮是由心脾积热所致。

本病应与滞留奶块相鉴别。口腔滞留奶块，其状虽与鹅口疮相似，但用温开水或棉签轻拭，即可移动、除去奶块。而本病白屑不易擦去，若用力擦去，其下面的黏膜潮红、粗糙。

【原文】

（1）小儿初生，口里白屑起，乃至舌上生疮，如鹅口里，世谓之鹅口。此由在胎时，受谷气盛，心脾热气熏发于口故也。（《诸病源候论·鹅口候》）

（2）鹅口疮，皆心、脾二经胎热上攻，致满口皆生白斑雪片；甚则咽间叠叠肿起，致难乳哺，多生啼叫。以青纱一条裹箸头上，蘸新汲水揩去白胎，以净为度，重手出血不妨，随以冰硼散搽之，内服凉膈之药。（《外科正宗》）

（3）口者脾之窍，唇内应乎脾。小儿鹅口者，口内白屑满舌上，如鹅之口者，此为胎热，而心脾最甚，重发于口也。当内服凉惊丸，外用鹅口中涎，以绢包手指洗净，以保命散吹之，此亦名口疮。（《万氏秘传片玉心书》）

（4）小儿初生，口内白屑满舌上，如鹅之口，故曰鹅口也。此乃胎热而心脾最盛重，发于口也。用发缠指头蘸薄荷自然汁水拭口内，如不脱，浓煮粟米汁拭之，即用黄丹煅过出火毒，掺于患处。（《幼科类萃·卷之二十六耳目口鼻门·论小儿耳目口鼻诸证》）

（5）中央黄色，入通于脾，开窍于口。又曰：脾气通于口，脾和口能知五味矣。故口者脾之外候。凡鹅口者，口内白屑满舌，如鹅之口。此肺热而心脾为甚，故发于口也。内服沆瀣丹，外以保命散吹之。（《幼幼集成》）

（6）鹅口一证，在胎时受其母饮食热毒之气，蕴结心脾，因之甫生后，即发于口舌之间。内治以清热泻脾为主，外治如所列诸法足矣。倘不急于求治，必将口舌糜烂，不能吮乳，则命难痊也。（《厘正按摩要术·鹅口》）

（7）鹅口，起于初生之小儿。口内白屑，试去复生，重则满舌上腭叠叠肿起，状如鹅口；开而不合，哭声不出，乳食为难。或生牙龈上下，名曰马牙，皆由心脾胎热上攻所致也。（《厘正按摩要术·鹅口》）

（8）小儿胎火攻心，致上腭有白点。状如粟米，名曰乳鹅。或口内白沫满舌，上腭戴碍。状如鹅口，开而不合，语声不出，乳食多艰，皆由热毒上攻也。（《幼科推拿秘书·鹅口》）

（9）凡鹅口者，始生婴孩，自一月内外，至半岁已上，忽口内白屑满舌，则上腭戴碍，状如鹅口，开而不合，语声不出，乳食多艰，或生于牙龈上下，名曰马牙。皆由热毒上攻，名虽异治则一也。（《小儿推拿广意》）

（10）治法宜分阴阳，运八卦，清心经，捞明月，宜服延寿丹。（《幼科推拿秘书·鹅口》）

（11）设有小儿乳蛾，可于合谷穴掐五、七十度，擦五、七十度，日行数次。（《动功按摩秘诀·咽喉口齿症》）

【点评】现代医学发现鹅口疮为白色念珠菌感染，侵入口腔黏膜所致。应注意与白喉相鉴别，白喉多见于2～6岁小儿，白膜为灰白色，附于咽喉部，其灰白膜较为致密，紧附于黏膜，不易剥离，强力剥离则易出血，多伴有发热及全身虚弱症状，病情严重；而鹅口疮的白膜洁白，松浮较易剥离，发热及全身症状较轻。

鹅口疮为心脾积热和虚火上浮两证型。治疗鹅口疮主要选用清热降火、滋阴清热、引火归元的手法。清胃经、清天河水、清补脾经、揉掌小横纹、掐揉小天心以解心脾积热，解毒散结；推六府、清肺经、清小肠以清脏腑结热而通大小便。揉二马、补肾经、清肝经、清天河水、掐揉小天心、揉涌泉以滋水制火，引火归原。

在护理上要注意给小儿勤喂水，避免过热、过硬或刺激性食物，防止口腔黏膜损伤。加强口腔护理可用消毒棉签蘸冷开水轻轻拭洗患儿口腔，或用上面所列外治方药洗搽口腔患处。

二、呕吐

呕吐是儿科临床常见的一种症候，夏秋季节最易发生。呕吐首见于《素问·举痛论》："寒气客于肠胃，厥逆上出，故痛而呕也。"《素问·脉解》："食则呕者，物盛满而上溢，故呕也。"《素问·至真要大论》："诸呕吐酸，暴注下迫，皆属于热"。《内经》认为呕吐的主要原因为食伤，病性有寒热不同，病位在胃。《诸病源候论》则有一节详细论述小儿呕吐，并认识到小儿呕吐的原因有很多种，比如哺乳不当、冷乳入胃、感受风寒等，为后世医家对小儿呕吐的辨证论证打下了基础。宋代《小儿卫生总微方论》则将呕吐分为热吐、伤风吐、惊吐、胃气不和吐、胃虚吐、虺吐等七类。古代医家对呕吐的认识不离寒、热、积、滞四类病因。

【原文】

（1）有物有声名曰呕，干呕则无物。有物无声名曰吐，呕者有声，吐者则无声。呕吐出物也，胃气不和。足阳明经胃脉，络阳明之气下行则顺，今逆而上行，故作呕吐。有胃寒胃热之不同，伤食胃虚之各异。病既不一，治亦不同。诸吐不止，必因乳食所伤，大要节乳为最。凡吐不问冷热，久吐不止。胃虚生风，恐成慢惊之症，必须预防。如已成慢脾风症，常呕腥臭者，胃气将绝之兆也。（《幼科推拿秘书·呕吐门》）

（2）小儿呕吐，多因乳食之伤得之，非若大人有寒有热也，然因于寒者亦有之。呕乳、溢乳、呢乳，当分作三证治之。呕乳者，初生小儿，胃小而脆，容乳不多。为乳母者，量饥而与之，勿令其太饱可也。胃小而脆，母之乳多而急。子纵饮之则胃不能容，大呕而出，呕有声，而乳多出，如瓶注水，满而溢也。溢乳者，小儿初生筋骨弱，左倾右侧，前俯后仰，在人怀抱扶持之也。乳后太饱，儿身不正，必溢出二三口也，如瓶注水，倾而出也。呖乳者，小儿无时乳常流出，口角唇边常见，如瓶之漏，而水渗出也。即哺露，呕乳者，节之可也。溢乳者，正抱其身可也。皆不必治。呖乳者，胃病虚也，宜补之，理中汤丸加藿香、木瓜主之。(《幼科发挥》)

(3) 吐证有三，曰呕、曰吐、曰哕。哕，即干呕也。先贤谓呕属阳明，有声有物，气血俱病也；吐属太阳，有物无声，血病也；哕属少阳，有声无物，气病也。独李东垣谓呕、吐、哕，俱属脾胃虚弱。洁古老人又从三焦以分气、积、寒之三因，然皆不外诸逆上冲也。宜分虚实、寒热以治之。(《厘正按摩要术·呕吐》)

(4) 经曰：诸逆冲上，皆属于火；诸呕吐酸，皆属于热。又曰：寒气客于肠胃，厥逆而出，故痛而呕。夫呕吐者，阳明胃气下行则顺。今逆而上行，故作呕吐。其证有声有物谓之呕，有物无声谓之吐，有声无物谓之哕。又曰：干呕。久病见此者死。盖小儿呕吐，有寒有热有伤食，然寒吐热吐，未有不因于伤食者，其病总属于胃。复有溢乳、呖乳、呕哕，皆与呕吐相似，而不可以呕吐治之。更有寒热拒格之证，又有虫痛而吐者，皆当详其证而治之。凡治小儿呕吐，先宜节其乳食，节者，减少之谓也。凡呕吐多渴，不可与之茶水，水入复吐，终不能止。必强忍一二时久，而后以米汤与之，吐自止矣……为医者临诊治病，贵能体贴病情，能用心法。大凡呕吐不纳药食者，最难治疗。盖药入即吐，安能有功？又切不可强灌，胃口愈吐愈翻，万不能止。予之治此颇多，先将姜汤和黄土作二泥丸，塞其两鼻，使之不闻药气。然后用对证之药煎好，斟出澄清，冷热得中，止服一口；即停之半时之久，再服一口；又停之良久，服二口；停之少顷则任服不吐矣。斯时胃口已安，焉能得吐。愚人不知，明见其吐药不纳，偏以整杯整碗强灌之，则一吐倾囊而出，又何药力之可恃乎？此等之法，不但幼科可用，即方脉亦当识此。倘临证不体病情，全无心法，即如呕吐一证，虽能识病，虽能用药，其如不纳何哉？（《幼幼集成·呕吐证治》）

（5）热吐：夏天小儿游戏，日中伏热在胃。或母感冒暑气，承热乳儿。或过食辛热之物，多成热吐。其候面赤唇红，五心烦热，吐次少而出多，乳片消而色黄是也，法宜分阴阳，运八卦，清肺经推板门至横纹，补脾土，揉外牢，乾离重揉，赤凤摇头，捞明月。

冷吐：冬月感冒风寒，或乳母受寒，承寒乳儿，冷气入胃，或食生冷，或伤宿乳。胃虚不纳，乳片不化，喜热恶寒，四肢逆冷，吐次多而出少者是也。法用分阴阳，运八卦，推三关，推肺经，推脾土，推板门至横纹，乾离重揉。

伤食吐：夹食而出，吐必酸臭，恶食胃痛，身发潮热是也。法宜分阴阳，运八卦，揉中脘，按弦走搓摩，揉脐及龟尾，补脾土。

虚吐：胃气虚弱，不能存留乳食而作吐也。法用分阴阳，运八卦，推三关，多补脾土，运五经，运土入水，推板门至横纹。

止吐推法总秘旨：掐心经，左转揉之，掐外牢宫，推三关，补脾土，运八卦，乾离重揉，掐四横纹，推板门至

横纹，清肺经，其吐即止。(《幼科推拿秘书·呕吐门》)

（6）热吐：小儿为稚阳之体，邪热易感，或则乳母过食厚味，以致热积胃中，将热乳吮儿，或则小儿过食煎煿之物，以及辛热诸品，遂令食入即吐。其证面赤唇红，口渴饮冷，身热便赤，吐次虽少而所出甚多，乳汁化而色黄也。

内治以温胆加黄连、麦冬主之。分阴阳，二百遍。推三关，一百遍。退六腑，一百遍。推肺经，一百遍。推脾经，一百遍。运水入土，一百遍。运八卦，一百遍。赤凤摇头，五十遍。掐十王穴，二十四遍。掐右端正，二十四遍。揉总经，八十遍。揉肝肘，八十遍。

寒吐：因小儿过食生冷，或乳母当风取凉，使寒气入乳，将寒乳吮儿，以致胃虚不纳，乳汁不化。其证喜热恶寒，面唇色白，四肢逆冷，朝食暮吐。吐出之物，不臭不酸，吐次多而所出少也。

内治宜温中主之。分阴阳，二百遍。推三关，一百遍。退六腑，一百遍。推补脾土，一百遍。推肺经，八十遍。运八卦，一百遍。掐右端正，三十六遍。黄蜂入洞，二十四遍。赤凤摇头，二十四遍。摇肝肘，五十遍。

实吐：内伤食滞，胃不能纳，每吐必有酸臭之味，身发潮热，见食则恶，胸腹胀满，二便秘涩，痞硬疼痛，口渴思饮寒凉也。

内治以下法主之。分阴阳，二百遍。推三关，一百遍。退六腑，一百遍。推脾土，一百遍。运八卦，八十遍。掐五指尖，二十四遍。掐右端正，二十四遍。捞明月，三十六遍。打马过天河，三十六遍。摇肝肘，五十遍。

虚吐：胃气虚弱，不能消纳乳食。其证精神困倦，囟门煽动，睡卧露睛，自利不渴，时常呕吐者是也。

内治以四君加丁香、沉香主之。分阴阳，二百遍。推三关，一百遍。退六腑，一百遍。运八卦，八十遍。推补脾土，二百遍。掐右端正，二十四遍。运土入水，八十遍。赤凤摇头，二十四遍。推补大肠，五十遍。揉肘肘，八十遍。推补五经，八十遍。（《厘正按摩要术·呕吐》）

（7）伏暑呕吐：推三关、脾胃、肺经十一穴，捏右端正、运八卦、运水入土、分阴阳、揉总筋、肘肘、六府（腑）、赤凤摇头。

风寒冷吐：推三关、补脾土、肺经、捏右端正、运八卦、分阴阳、揉肘肘、六府（腑）、黄蜂入洞。

伤食呕吐：推三关、五指尖、捏右端正、推脾土、运八卦、分阴阳、揉六府（腑）、斗肺、水里捞明月、打马过天河。

胃虚呕吐：推三关，八十。补五经、大肠、脾胃、捏右端正、运八卦、运土入水、分阴阳、揉肘肘、赤凤摇头。（《小儿推拿直录·诸症推拿治法》）

（8）诸吐不止，大要节乳，徐徐用药调治必安。节者搏节之义，一日但三次或五次，每以乳时，不可过饱，其吐自减，及间稀粥投之，亦能和胃解吐。屡见不明此理，唯欲进药以求速效，动辄断乳二三日，致馁甚而胃虚，啼声不已，反激他证。盖人以食为命，孩非乳不活；岂容全断其乳！然乳即血也，血属阴，其性冷，吐多胃弱，故节之。医者切须知此，乳母亦宜服和气血、调脾胃等药。（《活幼心书》）

【点评】小儿呕吐，病变部位在胃，无论其为何种原因导致，总不离胃失和降、胃气上逆，故治疗小儿呕吐的基本原则为和胃降逆。

《幼科推拿秘书》将呕吐分为热吐、冷吐、寒食吐、虚吐，并有止吐推拿总秘旨一节，供临床参考使用。《小儿推拿广意》将呕吐分为热吐、冷吐、伤食吐、虚吐，其主要内容与《幼科推拿秘书》相似。《厘正按摩要术》则将呕吐分为寒、热、虚、实四吐。《小儿推拿直录》分为伏暑呕吐、风寒冷吐、伤食呕吐、胃虚呕吐四证。纵观其治疗方法不离辨证论治，故总括论述如下：若小儿呕吐兼有外感风寒，治疗多选用推下天柱骨，横纹推向板门，推三关、揉外劳宫等以疏风解表，配合清补脾经，揉中脘等以降逆止呕、调中理气。若为风热者，可加用揉大椎，清天河水等以清热解表。若小儿呕吐兼见伤食，治疗多选用清补脾经，清胃经等以和胃健脾利湿；运内八卦、板门，揉中脘可消食导滞、宽胸理气；分推腹阴阳，推下天柱骨，掐左端正以降逆止呕。热吐则多用清热和中的手法，比如清胃经、清天河水、掐揉小天心，配合降逆止呕手法如横纹推向板门，推下天柱骨等。寒吐则多用温中散寒的手法，比如补脾经，推三关等，亦可加用补肾经，揉外劳宫以温补命门，运内八卦以理气利膈，配合降逆止呕，健脾和中之法，如掐揉足三里、捏脊、推下天柱骨。

三、腹痛

腹痛是指胃脘以下、脐之四旁及耻骨以上部位发生疼痛。包括大腹痛、脐腹痛、少腹痛和小腹痛。大腹痛是指胃脘以下，脐部以上腹部疼痛；脐腹痛是指脐周部位疼痛；少腹痛是指小腹部的两侧或一侧疼痛；小腹痛是指脐下腹部正中的疼痛。

小儿脾胃薄弱，经脉未盛，外易感受风寒暑湿等邪，内易被饮食所伤。六腑以通为顺，经脉以流为畅。若其不通不流，壅滞不通，不通则痛，故而腹痛。

腹痛一证，早在《内经》便有相关论述。《素问·举痛论》认为腹痛是由于寒气客于内（厥阴经，小肠膜原，小肠，肠胃等）或者热气留于小肠。腹痛多因寒气而起，热邪亦可引发。又如《灵枢·五邪》有言："阳气不足，阴气有余，则寒中肠鸣腹痛。"小儿腹痛则首见于巢元方的《诸病源候论》："小儿腹痛，多由冷热不调……唇口爪皆青是也。"其认为腹痛是由于冷热不调导致，为后世医家对小儿腹痛的认识提供了典范。

【原文】

（1）小儿腹痛，多由冷热不调。冷热之气，与脏腑相击，故痛也。其热而痛者，则面赤，或壮热，四肢烦，手足心热是也；冷而痛者，面色或青或白，甚者乃至面黑，唇口爪皆青是也。（《诸病源候论·腹痛候》）

（2）腹有寒痛、热痛、食痛、气不和痛、脾虚痛、肝木乘脾痛、蛔动痛者，不可以不辨。寒痛者气滞阳衰，面色白，口气冷，大便青色，小便青利。痛之来也，迟缓不速，绵绵不已。痛时，喜以热手按之，其痛稍止，肚皮冰冷者是也。热痛面赤，口气热，唇红，烦渴，大便秘，小便赤，时痛时止，痛来迅厉，腹形如常，不肿不饱，弹之不响，以热手按之，其痛愈甚，肚皮热如火灼，此真热也。

食痛，由饮食不节，积滞不化，食入即痛，眼胞浮肿，泻必馊臭，腹必饱胀，弹如鼓响，面黄嗳酸，便后痛减，不饥不食者是也。气不和痛，小儿初生后，束脐过紧，不知儿体渐长，束带未松，上下气不流通也。脾虚痛，面色萎黄，大便少而色白，中有虚寒也。肝木乘脾痛，肝木克脾，肝气无所泄，乘脾衰而痛也。其证唇白口淡，面色时青，痛则 腹连两胁，重按之则痛止，手起又痛也。蛔痛，口吐青水，痛久不歇，或一时或二时而止，或歇半日又痛，面黄唇白，或有红点，脉乍大乍小，此其候也。（《厘正按摩要术·腹痛》）

（3）小儿腹痛之病，诚为急切。凡初生二、三个月及一周之内，多有腹痛之患，无故啼哭不已，或夜间啼哭之甚，多是腹痛之故，大都不外寒热二因。夫因于寒者，面白唇青，或泻痢清白，以热绵裹腹而啼少止即是寒也；因于热者，面赤唇红，得暖啼甚即是热也。一周之外，能吃饮食，则有伤食腹痛，或泻、或不泻，口渴而臭，面黄身热，即是积痛。久而不愈，必至成疳。除此三因之外，则如《素问·举痛论》云：五脏卒痛，寒邪客经，其机不可不察也。若《类萃》、《小儿》等方概言寒邪而不及热与积，是则以管窥豹，未见其全斑也。（《古今医统大全》）

（4）小儿脾胃脉弦，食积痛；脉迟微，为寒痛；阴弦则腹痛，弦急小腹痛；尺脉紧，脐下痛。心腹痛不得息，脉细小迟者生；坚实大者死。腹痛脉大而长者死。腹痛乃邪正交攻，相击而作也。挟热痛者，以面赤或壮热，四肢烦，手心热见之；挟冷者，以面色青白见之，冷甚则变证，唇口黑，爪甲青矣。（《古今医统大全》）

（5）凡病心腹痛者，有上、中、下三焦之别。上焦者痛在膈下，此即胃脘痛也；中焦者在中脘，脾胃间病也；下焦者痛在脐下，肝肾病也。然有虚实之分，不可不辨。辨之之法，但察其可按者为虚，拒按者为实；久病者多虚，暴病者多实；得食稍减者为虚，胀满畏食者为实；痛徐而缓莫得其处者为虚；痛剧而坚一定不移者为实。虚实既确，则治有准则。夫腹痛之证，因邪正交攻，与脏气相击而作也。有冷有热，有虫痛，有食积，辨证无讹，而施治必效。（《幼幼集成·腹痛证治》）

（6）腹痛一证，寒淫为多，热淫为少。以寒则易于阻塞阳气也。气滞者多，血滞者少，理气滞不宜动血，理血滞则必兼行气也。先哲以痛则不通，通则不痛，故治痛大法，不外温散辛通，而其要则初用通腑，久必通络。宜审虚实治之。（《厘正按摩要术·腹痛》）

（7）腹痛，脐以上属火，脐以下属寒，其因不一，有寒痛、热痛、伤食痛、积滞痛、气不和而痛、脾虚而痛、肝木乘脾而痛、蛔动而痛数种。寒痛则面白，口气冷，大便青色，小便清利，痛之来也迂缓而不速疾，绵绵不已，痛时以热手按之其痛稍止，肚皮冰冷是也。推法：曲儿小指重揉外劳宫，推上三关，揉脐五十，药用干姜、肉桂等分，煎无如木香磨水入服之自愈。热痛则面赤，口气热，口渴唇红，大便秘小便赤，时痛时止，痛来迅厉，腹形如常，不肿不饱，弹之不响，以热手按之其痛愈甚，肚皮滚热，此真热也。推用下六腑，水底捞月。（《幼科铁镜》）

（8）寒痛内治以香砂理中汤去白术主之。分阴，一百遍，重。分阳，二百遍，轻。推三关，二百遍，退六腑，五十遍。由胸腹分推左右，二百遍，揉肚脐，二百遍。推补脾土，一百遍。天门入虎口，二十遍。掐揉一窝风，五十遍。凡推用葱姜水，用定痛法。艾灸神阙、气海各穴各七壮。

热痛内治以清热泻火主之。分阴，二百遍。分阳，一百遍。推三关，五十遍。退六腑，一百遍。水底捞明月，一百遍。清天河水，三十六遍。分腹阴阳，二百遍。揉肚脐，一百遍。推脾土。一百遍。用清里法。

食痛内治以香砂平胃散主之。分阴阳，二百遍。推三关，一百遍。退六腑，一百遍。推脾土，一百遍。天门入虎口，一百遍。分腹阴阳，二百遍。揉脐，二百遍。凡推用葱水、香麝水，用艾灸神阙、气海各穴七壮。

气不和痛分阴阳，二百遍。推三关，一百遍。退六腑，一百遍。推脾土，一百遍。分腹阴阳，二百遍。揉脐，二百遍。运土入水，三十六遍。揉脐，二百遍。运土入水，三十六遍。运八卦，三十六遍。凡推用葱汤，用艾灸神阙三壮，焠脐轮一燋，气海一燋，心窝一燋。

脾虚痛内治以香砂六君汤主之。分阴阳，一百遍。推三关，一百遍。退六腑，一百遍。推补脾土，三百遍。运水入土，一百遍。分腹阴阳，二百遍。揉脐，一百遍。凡推用葱汤，用艾灸神阙、气海各穴各三壮。

肝木乘脾痛内治以四君子汤加柴、芍主之。分阴阳，一百遍。推三关，一百遍。退六腑，一百遍。推补脾土，二百遍。天河入虎口，二百遍。揉脐，二百遍。分腹阴阳，二百遍。运水入土，一百遍。运八卦坎重，一百遍。推大肠，六十遍。运五经，一百遍。凡推用葱姜汤。

蛔痛内治以理中安蛔散或乌梅丸加减主之。分阴阳，一百遍。推三关，一百遍。退六腑，一百遍。推脾土，一百遍。揉肚脐，一百遍。凡推用葱姜香麝水。用艾灸神阙、气海穴各穴各五壮。史君子去壳火煨，或食十余粒，或少顷又食，以痛止则停。苦楝根皮一两，水煎浓服，虫即下。但体弱者酌之。（《厘正按摩要术·腹痛》）

（9）小儿腹痛有三，或冷或热，或食积。脐上者热，脐中者食，脐下者冷。小儿不能言，须察面色，热痛面赤腹胀，时痛时止，暑月最多。法宜分阴阳，阴重阳轻，运八卦，运五经，推三关少，退六腑多。揉一窝风，大陵推上外牢讫。补脾土，虎口肘。伤食痛，面色如常。心胸高起，手不可按，肠结而痛。食生冷硬物所伤，其气亦滞。法宜分阴阳，运八卦，运五经，侧推虎口，补脾土，揉一窝风，揉中脘，揉板门，天门虎口肘，揉脐及龟尾，大陵推上外牢宫讫，运土入水。冷痛，面青肚响。唇白，痛无增减。法宜分阴阳，阳重阴轻，运八卦，运五经，掐一窝风，按弦走搓摩，推三关，推肚角穴，揉脐，推脾土，天门虎口，揉肘，大陵推上外牢泄讫，补脾土。冷气攻心痛者，手足冷，遍身冷汗，甚之手足甲青黑，脉沉细微是也。法宜分阴阳，运八卦，推三关，补肾水，揉二扇门，黄蜂入洞。（《幼科推拿秘书·腹痛门》）

（10）治肚疼，每次分阴阳二百，推三关一百，退六腑一百，推脾土一百，天门入虎口一十，抱手揉肚二三百，揉窝风穴五十，掌心揉脐一二百。吐法可用。上滚水推。用艾绒饼敷脐，忌乳食，要常带饥饿。（《推拿妙诀》）

（11）若腹痛，窝风良，数在万，立无恙。（《推拿三

字经》)

(12) 盖小儿腹痛，有寒有热，有食积、癥瘕、偏坠、寒疝，及疣虫动痛。诸痛不同，其名亦异，故不可一概而论之。

热腹痛者，乃时痛时止是也。暑月最多。治法：三关、六腑、推脾土、分阴重阳轻、黄蜂入洞、四横纹。

寒腹痛者，常痛而无增减也。治法：三关、运五经、二扇门、一窝风、按弦走搓摩、八卦、揉脐及龟尾。

气滞食积而痛者，卒痛便秘，心胸高起，手不可按是也。治法：推三关、分阴阳、推脾土、揉脐及龟尾、掐威灵，若腹内膨胀，推大肠。

冷气心痛者，手足厥逆，偏身冷汗，甚则手足甲青黑，脉沉细微是也。治法：推三关、八卦、分阴重阳轻、补肾、二扇门、黄蜂入洞、鸠尾前后重揉，要葱姜推之发汗。(《小儿推拿广意》)

(13) 腹痛：气滞食积而痛者，推三关、分阴阳、推脾土、捏咸宁、揉脐及龟尾，腹内膨胀者加推大肠。受热腹痛者，推三关、六腑、脾土、分阴重、分阳轻、四横纹、黄蜂入洞。受寒腹痛者，推三关、运五经、二扇门、一窝风、揉脐及龟尾、运八卦、按弦搓摩。(《小儿推拿直录·诸症推拿治法》)

【点评】后世小儿推拿医家将小儿腹痛分为寒痛、热痛、食痛、气不和痛、脾虚痛、肝木乘脾痛、蛔动痛等七类。治疗上以清补脾经、摩腹、拿肚角，揉一窝风健脾和中、行气止痛。因于寒者，加揉外劳宫、推三关、摩腹、补脾经以温阳散寒；因于热者，退六腑，推脊消热导滞、理气和中；食积者加按弦搓摩、揉中脘、天枢，分推腹阴阳、按揉足三里消食导滞；虫积者加揉外劳宫，揉脐温阳安蛔。

另外，小儿腹痛在诊疗时应特别注意，由于较小患儿不能口述病情，较大患儿虽能描述，但定位较差，故诊断上，医生应四诊合参，详细检查，与其他原因引起的腹痛相鉴别。一般来说，小儿腹痛以食积较多，食积腹痛又多与寒有关。若检查时发现患儿主要为脐周疼痛，按之有条索物，则多为蛔虫。预防方面应注意避免小儿感受寒邪，保持腹部温暖。另外，小儿乳贵有时，食贵有节，不宜过食生冷瓜果，进食油腻食物。

四、泄泻

小儿泄泻早在《内经》中就有相关描述，名为"飧泻"。至《小儿药证直诀》方以"泄泻"命名。泄泻在古代医籍中命名分类颇为繁杂，有寒、冷、火、热、虚、实泄，有飧泻、洞泄、溏泄等。《活幼心书》将泄泻分为冷泄、热泄、伤食泄、水泄、积泄、惊泄、风泄、脏寒泄、疳积酿泄九类；《证治准绳》则为冷泄、热泄、伤食泄、水泄、积泄、惊泄、飧泻、疳积酿泄、暴泄、久泄十类。亦有执简御繁分类，例如陈复正《幼幼集成》将泄泻分为寒、热、虚、实、食积五类，并有详细的辨证与治法，便于临床掌握。

小儿泄泻多发于夏秋两季，夏秋暑湿当令，最易侵及脾胃。而小儿有"脾常不足"的生理特点，每当小儿误食不洁之品，或感受外感邪气等都易导致脾胃功能失调，不能运化水谷精微，湿浊内生，"湿盛则濡泄"。另外，小儿又为"稚阴稚阳"之体，患病易于传变，而泄泻又易损伤气液，失治或误治容易导致伤阴伤阳，阴阳两伤，甚至气脱液竭；甚则导致导致"慢脾惊"，若病情迁延不愈，可以形成"疳积"，对小儿的生长发育有一定影响。

【原文】

（1）洞泄下利候：春伤于风，夏为洞泄。小儿有春时解脱衣服，为风冷所伤，藏在肌肉，至夏因饮食居处不调，又被风冷入于肠胃，先后重沓，为风邪所乘，则下利也。其冷气盛，利甚为洞泄，洞泄不止，为注下也。凡注下不止者，多变惊痫。所以然者，本挟风邪，因利脏虚，风邪乘之故也。亦变眼痛生障，下焦偏冷，热结上焦，熏于肝故也。（《诸病源候论·洞泄下利候》）

（2）泄泻乃脾胃颛病，凡饮食寒热，三者不调，此为内因，必致泄泻。又经所论：春伤风，夏飧泄，夏伤暑，秋伤湿，皆为外因，亦致泄泻。医者当于各类求之，毋徒用一止泻之方而云概可施治，此则误儿岂浅云耳。若不治本，则泻皆暂止而复泻，耽误既久，脾胃益虚，变生他证，良医莫救。

脉弦者，食积泻；脉微小，虚寒泻。小儿泄泻，微缓者生，洪大急数者危。初生及未满三岁看虎口脉纹。

小儿泄泻证非一端，有冷泻、有热泻、有伤食泻、有风泻、有惊泻、当详辨其证而治之。（《古今医统大全》）

（3）经曰：水谷之寒热，感则害人六府（腑）。又曰：虚邪之中人也，留而不去，传舍于肠胃。多寒则肠鸣飧泄，食不化，多热则溏如糜。夫泄泻之本，无不由于脾胃。盖胃为水谷之海，而脾主运化。使脾健胃和，则水谷腐化，而为气血以行荣卫。若饮食失节，寒温不调，以致脾胃受伤，则水反为湿，谷反为滞，精华之气，不能输化，乃致合污下降，而泄泻作矣。

凡泄泻肠鸣腹不痛者，是湿，宜燥渗之；饮食入胃不住，或完谷不化者，是气虚，宜温补之；腹痛肠鸣泄水，痛一阵泻一阵者，是火，宜清利之；时泻时止，或多或少，是痰积，宜豁之；腹痛甚而泻，泻后痛减者，为食积，宜消之，体实者下之；如脾泄已久，大肠不禁者，宜涩之；元气下陷者，升提之。

泄泻有五：寒、热、虚、实、食积也。但宜分别所泻之色，凡暴注下迫，属火；水液清澄，属寒；老黄色属心脾肺实热，宜清解；淡黄色属虚热，宜调补；青色属寒，宜温；白色属脾虚，宜补；酱色属湿气，宜燥湿，馊酸气属伤食，宜消。

脾土虚寒作泻，所下白色，或谷食不化，或水液澄清。其候神疲，唇口舌俱白色，口气温热，宜理中汤或六君子汤。

热证作泻，泻时暴注下迫，谓其出物多而迅速也。便黄溺赤，口气蒸手，烦渴少食，宜五苓散加蔻仁。

有伤食及滞泻者，其候口嗳酸气，吞酸腹胀，一痛即泻，一泻痛减，保和丸消之。

如食已消，痛已止，而犹泄泻不止者，乃脾失清升之气，气虚下陷，补中益气汤。

有风泻，泻而色青稠粘，乃肝木乘脾，宜六君子汤加防风、柴胡、白芍。

有湿泻，腹内肠鸣，肚不痛，身体重而泄水，或兼风者，水谷混杂，宜升阳除湿汤。

凡大泻作渴者，其病不论新久，皆用七味白术散生其津液。凡痢疾作渴亦然。盖白术散为渴泻之圣药。倘渴甚者，以之当茶水，不时服之。不可再以汤水，兼之则不效矣。

久泻不止，多属虚寒。宜参苓白术散，加肉豆蔻煨熟之丸，服之自止。

久泻未止，将成疳者，参苓白术散加肉豆蔻煨，倍加怀山药。共为末。每日服之，则泄泻自止，津液自生，不致成疳矣。

《经》曰：五虚者死。一脉细，二皮寒，三少气，四泄泻不止，五饮食不入。五虚悉俱者死，能食者生。

凡泻不止，精神好者，脾败也；吐泻而唇深红者，内热也；色若不退者死，面黑气喘者死。遗屎不禁者，肾气绝也。（《幼幼集成·泄泻证治》）

（4）婴儿病，其头毛皆逆上者，必死；耳间青脉起者，掣痛。大便青瓣飧泄，脉小者，手足寒，难已；飧泄，脉小，手足温，泄易也。四时之变，寒暑之胜，重阴必阳，重阳必阴；故阴主寒，阳主热；故寒甚则热，热甚则寒，故曰寒生热，热生寒。此阴阳之变也。故曰冬伤于寒，春生瘅热；春伤于风，夏生后泄肠澼，夏伤于暑，秋生痎疟；秋伤于湿，冬生咳嗽。是谓四时之序也。（《灵枢·论疾诊尺》）

（5）泄泻者，胃中水谷不分，并入大肠，多因脾湿不运。《内经》所谓湿多成五泄也。小儿致病之原，或内由生冷乳食所伤，或外因风寒暑湿所感，抑或饥饱失时，脾不能运，冷热相干，遂成泄泻。甚至久泻不止，元气渐衰，必成慢惊重症。（《厘正按摩要术·泄泻》）

（6）论泻之原，有冷泻、热泻、伤食泻、水泻、积泻、惊泻、风泻、脏寒泻、疳积酿泻，种种不同，各分于后。

冷泻，多是白水，泄密而少，腹痛而鸣，眉皱目慢，面带白色，额有汗，多用冲和饮（慢惊）、当归散（潮热）合和，水、煨姜煎服，并守中汤（本条）、参苓白术散（不乳食）、益中膏（本条）、沉香槟榔丸（不乳食）治之。

热泻，大便黄色，如筒吊水，泻过即止，半日复然，心烦口渴，小便黄少，食乳必粗，先用五苓散（惊）或大顺饮（吐），次以钱氏白术散（渴）主之，香薷散（吐泻）亦佳。

伤食泻，乃脾胃素弱，复为生冷果食所伤，故大便不聚而泻，或因乳母餐生冷肥腻之物，自乳而过，亦能作泻，面唇俱白，泻稀而少，或如坏鸡子，腥臭异常，身形黄瘦，宜先温正胃气，次理积，而后固脾，冲和饮（慢惊）、当归散（潮热）合和，水煨姜、枣子煎服。理积，儿大者乌犀丸（吐），小者化癖丸（癖）、三棱散（宿食）、固脾和中散（吐泻）、醒脾散（慢惊）。

水泻，谓之洞泄，乃阴阳不顺，水谷不分，泻黄水而小便少，番次密而无度，是夏秋之际，昼则解衣取凉，夜则失盖感冷，冷热相激，清浊浑乱。或因母自热中来，乳有热气，遽以哺之，令儿脾胃不和，水谷交杂而下，以咬咀五苓散（惊）加薏苡仁、车前子、半夏，水姜煎服，分正阴阳，或先用大顺饮（吐）、温白汤调下香薷散（吐泻），调中止泻，钱氏白术散（渴）、六和汤（吐泻）亦好。

积泻，脾气虚弱，乳食入胃不能运化，积滞日久，再为冷食所伤，传之大肠，遂成泄泻，流连不止，诸药无效，盖以积在脾胃，积既未除，何由得愈。宜先去积，后止泻，泻止，实脾则病除矣。三棱散（宿食）、乌犀丸（吐），续用沉香槟榔丸（不乳食）、参苓白术散（慢惊）、和中散（吐泻）、香橘饼（本条）调理。

惊泻，粪青如苔，稠若胶粘，不可便止，但镇心抑肝，和脾胃，消乳食，斯为治法。先投五苓散（惊），次用三棱散（宿食），水姜仓米煎服，或三解散（潮热）、神曲生姜煎汤调服，及沉香槟榔丸（不乳食），不惊丹（惊）调治。

风泻，慢惊大病后有之，其粪稀，黄褐色，或夹不消乳食同下，此因脾虚所致，或夹黑褐色者属肾，盖脾虚为肾水所乘故也，若久不进饮食，再有惊搐，宜疏肾水，去脾风，次补脾，则自愈，庶无复作之患。疏肾水，㕮咀五苓散（惊）加黑牵牛半生半炒，并薏苡仁、水姜煎服。去脾风，泻黄散（脾）。调脾气，参苓白术散（不乳食）。

脏寒泻，粪如青竹色，不稀不稠，或下青水。未泻时腹痛而鸣，叫哭方泻，多是生来三五月内有此，周岁则无。始因断脐带短，风冷自外逼内而成此疾。先用冲和饮、（慢惊）水、葱白煎投，温中解表，次以当归散（潮热）、水、煨姜煎服，及投匀气散（疝）、理中汤（吐泻）。

疳积酿泻，其候面色萎黄，肚胀脚弱，头大项小，发稀且竖，肌肉消瘦，不思饮食，昼凉夜热，或腹内有癥癖气块，泻则颜色不等，其臭异常，其泻有时，或一月、半月、旬日、一番，自泻自止，名为疳积酿泻，先以当归散（潮热）加以三棱、陈皮，水姜煎服，次投乌犀丸（吐）、沉香槟榔丸（不乳食）及化癖丸（癖）、芦荟丸（疳）、没石子丸（本条），儿最小者难下丸子，止投三棱散（宿食）、快膈汤（痞），自然痊愈。若泻或痢，色青甚而淡黄夹白，寒多热少，此阴邪胜阳，宜用守中汤、胃苓汤（俱本条）与服，扶表救里，方进当归散（潮热）加陈皮、紫苏、水姜、糯米煎服。亦宜和解，理中汤（吐泻），清米饮空心调服，温脾去湿，益气清神。寒盛者，理中汤内加熟附子水姜枣煎服，次投南星腹皮饮，水姜煎服，和脾胃去阴邪。若泻或泄，色青淡而有沫黄稠，热多寒少，亦致面黄肌瘦，烦躁不宁，宜以㕮咀五苓散加薏苡仁、车前子，水姜煎服，解散余邪。仍用茵陈蒿、栀子仁，煎汤调细末，五苓散温服，退黄色，消阳毒。及当归散，水姜枣煎投，或服万安饮（积热）、四神丸。（《证治准绳·幼科》）

（7）胃为水谷之海，其精英流布以养五脏，糟粕传送以归大肠。内由生冷乳食所伤，外因风寒暑湿所感，饥饱失时，脾不能消，冷热相干，遂成泻利，若脾胃合气以消水谷，水谷即分，安有泻也。盖脾虚则吐，胃虚则泻，脾胃俱虚，吐泻并作，久泻不止，元气不固，必传慢惊，宜大补之。治法：推三关、心经、清肾水、补脾胃、掐左端正、侧推大肠、外劳宫、阴阳、八卦，揉脐及龟尾、掐肚角两傍、补涌泉、掐承山。寒症加黄蜂入洞、三关、六

腑、肐肘；热症加捞明月、打马过天河、三关、六腑、肐肘。(《小儿推拿广意》)

(8)分阴阳，二百遍。推三关，一百遍。退六腑，一百遍。推补脾土，二百遍。推心经，八十遍。推清肾水，一百遍。掐左端正，二十四遍。侧推大肠，八十遍。揉外劳宫，四十九遍。运八卦，一百遍。揉脐及龟尾，二百遍。掐承山，三十遍。打马过天河，八十遍。摇肐肘，八十遍。属寒者，加黄蜂入洞，二十四遍。属热者，加捞明月，二十四遍。(《厘正按摩要术·泄泻》)

(9)若泻肚，推大肠，一穴愈，来往忙，言五色，兼脾胃，屈大指，补脾方，内推补，外泻详。(《推拿三字经》)

(10)寒泄：推三关、心经、清肾水、补脾胃、捏右端正、侧推大肠、外劳宫、阴阳、八卦、揉脐龟尾、捏肚角两旁、补涌泉、捏承山、三关、六腑、肐肘、黄蜂入洞。热泄：加水里捞明月、打马过天河、余同寒泄法。(《小儿推拿直录·诸症推拿治法》)

【点评】小儿腹泻的治疗以运脾化湿，敛津涩肠为基本方法。可利小便而实其大便，使二便分清。但必须注意到，泄泻可以伤阴，同时渗利太过亦可伤津，故在用药上还需加入少量的收涩药。在《厘正按摩要术》中惕厉子的按语颇为中肯："泄泻证皆兼湿，初宜分理中焦，渗利下焦，久则升举，必至脱滑不禁，方以涩药固之。李士材治泻有九法：淡渗、升提、清凉、疏利、甘缓、酸收、燥脾、温肾、固涩，然有因痰而泄者，又宜以痰泄之法治之，若仅以按摩施之，则拘矣。"

推拿治疗小儿泄泻多采用补脾经、清胃经、揉中脘、按揉足三里等以健脾和胃；推大肠、推上七节骨、揉龟尾等理肠止泻；揉百会以升提中气。若因伤食者，配运八卦、运板门、分推腹阴阳等以宽胸理气、消食行滞。若因寒湿者，配揉外劳宫温中散寒。脾虚者配捏脊、摩脐、摩腹加强益气健脾；运水入土、推上七节骨以健脾温阳。

五、痢疾

痢疾，古称"肠澼"、"滞下"，是以腹痛，泄泻，里急后重，便下赤白脓血为主要症状的一种病证，多发于夏秋季节，2～7岁小儿发病率最高。是小儿常见的一种肠道传染病。

小儿肠胃虚弱，秽邪疫毒乘虚而入，毒聚肠中，若其正气尚盛，与邪相争，湿从热化，热盛化火而发热，毒从下泄则腹痛腹泻，有脓血便；湿热下注，则里急后重而成痢疾。

【原文】

（1）利后虚羸候：肠胃虚弱，受风冷则下利。利断之后，脾胃尚虚，谷气犹少，不能荣血气，故虚羸也。

赤白滞下候：小儿体本挟热，忽为寒所折，气血不调，大肠虚弱者，则冷热俱乘之。热搏血，渗肠间，其利则赤；冷搏肠，津液凝，其利则白；冷热相交，血滞相杂，肠虚者泄。故为赤白滞下。

赤利候：小儿有挟客热，客热入于经络，而血得热则流散，渗入大肠，肠虚则泄，故为赤利也。

热利候：小儿本挟虚热，而为风所乘，风热俱入于大肠，而利为热。是水谷利而色黄者，为热利。

冷利候：小儿肠胃虚，或解脱遇冷，或饮食伤冷，冷气入于肠胃而利，其色白，是为冷利也。

冷热利候：小儿先因饮食，有冷气在肠胃之间，而复为热气所伤，而肠胃宿虚，故受于热，冷热相交，而变下利，乍黄乍白，或水或谷，是为冷热利也。

卒利候：小儿卒利者，由肠胃虚，暴为冷热之气所伤，而为卒利。热则色黄赤，冷则色青白。若冷热相交，则变为赤白滞利也。

久利候：春伤于风，至夏为洞泄。小儿春时解脱，为风所伤，藏在肌肉，至夏因为水谷利，经久连滞不瘥也。凡水谷利久，肠胃虚，易为冷热。得冷则变白脓，得热则变赤血，若冷热相加，则赤白相杂。利久则变肿满，亦变病，亦令呕哕。皆由利久脾胃虚所为也。

重下利候：重下利者，此是赤白滞下，利而挟热多者，热结肛门，利不时下，而久噫气，谓之重下利也。

痢如膏血候：此是赤利肠虚极，肠间脂与血俱下，故谓利如膏血也。

蛊毒痢候：岁时寒暑不调，而有毒疠之气，小儿解脱，为其所伤，邪与血气相搏，入于肠胃，毒气蕴积，值大肠虚者，则变利血。其利状，血色蕴瘀如鸡鸭肝片，随利下。此是毒气盛热，食于人脏，状如中蛊，故谓之蛊毒利也。（《诸病源候论·小儿杂病诸候三》）

（2）经曰：饮食不节，起居不时，阴受之则入五脏。下为飧泄，久为肠澼。其证初起，两眉皱而多啼，由腹痛也。烦躁不安，由里急后重也，数至圊而不能便，或赤白相兼，或单红单白，是其候也。按此证虽曰内伤饮食，莫不由于外感而发也。有至妙之治，人所不知，但以人参败毒散升散之，其病即减。设有食饮停滞，轻则消导之，重则疏通之，去其积垢，无不愈者。昧者不察，反投诃蔻止涩之，乃致积毒内郁，腹痛里急，欲圊不能。此通因通用之证，而反通因塞用，遂尔神昏扰扰者有之矣。急用沉濬丹三仙丹二药同服，疏通之后，其病自去。（《幼幼集成·痢疾》）

（3）饮食不节，起居不时，阴受之则入五脏。填满闭塞，下为飧泄，久为肠澼。夫飧泄者，水谷不化也；肠癖者，下痢是也。小儿之病，伤食最多。内有宿食停积，更受外感，则成痢矣。古今方书，以其闭滞不利，故又谓之滞下，其证里急后重，或垢或血，或见五色，或多红紫，或痛或不痛，或呕或不呕，或为发热，或为恶寒。此证之阴阳虚实，最宜详审，庶不致误。仍当以脉证辨之，凡身热作渴，脉数有力而能食者为热；身凉不渴，脉沉无力而不能食者为寒。

初起腹中苦痛，里急后重者为实，宜急下之，集成沉濬丹、集成三仙丹二药同服立应。

如兼外感者，必身有寒热，不可遽下。凡痢由外感而发者最多，急宜发散，若下之早，必致引邪入里，而为绵延之证，以仓廪散疏解之。

因伤风得之者，则纯下清血。盖风伤其阴络，致血不循经，所以血妄下，宜胃风汤。

赤白相兼者，心主血，因伤热得之，则心移热于小肠，故赤者从小肠来。肺主气，因伤热得之，则肺移热于大肠，故白者从大肠来。皆以芍药汤治之。调血则便脓愈，行气则后重除，此治痢之要法也。又法：以黄连阿胶丸加当归、木香治血痢，于血中行气，以胃苓丸加当归、白芍治白痢，于气中养血。有积者，治痢保和丸。

痢久不止，名休息痢。切不可止涩，和中丸最妙。后有集成至圣丹，专治久痢，百不失一。

有泄泻变痢者，有痢变泄泻者。先泻后变痢者，脾传肾也，为贼邪，难治。先痢后变泻者，肾传脾也，为微邪，易治。盖初泻变痢者，此气病传入血中，宜养血为主，加调气之药。不可误下，以伤胃气。初痢变泻者，血病传入气中，以调气为主，加养血之药。不可收涩，恐毒气留而不去，复成痢也。泻变痢者，加味四物汤。痢变泻者，加味四君子汤。

痢久不止，脾胃受伤，中气下陷，则为脱肛。热毒上逆，则食入便吐，不思乳食，谓之禁口。久痢阴伤，肾气虚败，则两膝红肿，谓之鹤膝。脱肛者，胃气下陷，后重不除，努挣太过，故肠头脱出，宜养血调气，微加升提之品，则痢止肛自收矣，升麻汤。外用洗法托法。禁口者，乃胃虚逆气上冲而吐也。有不思饮食，皆虚损也，宜参苓白术散，米汤调服。凡痢疾能食者吉，不能食者凶。鹤膝者，两膝红肿，如鹤之膝，小儿痢后多有此证。乃肾虚之极，宜补肾地黄丸加牛膝、鹿茸。

痢疾腹胀，中气虚也，胃苓丸调之。倘因毒气未尽，庸流误服涩药而致腹胀者，为实也。不可作虚治，保和丸消导之。

痢疾不治证。痢见五色，五脏俱败。痢如烟尘水，如屋漏水，下痢久，肛门如竹筒，如鱼腥；久痢唇红，气促

心烦，坐卧不安，大渴饮水，面容似朱者。皆死证也。（《幼幼集成·痢疾证治》）

（4）小儿生下，周岁上至十岁以前，有中痢疾分八种，各逐一有说。赤痢脏腑积热。白痢脏腑积冷。伤积痢其粪内一半似土色，本因奶食所伤。惊积痢其粪夹青涕色，因惊候不曾取下，惊积至此。脊沥痢时下五色不定，不吃奶，又名五花闭口痢，此五脏积毒，孔窍不开。药毒痢所出如鱼脑浆，本因患痢久而成，医人下药不对，故名药毒积痢。锁口痢都不下食，常引水吃，秋后脾虚，又名调泄泻。凡治得痢又泻，治得泻又痢，此是大肠滑，脾虚热，又名脏中有积毒而成。热毒风毒痢所出，痢如青草汁，又或如赤豆汁，时时自滴沥出，乃脾家受风热毒而成，此般痢十中无一生，系恶候。上八般痢如见，不问色数，先用匀气散、夹醒脾散、香连散、乳香散调理二日。渐有黄下来时，便下褊银丸一服，取下痢积三五行。再用匀气散、醒脾散调平其气，后常服香连丸夹调中饮与服即愈。如见大渴，都不进食，口内生疮，鼻干燥，肚膨，死候不治。（《幼幼新书》）

（5）小儿痢疾有三，不独积疳所成，亦且冷热各异，宜调和气血为主，以分阴阳为要。

赤白痢，因血气两伤，有热有寒，宜调和为主。法宜分阴阳，运八卦，侧推大肠到虎口，补脾土，补肾水，揉脐及龟尾，擦七节骨，先泄后补，天门入虎口，重揉肘肘。

赤痢，湿热伤血，宜调血为主，宜分阴阳，阴重阳轻，运八卦，坎重。若以红少白多，止侧推三关，不退六腑，侧推大肠，掐大肠，捞明月，天门虎口肘肘诀，揉脐及龟尾，擦七节骨。先泻后补。

白痢，湿热伤气，以和气为主，法宜分阴阳，阳重阴轻，运八卦，离宫属火，补脾土。侧推大肠到虎口，天门肘肘。揉脐及龟尾，擦七节骨。先泄后补。

噤口痢，因内热不清，不投以良法，遂成噤滑。法宜分阴阳，运八卦，运五经，推三关，退六腑，清天河，揉板门，补脾土，凤凰单展翅，天门虎口肘肘诀，捞明月，揉脐及龟尾，擦七节骨。先泻后补，方用延寿丹神效。（《幼科推拿秘书·痢疾门》）

（6）痢疾必兼湿热停滞，气机阻逆，不得宣通。致令里急后重，小溲赤涩。宜苦寒之药，燥湿涤热，佐以辛温，便能开郁行气。故行血则便脓自愈，调气则后重自除。然必分初、中、末治之。初痢则形气尚强，胀实坚痛者，亟宜去积，积去则痢止，此通因通用之法也。其或有烦热，喜冷脉实，腹满，纯下鲜红血者，湿热内盛，亟宜清利。迨经久已伤，或伤阴，或伤阳。伤阴者，精血脂液悉从痢去，多烦躁热渴之候，宜清润养阴；伤阳者，脾肾元阳，因痢而衰，多滑脱厥逆之候，宜温补回阳。总之，暴病多实，久病多虚，滑脱多寒，涩滞多热。参之脉证，合之新久，庶几近之，勿徒以按摩为也。（《厘正按摩要术·痢疾》）

（7）痢疾，古名滞下。多因外受暑湿，内伤生冷，而伤于气者色多白，以肺与大肠相表里也。伤于血者色多赤，以心与小肠相表里也。里急者，腹窘痛也。后重者，频下坠也。总之，无积不成痢，内治以宣通之法主之。

热痢，湿热熏蒸，凝结肠胃，以致腹痛，肛坠，溲短，舌赤，唇焦，烦渴并迫，下痢鲜红，脉象洪滑，总由暑湿积滞。寒痢者，生冷不节，脾失转输，下痢白脓，肠鸣切痛，面唇青白，渴喜热饮，脉象弦弱。赤白痢，由冷热不调。噤口痢，热毒冲胃，肠中传导皆逆阻似闭，身热，舌赤，唇红。（《厘正按摩要术·痢疾》）

（8）热痢内治宜清火导滞法。推三关，二百遍。退六腑，一百遍。清心经，一百遍。分阴阳，二百遍。推大肠，八十遍。推脾土，二百遍。运八卦，八十遍。推肾水，八十遍。揉脐及龟尾，各一百遍。

寒痢　内治宜温理脾胃，佐以行气法。分阴阳，二百遍。推三关，二百遍。退六腑，八十遍。运八卦，八十遍。推脾土，一百遍。推大肠，一百遍。天门入虎口，八十遍。揉脐及龟尾，各一百遍。运水入土，一百遍。板门推向横门，五十遍。推委中、后承山，各五十遍。凡推用姜葱水，用灸法，灸神阙。

赤白痢　内治以驻车丸连理汤主之。分阴阳，二百遍。推三关，一百遍。退六腑，一百遍。推脾土，一百遍。运八卦，五十遍。推大肠，二百遍。版（板）门推向横纹，五十遍。摩脐腰眼，并龟尾，各一百二十遍。推委中后承山，各五十遍。凡推用姜葱水。

噤口痢内治以清解热毒主之。分阴阳，二百遍。推三关，一百遍。退六腑，一百遍。推脾土，一百遍。推大肠，二百遍。版（板）门推向横门，五十遍。摩脐腰眼并龟尾，各一百二十遍。推委中并后承山，各五十遍。（《厘正按摩要术·痢疾》）

（9）治赤白痢：每次分阴阳二百，推三关一百，退六腑一百，推脾土一百，运八卦五十，推大肠一百，板门向横纹五十，摩脐并腰眼及龟尾各一百二十，推委中后承山各五七十。上姜葱水推之，忌生冷，艾叶同花椒研饼敷脐，以绢布护之，愈而后去。（《推拿妙诀》）

（10）赤白之痢，世人莫不曰赤为阳为热，白为阴为冷，或曰无积不成痢。若以冷热之法互治，必难取效，不究其原，何由可疗。且四时八风之中人，五运六气之相胜，夏秋人多痢疾。《内经》曰："春伤于风，夏生飧泻"，其可拘于无积不成痢之说。岂一岁之中，独于夏秋，人皆有积乎。盖风邪入胃，木能胜土，不为暴下，则成痢疾，赤白交杂，此为阴阳不分，法当分正阴阳为主。

夹热而痢者，则痢下红色，此风能动血也。治法：推三关、六腑，清心经，和阴阳，推大肠、脾土，八卦，肾水，揉脐及龟尾。

夹冷而痢者，则下纯白冻，或白上有粉红色，或似猪肝瘀血，皆为阴症，盖血得寒则凝故也。推三关、八卦、脾土、大肠、和阴阳、天门虎口、揉脐及龟尾。（《小儿推拿广意》）

（11）痢疾：治下痢红色夹热而痢者。推三关、六腑、清心经、和阴阳、推大肠、脾土、八卦、肾水、揉脐及龟尾。治下痢色白夹冷而痢者，和阴阳、推大肠、脾土、八卦、天门入虎口。（《小儿推拿直录·诸症推拿治法》）

（12）若泻痢，推大肠，食指侧，上节上，来回推，数万良。（《推拿三字经》）

【点评】《诸病源候论》将痢疾分为"赤白痢"、"脓血痢"、"冷热痢"、"休息痢"等21种。但在后世小儿推拿按摩方面的医家则执简御繁，以《厘正按摩要术》为代表，主要将痢疾分为寒痢、热痢、赤白痢、噤口痢等几种。治疗思路上也比较统一：夹热而痢者以清热化湿、调中理血为主，分阴阳、退六腑、清心经、清天河水、揉小天心以清热化湿、理血解毒；运八卦、掐揉足三里以理气和中；推大肠、揉天枢以理肠止痢；清小肠以利小便、祛湿邪。夹冷而痢者以温中祛寒、健脾化湿为主，分阴阳、推三关、揉外劳宫、揉脐、揉龟尾以温阳祛寒；推大肠、推上七节骨健脾温中；运八卦，补脾经，掐揉足三里健脾和胃、调中行气；揉一窝风祛寒止腹痛。

六、积滞

积滞是指小儿乳食不节，停滞中脘，食积不化导致脾胃受损的一种脾胃病证。临床以不思乳食，食而不化，腹部胀满，大便不调等为特征，本病属西医学慢性消化功能紊乱。以小儿腹泻或便秘，呕吐，腹胀腹痛为主要表现。本病一年四季均可发生，尤以夏秋季节暑湿当令之时发病率较高。各种年龄均可发病，但以婴幼儿为多见。禀赋不足，脾胃素虚，人工喂养及病后失调者更易罹患。本病一般预后良好，个别患儿可因积滞日久，迁延失治，进一步损伤脾胃，导致气血化源不足，营养及生长发育障碍，而转化为疳证，故前人有"积为疳之母，无积不成疳"之说。

诊断小儿积滞应符合以下三个要点：①不思乳食，食而不化，脘腹胀痛，呕吐物酸臭，大便易稀或便秘，味臭如败卵。②烦躁不安，夜间哭闹或有发热、呕吐等症。③有伤乳、伤食史。大便检查，有不消化食物残渣或脂肪球。小儿积滞的治疗以消食导滞为基本法则。积滞轻者只需要节制饮食，或者辅以食疗；病情重者，应通导积滞，但要中病即止。积重而虚轻，应消中兼补；积轻而虚重，则应补中兼消。

【原文】

（1）食积，由乳食积滞，胸闷肠鸣，嗳气酸腐，见食则恶，或胀或痛，大便臭秽，矢气有伤食之味。夹寒则面色㿠白，舌苔白腻，口吐清水，食物不化，手足时冷；夹热则面赤唇干，口渴，舌苔黄腻，积久脾伤，延成疳疾。内治以健脾扶阳主之。

分阴阳，一百遍。推三关，一百遍。退六腑，一百遍。运八卦，一百遍。分腹阴阳，二百遍。揉脐，二百遍。推补脾土，一百遍。凡推用葱姜水。用熨法。灸法，灸神阙、鸠尾、气海各穴七壮。吐法，下法，通脉法。

附治伤乳。陈红曲一钱五分，砂仁五分，生姜一片，水煎服。

附治伤一切诸谷食，将所伤之物烧灰，如鸡内金炙灰，磨枳实汁调服。

附治伤诸肉食及生鱼脍，草果面包煨五分，焦山楂肉一钱五分，研末，姜汤调服。

附治伤面筋粽子等物，诸药不能消化。即以本物拌绿矾烧灰，沙糖酒下。

附治伤糯米粉饼饵，用炒酒药或酒曲三钱炒，糖姜汤下。

附治伤索粉片者，紫苏煎浓汤加杏仁泥服之。

附治伤面伤豆腐者，生莱菔煎汤饮之。如无生莱菔，以莱菔子煎汤亦效。

附治伤瓜果生冷菜物，木香、砂仁各一钱，炮姜、肉桂各三分，麝香少许，共研末，和饭杵丸，炒山楂煎汤下。

附治伤蟹肤痛者，苏叶一钱，生姜一块，煎汤，加丁香汁少许服，最效。

附治伤鸡卵鸭卵，胸腹满闷，生姜、大蒜泥捣汁，和开水频咽之。

附治伤狗肉，杏仁四两，去皮尖，和沸汤捣烂绞汁，服二次即解，或以芦根水煮汁饮亦效。（《厘正按摩要术·食积》）

（2）小儿乳食不节，或过食生冷坚硬之物，致令脾胃不能克化，积滞中脘。壮热足冷腹胀，昏睡不思饮食者，宜攻其积。法宜分阴阳，运八卦，运五经，掐小横纹，揉板门，推大肠，推三关，退六腑，天门虎口斜肘，重补脾土，揉中脘。发热，加捞明月，揉脐及龟尾。腹痛，掐一窝风，揉中脘。膨胀，加按弦走搓摩。不化饮食，揉外牢宫。（《幼科推拿秘书·积滞门》）

（3）头疼身热腹微胀，足冷神昏只爱眠，因食所伤脾气弱，下宜迟缓表宜先。（《小儿推拿广意》）

（4）治宜推三关，退六腑，多补脾土，掐四横纹，补肾水，分阴阳，掐大肠，揉掐门，掐小横纹，运八卦（退艮重），三扇门，天门入虎口。发热腹痛，加水里捞明月，大便秘结，多推六腑，掐小横纹，揉掐肾水，腹痛泄泻，

掏一窝风、揉脐及龟尾。(《小儿推拿广意》)

(5)诸积:推三关六府补脾土,捏四横纹,补肾水,分阴阳,捏大肠,揉板门,运八卦,二扇门,天门入虎口。发热腹痛者,加水里捞明月。大便秘结者多推六腑,揉捏肾水,小横纹。腹痛泄泻者,捏一窝风,揉脐及龟尾。(《小儿推拿直录·诸症推拿治法》)

(6)小儿有积滞,面目黄肿,肚热胀痛,复睡多困,哭啼不食,或大肠闭涩,小便如油,或便利无禁,粪白酸臭,此皆积滞也。然有乳积、食积,须当明辨之。吐乳、泻乳,其气酸臭,此由啼叫未已,便用乳儿,停滞不化而得之,是为乳积。肚硬带热,渴泻或呕,此由饮食无度,多餐过饱,饱后即睡得之,是为食积。腹痛啼叫,利如蟹渤,此由触忤其气,荣卫不和,淹延日久得之,是为气积。(《婴童百问·第四十九问》)

(7)《汉东王先生家宝》小儿积病可医者九:面上虚者是积。积者是脾之所系。脾主身之肌肉,故应面,故知是脾积,其脾系土,土无正形,故早晚浮肿不定,多则早浮,其睡则脾不磨,上面作肿。若病后,此证则是虚中积,宜用调脾消积行气等药。面合地卧是积。何以合地,其受积在脾,是冷积。何以知之,其脾好土,故知在脾。其冷者属阴,故知伤冷硬食得之,宜下热积气药耳。腹胀是积,其积在肺。何以知之,其肺主于气,才当受积,其气便冷,腹胀满气急,故知在肺。如腹胀,先宜调气后转,转后更宜调气。小便如油是积。其积在小肠。何以知之,其积受于脾,脾当传心,心不受触,则入小肠,小肠是心之腑,故知在小肠,则节其水道,小便如米泔油相似也。发黄是积，是积气伤心。心主血脉，荫遍身毛发，被积气所干，则发黄，故知是积伤心，宜下空心散及取积药，此人必时复发热也。赤白痢是积，其积在肺。受传大肠，及有外伤冷而得，何以知之，其肺主西方庚辛金，其色白，后赤则是外邪，故知肺传大肠，则为赤白痢也，宜取后调气。两眼黄赤、睛青是积，其积在肝。何以知之，肝主东方甲乙木，色青，却被积气所干，即黄赤，睛青者，眼属五脏，肝是其主，肝若受积，故令眼睛青，是肝受积。若传胆，其人口苦，不要吃物，宜凉药退之。遍身虚肿是积。其积不在脏，只在腑，何以知之，为其积曾取，后被药发动，即不在脏，故出皮肤之间为肿也，只宜下取虚中积药，然后补之。多泻白粪是积，是受冷积在脾。何以知之，脾主化，受冷积在脾，冷滑而泻白粪，故知在脾，宜先转，后热药补之。积病不可医者六。喘急是肺积，肺主气，其喘急则肺绝，其人当面白，全无血色，故不可医也。面黑是肾积，其人面黑者，是肾绝也，人当不辨好恶，眼直无光，只得一日而死也。吐热气是荣积，其不医者，是血绝不可治也，血主心，心不能管，故出热气不止耳。手脚心生疮是卫积，卫者气也，卫气不生，故手足生疮，若卫绝，则气不回，只得半日也。恶心吐干呕是胃积，何以不医。胃主化食，其胃热则恶吐，故不治，其人必食乳不化，不食亦干吐呕，面色青黄无血色。泻久住又泻是积，咬脾烂。何以知其脾烂，其人当泻白粪，为食不消，住了，却放粪赤黑而死，即知脾烂不可治。

《宝鉴》论小儿五积，为脏气不行，蓄积一处不动，故曰积。夫心为伏梁，在脐上，上攻其心，下攻胃口。脾为痞气，在胃口上横之。肝为肥气，在脐之左边。肺为息贲，在脐之右畔。肾为贲豚，在脐下。各有变动，非食之所成，乃气积也，脏属阴，故在一处而不动也。聚谓六腑之气留聚也，腑属阳，阳气运转不停，故其聚不定一处，发而腹痛。积聚之候，皆面黄瘦劣嗞啀，不生肌肉，发立或肌体浮肿，腹急多困，多为水气。

《真珠囊》虚中积候：凡惊中虚积者，谓因惊取，复惊发动是也，所下粪青秽。凡虚中有积者，因伤食而泻又吐，如此渐虚，其病未差，故曰虚积也。又虚中之积，有积而频频取转，却取转不着，致其积尚伏，故亦曰虚中积。若惊积取下，则粪随惊青。如是食积，即粪成块子。凡疳中虚积者，因疳病转泻，虚而疳不退，故虚中尔，所取下粪里白色也。

曾凡婴孩所患积证，皆因乳哺不节，过餐生冷坚硬之物，脾胃不能克化，积停中脘，外为风寒所袭。或因夜卧失盖，致头疼面黄身热，眼胞微肿，腹痛膨胀，足冷肚热，喜睡神昏，饮食不思，或呕或哕，口噫酸气，大便秽臭，此为陈积所伤。（《证治准绳·幼科》）

（8）经曰：新积痛可移者，易已也，积不痛，难已也。夫饮食之积，必用消导。消者，散其积也；导者，行其气也。脾虚不运则气不流行，气不流行则停滞而为积，或作泻痢，或成痞，以致饮食减少。五脏无所资禀，血气日愈虚衰，因致危困者多矣。故必消而导之，轻则和解常剂，重必峻下汤丸。盖浊阴不降，则清阳不升；客垢不除，则真元不复。如勘定祸乱，然后可以致太平。若积因脾虚，不能健运药力者，或消补并行，或补多消少，或先补后消，洁古所谓养正而积自除。故前人破滞削坚之药，必假参术赞助成功。经曰：无致邪，无失正，绝人长命。此之谓也。

夫食者，有形之物，伤之则宜损其谷，其次莫若消之，消之不去则攻之。此治初伤乳食之法也。倘治之不早，以致陈莝菀聚，乃成积也。其候面色黄白，或青黄，腹大或紧，食少腹痛，发则数日不止。而医者治积，不问平日所伤之物是寒是热，并不察儿之形气或虚或实，可攻不可攻，竟用偏寒偏热峻下之药，而犯虚虚之戒，其害岂胜言哉！如先伤热乳热食者，则为热积；伤冷乳冷食者，则为冷积；五谷之类为食积；禽畜之类为肉积；菜果之类为冷积；故药宜分寒热。冷积应用消积丸，热积木香槟榔丸，仍用原伤之物作汤送之，谓之溯源汤。凡用攻下取积之药，必先补其胃气，如六君之类，预服数剂，扶其元神，然后下之，免伤胃气也。如小儿体质素怯者，虽有积必不宜下，当以补为消。六君子汤加莪术、木香，共为细末，姜汁打神曲糊丸。每一二钱米汤下，久服自消。今儿禀受怯弱者众，有积皆当识此，攻积之药，慎勿轻用。（《幼幼集成·食积证治》）

（9）饮以养阳，食以养阴。饮食所以卫生，实脾胃所生之本也。胃旺则多食不滞，过时不饥。脾运则分输五脏，荣润四肢。然以生冷则戕胃，饥饱则戕脾。中气先馁，不宜专事消导。中气即脾胃冲和之元气也。脾气以健运为要，胃气以下行为顺。胃强脾弱，则消谷而便溏；脾强胃弱，则知饥而纳少。食伤者，胃阳虚，饱食辄嗳，宜温通；脾阳虚，多食不化者，宜香燥。饮食留滞，脘痞腹胀者，为腑气不宣，宜消导。小儿伤乳滞，则又宜香附、神曲、麦芽、砂仁、陈皮、甘草之属。可以佐按摩之法不逮也。(《厘正按摩要术·食积》)

【点评】积滞是临床小儿常见病，食积是积滞中的一种类型，病位在脾胃，病机为乳食积滞，内伤脾胃。以不思乳食，腹胀嗳酸，大便不调为特征。可引起胸闷、腹胀、腹痛、厌食等，若伤于乳食，滞而不消，病情进展，积久不消，迁延失治，影响小儿营养和生长发育，可转化为疳，"积为疳之母，无积不成疳"。积滞首见于《婴童百问·第四十九问》："小儿有积滞，面目黄肿，肚热胀痛，复睡多困，哭啼不食，或大便闭塞，小便如油，或便利无禁，粪白酸臭，此皆积滞也。"其中还把积滞分为乳积、食积和气积三种类型。《灵枢·百病始生》中有最早关于积的记载："积之始生，得寒乃生，厥乃成积也。"《诸病源候论·小儿杂病诸候·宿食不消候》论述了乳食寒凉引起积滞的病因："小儿宿食不消者，脾胃冷故也。小儿乳哺饮食，取冷过度，冷气积于脾胃……则宿食不消。诊其三部，脉沉者，乳不消也。"

《小儿药证直诀》："脾胃冷，故不能消化，当补脾"，对后世治疗脾胃虚寒的食积有重要指导意义。按摩对于治疗小儿食积效率较高，效果较好。对于夹寒者应温中健脾、消食和胃，摩腹揉脐，使之温热；推三关、分阴阳、运八卦可消食除胀、开胸解闷；补脾土、揉足三里健脾和胃。夹热者应清热健脾消食，分阴阳、推三关、退六腑、清脾经与补脾土调理寒热；分推腹阴阳、摩腹揉脐消食除胀健脾和胃。同时还可配合热敷和艾灸。

小儿积滞的日常护理要注意：①控制饮食，提倡母乳喂养，乳食应定时定量，不宜过饥过饱，禁食肥甘厚味。食物的选择应注意给服易消化及有营养的食物。②婴儿随年龄增长，逐渐增加相应辅食，添加时应掌握先稀（菜汤、米汤、果汁）后干（奶糕、蛋黄）、先素（菜泥、豆制品）后荤（鱼泥、肉末）、和先少后多的原则，还应注意食物的新鲜清洁，不宜过食生冷、肥腻之品。③保持大便通畅。易便秘者，每日给服蜂蜜 10～20 毫升。

七、疳证

疳证是 1～5 岁小儿的一种常见病证，是指由于喂养不当或由多种疾病的影响，使脾胃受损而导致全身虚弱、消瘦面黄、发枯等慢性病证。疳古代所说之"疳证"已与现代之"疳证"有了明显的区别，在古代，由于生活水平的限制，人们常常饥饱不均，对小儿喂哺不足，使脾胃内亏而生疳积，多由营养不良而引起，也就是相当于西医所讲的"营养不良"。而现在随着人们生活水平的提高，且近来独生子女增多，家长们又缺乏喂养知识，盲目地加强营养，反而加重了脾运的负荷，伤害了脾胃之气，滞积中焦，使食欲下降，营养缺乏，故现在的疳积多由营养失衡造成。

"乳贵有时，食贵有节"，绝不是吃得越多就能长得越好。目前很多家长生怕孩子吃不饱，就像填鸭一样喂哺尚不能饮食自节的婴幼儿。殊不知，哺食过早，甘肥、生冷食物吃得太多，会损伤脾胃之气，耗伤气血津液，就会出现消化功能紊乱，产生病理上的脾气虚损而发生疳积之证。疳证的临床常见症状有：小儿面黄肌瘦，烦躁爱哭，睡眠不安，食欲不振或呕吐酸馊乳食，腹部胀实或时有疼痛，小便短黄或如米泔，大便酸臭或溏薄，或兼发低热，指纹紫滞，此为乳食积滞的实证；面色萎黄或苍白，毛发枯黄稀疏，骨瘦如柴，精神萎靡或烦躁，睡卧不宁，啼声低小，四肢不温，发育障碍，腹部凹陷，大便溏泄，舌淡苔薄，指纹色淡，此为气血两亏的虚证。

【原文】

（1）疳者，干而瘦也。由小儿禀赋气血虚弱，脏腑柔脆，或乳食过饱，或肥甘无节，停滞中脘，传化迟滞，肠胃渐伤，则生积热，热盛成疳，则消耗气血，煎灼津液。凡疳疾初起，尿如米泔，午后潮热，或因吐泻疟痢，日久失治，以及久热、久汗、久咳、久疮，致令青筋暴露，肚大坚硬，面色青黄，肌肉消瘦，皮毛憔悴，而疳证成矣。然当分其所属而治之。心疳，则面红便赤，壮热烦渴，切牙弄舌；肝疳，则面目爪甲皆青，目胞赤肿，翳生泪多，白膜遮睛，粪青如苔；脾疳，则黄瘦，头大胫细，或喜吃米，吃茶叶，吃泥土，或吐泻烦渴，大便腥粘；肺疳，则面白咳逆，毛发焦枯，肌肤干燥，憎寒发热，常流清涕，鼻颊生疮也；肾疳，则面色黧黑，齿龈出血，口臭足冷，骨瘦腹痛，泄泻，啼哭不已。汤药宜分经治之。

分阴阳，二百遍。推三关，一百遍。退六腑，一百遍。推脾土补清，各二百遍。推肾水，一百遍。揉肚，一百遍。摩脐左右旋，各一百遍。（《厘正按摩要术·疳疾》）

（2）五脏俱能成疳，先从脾伤而起。其儿面黄口白，肌瘦肚大，发稀竖，必脾家病去，诸脏方安，故以补脾为主。法宜分阴阳，运八卦，少推三关，多退六腑，侧推大肠到虎口，清天河，清肾水，按弦走搓摩，重补脾土，方用延寿丹。决明良方，其效如神，救活甚易。(《幼科推拿秘书·疳疾门》)

(3) 疳积诸症：夫小儿脏腑嫩娇，肠胃脆弱，易伤饮食，一或失调，不为疳者，鲜矣。盖饮食恣情，甘肥无度，致伤脾胃，脾胃一虚，则饮食不能运化，食不能化，则腹满泄利、生热、生积、生痰，所以肌肉日削，气血日消，元气日损，骨热烦蒸；或幼小缺乳，粥饭太早，耗伤形气，此二者疳之肇端也。延及岁月，多致不救。疳之状不一，古有五疳之名，盖传入五脏也。如心疳者，面黄颊赤、烦满壮热、心烦、虚惊、口疮；肝疳者，摇头揉目、白膜遮睛、合面而睡、汗流、面色青黄、发立青筋、脑热羸瘦；脾疳者，肚腹胀、气粗、利下酸臭、爱吃泥土；肺疳者，咳嗽气逆、多喘、揉鼻咬甲、寒热往来；肾疳者，肌身极瘦、遍身疮疥、齿肿龈宣，甚则牙断溃脱，俗云走马牙疳，寒热，头热脚冷。此五疳也。五疳之外，又有热疳者，潮热如火、大便涩滞；冷疳者，时时泄利、腹痛、虚汗不止；疳劳者，骨蒸潮热、盗汗、腹急、面黄肌瘦、饮食不为肌肤；脊疳者，虫蚀脊膂、身热黄瘦、烦热、下痢、脊骨如锯，十指皆疮、频啮爪甲；脑疳者，头闷脑热、满头生疮、身汗，囟肿；干疳者，瘦瘁少血、舌干、目睛不转、干啼、身热、手足清冷、皮燥便结、搭口痴眼；疳渴者，脏中有风热疳气，加之乳母恣食五辛酒面炙，使儿心肺壅热，日则消渴饮水，乳食不进，夜则渴止；疳泻者，毛焦唇白、额上青纹、肚大、肠鸣泄利；疳痢者，夹外邪或停宿滞，频下恶痢；疳肿胀者，虚中有积，毒与气并，故腹胀，头面、四肢浮肿；蛔疳者，多啼、呕清水、腹痛胀满、唇口紫黑、肠头及齿痒；丁奚疳者，手足极细、项小尻高、肉消体瘦、脐突、号哭、胸陷，或生谷症，爱吃生米；哺露疳者，虚热往来、头骨分开、翻食吐虫、烦渴呕哕；无辜疳者，脑后项边有核如弹，按之转动，软而不疼，其间有虫如米粉，不速破之，则虫随热气流散，淫蚀脏腑，以致肢体痈疮、便利脓血、壮热、羸瘦、头露骨高，初起可用针破，膏药贴之，得之浣衣时，投儿衣露于檐下，为无辜鸟落羽所污，儿著此衣，虫入皮肤故也，若衣用火烘，著则无此患。凡此之类，皆疳证也。（《推拿妙诀》）

（4）治疳积，凡面口白、肌瘦、发稀竖，肚大者是也。每次分阴阳二百，推三关一百，退六腑一百，脾土推补各二三百，推肾水一百，抱肚揉肚一百，摩脐右左旋各一百。（《推拿妙诀》）

（5）五疳五脏五般看，治法详推事不难，若见面黄肌肉瘦，齿焦发竖即为疳。（《小儿推拿广意》）

（6）大抵疳之为病，皆因过餐饮食，于脾家一脏，有积不治，传之余脏而成五疳之疾。若脾家病去，则余脏皆安，苟失其治，日久必有传变，而成无辜之疾，多致不救，可不慎哉。

治宜推三关、六腑、脾土、运八卦、大肠、五经、心经、清天河水、肠门运水入土。（《小儿推拿广意》）

（7）疳疾：推三关、六腑、脾土，运八卦、大肠、五经、心经，清天河水，运水入土。（《小儿推拿直录·诸症推拿治法》）

（8）数食肥，令人内热；数食甘，令人中满。盖其病因肥甘所致，故命名曰疳。若夫襁褓中之乳子，与四五岁之孩提，乳哺未息，胃气未全，而谷气尚未充也。父母不能调摄，唯务姑息，舐犊之爱，遂令恣食肥甘，与夫瓜果生冷，及一切烹饪调和之味，朝餐暮食，渐成积滞胶固，以致身热体瘦，面色萎黄，或肚大青筋，虫痛泻利，而诸疳之证作矣。钱仲阳曰：小儿病疳，多因大病后或吐泻后以药下之，致脾胃虚损亡津液而成，盖此证实由愚医之所害耳。斯言也，特一端耳，未可悉以为然，其所谓大病吐泻，岂非饮食之所致欤？夫仲阳为儿医之祖，岂有误邪？其所论诸疳形证治法，斑斑可考，学者不可不审。如疳在肝，则白膜遮睛，法当补肝，地黄丸主之。疳在心，则面颊赤，身体壮热，法当补心，安神丸主之。疳在脾，则体黄腹大，好食泥土，法当补脾，益黄散主之。疳在肺，则气喘，口鼻生疮，亦当补脾，益黄散主之，此虚者补其母也。疳在肾，则极瘦而身生疮疥，法当补肾，地黄丸主之。筋疳则泻血而瘦，当服补肝地黄丸。骨疳，喜卧冷地，当服补肾地黄丸。内疳则目肿腹胀，利色无常，或沫青白，渐而瘦弱，此冷证也，宜服木香丸。外疳，鼻下赤烂，自揉鼻头，有疮不结痂，绕耳而生，当用治疮烂兰香散、白粉散等药。法曰：诸疳皆依本脏而补其母，则子自安。假令日中潮热，是心经虚热也，肝为心之母，宜先补肝，肝实而后泻心，心得母气则内平而潮热愈矣。余皆仿此。大抵疳病当辨冷热肥瘦而治，其初病者为肥热疳，久病者为瘦冷疳，冷则用木香丸，热则当用胡黄连丸，冷热疳并宜用如圣丸之类。唯小儿之腑脏柔弱，不可痛击大下，必亡津液而成疳证。为儿医者，常当以幼幼之心为心而善调之，毋纵巨胆，妄为施治，以绝人之嗣续，幸甚！（《医学正传·疳病论》）

（9）钱仲阳云：小儿诸疳，皆因病后脾胃亏损；或用药过伤，不能传化乳食，内亡津液，虚火妄动；或乳母六淫七情，饮食起居失宜，致儿为患。五脏之疳不同，当各分辨。肝疳者，一名风疳，其症白膜遮睛，或泻血羸瘦。心疳者，其症面黄颊赤，身体壮热。脾疳者，一名肥疳，其症肢体黄瘦，皮肤干涩，多生疮疥，腹大食土。肺疳者，一名气疳，其症喘嗽不已，口鼻生疮。肾疳者，一名骨疳，其症肢体削瘦，遍身疮疥，喜卧湿地。杨氏云：又有疳伤者，五脏虫疳也，其名甚多，姑举其要。虫疳者，其虫如丝，出于头项腹背之间，黄白赤者可治，青黑者难疗。蛔疳者，皱眉多啼，呕吐青沫，腹中作痛，肚腹青筋，唇口紫黑，头摇齿痒。脊疳者，身热羸黄，烦渴下利，拍背有声，脊骨如锯齿，十指皆疮，频啮爪甲。脑疳者，头皮光急，满头并疮，脑热如火，发结如穗，遍身多汗，腮肿囟高。疳渴者，日则烦渴，饮水不食，夜则渴止。疳泻者，毛焦唇含，额上青纹，肚胀肠鸣，泻下糟粕。疳痢者，停积宿滞，水谷不聚，泻下恶物。疳肿者，虚中有积，肚腹紧胀，脾复受湿，则头面手足虚浮。疳劳者，潮热往来，五心烦热，盗汗骨蒸，嗽喘枯悴，渴泻饮水，肚硬如石，面色如银。无辜疳者，脑后颈边有核如弹丸，按之转动，软而不疼，其内有虫，不速针出，则内食脏腑，肢体痈疽，便利脓血，壮热羸瘦，头露骨高。相传儿衣夜露，为鸥鸟羽所污亦致此症。若手足极细，项小骨高，尻削体瘦，腹大脐突，号哭胸陷，名丁奚。若虚热往来，头骨分开，翻食吐虫，烦渴呕秽，名哺露。若牙齿蚀烂，名走马疳。盖齿属肾，肾虚受热，疳火上炎，致口臭齿黑，甚则龈烂牙宣。大抵其症虽多，要不出于五脏。治法：肝疳，用地黄丸以生肾。心疳，用安神丸以治心；异功散以补脾。脾疳，用四味肥儿丸以治疳；五味异功散以生土。肺疳，用清肺饮以治肺；益气汤以生金。脑疳，亦用地黄丸。无辜疳，用大芜荑汤、蟾蜍丸。丁奚、哺露，用肥儿丸、大芦荟丸。走马疳，敷雄黄散；服蟾蜍丸。若作渴泻痢，肿胀劳瘵等类，当详参方论而治之。盖疳者干也，因脾胃津液干涸而患，在小儿为五疳，在大人为五劳，总以调补胃气为主。（《保婴撮要》）

【点评】疳证被古人列为儿科四大要证之一，病名首见于《诸病源候论·虚劳骨蒸候》："蒸盛过，伤内则变为疳，食人五脏"，"久蒸不除，多变为疳"。疳的含义有两种：《医学正传·疳证论》："盖其病因肥甘所致，故命名曰疳。"而《保婴撮要·疳》："盖疳者，干也，因脾胃津液干涸而患。"两种解释后世历代医家均有发挥。《太平圣惠方》创立了小儿疳论，《证治准绳·幼科》则提出食积与疳证的异同："积是疳之母，所以有积不治乃成疳候。"

历代医家对于疳证各有发挥，但总不离脾胃。现代认为疳证是由于喂养不当，或多种疾病的影响，使脾胃受损，气液耗伤而引起。经现代医学实验表明，疳证与微量元素缺乏有关。

日常生活中家长应注意疳证的预防和护理，喂养小儿要按其个体需要定质、定量、定时，纠正贪食、零食、偏食，饥饱不均等不良的饮食习惯。6 个月以内的婴儿应以母乳喂养为主。若二三月以后或母乳不足，可添加辅食。添加时应掌握先稀（菜汤、米汤、果汁）后干（奶糕、蛋黄）、先素（菜泥、豆制品）后荤（鱼泥、肉末）和先少后多的原则，还应注意食物的新鲜清洁，不宜过食生冷、肥腻之品，注意营养搭配。由于小儿不知讲卫生，饮食常常不干净，故非常容易发生肠道寄生虫病，因此应定期定时杀虫养胃进而有效的预防疳证的发生。

第四节　小儿其他病证

一、夜啼

夜啼是以患儿白天睡眠较好，入夜则啼哭不止甚至通宵达旦为表现，并且规律性很强的一种病证，多见于半岁以内的婴幼儿，新生儿更为常见。新生儿每天需要睡眠大约 20 小时，即便到 1 岁仍需要睡眠 14、15 小时，若小儿夜间啼哭不已，则睡眠不足，对其生长发育有较大影响，同时对父母的生活工作平添了不少麻烦。

幼儿脏腑娇嫩，阴阳俱为稚弱，外感六淫或者内伤饮食均可导致幼儿脏腑功能失调，阴阳气血失去平衡。当患儿感到痛苦时，便会用啼哭表达，故若遇幼儿啼哭不已，不要忽略隐藏的疾病，以治疗原发病为主，病愈啼哭也相应停止。一般来说，小儿夜啼多为脾寒、心热、惊恐、肝旺等原因。

【原文】

（1）小儿夜啼者，脏冷故也。夜阴气盛，与冷相搏则冷动。冷动与脏气相并，或烦或痛，故令小儿夜啼也。（《诸病源候论·夜啼候》）

（2）经谓合夜至鸡鸣。天之阴，阴中之阴也，夜为阴盛之时，凡病在阴者，至夜则邪气亦盛，婴儿气弱，脏腑有寒，每至昏夜，阴寒与正气相击，则神情不得安静，腹中切痛，故令啼呼于夜，名曰夜啼。（《圣济总录》）

（3）小儿夜啼有数证：有脏寒、有心热、有神不安、有拗哭。此中寒热不同，切宜详辨。脏寒者，阴盛于夜，至夜则阴极发躁，寒甚腹痛，以手按其腹则啼止，起手又啼。外证面青手冷，口不吮乳，夜啼不歇。加减当归散。心热烦啼者，面红舌赤，或舌苔白涩，无灯则啼稍息，见灯则啼愈甚，宜导赤散加麦冬、灯芯，甚则加川连、胆草。神不安而啼者，睡中惊悸，抱母大哭，面色紫黑，盖神虚惊悸。宜安神丸定其心志。及吐泻后及大病后夜啼，亦由心血不足，治同上。凡夜啼见灯即止者，此为点灯习惯，乃为拗哭，实非病也。夜间切勿燃灯，任彼啼哭，二三夜自定。（《幼幼集成》）

（4）凡夜啼有四：有惊热，有心热，有寒疝，有误触神祇，而成夜啼。惊热者，为衣衾太厚，过于温暖，邪热攻心，心与小肠为表里，夜啼而遗尿者是也。心热者，见灯愈啼是也。寒疝者，遇寒即啼是也。误触神祇者，面色紫黑，气郁如怒，若有恐惧，睡中惊跳是也。（《小儿推拿广意》）

（5）夜啼有寒，腹痛面青、口中冷、厥逆便泄、不乳，钩藤散去当归加干姜、肉桂。夜啼有热症者，钩藤散去当归、木香，加辰砂、木通，或乳头散。啼而不哭是痛，故直声来往无泪。哭而不啼是惊，故连声多泪。若眼白青色、唇紫不治。（《推拿妙诀》）

（6）夜啼有四，胎惊夜啼。邪火入心，心与小肠为表里，夜啼而遗溺者是也。见灯烦躁愈啼者，心热甚也。遇寒即啼者，寒疝也。面色紫黑，气郁如怒，若有恐惧，睡中惊跳者，误触神祇而夜啼也。法宜分阴阳、运八卦、运五经、捞明月、清天河、心经。如寒推三阳，方用灯心烧灰，擦母乳头与儿之，即止。（《幼科推拿秘书》）

（7）推三关（五十），退六腑（一百二十），清心经（一百），捞明月，分阴阳，掐胆经。如寒疝痛啼，宜运动四横纹、揉脐并一窝风。（《小儿推拿广意》）

【点评】《诸病源候论》有言："小儿夜啼者，脏冷故也"。在《圣济总录》中收录有治疗夜啼的方药，如伏龙肝丸、莲心散等，临床可以参考应用。《幼幼集成·夜啼证治》认为有脏寒、心热、神不安等情况，治疗时应予鉴别。本书还提到有因为改变幼儿周围环境而引起幼儿不能适应，继而夜啼不已，若改善幼儿环境，则啼哭不治而愈，医生和家长应注意这一细微之处。由于小儿脏腑娇嫩，其神怯若，每遇脾脏虚寒，心经积热，惊骇恐惧等，都可以导致脏腑气血逆乱，功能失常，心胆不宁，故而夜间啼哭。

治疗上应以平和气血，镇静安神的推拿手法为主，若为"藏冷"者，推三关、揉外劳宫、掐一窝风等以祛除脏腑凝寒；揉小天心、分阴阳、掐揉五指节等以镇静安神。

若为"心热"者，掐揉小天心、清天河水等以清热降火，清肝经、掐揉五指节以安神除烦。有伤食者，掐揉小天心、五指节、清肝经以镇静安神，清补脾经、揉中脘、捏脊、揉板门健脾助运、消食和中。

二、惊风

惊风是小儿常见的一种急重病证，《幼科释谜·惊风》指出："小儿之病，最重唯惊"。惊风在任何季节均可发生，一般以1～5岁的小儿为多见，年龄越小，发病率越高。因其以出现抽搐、昏迷为主要特征。又称"惊厥"，俗名"抽风"，本病西医学称小儿惊厥。惊风的症状，临床上可归纳为八候。所谓八候，即搐、搦、颤、掣、反、引、窜、视。八候的出现，表示惊风已在发作。但惊风发作时，不一定八候全部出现。

惊风的发病有急有缓，证候表现有虚有实，临床诊治需辨表热、里热；辨痰热、痰火、痰浊；辨外风、内风；辨外感惊风，区别时令、季节与原发疾病。在治疗上，惊风以清热、豁痰、镇惊、熄风为治疗原则。痰盛者必须豁痰，惊盛者必须镇惊，风盛者必须熄风，然热盛者皆必先解热。由于痰有痰火和痰浊的区别；热有表里的不同；风有外风、内风的差异；惊证既可出现惊跳、嚎叫的实证，亦可出现恐惧、惊惕的虚证。因此，豁痰有芳香开窍、清火化痰、涤痰通腑的区分；清热有解肌透表、清气泄热、清营凉血的不同；治风有疏风、熄风的类别；镇惊有清心定惊、养心平惊的差异。

【原文】

（1）肝有风甚，身反折强直不搐，心不受热也，当补肾治肝。补肾，地黄丸；治肝，泻青丸主之。凡病或新或久，皆引肝风，风动而上于头目，目属肝，肝风入于目，上下左右如风吹，不轻不重，儿不能任，故目连眨也。若热入于目，牵其筋脉，两目俱紧，不能转视，故目直也。若得心热则搐，以其子母俱有实热，风火相搏故也。治肝，泻青丸；治心，导赤散主之。

惊痫发搐：男发搐，目左视无声，右视有声；女发搐，目右视无声，左视有声，相胜故也。更有发时证。

早晨发搐：因潮热，寅、卯、辰时身体壮热，目上视，手足动摇，口内生热涎，项颈急。此肝旺，当补肾治肝也。补肾，地黄丸；治肝，泻青丸主之。

日午发搐：因潮热，巳、午、未时发搐，心神惊悸，目上视，白睛赤色，牙关紧，口内涎，手足动摇。此心旺也，当补肝治心。治心，导赤散、凉惊丸；补肝，地黄丸主之。

日晚发搐：因潮热，申、酉、戌时不甚搐而喘，目微斜视，身体似热，睡露睛，手足冷，大便淡黄水。是肺旺，当补脾治心肝。补脾，益黄散；治肝，泻青丸；治心，导赤散主之。

夜间发搐：因潮热，亥、子、丑时不甚搐，而卧不稳，身体温壮，目睛紧斜视，喉中有痰，大便银褐色，乳食不消，多睡，不纳津液。当补脾治心。补脾，益黄散；治心，导赤散、凉惊丸主之。

伤风后发搐：伤风后得之，口中气出热，呵欠，顿闷，手足动摇。当发散，大青膏主之。小儿生本怯者，多此病也。

伤食后发搐：伤食后得之，身体温，多睡多睡，或吐不思食而发搐。当先定搐，搐退，白饼子下之，后服安神丸。

百日内发搐：真者不过三两次必死，假者发频不为重。真者内生惊痫，假者外伤风冷。盖血气未实，不能胜任乃发搐也。欲知假者，口中气出热也。治之可发散，大青膏主之，及用涂囟浴体法。

急惊：因闻大声或大惊而发搐，发过则如故，此无阴也。当下，利惊丸主之。小儿急惊者，本因热生于心。身热面赤引饮，口中气热，大小便黄赤，剧则搐也。盖热盛则风生，风属肝，此阳盛阴虚也。故利惊丸主之，以除其痰热。不可与巴豆及温药大下之，恐蓄虚热不消也。小儿热痰客于心胃，因闻声非常，则动而惊搐矣。若热极，虽不因闻声及惊，亦自发搐。

慢惊：因病后，或吐泻脾胃虚损，遍身冷，口鼻气出亦冷，手足时瘛，昏睡，睡露睛。此无阳也，栝蒌汤主之。凡急慢惊，阴阳异证，切宜辨而治之，急惊合凉泻，慢惊合温补。世间俗方，多不分别，误小儿甚多。又小儿伤于风冷，病吐泻，医谓脾虚，以温补之；不已，复以凉药治之；又不已，谓之本伤风，医乱攻之。因脾气即虚，内不能散，外不能解。至十余日，其证多睡露睛，身温，风在脾胃，故大便不聚而为泻。当去脾间风，风退则利止。宣风散主之。后用使君子丸补其胃。亦有诸吐利久不瘥者，脾虚生风而成慢惊。（《小儿药证直诀》）

（2）诸风掉眩，统属肝木。小儿纯阳，真水未旺，心火已炎，故肺金受制，无以平木，故肝木有余，而脾土常不足也。失于保养，寒暄不调，以致外邪侵袭，饥饱失节，以致中气损伤，而急惊、慢惊之候作矣。故急惊属肝，风木有余之证；慢惊属脾，中土不足之候。有余，则清之、泻之；不足，则温之、补之。急惊之证，因闻霹雳之声，或偶触禽兽之唬，以致面青、口噤、声嘶、发厥。过则容色如常，良久复作。身热、面赤、引饮、口鼻气热、二便黄赤、惺惺不睡，盖热盛生痰，痰盛生风，因惊而发耳。慢惊之证，因饮食不节，损伤脾胃，吐泻日久，中气大虚，发搐无休，身冷、面黄、不渴、口鼻气寒、唇舌清白、露睛、昏睡、目上视、手足瘈疭、筋脉拘挛，盖脾虚生风，风盛则筋急，即天吊风是也。钱氏谓：急惊无阴之证，心经实热，阴火不能配阳，为阳盛阴虚之候。慢惊是无阳之证，脾土虚甚，火不能胜水，为水盛火虚之候。故急惊者，十生一死。慢惊者，十死一生。当谙此理，不可混作一途。（《小儿推拿秘旨·惊风论》）

（3）惊风者，惊生于心，风生于肝。小儿热盛生风，风盛生痰，痰盛生惊。惊盛则肘臂伸缩为搐，十指开合为搦，肩头相扑为掣，手足动摇为颤，身仰后向为反，手若开弓为引，目直似怒为窜，露睛不活为视，是为八候也。疗惊必先豁痰，豁痰必先祛风，祛风必先解热，而解热又必辨风、寒、暑、湿、燥、火外感之邪，必先辨之而后去之。其惊风有急有慢，分为两门，其证异，其法亦异。急惊，证多暴发，壮热烦急，面赤唇红，痰壅气促，牙关紧急，二便秘涩，或由风寒郁闭，或由热邪阻塞，痰滞经络所致。慢惊，面青唇白，四肢厥冷，人事昏迷，手足搐掣，两目无神，睡则露睛，神色凄惨，大便色青。总由误汗误下，脾土虚败所致。（《厘正按摩要术·惊风》）

（4）夫小儿有热，热盛生惊，惊盛发搐，又盛则牙关紧急，而八候生焉。八候者，搐搦掣颤，反引窜视是也。搐者，两手伸缩。搦者，十指开合。掣者，势如相扑。颤者，头偏不正。反者，身仰后向。引者，臂若开弓。窜者，目直似怒。视者，露睛不活。是谓八候也。其四症，即惊、风、痰、热是也。（《小儿推拿广意》）

（5）夫小儿元气未充、心神未定，辄有惊悸，致病匪一。或多食面壅热，或食后面遇惊，或舍空而痰聚，或内积热而生风，故有惊搐、风搐、食搐、痰搐四症，审其因而疗可也。或有实热外挟风邪，心受热而即惊，肝风生而发搐，痰涎塞盛，风火并作，百脉阻滞，关窍不通，风热蕃盛而无所泄，乃暴烈面作急惊，其状牙关紧急、热涎潮作、窜视反张、搐搦摇头、口眼眨引、口中热气、唇红、大便闭、小便赤、脉浮数洪紧是也。或因吐利、伤寒、痢疾、吐血、泻血之后，元气不足而生风动惊者，名曰慢惊风，其状遍身冷、口鼻气亦冷，或身微热不冷，手足瘛疭，昏睡露睛，此无阳也，急宜温补，随症治之，尚可治疗。其或面青额汗、舌短头低、眼合困睡、摇头频呕、口噤咬牙、手足微搐而不收、身冷肢厥、脉微沉，此慢脾之候，由吐利损脾，病传已极，总归于虚，唯脾所受。若逐风则无风可逐，若疗惊则无惊可疗，但脾间痰涎虚热往来，此危甚也，大剂姜附，十可救一二。其天吊者，阳也，壮热惊搐、眼目翻腾、手抽筋搐、或啼或笑、喜怒不常，甚者爪甲青如祟状，盖由乳母酒食过度，毒气入乳，遂令心肺生热、痰郁气滞，加之以外挟风邪故也，治宜解风热而已。内吊者，阴也，其状腹痛多啼、唇黑囊肿、佝偻反张、眼内有红筋斑血，盖风气雍结兼惊而得之，或胎中有惊有风而得。先是内脏抽掣，极痛狂叫或吐泻缩脚忍疼，吊症一过，外症抽掣又来，内外交攻，极难调理，须分两项下药可也。夜啼者，脏冷也。盖阴盛于夜则冷动，冷动则为阴极发躁、寒盛作疼，故夜啼亦有心热烦啼者，必有脸红、舌白、小便赤涩之症也，当分寒热治之。客忤者，由小儿神气嫩弱，外来客气、兽类异物触而忤之，其状惊啼、口出黄白沫、面色变易、喘息腹痛，发则瘛疭如痫，但眼不上窜，脉来弦数，视口中有悬痈，左右有小肿核，以竹针刺之，治宜辟邪正气、散惊定心为上，延久则难为力也。痫有五，小儿之恶症。幼小气血不敛、筋骨不聚，为风邪所伤、惊怪所触、乳哺失节、停痰结癖而得之，其状神气怫郁、瞪眼直视、面目牵引、口嘴流涎、肚腹膨胀、手足抽掣，或言或嘿、似死似生，或背项反张，或腰脊强直但四肢柔软，发而时醒为痫，或五脏形症列于后。痉者，痉也，痉有阴阳二症，刚柔之名，一身强硬，发而终日不醒是也。痫有风、惊、食三症，各究其因而治之，详其状而辨之，则用药无差，苟知其名而妄治，如涉海问津也。（《推拿妙诀》）

（6）急惊治法：急惊之论，前代书所不载，唯日阳痫，大概失所爱护，或抱当风，或近热地，昼则多食辛辣，夜则衾盖太厚，郁蒸邪热积于心，传于肝，再受人物惊触，或跌扑叫呼、雷声鼓乐、鸡鸣犬吠。一切所惊未发之时，夜卧不稳，困中或哭，啮齿咬乳，鼻额有汗，气促痰喘，忽而闷绝，目直正视，牙关紧急，口襟不开，手足搐搦：此热甚而然，况兼面红脉数可辨。盖心有热而肝有风，二脏乃阳中之阳，心火也，肝风也，风火阳物也，风主乎动，火得风则烟焰起，此五行之造化，二阳相鼓，风火相传，肝藏魂，心藏神，因热则神魂易动，故发惊也。心主乎神，独不受触，遇有惊则发热，热极生风，故能成搐，名曰急惊，以泻青丸泻肝，导赤散泻心，琥珀丸、牛黄丸皆要药也。惊风关窍不利、人不省，通顶散。惊风热潮作、牙关紧急者，礞石滚痰丸。惊热者，凉惊丸。风盛发搐者，天麻防风丸。小儿则有痰热未有惊风者，止可退热化痰，不宜妄投惊风药，盖经络本无病，而以寒凉攻击之，反使痰热透入，却成风痫症、急惊风恶叫两三声者，是心绝，难治。急惊风四肢俱软者，不治。急惊风鼻中出血者，其热将散，故易治；口中出血者，是血妄行，故难治。惊风大小便秘者易治，尿屎遗者难治。急惊风关黑纹条直者死。（《推拿妙诀》）

（7）慢惊治法：慢惊受病不一，或急惊用凉药取下太过，以致脾胃虚损，风邪乘之，又有吐泻不止而成者，有气虚暴吐泻而成者，有伤寒传变日久而成者，有久嗽而成者，有下积峻取而成者。唯吐泻积痢成虚，则变症甚速。凡才吐泻便是慢惊，须用温中快里，或搐来紧急，乃慢惊初传。尚有阳症，不可误作急惊用凉药。世言搐慢为慢惊，非也，若泥此往往指慢脾风为慢惊矣。凡慢惊，男子以泻得之为重，女子以吐得之为重。古人有云：病家怕惊不怕泻，医家怕泻不怕惊，如泻久不止，且先治泻，若更治风，则惊风愈甚，只可养脾安胃生津，大养脾丸、参苓白术散、大醒脾散、乌蝎四君子汤不拘时限。如因他症，必把握根原施治。慢惊口眼手足一边牵引者难治，慢惊风要唇红，若囟肿者死。仲景云：阴不得有汗，有汗亡阳。故凡慢惊有汗多死。（《推拿妙诀》）

（8）拿列缺，出大汗，立无恙，受惊吓，拿此良，不醒事，亦此方，或感冒，急慢恙，非此穴，不能良，凡出汗，忌风扬，五指节，惊吓伤，不计次，揉必良。（《推拿三字经》）

（9）急惊：掐揉合谷穴，三十六遍。掐揉中指巅，二十四遍。掐揉威灵穴，五十遍。分阴阳，三百遍。推三关，二百遍。退六腑，二百遍。推肾水，一百遍。推天河水，二百遍。推脾土，补清各一百遍。推补肺经，二百遍。运五经，二十遍。掐五指节，二十六遍。猿猴摘果，二十遍。咬昆仑穴，三次。推三阴穴，急惊由上至下，二十四遍。清天河水，二百遍。揉内劳宫，二百遍。运八卦，一百遍。凡推法，用葱椒水，再以水调蛤粉，敷头顶心，手足心并太阳等处，暂禁乳食。用汗法，通脉法。寒用疏表法。热用清里法。痰用开闭法。

慢惊：掐老龙穴，三次。灸昆仑穴，三壮。分阴阳，二百遍。推三关，二百遍。推肺经，二百遍。推肾水，二百遍。推补脾土，二百遍。掐五指关节，二十遍。运五经，三十遍。运八卦，一百遍。赤凤摇头，二十遍。二龙戏珠，三十遍。天门入虎口，三十遍。推三阴穴，慢惊从下往上。揉小天心，二百遍。凡推法，用葱姜加香麝水，用焠法、用纳气法、用灸法。（《厘正按摩要术·惊风》）

（10）慢惊：先捏老龙穴（有声可治，无声不可治），次用艾灸昆仑穴。推三关、肺经、肾水、八卦、脾土、捏五指节、运五经、八卦、赤凤摇头、二龙戏珠、天门入虎口，用灯火燋手足心四次。心上下三次。推三阴穴（慢惊从下往上）。

急惊：推三关、六腑、肾水、天河、脾土，各二百。肺经、运五经、捏五指节、捏猿猴摘果、咬昆仑穴、推三阴穴（急惊从上往下）。（《小儿推拿直录·诸症推拿治法》）

（11）急惊推拿宜泄，痰火一时相攻。自上而下莫从容，攻去痰火有用。推拿慢惊须补，自下而上相从。一切补泄法皆同，男女关腑异弄。急惊父母惶恐，慢惊医者担心。不语口闭眼翻睛，下手便掐威灵，大指两手齐掐，儿嫩隔绢为轻。一声叫醒得欢欣，不醒还须法应。口鼻业已无气，心窝尚觉微温。人中一烛四肢心，后烛承山有准。囟陷不跳必死，开而跳者还生。再掐中冲要知音，知痛声音动听。大溪眼可掐动，肾头掐亦苏醒。两乳穴下探死生，舍此何须又论。慢因吐泻已久，食积脾伤而成。先止吐泻补脾经，莫使慢惊成症。脾虚饮食不消，胃冷冻饮料食难进，眼转气虚吐弱甚。慢脾惊候一定，面上已无气色，痰又满在咽喉。慢惊风症使人愁，补脾清痰速救，慢惊诸法无救，用艾米粒为形。百会三壮烛醒醒，久咳又烛乳根。（《幼科推拿秘书·急慢惊风歌》）

（12）撮口惊：服乳即吐，人事昏沉。急须用灯火断曲池各一燋，虎口各一燋，一窝、中脘，各七燋。

缩纱惊：日轻夜重，人事弄迷，四胶软如坐地。用桃皮、生姜、飞盐、香油、宫粉和匀推之。两膝、委中、内关穴上、猪尾骨上，各用灯火断之。

急惊风：双眼翻白，青筋，气吼，撮口，吐沫即死者，急惊风也。用灯火断眉心一燋，鼻梁一燋，心演一燋，两手总筋各一燋。两足鞋带穴各一燋。以生姜、香油热推之。

慢惊风：盖因逐口被唬，雨湿所伤，惊恐所致。露睛，昏睡，咬牙，口㖞，心间迷闷，多于吐泻后得之。掐住眉心良久，太阳、心演推之，灯火断眉心、心演、虎口、涌泉各一燋，香油调粉推之。

膨胀惊：寒热不均，有伤脾胃，饮食太过，胃不克化，气吼肚膨、肚上青筋，两眼翻白，用灯火断心演内三燋。肚脐四燋，两膝二燋，鞋带各一燋，总筋各一燋。

鲫鱼惊：因寒受风，痰涌结，吼气不绝，口吐白沫，四肢舞，眼白。用灯火断虎口各一燋，信门四燋，口角上下四燋，心演内一燋，脐下一燋。

夜啼惊：又名肚胀惊。肚上青筋，腹胀如鼓，哭声大叫，一哭一死，手足热跳。用生姜、潮粉、桃皮、飞盐推，灯火断眉心一燋，平心三燋，太阳各一燋，信门四燋，喉下一燋。

脐风惊：多在三朝一七内发，五脏冷寒，肚腹作胀，两口角起黄丹，口内、心演有白泡疮，挑破出血，效。灯火断信门四燋，喉下一燋，心平三燋。

挽弓惊：因饮食或冷或热，伤脾胃，失调理，冷痰涌于肺经。四肢向后仰上，哭不出声，两眼密闭，如挽弓之状。灯火断青筋缝上七燋，喉下三燋，绕脐四燋，鱼肚一燋。

胎惊：因孕母食荤毒之物．受劳郁之气，落地或硬、或软，眼不开，如哑子形，是母腹中受胎毒也。断背脊筋缝上七燋，顶上三燋，喉下三燋，绕脐四燋，涌泉各一燋。

乌鸦惊：因食乳哺被唬，或吃冷物伤荣卫。大叫一声一死，眼闭，一掣一跳，闻响即唬。心经有热。用老鸦蒜烧过，车前草擂水服。灯火断信门、口角各四燋，肩井、肿肘、手掌各一燋，心演、鼻梁、鞋带各一燋。

乌缩惊：因食生冷太过，或迎风食乳，血经变成痧，行遍身，四肢黑，肚上青筋过脐，腹胀，唇黑，内有寒，主吐泻。用灯火断青筋缝上七燋，立效。

月家惊：因母当风睡卧，或月内受风，痰涌心口落地眼红、撮口、捏拳、头偏左右，哭不出声，肚腹青筋，气急。灯火断胸前七燋，绕脐四燋，青筋缝上七燋，百劳穴二燋。

天吊惊：因母与之风处乳食所伤，风痰经于胃口，头后仰，脚后伸，手后撑，眼翻白向上。灯火断信门四燋，肩井二燋，总筋、鞋带各一燋，喉下二燋，绕脐四燋。

肚痛惊：因食生冷过多，乳食所伤，脏腑大寒。身软弱，口角白，眼翻，四肢冷，腹内痛，身发颤。用灯火断肚脐四围四燋。

看地惊：因乳食受伤，夜眠受惊，饮食冷热不调。两眼看，一惊便死，手捏拳，头垂不起，口歪，咬牙，用灯火断喉下三燋，信门四燋，绕脐四燋。

潮热惊：因失饥伤饱，饮食不纳，脾胃虚弱，遍身潮热，脚向后乱舞，用灯火断手上螺蛳骨一燋，虎口一燋，绕脐四燋。

蛇丝惊：因食尤度，口拉舌，四肢冷，口衔母乳，一喷一日青烟，肚上青筋起，气急。用灯火断胸前六燋，小便头上掐之用蛇蜕，四足缠之，便好。

马蹄惊：因与荤毒之物食之，热于脾胃，头向上，四肢乱舞，如马举蹄。天心穴掐之，心经掐之，用灯火断两掌心并肩井各一燋，喉下三燋，脐下一燋。

鹰爪惊：因乳食受惊，夜眠受唬，手抓人衣，仰上，哭声大叫，身体寒战，捏拳，手爪往下，日向上，肺经有热。灯火断头顶、眉心、两太阳、掌心、心演、涌泉、大敦穴各一燋，绕脐一转。

水泻惊：因寒热不调，肚中响而作痛，两眼白，口唇白，身体软弱。用灯火断眉心一燋，心演一燋，总筋各一燋，一窝风各一燋，鞋带穴各一燋，颊车穴各一针。

撒手惊：双手担下，一撒即死，·咬牙口歪，手足掣跳。用灯火断总筋各一燋，一窝风各一燋。

内吊惊：因食感寒，咬牙寒战，眼向内翻，人事昏沉，掐不知疼。用灯火断信门四燋，心演内一燋，两手总筋各一燋。

迷魂惊：昏沉不知人事，咬牙一死。先掐眉心、鼻梁下，后用灯火断心演内一燋，鞋带穴一燋，总筋各一燋。（《小儿推拿秘旨》）

（13）胎惊：儿初生柔软，眼闭不开。其原因在母腹中受气不全，即胎受伤，宜掐威灵为主。如掐之不叫，用灯火烛上天心一灼，涌泉一灼，宜推三关，补肺经为主。

月家惊：小儿月内，摇拳头偏，口撮不食乳，其原因母胎辛热遗毒，退六腑，二人上马为主，如撮口，用天南星去皮脐为末，樟脑少许和匀，搽牙龈即开口，若落地眼红撮口，手捻拳，头偏左右，惊声不出，母食煎炒所致，加用二龙戏珠，天门虎口斛肘。

脐风惊：口撮吐沫，腹硬头偏，搐掣，手捻拳，脐翻，哭无声。其原因剪脐受风，小肚下有一筋直上脐来，此筋到脐，不可救。若未到，急须先用灯火拦头烛百会穴三下，拦回可救。脐门上用火七灼，大指四灼，涌泉七灼，脐未翻，神门一灼，宜推三关，取汗为主，脐翻不治。

锁心惊：鼻流鲜血，口红眼白，身软，好食冷物，其原因心火太盛，宜捞明月、清天河为主，退六腑，清心经，推肾水，分阴阳，飞金走气，掐五指节，天门虎口斛肘诸法。方用延寿丹三分。

急惊风：手足捻拳，四肢乱抓，掣跳，口斜眼偏。其原因喧响受喝，宜安神，掐威灵为主，又掐心经中冲穴，掐四横纹，清肺经，分阴阳，运八卦，运五经，捞明月，清天河，猿猴摘果，清心经。方用大田螺，拨开眼盖，放冰片三厘，少刻成水。茶匙挑入儿脐内，虽一叫而死，即刻醒活，立愈。

慢惊风：眼翻白不食乳，四肢壅软，泄气无时。其原因内伤已久，胃气渐脱。宜补脾土为主，分阴阳，运八卦，补肺经，推三关，揉小天心，走搓摩，赤凤摇头。若手法不能，又必推三关，以补元气为主。

夜啼惊：遇晚悲啼，哭声不止，其原因心火上炎，邪火入心。面红，宜安神清心为主。分阴阳，运八卦，清肺经，捞明月，清天河，退六腑。方用延寿丹，灯心烧灰，水调服，搽乳上，儿食乳下之亦可。

呕吐惊：四肢冷，肚响眼翻，呕吐乳食，其原因胃腑受寒。宜八卦，取汗为主，分阴阳，推三关，推肺经，揉天心，二人上马，运五经，运八卦，揉天枢，推板门横纹。又用后止吐推法总秘旨，凡推主穴。如儿年数，余法少减可也。

潮热惊：遍身不时发热，口渴气喘。其原因乳食伤风，乃诸病之萌芽，宜清天河为主，又分阴阳，运八卦，揉二扇门取微汗，捞明月，掐五指节。

宿沙惊：至晚申酉时，人事昏沉。口眼俱歪邪，人事不省，其原因睡含乳，口角感风。推三关，分阴阳为主。又掌心揉脐，如不应，将灯火烛四心各一灼。

担手惊：两手担下，眼黄翻下，口黑面紫，人事昏迷。其原因肺经受风，掐不知痛，宜补脾经、推三关、黄蜂入洞，取汗为主，又运水入土、天门虎口肘肘。方用麝香擦脚心，细茶洗口，忌风乳食多时可愈。

盘肠惊：气吼肚胀、饮食不进、人事瘦弱、肚起青筋、眼黄、大小便短少，其原因六腑受寒，宜推三关，黄蜂入洞取汗为主，又推大肠、揉脐及龟尾、补肾水、运水入土。如眼黄，筋满肚，难治。

撒手惊：手足一掣一跳，忽一撒竟死。其原因肺经受风喝，宜清肺为主，又分阴阳，运八卦，清心经，赤凤摇头，二龙戏珠，运土入水，推三关，退六腑，拿总经，推脾土，方用吴茱萸，敷儿掌心上捏之必愈，忌生冷。

水泻惊：肚鸣身软，眼唇俱白。其原因伤乳食所致。宜补脾土为主，又推三关，分阴阳，推大肠，天门虎口，揉肘肘，揉脐及龟尾。一日推两次，待泄后，下午补一次。补脾后，从龟尾擦上七节骨。方用抱龙丸，凡惊此丸俱治，如人痘首尾并时疾，亦可服。

天吊惊：头向上，手向上，哭声嚎叫，鼻流清水，四肢掣，口眼㖞斜，其原因心火克肺，肺家有热上炎，宜清心肺为主，法又分阴阳，推三关，运八卦，清天河，揉小天心，补肾水，清肺经，清心经，二人上马，飞金走气，如不应，用灯火烛神阙一灼，方用伞一把，倒吊鹅一只，将碗接鹅口中涎，与儿服之，即愈。

内吊惊：咬牙寒战，哭声不止，脸黄，口眼㖞斜，掐不知痛。其原因脾肺受病，小儿或弄水，或雨露冷气冲之寒于内，遂成惊。宜推三关，取汗为主。又推脾土，补肾水，分阴阳，走搓摩，补肝经，运水入土。方用乳香丸。

弯弓惊：四肢向后，头昂肚仰，哭不成声。其原因肺受寒，宜推三关，取汗为主，又推肺经，补肾，运八卦，分阴阳，掐四横纹，赤凤摇头，掐解溪左右，重揉委中。方用百草霜，蕲艾揉烘缚膻中心坎上。

鸟鹊惊：忽大叫哭一声即死。手足掣跳，口开声变。其原因心经受吓，痰火一时攻心，宜清心经，清天河，捞明月为主，服延寿丹。

马蹄惊：儿头向上，四肢乱舞。其原因被风吓。宜二龙戏珠为主，推三关，运八卦，推脾土，分阴阳，黄蜂入洞，方用葱白研饼敷脐，再轻轻把二人上马一揉，少与乳食即愈。

鲫鱼惊：口吐白沫，四肢动摇，眼掣口斜，其原因五脏有寒受吓，宜安神取汗为主，法用推三关，推肺经，运八卦，推天河，运水入土，走搓摩。方用细茶蛤粉搓囟门，忌乳食。

肚胀惊：气喘青筋裹肚，腹胀眼翻作泻。其原因乳多伤脾，外受风寒。宜推三关取汗，揉脐为主。又分阴阳，运八卦，补肾经，揉神阙，推大肠，走搓摩。方用葱白研细作饼，隔火纸七层，敷脐，将蚕丝系之，即愈。

蛇丝惊：口中舌撩吐青烟，四肢寒冷。其原因心经蕴热。宜退心火为主，又分阴阳，运八卦，退六腑，清天河，捞明月，清心经，运水入土。方用薄荷煎汤，洗口数次，米疳水又洗口数次，蛤粉搽涌泉穴即愈。

鹰爪惊：撒手乱抓，脚掣跳，头摇身战，眼光，哭声不止，其原因肺受风，心经烦躁，宜分阴阳，退心热为主，又分阴阳，运八卦，清心经，清肺经，推天河，飞金走气，按弦走搓摩。

急沙惊：口唇青，四肢冷，筋青，四掌心有黑气。其原因五脏受寒邪。推肺经，取汗为主，此症一汗即愈。推三关，推肺经，运八卦，黄蜂入洞。如不应，用鸡翎蘸香油，探喉吐痰。若不吐，外牢推大陵，或用涤痰神咒，以吐汗为止，推讫，仍补脾土，运八卦，后见风不畏，凡推惊，不可拘推三回一之说。但推到其中，回几下便是。筋者筋也，筋见便是，惊风不省人事。治法灸上天心、涌泉、大指甲侧。（《幼科推拿秘书》）

（14）惊风原小儿应有之证。第近来各家言惊风者，沿为二十四种，后增四种，后又增数种，至三十余种，列名既多，愈觉诞妄。治法应豁痰以疗惊，驱风以止掣，一以祛邪为主。奈庸夫村妇，用针挑筋以治惊，不知惊之为惊，而误以为筋骨之筋也。舌吐如蛇舌，故惊名蛇丝。手足乱舞如马蹄，故惊名马蹄。口动如鱼呒水，故惊名鲫鱼。倘因病形以立名，则将来惊风名目有不可胜数者矣。夏禹铸辟谬甚是。余以急惊、慢惊为两门。急惊属阳，古称阳痫；慢惊属阴，古称阴痫。盖是证，中土已虚，风木始动，延久即见惊骇之状耳，实则非因惊而起也。奈世俗不知，一询医者不识惊名，即以医为无技。以故种种惊名，不可不知，亦以免俗眼揶揄尔。（《厘正按摩要术·惊风》）

【点评】正如《东医宝鉴·小儿》有言："小儿疾之最危者，无越惊风之证，吉凶反常，变生瞬息。"惊风是小儿常见的急重病证。唐朝以前，惊风多与痫证并称为"惊痫"。宋《太平圣惠方》首将惊风与痫证分别论述，并将惊风分为急惊风和慢惊风两证。钱乙《小儿药证直诀》本着五脏之论，以"心主惊，肝主风"为惊风的发病基础，进一步指出急惊风的病位在心肝，慢惊风的病位在脾胃。并提出了惊风的治疗原则："急惊合凉泻，慢惊合温补"，为后世医家对于惊风的分类证治提供了规范。急惊风病势急，临床表现为实证、热证、阳证。《活幼心书》提出急惊风有四证："四证者，惊、风、痰、热是也"。慢惊风病势缓，临床表现为虚症、寒证、阴证。若夹痰夹热则表现为半阴半阳证。龚云林在钱乙的基础上，创造性的按惊风抽搐的形态和病因病机提出急惊风、慢惊风、鲤鱼惊、夜啼惊、乌鸦惊等二十四惊，并进一步阐释二十四惊的病因、临床表现及治疗。其原著《小儿推拿秘旨》配有图，可谓图文并茂，形象生动。龚氏的治疗主要采用"燋"法，即如现在的灯火灸。而随后骆如龙在《幼科推拿秘书》中对二十四惊采用推拿按摩合燋法合用，后如《小儿推拿广意》和《厘正按摩要术》亦对二十四惊有所论述，其内容与前两书类似，论述从略。

按摩推拿治疗小儿急惊风主要掐人中、威宁、老龙、十王、精宁，重捣小天心等以镇静安神、熄风止抽；拿合谷、曲池、委中，退六腑、清肝经、掐揉五指节等以清热、疏肝、息风；按揉百会以醒脑开窍。治疗小儿慢惊风主要补脾经、运八卦健运脾胃，以扶后天之本；揉二马、补肾经培补元气，补先天之不足。推三关、天门入虎口补益气血，掐揉五指节、清肝经平肝息风、镇静安神。

三、痫证

痫证又称癫痫、癫疾，俗称羊痫风、羊角风，是中枢神经系统的一种反复发作的神志异常疾病。临床特征为发作时突然昏倒，肢体抽搐，牙关紧闭，两目上视，口吐涎沫，口中发出猪羊鸡叫等异常声音，苏醒后除头晕、头痛、疲乏外，一如常人。痫证病发无定时，任何年龄均可发生，但以4～5岁以上年长儿较为多，有的一日数发，或数日一发，数月一发。若发作时间长，次数多，或经久失治，遂成痼疾，呈持续状态者预后不良，部分患儿可有智能落后。

痫证的病因病机大致可分为积痰、郁火、惊恐、先天因素等几个方面，且常相互影响。癫痫病在脑窍，涉及心、肝、脾、肾四脏。病理性质为邪实正虚，邪实者，顽痰阻窍为主，肝风、瘀血、郁火为之助虐；正虚者，因反复发作，或素体虚弱，致心、肝、脾、肾内亏，气血耗伤，痰浊内生隐伏。因痰有聚散，风有动静，气有顺逆，故时发时止。发作期风痰上涌，邪阻心窍，内扰神明，外闭经络；休止期脏腑气阴亏虚，痰浊内生。久发不愈，脏腑愈虚，痰结愈深，反复发作，乃成痼疾。

在治疗上宜分标本虚实。发作时以实证为主，宜先治其标，治疗原则为涤痰熄风、镇惊开窍。因惊所致者，治以镇惊安神；因风所致者，治以熄风定痫；因痰所致者，治以涤痰开窍；瘀血所致者，治以化瘀通窍。发作控制后，正气虚馁，宜治其本，多以健脾化痰、调气补血、养心益肾为主，固本培元。要坚持长期、规律服药，以图根治。

【原文】

（1）经曰：二阴急为痫厥。谓少阴气逆于经而上行，则喉塞音瘖而痫发矣。证由心肾虚怯，肝风胆火倏逆，痰涎上壅，心包经脉闭阻，猝然晕仆，口眼牵掣，腰背反张，手足抽搐，喊作畜声。因其相似，分为五痫，以内应五脏也。痫证幼小为多，大人亦有之。经久失调，遂成痼疾，一触厥气鼓风，涎沫升逆无制，痰在膈间，则眩微不仆；痰溢膈上，则眩甚而倒。必待其气反，吐去惊涎宿沫而后苏。

内治以清痰火主之。

分阴阳，二百遍。推三关，一百遍。退六腑，一百遍。推肺经，一百遍。推补脾土，二百遍。天门入虎口，八十遍。运八卦，一百遍。赤凤摇头，五十遍。按弦搓摩，二十四遍。掐威灵穴，二十四遍。揉中指，一百遍。掐总筋，二十四遍。灸昆仑七壮，汗吐法先之。凡推用葱姜汤。用引痰法。通脉法。开闭法。灸法，昼发灸阳跷，夜发灸阴跷。（《厘正按摩要术·痫证》）

（2）石顽谓痫以补肾为本，豁痰为标。其由来不外肝肾龙雷上冲所致。丹溪以痫主痰热，治以星、半、芩、连主之。热多者凉膈散加川连、麦冬之属；痰多者以戴人三圣散吐之；由惊而病者，东垣安神丸平之。总之，痫有阴阳。以先体热瘛疭惊啼而后发，脉浮洪者为阳痫，病在腑则易治；以先身冷不惊掣啼叫而病发，脉沉微者为阴痫，病在脏为难治。目瞪如呆者不治。脉沉实弦急，及虚散者皆不治。皆医者所宜深悉也。（《厘正按摩要术·痫证》）

（3）大抵痫症多端，不出五者。若面赤目瞪、舌吐心烦者为心病。若而青唇青、目上窜、手足挛掣反折为肝痫。若而黄、腹痛自利、四肢不收为脾痫。若面如枯骨、目白反视、惊跳、口吐涎沫为肺痫。若面黑而晦、振目视人、吐清沫、不动如尸为肾痫。五脏之痫，虽各有主，然不过风、惊、食三者，又不外阴阳二症，阳痫发热脉浮、溲赤便秘、口中气热，其病在腑，易治。阴痫身冷脉沉、口中气冷，其病在脏，难治。治风痫则先散风，治惊痫则先利惊，治食痫则先消导，续以定痫等剂主之。（《推拿妙诀》）

（4）惊传三搐后成痫，嚼沫牙关目上翻，明辨阴阳参色脉，不拘轻重总风痰。

古人议痫最多，大抵胎内受惊，及闻大声大惊而得。盖小儿神气尚弱，惊则神不守舍，舍空则痰涎归之而昏乱，眩晕颠倒，口眼相引，目直上视，手足搐搦，背脊强直，或发时作牛马猪羊鸡犬之声，便致僵仆，口吐涎沫，不省人事。凡得此症，大属风痰郁结，上迷心包。宜多投疏风化痰、顺气镇惊之剂，更须临症参详，乃无失也。

治宜推三关，退六腑，补肺经，补脾土，天门入虎口，揉斗肘，掐版门，精宁，一窝风，运天心，掐五指节，分阴阳，运八卦，赤凤摇头，按弦搓摩，威灵穴，揉中指，掐总筋，灸昆仑。（《小儿推拿广意》）

（5）惊痫：推三关，窝六府，肺经，补脾土，揉斗肘，捏板门，精灵，窝风，运天心，补脾土，捏五指节，分阴阳，运八卦，揉中指，捏总筋，灸昆仑，补天门入虎口。（《小儿推拿直录》）

（6）癫者，卒发仆地，吐涎沫，口㖞目急，手足瘛疭，无所觉知，良久乃苏。五癫者，一曰阳癫，发如死人，遗尿，食顷乃解；二曰阴癫，初生小时，脐疮未愈，数洗浴，因此得之；三曰风癫，发时眼目相引，牵纵反强，羊鸣，食顷方解。由热作汗出当风，因房室过度，醉饮，令心意逼迫，短气脉悸得之；四曰湿癫，眉头痛，身重。坐热沐头，湿结，脑沸未止得之；五曰马癫，发作时时，反目口噤，手足相引，身体皆热。诊其脉，心脉微涩，并脾脉紧而疾者，为癫脉也。肾脉急甚，为骨癫疾。脉洪大而长者，癫疾；脉浮大附阴者，癫疾；脉来牢者，癫疾。三部脉紧急者可治；发则仆地，吐沫无知，若强惊，起如狂及遗粪者，难治。脉虚则可治，实则死。脉紧弦实牢者生，脉沉细小者死。脉搏大滑，久久自已。其脉沉小急疾，不治；小牢急，亦不可治。（《诸病源候论·五

癫病候》》

（7）夫痫，小儿之恶病也，或有不及求医而致困者也。然气发于内，必先有候，常宜审察其精神而采其候也。手白肉鱼际脉黑者，是痫候。鱼际脉赤者热，脉青大者寒，脉青细为平也。鼻口干燥，大小便不利，是痫候。眼不明，上视喜阳，是痫候。耳后完骨上有青络盛，卧不静，是痫候，青脉刺之令血出也。小儿发逆上啼笑面暗，色不变，是痫候。鼻口青，时小惊，是痫候……目闭青时小惊，是痫候。身热头常汗出，是痫候。身热吐呃而喘，是痫候。身热，目时直视，是痫候。卧惕惕而惊，手足振摇，是痫候。卧梦笑，手足动摇，是痫候。意气下而妄怒，是痫候。咽乳不利，是痫候。身热，目视不精，是痫候。喜欠，目上视，是痫候。身热，小便难，是痫候。目瞳方卒大黑于常，是痫候。吐痢不止，厥痛时起，是痫候。弄舌摇头，是痫候。以上诸候二十条，皆痫之初也，见其候，便爪其阳脉所应灸，爪之皆重手，令儿骤啼，及足绝脉，亦依方与汤。直视瞳子动，腹满转鸣下血，身热口禁不得乳，反张脊强，汗出发热，为卧不悟，手足掣疭，善惊，凡八条，痫之剧者也。如有此，非复汤爪所能救，便当灸。（《备急千金要方》）

（8）《素问》只言癫而不及痫。《灵枢》乃有痫瘛、痫厥之名。诸书有言癫狂者，有言癫痫者，有言风癫者，有言惊痫者，有分癫痫为二门者，迄无定论。究其独言癫者，祖《素问》也。言癫痫、言癫狂者，祖《灵枢》也。要之癫痫狂大相径庭，非名殊而实一之谓也。《灵枢》虽编颠狂为一门，而形证两具，取治异途，较之于痫，又不俟矣。徐嗣伯云："大人曰癫，小儿曰痫"，亦不然也。《素问》谓癫为母腹中受惊所致，今乃曰小儿无癫可乎？痫病，大人每每有之，妇人尤多。今据经文，分辨于后。癫者，或狂或愚，或歌或笑，或悲或泣，如醉如痴，言语有头无尾，秽洁不知，积年累月不愈，俗呼心风。此志愿高大而不遂所欲者多有之。狂者，病之发时，猖狂刚暴，如伤寒阳明大实发狂，骂詈不避亲疏，甚则登高而歌，弃衣而走，逾垣上屋，非力所能，或与人语所未尝见之事，如有邪依附者是也。痫病，发则昏不知人，眩仆倒地，不省高下，甚而瘛疭抽掣，目上视，或口眼㖞斜，或口作六畜之声。赵以德曰：考之《内经》有痫有癫，以痫而名者，曰心脉满大，痫瘛筋挛。注云：心脉满大，则肝气下流，热气内搏，筋干血枯，故痫瘛筋挛。曰肝脉小急，痫瘛筋挛。注云：肝养筋藏血，肝气受病，故痫瘛筋挛。曰二阴急为痫厥。注云：少阴也。曰治痫惊脉。王注云：阳陵泉也。阳陵泉乃足少阳合穴也。曰厥狂颠疾，久逆之所生也。《灵枢》以痫名者，曰足少阴筋病，主痫瘛及痉，曰暴挛痫眩，足不任身，取天柱。以癫名者，肺脉急甚为癫疾，肾脉急甚为骨癫疾。癫狂篇则曰癫疾始生，先不乐，头重痛，视举目赤，甚作极已而烦心，候之于颜。取手太阳、阳明、太阴，血变而止。（《证治准绳·杂病》）

【点评】痫证在《素问》中被称为巅疾，故其病位在巅顶。对于痫证的病因，《丹溪心法·痫五十九》："痫证有五……非无痰涎壅塞，迷闷孔窍"，至清代程国彭指出："经云重阴为癫，重阳为狂，而痫证，则痰涎聚于经络也。"现代中医认为痫证属于内风证，病因病机为惊恐而痰火上犯，迷闷孔窍。

治疗痫证时应辨明标本缓急，发作期以治标为主，熄风降气、豁痰开窍；休止期应着重于治本，健脾化痰、舒肝缓急。张汉臣先生按照病证的实热与虚寒，治疗痫证时将其分为阳痫和阴痫，阳痫治以掐人中，揉小天心，揉一窝风，补肾水，清板门，揉阳池，清天河水；阴痫治以掐人中，分阴阳，揉小天心，补肾水，推上三关，逆运内八卦，揉二人上马。

痫证未愈时应严格注意护理，勿接触高热惊吓紧张劳累等诱因，发作时不要强力制止，应使小儿保持侧卧位，用纱布包裹硬物放在患儿上下牙齿间，以免咬伤或窒息。

四、肿胀

小儿水肿是指体内水液潴留，泛溢肌肤，引起面目、四肢甚至全身浮肿，小便短少的一种常见病证。古代医籍关于水肿的记载颇多。《内经》就有"肺水"、"脾水"、"肾水"、"风水"、"皮水"等记载。以后历代医家多有阐述，至元代朱丹溪将水肿分为"阳水"和"阴水"两类。《内经》提出的"开鬼门，洁净府"，即发汗、利小便，为治疗阳水确立了治疗大法。阳水多见于西医学急性肾小球肾炎，阴水多见于西医学肾病综合征。小儿水肿好发于2至7岁的儿童。阳水发病较急，若治疗及时，调护得当，易于康复，预后一般良好；阴水起病缓慢，病程较长，容易反复发作，迁延难愈。

小儿水肿的发生，外因为感受风邪、水湿或疮毒入侵，内因主要是肺、脾、肾三脏功能失调。其病机可概括为"其标在肺，其制在脾，其本在肾。"由于小儿感受风热、风寒，或患乳蛾、丹痧、疮疡病后，加之禀赋不足或素体差异，内、外因相合导致水液代谢异常，水湿潴留发为水肿。

【原文】

（1）肿在外属水，胀在内属气。肿分阳水阴水，胀分气实气虚。因湿热浊滞，致水肿者为阳水；因肺脾肾虚，致水溢者为阴水。浊气在上为实胀，中气不运为虚胀。辨其位，则脏腑脉络、皮肤、上下、表里，皆有之。辨其因，则寒热、湿痰、气血、郁滞、虫积皆致之。以论治法，则宜内外兼尽为要。

气肿，皮厚色苍，一身尽肿，自上而下，按之窅而不起。由寒气客于皮肤也。

分阴阳，二百遍。推三关，二百遍。退六腑，二百遍。推脾土，三百遍。运水入土，一百遍。天门入虎口，五十遍。摩肚脐左右旋转，各二百遍。凡推用滚水，忌盐酱生冷。

水肿，先喘后肿，皮薄色泽，自下而上，按之随手而起。因烦渴喜饮，脾虚不能制水，水反侮土上冲肺，皮肤肿如裹水之状。

分阴阳，二百遍。推三关，二百遍。退六腑，二百遍。推脾土，三百遍。运水入土，一百遍。摩肚脐左右旋转，各二百遍。凡推用葱姜汤，忌盐酱生冷。（《厘正按摩要术·肿胀》）

（2）经曰：诸湿肿满，皆属于脾。谓水为至阴，其标在肺，其本在肾，其制在脾。肾何以聚水？肾者，胃之关也，肾虚则关闭，其水必逆而上泛，脾不能制，而反为水所渍，故肌肉浮肿；肺不能化，而反为水所凌，故气息喘急，皆阴胜之害也。是知肿胀无不由肺脾肾者。以肺主气化，脾主运输，肾主藏液也。经言：膀胱藏津液，气化则能出。气化者，即右肾命门真火也。火衰则不能蒸动，肾之关门而水聚焉。须以桂附肾气丸，蒸动其关，积水始下，以阳主开也。此不独治水肿，即治胀之要，亦在通阳。肿胀病在水分，以治水为主，兼理气，气化水自化也。在气分，以理气为主，兼利水，水行气亦行也。必辨阴阳虚实。湿热壅滞属阳，浊气凝滞属阴。阳证按之痛，阴证按之不痛。阳证起于中焦，阴证起于下焦。凡阳证必热，热者多实。阴证必寒，寒者多虚。溺赤便秘，脉数有力，为热为实；溺清便泻，脉微无力，为虚为寒。阳证治在腑，法宜清，阴证治在脏，法宜温。此肿胀之大概也。徐洄溪言：胀满证即使正虚，终属邪实。古人慎用补法。

总之，肿证易治，胀证难治。胀证头绪甚多，宜辨有形无形，无形宜宣通，有形可攻伐。如食入胀加，治在通腑，二便通调。则胀又在脏，其大概治法，宜汗、宜利、宜分消、宜辛泄、宜清肃、宜温通、宜升举、宜疏利、宜补摄、宜开郁、宜缓攻、宜软坚化痞，宜理瘀导滞，总要在宣通，勿用守补，如是而已。（《厘正按摩要术·肿胀》）

（3）大凡小儿浮肿，先用发散，然后行泄法。推用葱姜汤，真麻油加之，再用酒一盏、飞盐少许、皂角一片为末，黄土一盅同炒，布包，倒合掌心，掐大指节即消，法宜分阴阳、运八卦、推三关、推脾土、黄蜂入洞、运五经、揉二扇门以上，泄补肾水、天门虎口斜肘、补脾土、运土入水。

气肿专是脾虚，不能生金，以致肺家虚气作胀，宜分阴阳，运八卦，推三关，补脾土，运水入土，天门虎口肘，按弦走搓摩。此推用淡醋亦可。

又有浮肿，因小儿多食伤湿，气不行故肿，非水非气，食散而肿自消，法宜分阴阳，运八卦，揉中脘，按弦走搓摩，揉板门，天门，虎口肘，补脾土，灸龟尾男左女右。（《幼科推拿秘书·肿胀门》）

（4）治气肿　每次分阴阳一百，推三关两百，退六腑二百，推脾土三百，运水入土一百，天门入虎口五十。上滚水推，或淡醋亦可。

治水肿　每次分阴阳二百，推三关二百，退六腑二百，推脾土三百，运土入水一百。上用姜葱汤推之。忌盐并生冷，乳食亦少用。（《推拿妙诀》）

（5）古今议肿是脾虚，大抵多从湿热为。十种根因各调治，详分补泻在临机。

古方有十种论症，然脉浮为风虚，沉伏为水病，沉则脉络虚，伏则小便难，即为正水。脾脉虚大，多作脾肿，因循不治，乃致水肿。盖脾属土，喜燥而恶湿，土败不能制水，则停蓄不行，留滞皮肤，故作浮肿。初得病时，是眼胞早晨浮突，至午后稍消，然此症夏与秋冬治之颇易，唯春不然，盖四时之水，无如春水泛溢，兼肝木旺而脾土受克，不能制水，所以难疗，进退不常，须徐徐调理取效。大凡小儿浮肿，先用发散，然后行泄法。

治宜推三关（一百），推脾土（一百），黄蜂入洞（十下），运五经（五十），二扇门（二十），掐威灵（二十），天门入虎口（二十），肘肘（二十），以上泻法，泻后补法：推脾土（一百），分阴阳（一百），补肾水（一百），运土入水（四十），天门入虎口，肘肘（各二十）。

春夏用水，秋冬用姜葱真麻油推之，再用酒一盏，飞盐少许，皂角一片为末，黄土一钟，同炒，布包倒合掌心，掐大指节即消。（《小儿推拿广意》）

（6）肿病：肾热传于膀胱，膀胱热盛，逆于脾胃，脾胃虚而不能制肾，水反克土，脾随水行，脾主四肢，肺为心克，故喘。或问曰：心刑肺，肺本见虚，今何喘实？曰：此有二，一者肺大喘，此五脏逆；二者肾水气上行，傍浸于肺，故令大喘。（《小儿药证直诀》）

（7）水肿之证，有阴有阳。阴脉沉迟，其色青白，不渴而泻，小便清涩；脉或沉数，色赤而黄，燥粪赤溺，兼渴为阳。沉细必死，浮大无妨。阳脉必见阳证，阴脉必见阴证。沉细，水愈盛而不可制，浮大则心火生土，而水可制矣。胀满脉弦，脾制于肝，洪数热胀，迟弱阴寒，浮为虚胀，紧则中实。浮大可生，虚小危急。以关为主。（《医学入门·杂病脉法》）

（8）诸湿肿满，皆属于脾。脾主水谷，虚而失运，水湿停留，大经小络，尽皆浊腐，津液与血，悉化为水，故面目四肢浮肿。

故水则肾主之，土则火生之。唯肾虚不能行水，脾虚不能制水，故肾水泛滥，反得浸渍脾土。是以三焦停滞，经络壅塞，水渗于皮肤，注于肌肉而为肿。

水始起也，目窠下微肿，如新卧起状，颈脉动时咳。阴股间寒，足胫肿，腹乃大，以手按其腹，随手而起，如裹水之状，皮薄而光。

若遍身肿，皮色黄赤，烦渴溺涩，大便闭，脉沉数，此为阳水。若遍身肿，皮色青白，不渴，大便溏，小便少不涩，此属阴水。阳水外因涉水冒雨，或兼风寒暑气，先肿上体，肩背手面，手之三阳经。阴水内因冷水酒茶，或兼劳欲房色，先肿下体，腰腹胫，足之三阴经。皮浓色苍，四肢削瘦，胸腹痞满，自上而下者，多属气。皮薄色嫩，肿有分界，自下而上者，多属水。又按之不成凹而即起者，气也；按之成凹不即起者，湿也。风肿走注疼痛，皮粗麻木，即痛风身肿是也。瘀肿皮肤光亮，现赤痕血缕，乃血化为水也。风水面浮身肿，自汗恶风，脉浮体重，骨节疼痛，不渴，宜表散。石水腹满不喘，其脉沉，宜利便。

先喘后肿，此肺不化气，水流为肿，治在肺。先肿后喘者，乃脾不运化，水泛为喘，治在脾。

治肺宜清金降气，而行水次之。治脾宜实脾理湿，而降气兼之。

脾病则肺金失养，不但肺气孤危，且浊气上升，喘急咳嗽者有之，必土实而后肺金清肃，以滋化源。又脾病则津液不化，不特肾精损削，且湿热下注，足跗浮肿者有之，必土强而后肾水收摄，以归隧道。（《证治汇补》）

（9）肾热传入膀胱，膀胱热盛，逆于脾胃，脾胃虚不能制肾，水反克土，脾随水行。脾主四肢，故流走而身面皆肿也，若大喘者，重也。（《小儿药证直诀》）

【点评】肿胀是儿科疾病中的常见证，《厘正按摩要术》将肿胀分为肿和胀，肿即水肿，主要表现为水液潴留，泛溢皮肤，头面、眼睑、四肢、腹背甚至全身浮肿；胀在内属气，《厘正按摩要术》将其分为浊气在上的实胀和中气不运的虚胀，此与《内经》论述相同。《景岳全书·肿胀》言："凡水肿等症，乃脾肺肾三脏相干之病。盖水为至阴，故其本在肾；水化于气，故其标在肺；水唯畏土，故其制在脾。"

肿胀的治疗要辨明表里虚实，急则治标，缓则治本。"其大概治法，宜汗、宜利、宜分消、宜辛泄、宜清肃、宜温通、宜升举、宜疏利、宜补摄、宜开郁、宜缓攻、宜软坚化痞、宜理瘀导滞，总要在宣通，勿用守补"（《厘正按摩要术》），可采用分阴阳、推三关、退六腑、推脾土、清小肠、运水入土等发汗利小便以消肿除胀。病久肺脾肾等必有所伤，需要补脾土、补肾水、揉板门、揉二扇门、摩腹揉脐等加减用之。

在肿胀的治疗过程中要注意饮食少盐；发病早期应卧床休息，待血压恢复正常，其他症状明显减轻或消失，可逐渐增加活动。此外还要密切观察患儿水的进出量、血压、水肿、神志等情况，早发现水肿变证，早进行对症治疗。

五、热证

发热是多种疾病的常见症状。小儿正常体温常以肛温 36.5～37.5℃，腋温 36～37℃ 衡量。若腋温超过 37.4℃，且一日间体温波动超过 1℃ 以上，可认为发热。所谓低热指腋温为 37.5℃ ～ 38℃，中度热 38.1～39℃，高热 39.1～40℃，超高热则为 41℃ 以上。发热时间超过两周为长期发热。

发热特别是高热（39℃以上）持续过久，对小儿健康威胁很大。由于高热时氧消耗增加，产热增多，需要加速散热，因而心跳加快，心脏负担加重。不仅如此，高热对大脑的影响也非常严重，它使大脑皮质过度兴奋，出现烦躁、抽风，讲胡话，昏睡不醒。另外，持续高热还会使人体防御感染的能力下降，这对小儿健康都是极为不利的。

小儿发热较为复杂，根据发病的原因，大体分为外感、内伤两个方面。病邪初入体表时发热称为表热，传里为里热；内伤如脏腑阴阳失调、体内毒素排泄不畅，或气血阴阳亏虚亦可化火而发热。此外，在我国华南、中南、西南等气候炎热地区的暑天有一种婴幼儿发热疾患，被称为"夏季热"。夏季热临床以长期发热，口渴多饮，多尿少汗或汗闭为主要表现。没有一般书写的传变内陷，甚至神昏谵语的表现，主要见于3岁以下的小儿，5岁以上基本无此病。夏季热具有明显的地域性和季节性，与气候炎热有明显的关系，气温下降后或转移至凉爽地区后，大多数患儿可自愈。又如流行性出血热，是由出血热病毒引起，由鼠类传播的疫源性疾患。临床表现：发热出血，低血压或休克，肾脏损害。发病及传变迅速，应特别注意。

【原文】

（1）小儿发热，有表里虚实之异。何谓表热？外感寒邪，脉浮紧，苔微白，头疼，发热，身痛，无汗，恶风，恶寒者是也；何谓里热？小儿肥甘过度，致生内热，面赤，唇焦，舌燥，小溲赤涩，脉实有力者是也；何谓虚热？小儿气质虚弱，营卫不和，其证神倦气乏，又有阴盛格阳，外浮发热者，其面色虽赤，烦躁不宁，然小溲必清白，四肢必厥逆，方为真寒假热；何谓实热？小儿午后潮热，蒸蒸有汗，肚腹胀满，面唇红赤，口舌干燥，溲赤，便难，烦渴不止，啼哭不已，脉洪数有力者是也。辨证确，则施治不难矣。

胎热：儿生旬日间，目赤，身热，溲黄，啼哭，惊烦，由母受胎后，过食五辛，以致热蕴于内，熏蒸胎气而生，名曰胎热。久则有鹅口、重舌、木舌、赤紫丹瘤等证，不可不预防也。

惊热：小儿见异物则惧，或闻声而心骇，心既受惊，气则不顺，身发微热，梦寐不安，脉数烦躁，与急惊相似。

疳热：小儿食积于中，郁久生热，自脾经失治，传之各脏，致成五疳之疾。若脾病去则余脏皆安矣。（《厘正按摩要术·热证》）

（2）胎热：分阴阳，二百遍。推三关，一百遍。退六腑，一百遍。推三焦，三十六遍。清天河水，五十遍。揉外劳宫，一百遍。运内八卦，一百遍，自坤至坎，宜多二次。掐肾水，三十六遍。掐十王穴，三十六遍。运肸肘，三十六遍。水底捞明月，三十六遍。凡推用葱水。焠法，焠虎口、曲池。

惊热：分阴阳，二百遍。推三关，一百遍。退六腑，一百遍。清心经，一百遍。推二扇门，一百遍。推肺经，一百遍。掐中指巅，五十遍。掐合谷，五十遍。掐总经，五十遍。清天河水，三十六遍。掐揉威灵，五十遍。运肸肘，五十遍。捞明月，三十六遍。凡推用葱汤。

疳热：分阴阳，二百遍。推三关，一百遍。退六腑，一百遍。推补脾土，二百遍。天门入虎口，一百遍。推大小肠，一百遍。运内八卦，一百遍。掐揉总经，五十遍。运肫肘，五十遍。摩运肚脐，左右旋转，各二三百遍。分胸腹阴阳，二百遍。凡推用葱姜水。（《厘正按摩要术·热证》）

（3）诸病属热者多。病机十九条，大半皆言热，此热证所宜辨也。其中真热假寒，真寒假热，一经差误，生死攸关。然必辨之于平时，而施之于当境。庸工不读书，不辨证，即至病者就诊，既无主见，有何把握，随意营疏方，草菅人命，良可慨也。噫！病者不死于病而死于医，并不死于医而死于病家之延医者。（《厘正按摩要术·热证》）

（4）诸热各有其因，要辨虚实寒冷。如胎热，儿生三朝旬日月间，目闭面赤，眼胞浮肿，常作吟呻，或啼哭不已，时复惊烦，小便黄色，此因在胎受母热毒，因有此症，若不速治，便成鹅口、重舌木舌、赤紫丹瘤等症。又不宜以大寒之法攻之，热退则寒起，传作他症，切宜慎之。（《幼科推拿秘书·诸热门》）

（5）潮热往来：时热往来，来日依时而发依时而退，如潮水之应不差，故名潮热。大抵因饮食不调，中有积滞，以致血气壅盛，热发于外。伏热者，大便黄而气臭，宿寒者，大便白而酸臭是也。

惊热：心既受惊，气则不顺，身发微热，而梦寐虚惊，面光自汗，脉数烦躁，治当与急惊同。

风热：身热面清，口中亦热，烦叫不时，或大小便结，下之。

烦热：血气两盛，脏腑实热，表里俱热，烦躁不安，皮肤壮热，是也。

脾热：舌络微缩，时时弄舌。因脾脏积热，不可妄用凉法治。

虚热：因病后血气未足，四肢瘦弱，时多发热，一日三五次者，此客热乘虚而作，宜调气血补虚，其热自退。

实热：头昏颊赤，口内热，小便赤涩，大便闭结，此实热之症也，宜下之，泄去脏腑之热即安。

积热：眼胞浮肿，面黄足冷，发热从头至肚愈盛，或恶闻饮食气，呕吐恶心，肚腹疼痛。

疳热：因过餐积滞，郁遏成热，脾家一脏有积热不清，传之别脏，遂成五疳之疾，若脾家病去，余脏皆安。

血热：每日辰巳时发，遇夜则凉，非虚非疳，乃血热之症也。

骨蒸热：骨热而蒸，有热无寒，醒后渴汗方止，非皮肤之外热也。皆因小儿食肉太早，或多食炙煿面食之类，或好食生冷之物，或衣棉太浓，致耗津液而成，或疳疾之余毒，传作骨蒸。

壮热：血气壅实，五脏生热，蒸熨于内，一向不止，眠卧不安，精神恍惚，重发于外，表里俱热，甚则发惊。

温壮热：温温不甚热，与壮热相类而小异，由胃气不和，气滞壅塞，故蕴积体热，名曰温壮热。大便黄臭，宜微利之。(《幼科推拿秘书》)

(6)法宜分阴阳。运八卦，清天河，水底捞明月，掐肾水，揉外牢，宜服延寿丹。

潮热：法宜分阴阳，运八卦，运水入土，捞明月，宿寒加推三关，气凑则天门虎口斜肘。

惊热：法宜分阴阳，运八卦，清心经，清肺经，清天河，捞明月，二人上马。

风热：法宜分阴阳，运八卦，掐心经，清肺经，清天河，二人上马，运水入土，捞明月。四肢掣跳用二龙戏珠，便结用双龙摆尾，退六腑宜服延寿丹。

烦热：法宜分阴阳，运八卦，泻五经，揉外牢，退六腑，清心经，清肺经，清天河，捞明月，以大指掐涌泉为主。

脾热：法宜分阴阳，运八卦，清心火，清脾经，掐总经，推三关，退六腑，二人上马，捞明月，合上俱宜服延寿丹。

虚热：法宜分阴阳，运八卦，运五经，推三关，天门入虎口，揉斛肘，飞金走气，捞明月。

实热：法宜分阴阳，运八卦，清大肠，清肾水，二人上马，捞明月，退六腑为主。

积热：治法宜分阴阳，运八卦，推大肠，运五经，清心经，运土入水，捞明月，退六腑，天门虎口斛肘，飞金走气，宜服延寿丹。

疳热：法宜分阴阳，运八卦，推大肠，运土入水，推脾土，揉中脘，捞明月，虎口斛肘，掐总经，少推三关，多退六腑，揉涌泉。

血热：法宜分阴阳，运八卦，运五经，清肾水，二人上马，捞明月，揉斛肘，揉涌泉，推三关少，退六腑多。

骨蒸热：法宜分阴阳，运八卦，运五经，清天河，掐横纹，捞明月，打马过天河，运土入水，宜服延寿丹。

壮热：法宜分阴阳，清天河，水底捞月，退六腑，服延寿丹。

温壮热：法宜分阴阳，运八卦，运五经，清大肠，清肾水，捞明月，退六腑，虎口斟肘。热重不退，法宜清宜泄，水底捞月，揉涌泉，引热下行，揉脐及鸠尾。小儿口吐热气，身子不热，此心经热也，法宜分阴阳，运八卦，清心经，清天河，掐总经，补肾水。小儿诸热不退，法宜将水湿纸团，放在小儿手心内，再用水底捞明月法，立效。

以上诸热皆可推，唯小儿变蒸热，乃初生时阴阳水火，蒸于气血，而使形体渐长成就也，切不可推，推则受害，医者照前总论变蒸，按小儿生日计算之，则不差误矣。（《幼科推拿秘书·诸热门》）

（7）诸热元初各有因，对时发者是潮名，乍来乍止为虚症，乍作无寒属骨蒸。（《小儿推拿广意》）

（8）夫胎热者，儿生三朝，旬月之间，目闭而赤，眼胞浮肿，常作呻吟，或啼叫不已，时复惊烦，遍体壮热，小便黄色，此因在胎之时，母受时气热毒，或误服温剂，过食五辛，致令热蕴于内，熏蒸胎气，生下因有此症，名曰胎热。若经久不治，则成鹅口，重舌木舌，赤紫丹瘤等症，又不可以大寒之剂攻之，热退则寒起，传作他症，切宜慎之。

治法：推三关，退六腑、三焦，分阴阳，天河，揉外劳，运八卦（自坤至坎宜多二次），掐肾水五总，十王穴，运斟肘，水里捞明月，虎口、曲池各用灯火一燋。

潮热者，时热时退，来日依时而发，如潮水之应不差，故曰潮热。大抵气血壅盛，五脏惊热，熏发于外，或夹伏热，或翚宿寒。伏热者，大便黄而气臭。宿寒者，大便白而酸臭是也。

治法：推三关，补心经，运八卦，分阴阳，泻五经，掐十王，掐中指，六腑，捞明月，肶肘。

惊热者，或遇异物而触目忤心，或金石之声而骇闻悚惧。是以心既受惊，而气则不顺，身发微热而梦寐虚惊，面光而汗，脉数烦躁，治当与急惊同法也。

治法：推三关，肺经，分阴阳，推扇门，清心经，天河，五经，掐总经，运肶肘，捞明月，飞经走气。

风热者，身热面青，口中亦热，烦叫不时，宜疏风解热。若热甚而大便秘者，下之可也。

治法：推三关，泻大肠，掐心经，泻肾水，运八卦，掐总经，清天河，二龙戏珠，运肶肘。

烦热者，血气两盛，脏腑实热，表里俱热，烦躁不安，皮肤壮热是也。如手足心热甚者，五心烦也。

治法：推三关，掐中指，泻五经，掐十王，运八卦，揉外劳，分阴阳，退六腑，捞明月，打马过天河，运肶肘。

脾热者，舌络微缩，时时弄舌，因脾脏积热，不可妄用凉剂。

治法：推三关，脾土，泻心火，肾水，运八卦，分阴阳，掐总经，推上三关（二十四），退下六腑（八十），捞明月，运肶肘。

虚热者，因病后血气未定，四体瘦弱，时多发热，一日三五次者，此客热乘虚而作，宜调气补虚，其热自退。

治法：推三关，补五经，捻五指，运八卦，捞明月，掐总经，推上三关（二十四），退下六腑（八十），分阴阳飞经走气，运斟肘。

实热者，头昏颊赤，口内热，小便赤涩，大便秘结，肚腹结胀，此实热之症也，宜下之，泄去脏腑之热即安。

治法：推三关，泻五经，推大肠，清肾水，运八卦，推膀胱，分阴阳，捞明月，退六腑，打马过天河，飞经走气，运斟肘。

积热者，眼胞浮肿，面黄足冷，发热从头至肚愈甚，或恶闻饮食之气，呕吐恶心，肚腹疼痛。

治法：三关，五经，脾土，大肠，心经，三焦，肾水，运八卦，掐总筋，分阴阳，捞明月，退六腑，飞经走气，揉斟肘。

疳热者，皆因过餐饮食，积滞于中，郁过成热，脾家一脏，有积不治，传之别脏，而成五疳之疾，若脾家病去，则余脏皆安矣。

治法：推三关，补脾土，推大小肠，三焦，运八卦，掐总筋，分阴阳，捞明月，推上三关（二十四），退下六腑（八十），飞经走气，运斟肘。

血热者，每日辰巳时发，遇夜则凉，世人不知，多谓虚劳，或谓疳热，殊不知此乃血热症也。

治法：推三关，推上三关，退下六腑，分阴阳，运八卦，五经，掐十王，掐总筋，肾水，捞明月揉肘，按弦搓摩，飞经走气。

骨蒸热者，乃骨热而蒸，有热无寒，醒后盗汗方止，非皮肤之外烧也，皆因小儿食肉太早，或素喜炙，煿面食之类，或好食桃李杨梅瓜果之类，或至冬月衣绵太浓，致耗津液而成，或疳病之余毒，传作骨蒸，或腹内痞癖，有时作痛。

治法：三关，六腑，运五经，分阴阳，清天河，捞明月，肾水，掐总筋，大横纹，打马过天河。

壮热者，一向不止，皆因血气壅实，五脏生热，蒸熨于内，故身体壮热，眠卧不安，精神恍惚，蒸发于外，则表里俱热，甚则发惊也。

治法：三关，六腑，肺经，分阴阳，推扇门，清心经，天河，五经，总经，运肚肘，捞明月，飞经走气。

温壮热，与壮热相类，而有小异，但温不甚盛，是温壮也。由胃气不和，气滞壅塞，故蕴积体热，名曰温壮热。大便黄臭，此腹内伏热，粪白酸臭，则宿食停滞，宜微利之。

治法：三关，六腑，五经，大肠，肾水，运八卦，膀胱，分阴阳，捞明月，打马过天河。（《小儿推拿广意》）

（9）变蒸热者，阴阳水火，蒸于血气，而使形体成就也。所以变者，变生五脏，蒸者，蒸养六腑。小儿初生三十二日，为之一变，六十四日为之一蒸，十变五蒸，计三百二十日，变蒸俱毕，儿乃成人也。婴儿之有变蒸，譬如蚕之有眠，龙之脱骨，虎之转爪，皆同类变生而长也。先看儿身热如蒸，上气虚惊，耳冷微汗，上唇有白泡如珠，或微肿如卧蚕者，是其症也。重者身热所乱，腹痛啼叫，不能吃乳，即少与乳食，切不可妄投药饵，及推拿火灸。若误治之，必致杀人，故不立治法，特书以告之。（《小儿推拿广意》）

（10）仲景论曰：有翕翕发热，有蒸蒸发热，此分汗下之不同。翕者，若翕之所覆，明其热在表也，属上太阳第一证，以桂枝汤主之。蒸者，如熏蒸之甚，主其热在胃也，属阳明三十二证，以调胃承气汤下之。此仲景法也。缘小儿之热，似是而非，若同而异，有伤寒热、变蒸热、积热、麻豆热、惊风热、潮热、骨蒸热、有表里俱虚而热。有热虽同，名则异，可不明辨标本以施治乎？须令验证，对证用药，斯为的论。

伤寒热，十指稍冷，鼻流清涕，发热无汗，面惨凌振，右腮有紫纹。治法载于伤寒条内。

变蒸热，温温微热，气粗惊少，呗乳泻黄，上唇尖有小泡如水珠子，即变蒸也。不须用药攻治。如兼他证者，当依其所感之候，略与和解，不必重剂可也。盖变者变其形容，蒸者蒸长肌肉。三十二日为一变，六十四日为一蒸。又三大蒸积五百一十二日，变蒸毕而形气血脉筋骨全矣。夫变蒸之说，再考明医陈氏书，载十变之内，五蒸存焉。又有三大蒸，计其数恰五百一十二日，最为明矣。

积热，眼胞浮肿，面黄足冷，发热从头至肚愈甚，或闻饮食之气，恶心及腹疼呕吐。治法详载伤积论中。

麻豆热，面赤足冷，身发壮热，呵欠顿闷，咳嗽腰疼，时或作惊，腹痛自痢，及中指独自冷者是也治法详见疱疹证内。

惊风热，遍身发热而光，自汗心悸不宁，脉数烦躁。所用药饵，必先解表。

潮热，有午后发热，或日晡发热，对时如潮水之应不瘥是也。先用百解散发表，次以当归散及三解散治之。脉实者下之，宜大柴胡汤；虚浮散者微汗之，用百解散。若发热而呕者，小柴胡汤主之。

虚热，因病后发热无时，一日三五次者，此客热乘虚而作。先以胃苓汤加黄芪末，温米清汤调服；次投钱氏白术散或固真汤，带凉服；及用温盐汤参入凉水，送下黑锡丹固守元气。

骨蒸热，身体虚羸，遇晚而发，有热无寒，醒后渴汗方止。此乃疳病之余毒传作骨蒸，或腹内有癖块，有时微痛，用参苓白术散，姜、枣、三棱煎汤调服，或投化癖丸，先疗脾虚宿滞，次以柴胡饮为治。仍忌鸡、酒、羊、面、毒物。

有小儿热证，用表里药后其热俱退，既退复热者何也？疗病至此，难以概举，或再解表攻里，或施凉剂，热见愈甚。以阴阳辨之，何者为是？推其原乃表里俱虚，而阳浮于外，阴伏于内，所以又发热，宜用温平之药和其里，则体热自除。投钱氏白术散，去木香加扁豆，水煎；及黄芪六一汤、安神散，自然平复。若日久汗多，烦渴食减，脉微缓，喜饮热，可服真武汤。虽附子性温，取其收敛阳气，内有芍药性寒，一寒一温，亭分得宜，用之无不验矣。（《活幼心书·明本论·热证九》）

【点评】小儿发热时，家长首先应根据发热的程度和患儿的情况分别作出处理。在疾病初期，如果体温不超过38℃，就不一定要药物退热；如果发热超过39℃或虽然没有超过39℃，但有抽风征象时，就应采取措施。首先是降温。降温是小儿高热家庭护理的关键。采用物理降温或在医师指导下服用退烧药。有条件的应将病儿安置在有空调的室内。在额部、颈旁、腋下、腹股沟等处用温湿毛巾敷一下。重者，除采取上述措施外，应及时送医院诊治。

另外，发热期间要让病儿好好卧床休息，切不可热刚刚退就让病儿起床活动。发热时，小儿体能消耗很大，退热时出汗又多，因此，必须注意补充足够的水分，鼓励孩子多饮水。饮食宜清淡，吃一些米汤、稀粥、豆浆、牛奶、面条等流质饮食。饮水、饮食都要少量多次，千万不可暴饮暴食。此外，依据医嘱服药，观察病儿体温的变化，每隔 2～4 小时量一次体温，并做好记录，复诊时供医生参考。

临床上用推拿治疗效果较好的是外感发热、阴虚发热和脾胃积热。《中国推拿术》以清天河水、清小肠、推下天柱骨清热降火除烦、平肝经清热解郁理气为基础方。在此基础上，外感风寒加四大手法、推三关、掐风池以疏风散寒；外感风热加揉大椎、四大手法以清热解表；阴虚加水底捞明月、揉二马滋阴清热；肺胃实热者加清肺经、清脾经、清肺胃积热。小儿发热虚热易退，实热难退且易反复，需一日推拿两到四次。一般需要两天以上，热方可彻底退净。退热的同时要尽快找出疾病的实质，热退后需继续进行治疗，直到其他病证痊愈方可。

六、牙疳

牙疳又名"走马牙疳"，临床表现为小儿牙齿发黑，齿龈溃烂出血，甚则穿腮蚀唇，腐肉脱落的一种口腔疾病。牙疳的主要症状是初起为口臭，继而牙齿发黑，牙龈溃烂坏死，甚至蔓延至唇颊、出现大块坏死，穿通面颊。初期可有发热，后期发热较轻或者不发热。患儿舌质绛红或暗红，舌苔厚腻或脱落，指纹多淡青。此病对患儿的身心和智力发育，临床应引起重视。

【原文】

（1）牙疳者，初作臭气，次则齿牙黑，甚则龈肉烂而出血，名为宣露。此由肾热，其气直奔上焦，故以走马为喻，宜速治之。若上下唇破，鼻穿齿落者，名曰崩沙，气喘痰潮，饮食减小则不可治。（《幼幼集成》）

（2）痘后，牙齿龈肉溃烂者，此痘脱去，涎水浸渍为疳蚀疮，用绵茧散（收靥）敷之。若气臭血出者，又名走马疳疮，内以黄连解毒汤（烦躁）加雄黄为丸，竹叶汤下，外以马鸣散敷之。或口舌生疮者，并宜洗心散。（《证治准绳·幼科》）

（3）走马牙疳，牙龈红肿，渐变紫黑臭秽，胃热也。牙痈，牙边肿痛，灌脓也。牙宣，牙根尽肿，宣露于外也。吹以柳花散，兼服清胃散。牙痛，疗牙止痛散，兼服葛根汤。（《外科十法》）

（4）牙疳，由内蕴胎毒，外感热毒，毒气上攻，牙根溃烂，随变黑腐，臭秽难闻，辨证最速，名为走马牙疳。内治以泻毒清热主之。分阴阳，二百遍。推三关，一百遍。退六腑，二百遍。清天河水，二百遍。水里捞明月，五十遍。摇头，三十遍。凡推用香麝葱汤水。金枣砒一枚，用红枣一个去核，以红砒黄豆大一粒入枣内，湿纸重重包裹，慢火上煅至烟尽为度，研细末。穿肠骨一钱，（即狗屎中末化骨，于白色屎内寻之即得）珍珠、牛黄各五分，冰片八分，广木香一钱二分，铜绿二钱五分，人中白，煅三钱。共八味，各研细末，秤准和匀，先用防风二钱，马兜铃三钱，甘草一钱，煎汤洗患处。以旧青布拭净毒血，用前药末一分，磨陈京墨调药搽之，大有神功。韭根、松萝茶各二钱，煎成浓汁，乘热以鸡翎蘸洗患处，去净腐肉。(《厘正按摩要术·牙疳》)

(5) 治走马牙疳 每次分阴阳二百，推三关一百，退六腑二百，清天河水二百，捞明月五十，摇头十五。上麝香水或姜葱汤推之，五倍子烧灰存性、炉底、黄连等分为末搽之，但搽药需子夜间与日间睡着时，用物枕其头，令仰睡张口，方便用药。若醒时用药，为涎所流，终无益也。(《推拿妙诀》)

【点评】牙疳的发病主要是因肾热或心、脾、胃三经热毒，长期郁结，上熏口齿，形成溃疡，外合患儿的其他疾患而体弱，故而溃疡迁延不愈，日久成牙疳。《幼幼集成》记载："牙疳者……其由肾热、其气直奔上焦，故以走马为喻"。《幼幼新书》有言："积热在脾多爱睡，牙疳奶食毒相生"，认为牙疳是奶食毒引起的。

牙疳的治疗以清热解毒、健脾生肌为主。推小天心、清天河水、掐承浆、涌泉，泻肺经、心经，揉二马、揉总筋等以清心泄热、解郁散结。补脾土、推三关、揉板门、补肾水、揉外劳宫温阳益气、健脾生肌。护理上应保持患儿口腔清洁，多食用维生素丰富的食品，特别是含维生素 C 丰富的食品，可以喂食果泥等。

七、疟疾

疟疾俗称为打摆子，为疟原虫寄生于人体而引发的一种传染病，主要临床表现为寒热往来，反复发作，贫血及肝脾肿大。其主要是通过蚊虫叮咬传播疾病，故多发于夏秋季节，尤其是潮湿地区。由于近年来卫生条件有很大的改善，现已无暴发流行出现，发病率较低，但仍偶有发生，临床上应引起注意。儿童疟疾初期表现酷似流感，婴儿开始可能仅限于发热、呕吐和腹泻，但病情多危重。

【原文】

（1）师曰：疟脉自弦，弦数者多热，弦迟者多寒。弦小紧者下之瘥，弦迟者可温之，弦紧者可发汗、针灸也，浮大者可吐之，弦数者风发也，以饮食消息止之。（《金匮要略·疟疾脉证并治第四》）

（2）疟病者，由夏伤于暑，客于肤里，致肌腠虚隙，至秋又寒湿乘之，动前暑热，邪正相搏，阴阳交争，会遇有时，更相胜负。阳胜则发热，阴胜则发寒，阴阳互胜，则发寒热。热则烦躁闷乱，寒则噤栗战悚。阴阳会遇，交争已过，邪正相离，则寒热俱歇。若邪动气至，又复发作，故疟休作有时也。其发晏者，邪正会过迟也。其发朝者，邪正会遇早也。其间日发者，邪气入深而行瘥迟，不能日作。（《小儿卫生总微论方》）

（3）夏伤于暑，秋必病疟。谓疟疾由伤暑而汗出腠开，当风浴水受凄凉之水寒，及秋遇凉风束之，里邪不能外越，则随经络以内薄，舍于脏腑募原之间，与日行之卫气相值而疟作焉。当其邪正交争，并于阴，则中外皆寒；并于阳，则内外皆热。极则阴阳俱衰，卫气相离，故病得体，卫气集则复作。治者于疟将发时与正发之际，切勿施治，治之则病愈甚。须在未发前二三时，迎而夺之，方为合法。小儿胎疟，不能服药，用黄丹五钱，生明矾三钱，胡椒二钱五分，麝香少许，共研末，以好醋调敷手心，男左女右，以绢包手掌，药发自汗而愈。如小儿未进谷食者，患疟久不止，用冰糖浓煎汤喂之，最验。

食疟：饮食不节，复感风暑，寒热交作，腹胀痞闷，面黄恶食。

痰疟：小儿素有痰饮，复因外邪凝结脾胃，胸闷欲吐，其证面黄目肿。

久疟：邪结血络，左胁胀满，牵连少腹，或肾虚脾虚皆有之。

瘅疟：但热不寒，由阴气先伤，阳气独发，壮热，少气，烦冤，手足热，欲呕，邪内藏于心，外舍肌肉，令人消烁肌肉。（《厘正按摩要术·疟疾》）

（4）夏伤于暑，秋必痎疟。其证先起于毫毛，伸欠乃作，寒栗鼓颔，腰脊俱痛，寒去则内外皆热，头痛如破，渴欲冷冻饮料。盖邪气并于阳则阳胜，并于阴则阴胜，阴胜则寒，阳胜则热，阴阳上下交争，虚实更作，故寒热间发也。有一日一发，二日一发，三日一发，有间一日，连二日发，有日与夜各发，有上半日发，下半日发，及发于夜者；有有汗，有无汗，此其略也。以详言之，当分六经、五脏，及痰、食、劳、暑、鬼、瘅之不同，邪中三阴之各异。如足太阳之疟，令人腰痛头重，寒从背起，先寒内热，然热止，汗出难已。足少阳之疟，令人身体解，寒不甚，热不甚，恶见人，见人心惕惕然，热多汗出甚。足阳明之疟，令人先寒，洒淅洒淅，寒甚久乃热，热去汗出，喜见日月光火，气乃快然。足太阴之疟，令人不乐，好太息，不嗜食，多寒热，汗出病止则善呕，呕已乃衰。

足少阴之疟，令人呕吐，甚多寒热，热多寒少，欲开户而处，其病难已。足厥阴之疟，令人腰痛少腹满，小便不利如癃状，非癃也，数便意，恐惧气不足，腹中悒悒，此六经疟也。肺疟者，令人心寒，寒甚热，热间善惊，如有所见者。心疟者，令人烦心，甚欲得清水，反寒多不甚热。肝疟者，令人色苍苍然太息，其状若死者。脾疟者，令人心腹中痛，热则肠中鸣，鸣已汗出。肾疟者，令人洒淅然，腰脊痛宛转，大便难，目眴眴然，手足寒。胃疟者，令人且病也，善饥而不能食，食而支满腹大，此五脏疟也。痰疟者，胸膈先有停痰，因而成疟，令人心下胀满，气逆烦呕是也。食疟者，是饮食伤脾，其人噫气吞酸，胸膈不和是也。劳疟者，久而不瘥，表里俱虚，客邪未散，真气不复，故疾虽间遇劳即发是也。暑疟者，其人面垢口渴，虽热亦退，亦常有汗是也。鬼疟者，进退无时是也。瘴疟者，感山岚瘴气，其状寒热，休作有时是也。作于子午卯酉日为少阴疟，作于寅申巳亥日为厥阴疟，作于辰戌丑未日为太阴疟，此所谓三阴各异也。久而不愈，名曰痎疟。痎疟，老疟也。老疟不愈，结癖于两胁之间，名曰疟母。此先失于解散，或复外感风寒，内伤饮食，故缠绵不已也。治法：风暑之邪，从外而入，宜解散之，解表后，即宜扶持胃气。故丹溪曰：无汗要有汗，散邪为主；有汗要无汗，固正气为主。骤发之疟，宜解表。久发之疟，宜补脾。寒疟宜温，温疟宜和，瘅疟宜清，挟痰则行痰，兼食则消食，劳疟宜安，暑疟宜解，鬼疟宜祛，瘴疟宜散，此亦其略也。（《保婴撮要》）

（5）痎疟皆生于风。又曰：夏伤于暑，秋必痎疟。夫风与暑阳邪也，寒与水阴邪也。然风为阳中之凉气，暑为热中之寒邪，合是四者而言，无非皆属乎寒，故俗号为脾寒，谓病邪客于肌肉之间，而脾应肉也，及疟之将发，必先手足厥冷，以脾主四肢也。《经》言暑者，言时气也；寒者，言病气也。虽邪气自浅而深，郁寒成热，然终不免寒为本，热为标耳。久而不解，纵实变虚，非大补真气，大健脾胃，莫能瘳也。

疟必有寒有热。盖外邪伏于半表半里，正在少阳所主之界，出与阳争，阴胜则寒；入与阴争，阳胜则热。即纯热无寒为温疟，纯寒无热为牝疟，要皆自少阳而造其极偏。故补偏救弊，亦必还返少阳之界，使阴阳协和而后愈也。谓少阳而兼他经则有之，谓他经而不涉少阳，则不成其为疟矣。疟之不离乎少阳，如咳嗽之不离于肺也。

凡小儿触冒风寒暑湿，客于皮肤，积于脏腑，邪正相攻，阴阳偏胜，发为寒热往来。阳不足则先寒后热，阴不足则先热后寒；寒多热少者，阴胜阳也，热多寒少者，阳胜阴也。阴阳互攻，则寒热相半；其初也，必内有痰食，致脏气不流，故发而为疟。

疟之正发有定期，其间有一日间日二三日者，此脏气有盛衰，邪之轻重不等也。发于夏至后处暑前者，三阳受病，伤之浅而暴也。发于处暑后冬至前者，三阴受病，伤之远而深也。发在子后午前者，阳分受病易愈；发在午后子前者，阴分受病难愈。尤当以寒热多寡，禀受强弱而参之，则得矣。

疟疾之证，始而呵欠，继而足冷，面色青黄，身体拘急，战栗，鼓颔腰脊俱痛。寒去未已，内外皆热，头痛而渴，但欲饮水，呕恶烦满而不嗜食者，皆其候也。由小儿脾胃素弱，邪气得以乘之，虽有寒热虚实之不同，然要不离乎脾胃。其证亦有五，乃风、寒、暑、湿、食也。治法之要，宜分初、中、末而治之。初则截之，谓邪气初中，正气未伤，略与疏解，则驱之使去，不可养以为患也。中则和之，谓邪气渐入，正气渐伤，或于补中加截药，或于截中加补药，务适其中，以平为期。末用补法，谓邪久不去，正气已衰，当补其脾胃为主，使正气复强，则邪不攻自退矣。

风疟，因感风得之。恶风自汗、烦渴头疼。风，阳也，故先热后寒。初时宜发散，桂枝白术汤。不退，小柴胡加常山、槟榔、乌梅截之。久而不退，补中益气汤多服自愈。

寒疟，因感寒得之。无汗恶寒，挛急面惨。寒，阴也，故先寒后热。宜发散寒邪，养胃汤加桂心；不止，平胃散加槟榔、草果截之；久不止，六君子汤加姜、桂。

暑疟，因伤暑得之，阴气独微，阳气独发，但热不寒，烦渴少睡，呕恶时见，肌肉消烁。宜解暑毒，柴胡白虎汤；不止，去石膏加贝母、常山、槟榔截之；久不止，补中益气汤。

湿疟，因冒袭雨湿，汗出澡浴，坐卧湿地得之。身体重痛，肢节烦疼，呕逆胀满，胃苓汤；不退，平胃散加茯苓、槟榔、常山截之；久不止，参苓白术散。

食疟，一名痰疟，由饮食不节，饥饱有伤然也。凡食啖生冷鱼肉油腻之物，以致中脘停痰，皆为食疟。候饥不欲食，食则中满，呕逆腹痛，宜去其食，四兽饮；不止，以二陈汤送红丸子；久不止，六君子汤加青皮、姜、桂。

有疟痢并作者，初用小柴胡加当归、白芍、槟榔以解表导滞；不已，六君子汤加桂枝。疟后肿，此病极多。胃苓丸、五皮汤下；不消，六君子汤加姜、桂、砂仁，四肢冷者，加附子。疟后食少黄瘦，不长肌肉者，将欲成疳，但以平疟养脾丸调之，多服自愈。有夜疟，此邪在血分，宜麻黄桂枝汤加地黄、红花，不止，以四物汤合小柴胡汤加升麻，提出阳分，用四君子汤加常山、乌梅、槟榔截之。（《幼幼集成》）

（6）夏伤于暑，秋必病疟；谓腠理开而汗出遇风，或得于澡浴水气含于皮肤，因卫气不守，邪气并居，其疾始作，伸欠寒慄，腰背俱痛，骨节烦痛。寒去则内外皆热，头疼而渴，乃阴阳二气交争，虚实更作而然，阴气独胜则阳虚，故先寒战慄。阳气独胜则阴虚，故先热。阴盛阳虚，则内外皆寒，阳盛阴虚，则内外俱热，阴阳各衰，卫气与病气相离则病愈，阴阳相搏，卫气与病气再集则病复，各随其卫气之所在，与所中邪气相合而然也。（《小儿推拿广意》）

（7）食疟：内治以养胃汤减参、术主之。分阴阳，二百遍。推三关，一百遍。退六腑，一百遍。清天河水，二百遍。推脾土，二百遍。推肾水补清，各一百遍。揉脐，一百遍。运八卦，二十遍。用熨法。

痰疟：内治以豁痰之药主之。分阴阳，二百遍。推三关，一百遍。退六腑，一百遍。推清肺经，二百遍。推四横纹，三十遍。推脾土，二百遍。揉脐，一百二十遍。揉内劳宫，三十遍。运八卦，五十遍。按弦搓摩，二十四遍。汗吐法先之。凡推法用姜汤，或桃叶汁亦可。

久疟：分阴阳，二百遍。推三关，二百遍。退六腑，一百遍。清天河水，二百遍。推补脾土，二百遍。运八卦，一百遍。掐二人上马，二十遍。凡推用葱姜水，桃叶捶烂敷足心。

瘅疟：内治以甘寒生津法。分阴阳，二百遍。推三关，二百遍。推脾土，一百遍。运八卦，五十遍。推肺经，五十遍。退六腑，一百遍。推间使、内关，一百遍。天门入虎口，五十遍。摇肘肘，五十遍。（《厘正按摩要术·疟疾》）

（8）小儿之疟，多是食积、痰饮留于胁下，故作寒热。盖人之一身，腰以上阳主之，腰以下阴主之。胁下者当其中，为阴阳升降之枢，故胁下有痰食塞其道路，阳欲与阴交而为所阻，热斯作焉，阳得过其处，热斯解矣，阴欲与阳交而为所间，寒斯作矣，阴得过其处，寒斯息矣。又有寒热往来，兼以头疼、骨节痛，明是风邪，得汗即解。又有寒热往来，兼以腹膨作痛，明是食积，得下即愈。又有热而不寒者，病在里，调其中而已；寒而不热者，病在表，解其肌而已。一日一发者，荣卫行速故也，得病为近；间日一发者，荣卫行迟故也，得病为远。凡治小儿之疟，以食积、痰饮为主，而风邪次之，惊又次之，乃得治疟之要焉。（《推拿妙诀》）

（9）小儿疟疾有四：一疟疾，二三日一发，则昏昧。原因脾土痰结，脉弦而滑宜吐之。法宜推肺经，推三关，运八卦，分阴阳，掐四横纹，揉天枢，掐内间使，猿猴摘果，拿列缺，按弦走搓摩。二食疟，一日一发，肚膨作呕。原因脾土结食，宜下之。法宜推三关，推脾土，补肾水，运八卦，分阴阳，天门虎口斛肘，揉中脘，按弦走搓摩。三痰疟，夜间则发，即邪疟也。原因水边戏耍，感露风雨寒，宜取汗。法宜推三关，推肺经，掐手背指节，掐横纹。威灵穴一截，二扇门一截，方用独蒜研饼，贴内间使，略灸一壮。四虚疟，前症至一二月后，便成虚疟。原因血气两虚，以补中益气为主，法宜推三关，补肾水，虎口斛肘，掐二人上马一截，威灵一截。止疟推法秘旨。初起只在前汗方，加少商穴愈，如久。法宜推三关，推肺经，分阴阳，运八卦，补脾土，天门虎口斛肘，方用祝由科神妙。（《幼科推拿秘书・疟疾门》）

（10）治食疟：每次分阴阳二百，推三关二百，退六腑一百，推脾土二百，推肾水一百，天门入虎口二十，运八卦二十，揉内劳宫三十。发汗要用。上葱水推。忌生冷，乳食少用。

治痰疟：每次分阴阳二百，推脾土二百，退六腑一百，运八卦五十，推四横纹三十，揉脐一百二十，揉内劳宫三十。汗吐法急用。上姜葱汤推。忌生冷。向东桃叶研饼敷涌泉穴。

治虚疟：每次分阴阳二百，清天河水二百，推三关二百，退六腑一百，推脾土三百，运八卦一百，拿二人上马三十。上葱姜水推。忌生冷并风，桃叶敷脚心。

治邪疟：往来不时为邪。每次分阴阳二百，清天河水二百，推三关一百，推肺经一百，掐五指节二十，推四横纹二十，运水入土五十，拿二扇门三十，揉内劳宫二十。汗法要用。上姜葱汤推。忌生冷。用独囊蒜一个捣烂，隔

火纸敷内间使，大者久敷，小者少敷；或桃叶捣敷涌泉穴（内间使即天河水处）。（《推拿妙诀》）

（11）疟疾兼呕吐肚痛者。治法：推三关、脾土、分阴阳、揉脐、运八卦。痰疟一日一发者。治法：推三关、肺经、分阴阳、八卦、按弦搓摩。久疟不退，而脾气虚弱者。治宜补脾土（二百）、分阴阳（一百）、运八卦（二百）。邪疟至晚发者，治宜推三关（五十）、脾土（一百）、分阴阳（三百）、八卦、六腑（二百）、天门入虎口。瘅疟，但热无寒者。治宜推三关、脾土、分阴阳、运八卦、肺经、六腑、间使内关（各一截）、天门入虎口、肶肘。（《小儿推拿广意》）

（12）疟疾：治兼呕吐肚疼者，推三关、脾土、分阴阳、揉脐、运八卦。治一日一发者兼痰者，推三关、肺经、分阴阳、运八卦、按弦搓摩。治疟疾久不止，脾气虚弱者，补脾土（二百）、分阴阳（一百）、运八卦（二百）、治晚法无邪者，推三关（五十）、脾土（一百）、分阴阳（三百）、运八卦、六腑（各二百）、天门虎口肶肘。（《小儿推拿直录·诸症推拿手法》）

（13）疟证，内伤痰食积滞，外感风寒暑湿。但感有浅深，故病有轻重，所期寒则温之，热则清之，食则消之，风痰则疏导之，务须缓以图治，不可期以速效。逐日行按摩等法三五次，至三五日、五七日均可。婴儿如此，大人则次数加多，日期更久，方为合法。毋欲速以图功，致生他证，是谓至要。勿谓徒恃手法而不求方药也。（《厘正按摩要术·疟疾》）

【点评】疟疾之名首见于《内经》，对于疟疾的病因、病机、症候、治法，《内经》中有详细的论述。例如《素问·疟论》说："夫疟气者，并于阳则阳胜，并于阴则阴胜，阴胜则寒，阳胜则热"。《金匮要略》亦有详尽的论述及辨证论治，并提出了瘅疟、温疟、牡疟的证候。近代研究者参考《肘后备急方》中提到用青蒿治疗疟疾的文献记载，提取出现代治疗疟疾最有效的药物青蒿素。

"疟邪之舍于营卫，正属半表半里"，入于阴争则恶寒，出于阳争则发热，正邪交争，故而寒热往来。邪在阳分，病浅则发作日少；邪在阴分，病深则发作日迟。故而疟疾有寒热往来，或一日一发，或二日一发，或三日一发的特点。但婴幼儿疟疾发作无定型。可无寒战现象，而多出现呕吐，惊厥，四肢逆冷，面色苍白等。亦有体温不高而着重出现呕吐、泄泻等胃肠症状。《厘正按摩要术》中对疟疾的论述及推拿治疗较佳，将其分为食疟、痰疟、久疟，瘅疟四证。《幼科推拿秘书》、《推拿妙诀》等则多有痎疟、虚疟、邪疟等。治疗上，各医家的治疗手法比较接近：揉一窝风、外劳宫，补脾土，推三关等手法可以温阳散寒、解表祛邪，对于缓解寒战有良效；清天河水，清板门，推脊，退六腑、补肾水可以滋阴清热、泻火解毒，可以退其高热。若为温疟者多用清热解毒手法，例如清天河水、退六腑、清板门、泻肺经、泻大肠等；若为寒疟者多用温阳散寒手法，例如揉一窝风、外劳宫，补脾土、推三关等。若为劳疟者，多补脾经、推三关、补心火、泻大肠、揉板门、按揉足三里、天门入虎口等法补后天之不足。

第五节　小儿推拿歌赋节选

一、察儿病证秘旨

小儿之疾，大半胎毒，小半食伤，外感风寒之症，什一而已。儿在胎中，母饥亦饥，母饱亦饱。辛辣适口，胎热即随，情欲动中，胎息即噪。专食煎炒，恣味辛酸，喜怒不常，皆能令子受患。母若胎前不能谨节，产后不能调养，唯务姑息，不能防微杜渐，未满百日，遽与咸酸之味，未及周岁，辄与肥甘之物，则百疾由是而生焉。小儿脾胃，本自娇嫩，易于损伤。乳食伤胃，则为呕吐。乳食伤脾，则为泄泻。吐泻既久，则成慢惊。乳食停积，则生湿痰。痰则生火，痰火交作，则为急惊，或成喉痹。痰火结滞，则成吊痛，或为喘嗽。胎热胎寒，禀受有病，脐风撮口者，胎元有毒也。鹅口、口疮，胃有湿热也。重口木舌，脾经有实火也。走马牙疳，气虚湿热也。爱吃泥土，脾脏心生疳热也。胎惊夜啼，邪火入心也。变蒸发热者，毒散而五脏生也。丹毒者，火行于外也。蕴热者，火积于中而外邪乘也。睡惊者，内火动也。喉痹者，热甚也。眼痛者，火动也。脓耳者，肾气上冲也。鼻塞者，因冒风寒也。头疮者，胎毒热攻也。脐风者，中痰中湿也。尾骨痛者，阴虚痰也。诸虫痛者，胃气伤也。阴肿痛者，寒所郁也。盘肠气痛者，冷滞脾胃也。便血者，热传心肺也。淋者，热郁膀胱也。吐血生肿者，荣卫气逆也。小便不通者，无阴有阳也。大便不通者，无虚有实也。解颅鹤节者，胎元不全也。行迟发迟者，血气不完也。鸡胸者，肺热满胸也。龟背者，风邪入脊也。语迟者，邪乘心也。齿迟者，肾不足也。疟疾者，膈上痰结也。痢疾者，食积腹中也。咳嗽者，肺气伤也。喘气者，痰气盛也。心痛者，虫所啮也。腹痛，食所伤也。内伤发热，口苦舌干也。外感发热，鼻塞声重也。腹胀者，脾胃虚弱也。水肿，水旺土亏也。疸黄者，脾胃虚而有湿热也。故调理脾胃，医中之王道也。节戒饮食，却病之良方。惊疳积热，小儿之常病也。恒居时，常观其脾，微有青黑，即推数百，去其青黑之气，再加补脾手法，可保小儿常安。此为要着，不可忽也。然推脾必要补，泄而不补，则脾愈弱。擦龟尾亦要补，如不补，则泄不止。脾上用功，手法之要务也。痢痞痰疳，小儿之重症也，医家慎之。

二、关形察色审病歌

观形察色辨因由，阴弱阳强发碍柔。若是伤寒双足冷，要知有热肚皮求。

鼻冷便知是疹痘，耳凉知是风热投。浑身皆热伤风症，下冷上热食伤仇。

三、推拿小儿总诀歌

推拿小儿如何说，只在三关用手诀。掐在心经与劳宫，热汗立至何愁雪。

不然重掐二扇门，大汗如雨便休歇。若治痢疾并水泻，重推大肠经一节。

侧推虎口见工夫，再推阴阳分寒热。若问男女咳嗽诀，多推肺经是法则。

八卦离起到乾宫，中间宜手轻些些。凡运八卦开胸膈，四横纹掐和气血。

五脏六腑气候闭，运动五经开其塞。饮食不进儿着吓，推展脾土就吃得。

饮食若进人事瘦，曲指补脾何须歇。直指推之便为清，曲指推之为补诀。

小儿若作风火吓，多推五指指之节。大便闭塞久不通，盖因六腑有积热。

小横肚角要施工，更掐肾水下一节。口出臭气心经热，只要天河水清彻。

上入洪池下入掌，万病之中都去得。若是遍身不退热，外牢宫上多揉些。

不问大热与小炎，更有水底捞明月。天门虎口斛肘诀，重揉顺气又生血。

黄蜂入洞医阴病，冷气冷痰俱治得。阳池穴掐心头痛，一窝风掐肚痛绝。

威灵总心救暴亡，精宁穴治打逆噎。男女眼若往上翻，重掐小天心一穴。

二人上马补肾经，治得下来就醒些。男左女右三关推，上热退下冷如铁。

寒者温之热者清，虚者补之实者泄。仙人留下救儿诀，后学殷勤谨慎些。

四、推五脏虚实病源治法歌

心实叫哭兼发热，饮水惊搐唇破裂。天河六腑并阴阳，飞金水底捞明月。

虚则困卧睡不安，补脾便是神仙诀。左转心经与牢宫，再分阴阳三五百。

肝实顿闷并呵欠，目直项急叫多惊。右转心经推六腑，天河明月两相亲。

虚则切牙迷多欠，补肾三关掐大陵。揉按中指单展翅，再把阴阳着力分。

脾实困睡频频饮，身中有热觉沉疴。推脾推肺推六腑，运水入土并天河。

虚则有伤多吐泻，左转心经热气疴。赤凤摇头并运卦，阴阳外间便宜多。

肺实闷乱兼喘促，或饮不饮或啼哭。泄肺阴阳六腑河，八卦飞金与合骨。

虚则气短喘必多，哽气长出气来速。补脾运卦分阴阳，离轻干重三百足。

肾主瞳人目畏明，又无光彩少精神。解颅死症头下窜，白精多过黑瞳睛。

面皮㿠白宜推肺，肾脾兼补要均停。重耳中渚揉百次，尿黄清肾却通淋。

五、手法同异多寡宜忌辨明秘旨歌

小儿周身穴道，推拿左右相同。三关六腑要通融，上下男女变通（男左手，女右手，男从左手外往里推为补，从里往外推为清，推女相反，在右手）。

脾土男左为补，女补右转为功，阴阳各别见天工，除此俱该同用。急惊推拿宜泄，痰火一时相攻，自内而外莫从容，攻去痰火有用。慢惊推拿须补，自外而内相从，一切补泄法皆同，男女关腑异弄。法虽一定不易，变通总在人心，本缓标急重与轻，虚实参乎病证。初生轻指点穴，二三用力方凭，五七十岁推渐深，医家次第神明。一岁定须三百，二周六百何疑，月家赤子轻为之，寒火多寡再议。年逾二八长大，推拿费力支持，七日十日病方离，虚诳医家谁治。禁用三关手法，足热二便难通，渴甚腮赤眼珠红，脉数气喘舌弄。忌用六腑手法，泄青面（白光）白容，脉微吐呕腹膨空，足冷眼青休用。小儿可下病证（下者六腑也），实热面赤眼红，腹膨胁满积难通，浮肿疟腮疼痛。小便赤黄壮热，气喘食积宜攻，遍身疮疥血淋漓，腹硬肚痛合用。不可下有数症，囟陷肢冷无神，不时自汗泄频频，气虚干呕难忍。面白食不消化，虚疾潮热肠鸣，毛焦神困脉微沉，烦躁鼻塞咳甚。

六、掌面推法歌

一掐心经二劳宫，推上三关汗即通，如若不来加二扇，黄蜂入洞助其功。

侧掐大肠推虎口，螺蛳穴用助生功，内伤泻痢兼寒疟，肚胀痰吼气可攻。

一掐脾经屈指补，艮震重揉肚胀宜，肌瘦面若带黄色，饮食随时而进之。

肾经一掐二横纹，推上为清下补盈，上马穴清同此看，双龙摆尾助其功。

肺经一掐二为离，离乾二穴重按之，中风咳嗽兼痰积，起死回生便响时。

一掐肾水下一节，便需二掐小横纹，退之六腑凉将至，肚膨闭塞一时宁。

总筋一掐天河水，潮热周身退似水，再加水底捞明月，终夜孩啼即住声。

运行八卦开胸膈，气喘痰多即便轻，板门重揉君记取，即时饮食进安宁。

眼翻即掐小天心，望上须当掐下平，望下即宜将上掐，左边掐右右当明。

运土入水身羸瘦，土衰水胜肚青筋，运水入土膨胀止，水衰土盛眼将睁。

阴阳二穴分轻重，寒热相攻疟疾生，痰热气喘阴重解，无吼无热用阳轻。

运动五经驱脏腑，随时急用四横纹。

七、掌背穴治病歌

掌背三节驱风水，靠山剿疟少商同。内外间使兼三穴，一窝风止头疼功。

头疼肚痛外劳宫，潮热孩啼不出声，单掐阳池头痛止，威灵穴掐死还生。

一掐精灵穴便甦，口歪气喘疾皆除，内间外使平吐泻，外揉八卦遍身疏。

八、掌上诸穴拿法歌

三关出汗行经络，发汗行气此为先，大肠侧推到虎口，止泻止痢断根源。

脾土曲取直为推，饮食不进此为魁，泻痢疲羸并水泻，心胸痞痛也能祛。

掐肺一节与离经，推离往乾中间轻，冒风咳嗽与吐逆，此经神效抵千金。

肾水一纹是后溪，推下为补上清之，小便秘涩清之妙，肾虚便补为经奇。

六筋专治脾肺热，遍身湿热大便结，人事昏沉总可推，去病浑如汤泼雪。

总经天河水除热，口中热气并拉舌，心经积热火眼攻，推之方知真妙诀。

四横纹和上下气，吼气腹痛皆可止，五经纹动脏腑气，八封开胸化痰最。

胸膈痞满最为先，不是知音莫可传，水火能除寒与热，二便不通并水湿。

人事昏沉痢疾攻，救人妙诀须当竭，关门虎口揉肚肘，生血顺气皆妙手。

一掐五指爪节时，惊风被唬宜须究，小天心能生肾水，肾水虚少须用意。

板门专治气促攻，扇门发热汗宣通。

一窝风能除肚痛，阳池专一止头痛，精宁穴能治气吼，小肠诸疾快如风。

九、面上诸穴歌

心属火兮居额上，肝主左颊肺右向，肾水在下颏所司，脾唇上下准头相。

肝青心赤肺病白，肾黑脾黄不须惑，参之元气实与虚，补泻分明称神术。

额上青纹因受惊，忽然灰白命逡巡，何如早早求灵药，莫使根源渐渐深。

印堂青色受人惊，红白皆缘水火侵，若要安然无疾病，镇惊清热即安宁。

年寿微黄为正色，若平更陷夭难禁，忽然痢疾黑危候，霍乱吐泻黄色深。

两眉青者斯为吉，霍乱才生黄有余，烦躁夜啼红色见，紫由风热赤还殂。

两眼根源本属肝，黑瞳黄色是伤寒，珠黄痰积红为热，黑白分明仔细看。

太阳青色始方惊，赤主伤寒红主淋，要识小儿疾病笃，青筋直向耳中生。

风气二池黄吐逆，若黄青色定为风，惊啼烦躁红为验，两手如莲客热攻。

两颊赤色心肝热，多哭多啼无休歇，明医见此不须忧，一服清凉便怡悦。

两颧微红虚热生，红赤热甚痰积停，色青脾受风邪症，青黑脾风药不灵。

两腮青色作虫医，黄色须知是滞颐，金匮之纹青若见，遭惊多次不须疑。

承浆黄色食时惊，赤主惊风所感形，吐逆色黄红则痢，要须仔细与推寻。

第十一章　杂病推拿诊治荟萃

中医对疾病的治疗讲求辨证论治，在辨病的基础上治疗因时、因地、因人而异地治疗。传统的分类方法将疾病分为时行疫病和内伤杂病，前者指具有一定季节性、地域性和传染性的疾病，后者指不具备上述特点的诸多杂症。内伤杂病一是病因杂，除与外感六淫有关外还与情志、饮食、起居、先天因素等相关；二是病机复杂，脏腑之间相互影响，传变多样，瘀血痰湿既是病理产物又是致病因素；三是病种杂，涵盖范围内及脏腑外至皮毛。

按摩推拿在近现代以前被广泛地用于内伤杂病的诊治，但是到了明清时期特别是近现代，其治疗的范围变得狭窄，这一方面与医疗手段日益多样化有关，另一方面与大众对推拿的错误认识有关。现特辟此章，收录临床妇科、皮科、五官科、外科等专科疾病的推拿治疗记载，以供学习。

第一节　妇科杂病

女性有怀孕、哺乳的使命，因此相关疾病常见于经、带、胎、产四个方面，涉及阴道、子宫、卵巢、乳房、盆腔等。不同的疾病病因病机不同，但都可尝试用推拿的方法进行治疗，特从文献中摘录如下：

一、月经不调

【原文】苍梧道士陈元膏，主风百病方：当归、丹砂各三两研，细辛、川芎二两，附子去皮、二十二铢，桂心一两二铢，天雄去皮、三两二铢，干姜三两七铢，乌头去皮、三两七铢，雄黄三两二铢、研，松脂半斤，大醋二升，白芷一两，猪肪脂十斤，生地黄二斤、取汁。右一十五味，切，以地黄汁、大醋渍药一宿，猪肪中合煎之十五沸，膏成去滓，纳丹砂等末，熟搅。无令小儿、妇人、六畜见之，合药切须禁之……有女人苦月经内塞，无子数年，膏摩少腹，并服如杏子大一枚，十日下崩血二升，愈。其年有子。（《千金翼方·卷十六·中风上·诸膏第三》）

【点评】本条文介绍了通过膏摩治疗女性月经不调无子的方法，用苍梧道士陈元膏摩少腹配合药物内服可活血通络，除瘀生新。膏摩少腹不但可以加速药物的吸收利用，还可以温通散寒，现代多用于寒凝血瘀型月经不调及痛经的治疗，临床能收到较好的疗效。

二、孕妇小便不利

【原文】

（1）一妇人妊娠七八个月，患小便不通，百医不能利，转加急胀。诊其脉细弱，予意其血气虚弱，不然水载其胎，故胎重坠下，压住膀胱下口，因此溺不得出。若服补药升扶胎起，则自下。药力末至，愈加急满。遂令一老妇用香油涂手，自产门入，托起其胎，溺出如注，胀急顿解。一面却以人参、黄芪、升麻大剂煮服，或少有急满，

仍用手托放取溺，如此三日后，胎渐起，小便如故。（《证治准绳·女科》）

（2）妊娠压胎……转胞，宜用丹溪举胎法：令稳婆香油涂手举胎起，则尿自出，以暂救其急。然后以四物汤加升麻、人参、白术、陈皮煎服。服后以指探吐，吐后再服再吐。如是三四次，则胎举而小便利矣。（《医宗金鉴·妇科心法要诀》）

【点评】女性生殖器与膀胱相邻，生殖器与膀胱的血管、淋巴和神经都有着密切的联系。在怀孕后，受神经体液作用的影响，输尿管腔扩张、蠕动力降低，加上子宫增大而压迫输尿管，以致输尿管、肾盂等呈扩张状态，尿液排流不畅，膀胱内尿液潴留时常发生。推拿是利用物理的方法解除了子宫对膀胱、输尿管的压迫，自然膀胱胀急顿解、小便利矣。

三、难产

【原文】

（1）妇人产乳中风及难产，服如枣核大，并以膏摩腹立生。（《刘涓子鬼遗方》）

（2）治逆生方：以盐涂儿足底。又可急搔之，并以盐摩产妇腹上，即愈。又方，以盐和粉涂儿足下即顺。（《千金要方·卷二·妇人方上》）

（3）又疗妊娠热病，子死腹中，又出之方。乌头一枚上一味细捣，水三升煮，取大二升，稍稍摩脐下至阴下，胎当立出。（《外台秘要·卷三十三·子死腹中欲令出方一十五首》）

（4）六曰横产……当令产母安然仰卧，令看生之人推而入去。凡推儿之法，先推其儿身，令直上，渐渐通手以中指摩其肩，推其上而正之，渐引指攀其耳而正之。须是产母仰卧，然后推儿直上，徐徐正之，候其身正、门路皆顺，煎催生药一盏，令产母吃了，方可令产母用力，令儿下生，此名横产。倘若看生之人非精良妙手，不可依用此法，恐恣其愚，以伤人命。

七曰倒产……治之之法，当令产母于床上仰卧，令看生之人推其足，入去分毫。不得令产母用力，亦不得惊恐，候儿自顺。若经久不生，却令看生之人轻轻用手内人门中，推其足，令就一畔直上，令儿头一畔渐渐顺下，直待儿子身转，门路正当，然后煎催生药，令产母服一盏后，方始用力一送，令儿生下，此名倒产。若看生之人非精良妙手，不可依用此法，恐恣其愚，以伤人命。

八曰偏产……收之之法，当令产母于床上仰卧，令看生之人轻轻推儿近上，以手正其头，令儿头顶端正向人门，然后令产母用力一送，即使儿子生下。若是小儿头之后骨偏拄谷道，即令儿却祇露额，当令看生之人，以一件绵衣炙令温暖用裹手，急于谷道外旁轻轻推儿头令正，即便令产母用力送儿生也，此名偏产。凡于谷道外旁推儿头正，须推其上而正之，仍是小用轻力推些上，儿而正之也。若看生之人非精良妙手，不可依用此法，恐恣其愚，以伤人命。

九曰碍产……收之之法，当令产母于床上仰卧，令看生之人轻轻推儿近上，徐徐引手，以中指按儿肩下其肚带也。仍须候儿身正顺，方令产母用力一送，使儿子下生，

此名碍产。若看生之人非精良妙手，不可依用此法，恐恣其愚，以伤人命。（《妇人大全良方·卷之十七·产难门》）

（5）朱新仲，祖居桐城，时亲戚间一妇人妊孕将产，七日而子不下，药饵、符水无不用，待死而已。名医李几道偶在朱公舍，朱引至妇人家视之。李曰：此百药无可施，唯有针法，吾艺未至此，不敢措手也。遂还。而几道之师庞安常适过门，遂同谒朱，朱告之故，曰：其家不敢屈公，然人命至重，公能不惜一切救之否？安常许诺。相与同往，才见孕者，即连呼曰：不死令其家人以汤温其腰腹间，安常以手上下拊摩之。孕者觉肠胃微痛，呻吟间生一男子，母子皆无恙。（《医说·针灸·扪腹针儿》）

【点评】从条文中各种难产、助产、手法矫正异常胎位、下死胎等内容的描述和医案记载可以看出，按摩推拿在当时手术水平低下的情况下在妇产科中发挥了巨大的作用。上述助产手法对后世产科医学的发展奠定了良好的基础，具有很高的临床应用价值。

四、产后耻骨联合分离

【原文】凡妇人生子，交骨必开，子落草后，设上床太早，交骨不及转回，必阴户上骨与他骨凹相错。左疼是左做；右疼是右错。容有不能行走者，即能行走，疼痛亦觉不堪。治法：使病人穿裹衣，仰面而卧，两腿弓起，使人搬住裹腿，治者搬外腿，俱向两边搬病人，自然撑开，用右手隔着裹衣，按病人阴户横骨，向疼处略稍按按，使与他骨凹相对即愈。倘肿胀拖甚，及诸小症，必须服药者，宜用生化汤，药方见后。治时如疼痛不堪，使人不敢触手，先用参三七五钱，煎水洗之疼止，然后如法治之。
（《捏骨秘法》）

【点评】骨盆前方耻骨联合处由软骨连接，靠耻骨韧带、耻骨弓状韧带维持稳定性。妇女妊娠后期由于生理上要为分娩做准备，在激素的刺激下韧带被拉长，耻骨联合的稳定性降低，若生产过程中出现产伤或胎儿过大，或产妇过早下床活动会造成两侧耻骨分离或对位不齐。本条文从病因、病机、手法治疗及用药等方面反映了我国古代推拿学科的成就。

五、乳痈及乳汁不下

【原文】

（1）夫乳痈发痛者，亦生于心也，俗呼曰吹乳是也……若作法时，以左右二夫人，面病人立，于病乳上痛揉一二百数，如此亦三次则愈。（《儒门事亲·卷五·乳痈七十四》）

（2）夫妇人有先天无乳者，不治。或因啼哭悲怒郁结，气溢闭塞，以致乳脉不行。用精猪肉清汤，调和美食，于食后调益元散五七钱，连服三五服，更用木梳梳乳，周回百余遍，则乳汁自下也。（《儒门事亲·卷五·乳汁不下七十二》）

（3）产后蒸乳发热恶寒者，必乳间胀硬疼痛，令产母揉乳汁通，其热自除，不药而愈。（《古今医鉴·产后》）

（4）产后吹乳，因儿饮乳，为口气所吹，致令乳汁不通，壅结肿痛，不急治之，多成痈肿，速服瓜蒌散，外以南星末敷之，更以手揉散之。势甚者，唯连翘金贝煎最

妙。（《景岳全书·乳病类》）

（5）一治乳汁不通：通草七分，瞿麦、柴胡、天花粉各一钱，桔梗二钱，青皮、白芷、木通、赤芍、连翘、甘草各五分。水煎，食远服，更摩乳房。（《寿世保元·卷七·通乳》）

【点评】乳汁不下，多因七情郁结，经脉不畅，或气血亏虚，失其化源所致，蓄乳淤积日久则发为乳痈。局部推拿按揉再配合中药内服对乳痈有较好的疗效，也可用木梳代替十指在乳房局部进行经络疏通，促使排乳通畅。时下流行的各种经络按摩刷或按摩梳在乳房处操作便有疏通乳管、排蓄乳的作用，被广泛用于妇女的哺乳期乳房保健。

六、子宫脱垂

【原文】治妇人阴下脱若脱肛方：羊胎煎讫，适冷暖，以涂上，以铁精敷脂上，多少令调。以火炙布暖，以熨肛上，渐推内之。末磁石，酒服方寸匕，日三。（《千金要方·卷三·妇人方中》）

【点评】这是药物外涂、热熨配合手法推拿治疗子宫脱垂的方法，本病由于肾虚或气虚所致，所以临床治疗还应配合药物内服，以便升阳举陷。更年期及老年妇女应特别注意劳逸结合，避免过度疲劳，应适当减轻工作，避免参加重体力劳动。同时要保持心情舒畅，减少精神负担，排除紧张、焦虑、恐惧等情绪。注意营养，适当进行身体锻炼，坚持做提肛肌运动锻炼，以防组织过度松弛或过早衰退。

第二节　外科杂病

本节内容主要包括外科和皮科的按摩推拿应用，题目以"外科杂病"盖之。

一、疝气痔漏

【原文】

（1）寒疝者……恶寒不欲食，手足厥冷，绕脐痛，白汗出，遇寒即发，故云寒疝也。

《养生方·导引法》云：蹲踞，以两手举足，蹲极横。治气冲肿痛，寒疝入上下。

致肾气法：蹲踞，以两手捉趾令离地，低跟极横挽，自然一通，愈荣冲中痛。（《诸病源候论·疝病诸候·寒疝候》）

（2）痔漏：小肉突出。痔分五种，各有一别。推：背下部、阴阳陵穴、章门、气海、中极、会阴、曲骨、关元。（《一指定禅》）

【点评】"疝"是中医最古老的病名之一，《素问·长刺节论》云："病在少腹，腹痛不得大小便，病名曰疝，得之寒，刺少腹两股间……"现代医学的定义是人体组织或器官一部分离开了原来的部位，通过人体间隙、缺损或薄弱部位进入另一部位，临床有脐疝、腹股沟直疝、斜疝、切口疝、手术复发疝、白线疝、股疝等种类。中医文献记载的疝种类多样，《诸病源候论·五疝候》记载"七疝者，厥疝、症疝、寒疝、气疝、盘疝、附疝、狼疝，此名七疝也。"又载："五疝候，一曰石疝、二曰血疝、三曰阴疝、四曰㿗疝、五曰气疝，是为五疝也"。根据历代文献的描述，疝大致可有两类，一指体腔内脏向外突出，并或有气痛之症状，或腹部剧痛而兼有二便不通之证候；二指生殖器部位之病证，例如男女外生殖器的肿痛、溃脓，或兼有腹部之牵引疼痛之症状。

据《疡医大全》记载："寒疝者，筋挛卵缩……结硬如石，阴茎不举，或控睾丸而痛。"利用导引按摩的方法可行气活血，温寒止痛，对寒疝有较好的治疗效果。

痔与漏是肛周两种不同性状的疾病，凡肛门内外生有小肉突起为痔，凡孔窍内生管，出水不止者为漏，痔漏为二者的合称。痔漏多因饮食厚腻、饮酒过量、外感六淫、内伤情志、以使阴阳失调，脏腑亏虚，气血亏损而发。古文献将痔分为七类：肛边发露肉珠，状如鼠乳，时出脓血的为牡痔。肛边肿痛，生疮突出，肿五六日自溃，出脓血的为牝痔。肛边生疮，颗颗发瘑，痒而复痛，更衣出血的为脉痔。肠内结核，痛而有血，寒热往来，时而脱肛的为肠痔。因便而清血随下不止的为血痔。每遇饮酒发动，疮痛流血为酒痔。忧恐郁怒，立见肿痛，大便艰难，强力肛出而不收的为气痔。现临床分外痔和内痔两种，肛门前后方有皱皮下垂，具有异物感，肛门部湿润及瘙痒为外痔；痔核小的不脱出肛门，便时滴血或粪外带血，痔核增大，则出血量增多，便时脱出肛外，便后自行收入肛门的为内痔。痔漏一旦经确诊应及时治疗，同时注意清淡饮食，避免烟酒刺激，防止痔漏日久转变为脱肛。

二、疔疮癣痒

【原文】

（1）一治肾脏风发疮疥，用红椒去目，水浸半日，和生杏仁研烂，擦两手掌，掩外肾，极效。（《寿世保元·卷九·外科诸证·下疳》）

（2）足阳明之经脉，有从缺盆下于乳者，其经虚，风冷乘之，冷折于血，则结肿。

《养生方·导引法》云：跂踞，以两手从曲脚内入，据地，屈脚加其上，举尻。其可用行气。愈瘰疬，乳痛。交两脚，以两手从曲脚极挽，举十二通，愈瘰疬，乳痛也。（《诸病源候论·乳结核候》）

（3）《广济方》疗疥癣恶疮方：石硫黄六两，白矾十二两熬，并于瓷器中研，以乌麻油和，稠调如煎饼面，更熟研，敷之，热炙疥癣上，摩一二百下，干即移摩之，取瘥。（《外台秘要·疥癣恶疮方》）

（4）《广济方》神明膏，主诸风顽痹，筋脉不利，疗癣诸疮痒方：前胡、白术、白芷、芎（并切）、椒（去目）、吴茱萸（各一升），附子（三十枚去皮切），当归、细辛、桂心（各二两切），上十味，以苦酒渍一宿，令渑渑然，以成炼猪膏一斗，微火煎十沸以来，九上九下，候附子白芷色黄，绞去滓，膏成，病在外摩之；在内以酒服枣核大。疥癣等疮皆疗之，并去诸风病，亦摩折伤被打等。（《外台秘要·古今诸家膏方》）

（5）疗毒：面目耳鼻之间，又生肩脊手足。早治者，晨治夕除。推：面见头部之穴，身近处见穴治之。（《一指

定禅》）

（6）红丝疔：手小臂，足小腿。推：臂臑、曲池、间使、大陵、阴陵、阳陵、足后跟、躁、脚底涌泉等，中魁、大小骨空。（《一指定禅》）

（7）坎头疮：在后颈之间，缠揉：头颈部、全背、上领各穴、百劳、风门、膏肓。（《一指定禅》）

（8）冻疮：寒冷，气血不旺，凝滞而生。揉：下部，治腿部、脚部、内外踝、脚底。（《一指定禅》）

（9）治风，肢节多疼，肌肉顽痹，或遍体疮癣，或瘾疹风瘙，宜用蹢躅摩风膏方。蹢躅花、羌活、防风去芦头、川芎、杏仁汤浸去皮、细辛、当归以上各一两，白敛、白芨、白芷、丹参、苦参、玄参、桂心、附子去皮脐、川乌头去皮脐、皂荚去黑皮、汉椒去目、莽草、川大黄以上各半两。

右件药，细剉，以米醋一升，拌令匀，湿经三宿后，以慢火炒令干，用腊月猪脂二斤，以慢火同煎一日，候药味出尽，以新布绞去滓，更以绵滤过，再入锅中煎，以柳木篦不住手搅成膏，候凝，收于瓷合（盒）中，每取一弹子大，摩于痛上，如腊月煎之，经久不坏也。（《太平圣惠方·治一切风通用摩风膏药诸方》）

【点评】本段文字介绍了疮疥、瘰疬、疥癣恶疮、疔毒、瘾疹的按摩推拿治疗方法。总体上治疗的途径有二，一是通过膏摩药物的外用、内服达到拔毒化腐生肌的目的，二是通过在相关经络腧穴上进行推、揉等操作，激发经络脏腑经气从而调畅气血达到治疗目的。

三、生发乌发

【原文】

（1）长发及生发，摩发膏方。

细辛一两，防风去芦头一两，续断一两，川芎一两，皂荚一两，柏叶二两，辛夷一两，白芷二两，桑寄生三两，泽兰二两半，零陵香二两半，蔓荆子四两，松叶切三合，竹叶切三合，乌麻油四升。

右件药，细剉，以桑根白皮半斤，以水三升，煮取一升，又取韭根汁三合相和，浸药一宿，以绵裹入于油中，微火煎，三上三下，候白芷色黄，去滓，以瓷器盛之，用涂摩头发，日夜三两度，妙。（《太平圣惠方·生发令长诸方》）

（2）治头风白屑，长发令黑，莲子草膏方。

莲子草汁二升，松叶、桐树白皮、桑根白皮、防风去芦头、川芎、白芷、辛夷、藁木、零陵香、沉香、秦艽、商陆、犀角屑、青竹茹、细辛、杜若、牡荆子以上各二两，甘松香、白术、天雄去皮脐、柏树白皮、枫香以上各一两，生地黄汁五升，生油四升，马鬐膏一升，熊脂二升，蔓荆子油一升。

右件药，细剉，以莲子草汁、地黄汁，浸药一宿，用脂膏油等，微火煎三上三下，以白芷色焦黄，膏成，滤去滓，于瓷盒中贮之。每用时，取枣树根白皮，剉三升，以水一斗，煮取五升，去滓，以沐头了，然后涂膏，熟摩入肌肉。（《太平圣惠方·治头风白屑诸方》）

（3）治发黄浸油，摩顶黑发方。

白芷、附子去皮脐生用、连翘、防风去芦头、卷柏、零陵香、蔓荆子、莲子草、踯躅花，川芒消（硝）以上各一两。

右件药，细剉，用绵裹，以生油二斤浸，经三日，略煎取药力，放冷，每用涂顶，揩令入肉。（《太平圣惠方·治发黄令黑诸方》）

（4）治血虚头风，须发秃落不生，蔓荆子膏方。

蔓荆子三两，桑寄生五两，桑根白皮二两，白芷二两，韭根二两，鹿角屑二两，马鬐脂五合，五粒松叶三两，甘松香一两，零陵香一两，生乌麻油三斤，枣根皮汁三升。

右件药，细剉，绵裹，纳脂及油枣根汁中，浸一宿，以慢火煎，数数搅，候白芷色焦黄，膏成，去滓，收瓷盒中，每日揩摩须发不生处，十日后即生。（《太平圣惠方·治须发秃落诸方》）

【点评】摩发膏、莲子草膏、蔓荆子膏等均可以用于生发、乌发，文中详细介绍了诸摩膏的组成、制作方法和使用方法。本段文字对膏摩的使用细节描述相当详尽，不但提出了要先煎水洗头再涂擦药膏，还强调了按摩要用力，反复摩揉才能使药物渗透到头皮内，借助手法活血行气的作用发挥生发、乌发的功效。

第三节　急症

但凡来势凶猛，突然发作，需要紧急处理的病证均可算为急症，临床常见的急症包括晕厥、虚脱、抽搐、中风、内脏绞痛、高热、头痛等，当出现气促、头晕、憋闷、不能控制的鼻出血、呕血、喷射状呕吐时应及时就医治疗。按摩推拿对于某些急症来说是一种必要的处理方法，特摘录文献一二。

一、自缢

【原文】

（1）令爪其病人人中，取醒。（《肘后备急方·救卒中恶死方》）

（2）救自缢死，且至暮，虽已冷，必可治；暮至旦，小难也，恐此当言阴气盛故也。然夏时夜短于昼，又热，犹（尤）应可治。又云：心下若微温者，一日以上，犹（尤）可治之方。

徐徐抱解，不得截绳，上下安被卧之。一人以脚踏其两肩，手少挽其发，弦弦勿纵之；一人以手据揉胸上，数动之；一人摩捋臂胫，屈伸之，若已僵，但渐渐强屈之，并按其腹。如此一炊顷，气从口出，呼吸眼开，而犹引按莫置，亦勿苦劳之。须臾，可少桂汤及粥清含与之，令濡喉，渐渐能咽，乃稍止。若向令两人以管吹其两耳，深好。此法最善，无不活也。（《金匮要略·杂疗方第二十三》）

（3）救自缢：凡自缢高悬者，徐徐抱住，解绳，不得截断，上下安被卧之。以一人用脚踏其两肩，手挽其发，常令弦急，勿使缓纵；一人以手按据胸上，数磨动之；一人摩捋臂胫屈伸之，若已强直，但渐屈之。并按其腹。如此一顷，虽得气从口出，呼吸眼开，仍引按不住。须臾，以少桂汤及粥清灌，令喉润，渐渐能咽乃止。更令两人以芦管吹其两耳，无不活者。自旦至暮，虽冷亦可救；自暮至旦，阴气盛为难救尔。

又方：以一人两手掩其口鼻，勿令透气，一人用手摩其颈痕，两时气急，则活。（《急救良方》）

【点评】前文是以指代针，用指甲掐人中穴治疗突发昏厥，日常急救多用，无需赘言。后文介绍自缢死的急救方法：包括缓缓解下、安放被上、拉发蹬肩使脖颈气道通畅、揉胸恢复胸式呼吸、按腹恢复腹式呼吸、屈伸腿臂、润喉助咽等，《金匮要略》是世界医学史救治自缢最早的文献记载，后世临床自缢急救方法即是在此基础上逐渐完善的，具有很高的实用价值。

二、溺水

【原文】救溺水死一宿者尚活：救起放大凳卧着，脚后凳，垫起砖二块。却用盐擦脐中，待水自流出。切不可倒提出水。但心下温者皆可救。

又方：急解衣带，艾灸脐中，仍令两人以芦管吹其耳中，即活。

又方：溺水救起者，即将牛一头，以溺水人肚横覆在牛背上，两边用人扶策，徐徐牵牛而行，以出腹中之水。如醒，以苏合香丸之类或老姜擦牙。若无牛，以活人于长板凳上仰卧，即令溺水人如前法将肚相抵活人身上，水出即活。（《急救良方》）

【点评】溺水是常见的意外，溺水后，呼吸道被水、污泥、杂草等杂质阻塞，喉头、气管痉挛，肺部无法进行气体交换，引起窒息和缺氧，也可因冷水或吸入性刺激引起喉头痉挛，声门关闭，呼吸、心跳骤停。溺水急救，关键在一个"早"字，人体内的氧储备极少，呼吸完全停止后只能维持机体 6 分钟的代谢。如不及时恢复呼吸，心跳就会停止，脑细胞死亡。因此，溺水人员被救上岸，首先要做的不是匆忙找医生或送医院，而是争分夺秒通气、复苏。

条文中的急救措施已非常接近于今天溺水的排水急救。对于尚有心跳呼吸，但有明显呼吸道阻塞的溺水者，首先应清除其口中、鼻内的污泥、杂草等异物，取下活动的假牙，救助者一腿跪地，一腿屈膝，将溺水者腹部置于屈膝的大腿上，使其头部下垂，然后拍其背部使口、咽部及气管内的水排出。排水处理应尽可能缩短时间，动作要敏捷，如果排出的水不多，绝不可为此多耽误时间而影响其他抢救措施。对于儿童可将患儿俯卧于肩上，头足均下垂，抢救者扛其来回跑动。这样一方面促使水从肺部排出，另一方面也有协助呼吸的作用。原理与本文中"横覆在牛背上"有异曲同工之妙。

三、高热神昏

【原文】大热遍身，狂而妄见、妄闻、妄言，视足阳明及大络取之，虚者补之，血而实者泻之，因其偃卧，居其头前，以两手四指挟按颈动脉，久持之，卷而切推，下至缺盆中，而复止如前，热去乃止。此所谓推而散之者也。（《灵枢·刺节真邪》）

【点评】某些手法如推、拿、捏、刮、拧、掐、按等均具有清热除烦的功效，临床可用于时行热病热势初起、脏腑热盛、阴虚内热、食积生热等病证的治疗。本文是按摩推拿治疗高热神昏最早的记载，推法和按法都是经临床检验行之有效的清热手法，气分实热宜轻推督脉，血分实热宜重推督脉，表实热证宜轻推膀胱经两线从下到上，表虚热证宜轻推膀胱经两线从上到下，阴虚内热则宜轻擦腰骶部养肾滋阴、清热降火。

四、中毒

【原文】钟乳动术，令人头痛目疼；术动钟乳，即胸塞气短；海蛤动乳，即目疼气短。虽患不同。其疗一矣，如与上患相应，速服葱白豉汤，其五石大散自后人发动将疗……内（纳）药煮取三升，分三服讫。令人按摩摇动。（《外台秘要·卷第三十七·乳石阴阳体性并草药触动形候等论并法一十七首》）

【点评】晋唐时期服石之风盛行，上至达官贵人，下到平民百姓，皆为此倾倒。"服石"即服用一种名为寒石散的矿物散剂，该散剂是由石钟乳、紫石英、白石英、石硫磺、赤石脂五种矿物一并烧炼而成。由于寒石散包含诸多热性的矿物，因此在服石日久之后会产生一系列的机体损害，一方面能诱发外科病证，具体如痈疽、发背等，另一方面也会损害人的神经中枢，从而导致精神错乱、发癫、发狂，称为"服石症"。晋代医家皇甫谧忠实记录了自己服石的切身体验："初服寒食散，而性与之忤……违错节度，辛苦荼毒……隆冬裸袒食冰，当暑烦闷……浮气流肿，四肢酸重，于今困劣，救命呼吸……"，最后为服石所致的"委顿不伦"而悲愤不已。推拿治疗寒食散毒取其清热除烦的功效，具体参照"高热神昏"的点评。

五、闭证

【原文】

（1）痰塞气闭、气绝：缠：七心、心肺等俞、膏肓、华盖、胞中、气海、章门、魂命二门、颈项大全、丝竹、眉心、水沟。（《一指定禅》）

（2）闭口痧：速治勿延，切切！缠：水沟、素髎、兑端、囟会、百会、脑户、风门、哑门、七心。先推臂臑、间使、曲池、大陵，手部十指尖。（《一指定禅》）

（3）喉闭：气急短促，手足厥冷，痰童气闭，命危立刻。推：风府、哑门、颅囟、百劳、风门、肺俞、膏肓、七心、承浆、廉泉、天突、璇玑、华盖、玉堂、紫宫、膻中等。（《一指定禅》）

【点评】文中闭证多指肺系疾病导致的呼吸道痉挛阻塞，采用缠法、推法可激发经络腧穴内气血，发挥穴位的主治功效。临床选穴以背俞穴及膀胱经第二侧线腧穴增补脏腑元气，以胸部华盖、玉堂、紫宫、膻中等穴开胸顺气，以头颈印堂、丝竹空、百劳、风府等穴升清阳，配合除痰化湿、清热的腧穴达到开窍除闭的目的。

六、痧证及其他

【原文】

（1）又有一家女子六七岁许，患腹痛。其母与摩按之，觉手下有一横物在儿肉里，正平横尔。问儿曰：那得针在肉中，大惊怪，脱衣看之，肉完净。无有刺处，按之儿亦不患针痛，唯觉腹里痛耳，其母即以爪甲重重介之，乃横物折爪下两段，亦不偏痛，迎师诊之，共察若吞针刺物者，其婴儿时，不经鲤碍。唯恐养儿时，母常带针，裸抱横儿体，针入儿肌肤中，儿纵觉痛啼呼。与乳卧息便止，遂成不觉，今因腹痛，摩之知耳。(《外台秘要·卷第三十六·小儿误吞物方四首》)

(2) 痧以蒜擦脊骨，三关悉开；痧以油刮背心，五脏咸解。(《理瀹骈文》)

(3) 痧症属肝经者多，肝附于背第七骨节间。若犯痧，先循其七节骨缝中，将大指甲掐入，候内骨节响方止。如不响，必将盐重擦，必使透入，方能止疼。(《沈氏尊生书·杂病源流犀烛·痧胀源流》)

(4) 治痧之大略，有三法焉：如在肌肤，推之则愈；作血肉者，揉之则痊，其势虽重，其病犹共，此皆浅也；至若深而重者，胀寒(塞)肠胃，塞阻经络，直攻少阴心主，命悬斯须，即危于旦夕，扶之不起，呼之不应，即当推揉而已。此法之外，非药不能救醒。如此三法兼备，庶可回生。(《一指定禅》)

【点评】原文(1)记载了指压、推挤法取腹中异物的案例。原文(2)~(4)记载了痧症的推拿手法，痧症是指因感受寒暑湿之气或疫气、秽浊，而出现身体寒热、胸闷腹痛，或上吐下泻，或腰如带束症状的一类疾病，为夏秋季节常见病证。用大蒜蘸药擦背或用瓷调羹蘸油刮背皆可取得良好的效果，民间盛行的刮痧疗法与文中治痧推法有异曲同工之妙。《一指定禅》提出痧症应根据病情分而治之，体现了"病在肌肤，以推法治之；病在血肉之间，以揉法治之；病入经络，以缠法治之"的推拿学术思想。

第四节　其他杂证

一、热毒风

【原文】

（1）治热毒风攻脑，发落，头目昏闷，白屑甚者，宜用摩顶膏方。

乏铧铁八两，黑铅四两，诃黎勒皮一两，陵零香一两，莲子草一两，防风一两去芦头，附子一两炮裂去皮脐，花消（硝）三两。

右件药，细剉，绵裹，用清麻油二斤，于通油瓷瓶中浸，密封七日后，取摩顶上及涂头，良。（《太平圣惠方·治热毒风诸方》）

（2）治脑中热毒风攻，眼内生障翳，兼镇心定魂魄，摩顶油方。

生油二斤，乏铧铁半两，消石一两，寒水石一两，马牙消一两，曾青一两。

右件药，捣细罗为散以绵裹，入油中都浸七天，可用少许于顶上及掌中摩之，并滴鼻中甚妙。（《太平圣惠方·治热毒风诸方》）

【点评】本段文字论述了热毒风膏摩治疗的方药组成、膏剂制作和使用方法。热毒风是由于脏腑虚弱，风邪袭入客于心胸，或服热药与饮酒过度，心肺壅滞，热积不散所致。临床证见头面肿热、心神烦躁、眼目昏暗、痰黏口干、皮肤壮热、肢节疼痛等，治疗宜清热解毒祛风。摩顶膏方、摩顶油方均可治疗热毒风，但针对的临床表现有所区别。摩顶膏主治热毒风邪上攻脑部所致的痛证；摩顶油治疗热毒风邪侵袭而致眼生内障，还可治疗热扰心神导致的心中不定。

二、卒口僻

【原文】

（1）卒口僻，急者目不合，热则筋纵，目不开。颊筋有寒，则急引颊移口；有热则筋弛纵缓，不胜收，故僻。治之以马膏，膏其急者；以白酒和桂以涂其缓者，以桑钩钩之，即以生桑灰置之坎中，高下以坐等，以膏熨急颊，且饮美酒，啖美炙肉，不饮酒者自强也，为之三拊而已。（《灵枢·经筋》）

（2）天师曰：摩治者，抚摩以治之也。譬如手足疼痛、藏（脏）腑癥结、颈项强直、口眼㖞斜是也。法当以人手为之按摩，则气血流通，痰病易愈。

手足疼痛者，以一人抱住身子，以两人两腿，夹住左右各足一条，轻轻捶之千数，觉两足少快，然后以手执其三里之间，少为伸之者七次，放足，执其两手，捻之者千下而后已，左右手各如是，一日之间，而手足之疼痛可已。

脏腑癥结之法：以一人按其小腹，揉之，不可缓，不可急，不可重，不可轻，最难之事，总以中和为主，探之数千下乃止。觉腹中滚热，乃自家心中注定病，口微微漱津，送下丹田气海，七次乃止，如是七日，癥结可消。

颈项强直，乃风也，以一人抱住下身，以一人手拳而摇之，至数千下，放手，深按其风门之穴，久之，则其中酸痛乃止，病人乃自坐起，口中微微咽津，送下丹田者，七次而后已，一日即痊。

口眼歪斜之法，令一人抱住身子，又一人捥住不歪斜之耳轮。又令一人摩其歪斜之处者，至数百下，面上火热而后已。少顷口眼如故矣。此皆摩之之法也。(《石室秘录·摩治法》)

【点评】《灵枢·经筋》这则以马脂配合白酒按摩治疗面瘫的记载是手法与药物外用相结合的典范，也是最早的关于面瘫的按摩治疗记载。后世《肘后备急方》用蜘蛛子摩偏急颊车上治口僻方，《圣济总录》用皂荚摩膏方治面瘫等面瘫膏摩外治法皆源于《灵枢·经筋》马膏治面瘫的理论。但是历代医家却没有阐述按摩治疗口眼㖞斜的具体操作方法。《石室秘录》作者陈士铎的贡献就在于他对推拿的具体操作细节进行了阐述。

三、眼周疾病

【原文】

(1) 治卒不得语方：酒五合和人乳汁中，半分为二服。论曰：夫眼睏动，口唇偏㖞，皆风入脉，急与小续命汤，附子散，摩神明丹参膏。(《千金要方·卷第八·风懿第六》)

(2) 治一切眼疾，及生发，退热毒风，摩顶膏方。

生油二升，黄牛酥三两，莲子草汁一升，淡竹叶一握，大青一两半，葳蕤一两半，曾青一两细研，石长生一两半，吴蓝一两，槐子一两半，川朴消(硝)一两半，青盐二两，栀子仁一两半。

右件药，细剉，棉裹，于铛中，先下油酥及莲子草汁，然后下诸药，以文火煎半日，即以武火煎之，候莲子草汁尽，其膏即成。去滓，更细澄滤过，油瓷瓶盛，每欲用时，夜间临卧时，以铁匙取少许，涂顶上，细细以匙摩，摩令消散入发孔中，顿觉清凉，轻者不过五六度，重者用膏半剂即差。摩膏之法，每隔三夜一度摩之，甚妙。併日，恐药驱风毒太急，乍有触动，其膏治肾虚眼暗，及五脏风毒，气上冲入脑，脑脂流下为内障，方书所不治者，此能疗之。遍除眼暗阴翳，赤眼风毒，冷热泪出，眼睛如针刺痛，无不差。膏摩后，三两日便能生发，风毒自散也，合药取莲子草汁，须是八月九月採之，其汁方浓有力，馀时不堪也。（《太平圣惠方·卷第三十二·治眼摩顶膏诸方》）

（3）治脑中热毒风，除严重障翳，镇心明目，大食国胡商灌顶油法。

生油二斤，故铧铁五两打碎择洗，寒水石一两，马牙消（硝）半两，曾青一两。

右件药，以绵裹，入油中浸一日七后，可用一钱，于顶上摩之，及滴少许入鼻中，甚妙。（《太平圣惠方·治眼摩顶膏诸方》）

（4）治风热冲目，赤脉努肉，摩顶明目膏方。

生麻油三升，真酥五两，车前叶、淡竹叶洗剉各半两，吴蓝、大青、黄连去须、山栀子仁、黄芩去黑心、甘草炙、麦门冬去心、槐白皮、柳白皮、马牙苋实研、生犀角镑马牙消别研、朴硝别研，各一分，盐花研半两。

上一十八味，除消盐油酥外，细剉，绵裹八通油瓷瓶中，绵罩口，重汤煮三复时，捩去滓，更新绵滤过，至生铁器中，每日饭后，及卧时，开发滴顶心，以生铁熨斗子，摩顶一二十下，兼去目中热毒，昏障痛涩。（《圣济总录·卷一百五·赤脉冲贯黑睛》）

（5）治目昏暗，中指熨法：右东向坐，不息再过。以两手中指，口唾之二七，相摩拭，熨目眦，佳。治目暗，掌心熨法：右鸡鸣时，以两手相摩极热，熨目三遍。仍以指甲掐两眦头，觉有神光，妙。（《圣济总录·卷第一百一十三·熨烙》）

【点评】《千金要方》已经论及膏摩对眼疾的治疗，但文中未给出具体的按摩操作细节。《太平圣惠方》首次将摩顶膏摩法运用于眼科疾病的治疗中，如《太平圣惠方·卷第三十二·治眼摩顶膏诸方》介绍了3首用于眼科疾病治疗的膏摩方，除了原文（2）所摘录的，另外两首治眼膏摩方是"治脑热眼睛，头旋发落，心中烦热，宜用摩顶膏方"和"治眼前见花，黄黑红白不定，摩顶膏"。《圣济总录》进一步用按摩器具"生铁熨斗子"配合"摩顶明目膏方"治疗眼疾，从膏方的制备到具体用法都有详细的描述，较前人又有了进步。除了膏摩治疗眼疾，《圣济总录》中还有指熨目法和掌心熨目法治疗目暗的记载，这些自我按摩治疗眼疾的方法简便实用、易于操作，至今仍被用于眼部的按摩保健。

四、耳疾

【原文】凡耳窍或损，或塞，或震伤，以致暴聋，或鸣不止者，即宜以手中指于耳窍中轻轻按捺，随捺随放，随放随捺，或轻轻摇动以引其气，捺之数次，其气必至，气至则窍自通矣。凡值此者，若不速为引导，恐因而渐闭，而竟至不开耳。(《景岳全书·耳证》)

【点评】本段文字介绍了按压耳窍按摩法，此法又称为鼓膜按摩术，对于中耳炎等耳疾和老年耳鸣、耳聋有预防作用。如今推拿保健术中的"双鸣天鼓"与本法原理相同，用两手掌心紧按两耳外耳道，两手的食指、中指和无名指分别轻轻敲击脑后枕骨，共 60 次。然后掌心掩按外耳道，手指紧按脑后枕骨不动再骤然抬离，如此连续开闭 9 次为 1 回，每日操作 3 回。依据中医基础理论，肾开窍于耳，肾气足则听觉灵敏；耳通于脑，脑为髓之海，髓海赖肾的精气化生和濡养，肾虚则髓海不足，易致头晕、耳鸣。练习时的掩耳和叩击可对耳产生刺激，因此，该练习可以达到调补肾元、强本固肾之效，对头晕、健忘、耳鸣等肾虚症状均有一定的预防和康复作用。

五、醉酒

【原文】凡醉不得安卧不动，必须使人摇转不住，特忌当风席地，及水洗、饮水、交接。(《千金要方·备急·卒死第一》)

【点评】本段文字不但提出了醉酒的助动类按摩方法，还着重强调了醉酒后应避风寒，禁房事，对现代的醉酒后处理仍具有指导意义。

六、美容

【原文】

（1）晨起擦面，非徒为光泽也，和气血而升阳益胃也。（《理瀹骈文》）

（2）治面生黚黯，斑点黯黑方。

白附子一两生用，白蔹半两，白芷半两，密陀僧半两，赤茯苓半两，胡粉半两。

右件药，捣罗为末，每用时，先以热水洗面，临卧时，以牛奶汁和涂之，人乳亦得。（《太平圣惠方·治面黚黯诸方》）

【点评】面部保健既可以涂上按摩霜或药霜操作又可以徒手操作，徒手擦面称为"干洗脸"、"浴面"。《灵枢·邪气脏腑病形》云："十二经脉，三百六十五络，其血气皆上于面而走空窍。"通过经络气血的运行，面部与全身的脏腑器官相通。干洗脸除了具有清晰面部轮廓、增加面部光泽、改善面部肌肤紧实程度的效果外，还可以振奋精神，提高机体活力，是日常保健按摩的重要手法，提倡经常性使用。

附录　膏摩荟萃

膏摩是祖国医学疗法中一种极富特色的外治方法，也是民间保健治疗的方法之一，属于推拿疗法的范畴。它巧妙地将药物与推拿手法相结合，即在实施按摩手法之前涂以由药物配制而成的药膏，以此类药膏为介质进行治疗，实现手法和药物的相互配合，共同作用以达到防病治病的目的。

一、膏摩的发展历史

膏摩在两千多年前的先秦时期就已产生并被使用。先秦及秦汉时期为膏摩的萌芽阶段，其在魏晋、隋唐及宋元时期得到逐步发展，至明清时期达到鼎盛，从民国以后又逐渐走向没落。

1. 先秦时期

先秦时期为膏摩形成及初步发展的时期。在《黄帝内经》中就有关于膏摩的记载。例如，《灵枢·经筋》中就记载有用"马膏"治疗阳明经病所致的面瘫急性发作的方法："卒口僻……治之以马膏，膏其急者……为之三拊而已。"马膏即马脂，拊即为摩。三拊即多次摩。这正是膏摩区别于一般膏药外敷的独到之处。这是有关膏摩较早期的记载，遗憾之处在于文献中并没有关于药膏详细药物组成的记载。

2. 秦汉三国时期

秦汉三国时期，已经有比较完整的膏摩方记载，其主治和用法零散地见于现存医学文献中，为后世膏摩的发展奠定了基础。

长沙马王堆 3 号汉墓出土的帛书《五十二病方》中有多处关于药摩和膏摩的论述。例如，书中有以"车故脂"作为介质摩于患处治疗皮肤瘙痒的记载。虽然当时药膏的制备方法还比较落后，但仍为后世膏摩的发展奠定了基础。

甘肃武威旱滩坡，在 1972 年发现了一座墓葬，经研究鉴定，墓主人可能是一位年近七旬的老医生，其时代当是东汉早期，墓穴中共有 92 枚手写医药简牍，其中简 78 枚，牍 14 枚。因为第 78 简上写有"右治百病方"的字样，应是简册的尾册，说明此简册是记载治疗百病的医方，故将其命名为《治百病方》。该书中就有关于膏摩的记载，并有关于药膏的制作方法、治疗范围和使用方法的介绍。从内容上看，东汉初期人们对膏摩的制备与使用也已有了更加深入的研究。例如，其所收载的"千金膏药方"是一张采用"三指摩"的手法，组方、功效、用途及炮制俱全，可摩、可敷、可服的膏药方。"千金膏药方"在简牍中曾多次出现，说明膏摩在当时已经广为流传。在治疗病种方面，当时膏摩已经可被用来治疗喉痹、咽干等。

三国时期的华佗是第一位比较系统地运用膏摩治疗疾病的医家。从《后汉书》和《三国志》的记载中可知，华佗曾使用倒悬、针刺、被覆、膏摩、内服等诸多方法治疗疾病。例如，《后汉书》中就有记载以膏摩治疗头眩的病案，"有人苦头眩，头不得举，目不得视，积年……使濡布拭身体，以膏摩……立愈"。华佗还将膏摩作为一种术后的常规治疗，如《三国志》中记载，"若病在肠中，便断肠湔洗，缝腹膏摩"。另外，根据《诸病源候论》、《千金要方》、《外台秘要》等文献记载华佗曾将膏摩与火灸同用以治疗伤寒："夫伤寒，始得一日在皮肤，摩膏火灸之则愈。"此外，《肘后备急方》中还载有"疗百病"的"华佗虎骨膏"。由以上文献记载可知，华佗常使用膏摩，并广泛应用膏摩法治疗外感伤寒与内伤杂病，还发明使用了可作为膏摩介质的药膏——华佗虎骨膏。其对膏摩在后世的发展产生了极其深远的影响。

东汉末年医家张仲景所著《金匮要略》是对"膏摩"一词的最早记载，书中还指出了膏摩可以用于预防保健。此外，《金匮要略·中风历节病脉证治第七》还记载了一首治疗头风的"头风摩散方"，为后世"摩顶膏"的出现开创了先河。

3. 魏晋时期

魏晋时期，膏摩有了进一步的发展，在临床上已被广泛应用于防病治病。膏摩治疗已成为此时期按摩推拿史上的一个显著特点。

魏晋之际的王叔和在《脉经》中论述了痹痛的治法："以药熨之，摩以风膏，灸诸治风穴"，提出了"风膏"之名，成为后世医家创制"摩风膏"的先声。

晋代的葛洪非常重视膏摩疗法，是历史上第一位系统论述膏摩的医家。他在《肘后备急方》中创立了膏摩

"证"、"法"、"方"、"药"齐备的治疗体系，并扩充了膏摩疗法的治疗范围。书中记载了可用于膏摩的膏方有 7 张，对内、外、妇、五官科诸病均有涉及。对于因东晋南渡出现的一种新病——脚气，《肘后备急方·卷三》中提出了"治之多用汤酒膏摩"，"种数既多，不但一剂"。在治疗手法方面，葛洪强调要"向火以手摩"、"火炙以摩身体"、"对火摩病上"，指出按摩时必须要达到一定的力度和次数，如"摩时须极力，令作热，乃速效"，或"三百度"，"数百遍佳"，每天的治疗次数为"日两三度"或"日三四度"。施术部位绝大多数在病痛局部，并且已经具有了循经络治疗之意。另外，《肘后备急方》中还记载了以蜂蜜作为介质摩身治疗时行疮疡的方法。由此可见，葛洪的《肘后备急方》关于膏摩的记述集中反映了这一时期膏摩发展的突出成就，提出可根据不同疾病、证型，用不同的推拿手法配合相应介质进行治疗，可提高疗效，极大地丰富了膏摩疗法的内容，对后世膏摩的发展作出了杰出的贡献。

东晋末年，由刘涓子撰写，南齐龚庆宣编著的《刘涓子鬼遗方》是我国现存最早的外科专著，全面反映了两晋南北朝时期外科方面的发展与成就，在外科史上占有极其重要的地位。书中记载了近十首膏摩方，用于治疗外科病证，并且体现出对痈疽病的辨证论治思想。另外，书中还收载了四首当时流传甚广的"治百病"膏摩方，并且首次记载了膏摩催产的方法："赤膏……妇人产乳中风及难产，服如枣核大，并以膏摩腹，立生"，这段记载中的"赤膏治百病方"最受人推崇，它适应病种广泛，使用方法众多，可应用于治疗内、外、妇、五官、皮肤科的多种疾病。这段内服、外摩治疗难产方法的记述是我国推拿史上在此领域的首次记载。

《名医别录》在唐以后亡佚，现在我们只能从《本草纲目》等本草书籍中找到一些相关的佚文。陶隐居在"合药分剂法则"中认为，"膏摩渣可敷病上"，明言雷丸可作为"摩膏，除小儿百病，逐邪气恶风汗出，除皮中热结积蛊毒，白虫寸白自出不止"，由此可见，此书中记载的雷丸所制摩膏的主治范围比《神农本草经》有所扩大。

4. 隋唐时期

隋唐时期，膏摩得到了进一步的发展，记载膏摩的方书及方剂数量也有了进一步增多。

《诸病源候论》是我国现存第一部病因学专著，其所记载的按摩方面的内容，除了导引法之外便是膏摩。在外感温热病方面，该书在记载用膏摩法治疗伤寒的同时还补充了对"时气、热病、温病"等病种的治疗方法。

著名医家孙思邈是中国医学史上著名的医学家和药物学家，他所著的《千金方》中收载了大量预防和治疗小儿疾患的膏摩方，《千金方》也成了继《肘后备急方》后收载膏摩方最多的医籍。如《千金要方·少小婴孺方》中就收载了五物甘草生摩膏方、丹参赤膏、摩生膏、衣中白鱼、豉、米粉盐等。《千金要方·少小婴孺方》为首次记载将膏摩作为小儿保健方法的文献，如其中有记述"小儿虽无病，早起常以膏摩囟上及手足心，甚辟寒风"，并且这段记载在《千金翼方》中重复出现，说明孙思邈对膏摩预防小儿疾病的推崇程度。在膏摩治疗疾病的范围方面，

《千金方》较之前有所增加，有的显然来自民间经验，并且很多验方直到今天仍在民间广为流传。魏晋以后服石风气盛行，孙思邈创立按摩和汤药同用的方法治疗服石后出现的疾病，其中包括用膏摩法治疗服石后出现的全身"发赤肿者"。孙思邈在麻风病的治疗上也提倡用膏摩方法来治疗，对顽痹不觉痛痒者，治以"大白膏方摩之"，若遍体生疮，溃坏流脓血，则用"大黑膏方摩之"。在治疗禁忌上，孙氏强调指出"针刺灸烧割劫，亦不摩之为良"。

中唐时期王焘所著《外台秘要》一书在《刘涓子鬼遗方》的"赤膏治百病方"治疗难产的基础上，补充了盐摩与汤摩两种简便易行的催产方法。同时，《外台秘要》在保存散佚的按摩文献方面作出了突出的贡献，从中可以了解到大量现已散佚的方书中有关膏摩的记述，以及膏摩在晋隋初唐年间的发展情况。此外，《外台秘要》引用的大量文献资料为我们提供了许多膏摩记载的原始出处，如，《延年》的"牡丹膏"，《深师》的"乌头膏"等。其中有关苍梧道士陈元膏的记载有着比较重要的文献研究价值，如《外台秘要·卷三十一·古今诸家膏方四首》中提到："《崔氏》陈元膏，会稽太守思翊昧（冒）死再拜上书：皇帝陛下，恩幸得典郡，视事六年，处地下湿，身病苦痹，饮食衰少，医疗不瘥，命在旦暮。苍梧道士陈元买药于市，思取药摩之。日至再，十五日平复。"其后附有12个验案。这张膏摩方在《肘后备急方》、《千金方》、《御药院方》等文献中均有收录。而且，《外台秘要》一书不但收录了大量的膏摩方名，并且大多注明了膏摩方的出处，这为后世研究膏摩的发展史提供了极其宝贵的参考和帮助。

《龙树菩提眼论》是唐或其以前的眼科专著，传说此书是翻译或转述印度医学的著作。据《医方类聚·卷六十五》中记载，该书收录有"辟风膏"、"摩风膏"、"摩顶膏"等膏摩方。

敦煌医学卷子以收录六朝隋唐医家经验效方及单验方为主，其中亦收载了数篇膏方，例如摩风膏方、犀角膏、神明白膏、乌膏等，为我们保存了极为珍贵的中医药财富，也为膏摩疗法的进一步发展积累了宝贵的实践经验，奠定了良好的理论基础，并为后世对膏摩的研究、整理、运用提供了参考和依据。

5. 宋元时期

到了宋元时期，由于受到统治阶级政策的影响，推拿的存在和发展面临严重困难，许多来自民间的宝贵治疗技术和经验被视为"旁门小道"而未得到系统的发掘和整理。尽管如此，以收集民间单方、验方为主的《太平圣惠方》和《圣济总录》仍然记载了宋代医家在推拿按摩学上所取得的成就。

北宋初期，由医官王怀隐等人广泛收集宋以前方书以及民间验方，集体编纂的《太平圣惠方》一书囊括了有史以来最多的膏摩方，并体现了专方专用的特点。书中共有膏摩方、药摩方近百首，其中摩顶方有近十首。并收录治疗眼疾的摩顶方有六首，这是膏摩专用于治疗眼疾的最早记载。另有摩腰膏 4 首，是我国推拿史上的第一次记载，这 4 首方在制作和使用上都极富特色。此外，《太平圣惠方》还记载了以治疗痹证为主的摩风膏十余首，对痛风等痹证的外治摩法进行了系统的总结。书中还首次记载了治疗伤折疼痛的"神验摩风察香膏"、"摩风膏"、"摩痛膏"等3方，将膏摩疗法引进了骨伤科治疗领域。《太平圣惠方》在膏摩方面的主要贡献体现在以下几个方面：第一，此书认为膏摩之渣敷于病上，"此盖欲兼尽其药力故也"；第二，强调了膏摩对小儿惊痫的治疗，相对于《千金方》有了进一步发展；第三，记有摩顶8方，这8方中各方组成均有所差异；第四，以治疗痹证为主的"摩风膏"有了系统的发展，共有12方，分别治疗与风邪有关的病证，考其药方配伍，也遵循了这一时期的配方原则，诸如行气活血、祛风胜湿、通络止痛等；第五，首次记载了3张摩腰方，用来治疗以虚劳腰痛为主证的"百疾病"，从而丰富了中医治疗腰痛的内容，后世医家创制的诸多摩腰膏方莫不源于此；第六，膏摩方的数量比前世著作明显增加，《千金方》和《外台秘要》收录的膏摩方均为近40首，而《太平圣惠方》中仅以脂剂合膏并冠以膏名的方就达60多首，是迄今为止收载膏摩方最多的一部医籍；第七，出现了在头顶部涂上摩膏，"细细用铁匙摩之"的记载，这是对摩法的发展，也是按摩工具用于膏摩的最早记载；第八，大量地运用膏以外的剂型，如散、汤、丹、圆、油。

《太平惠民和剂局方》对膏作了"可摩之膏"和"可服之膏"的区分："若是可服之膏，膏渣亦可酒煮饮之；可摩之膏，膏渣则宜以敷病上，以盖欲兼尽其药力故也。"

北宋末年由政府编著的《圣济总录》的体例和内容都比《太平圣惠方》要完整丰富得多，堪称宋代的一部医学全书。该书对膏摩的发展也作出了新的贡献。此书认为按摩手法中的摩法有"兼于按"和"资之药"之分；又说：

"摩之别法，必与药俱"；还认为膏摩的治疗作用是"盖欲浃肌肤，而其势骁利"。《圣济总录》明确地把膏摩列为治疗"磋跌"的常规方法之一，并且载有治"骨出臼磋跌"的"当归膏摩方"，言其用后可"不复疼痛"。《圣济总录》中首次出现了在穴位上进行膏摩的记载，还出现了以"熨铁斗子"进行膏摩的记述，这是"手向火炙之摩之"的发展，也是《太平圣惠方》用"铁匙"摩之的发展。比如，用摩顶膏治疗眼病，它在《太平圣惠方》用铁匙为膏摩工具的基础上，进一步创制了"生铁熨斗子"，反映了治疗工具的发展。另外，《圣济总录》不仅记载了许多临床有效的骨伤膏摩方，而且还进一步将膏摩纳入骨伤治疗的三大常规程序之一，从理论上进行了总结，扩大了膏摩在骨伤科的应用。

《幼幼新书》和《小儿卫生总微论方》均是宋代重要的儿科专著，不仅收集了前代医籍中有关儿科的膏摩方，而且还将当时的儿科医家诸如张涣等的医著中的膏摩方也收录了进来，是对宋以前及宋代小儿膏摩发展情况的总结。

金元四大家之一的朱震亨所创制的摩腰膏则将膏摩法的运用推向了一个新的高度。《丹溪治法心要·腰痛第四十三》所载的摩腰膏方以虚、寒、气郁、痰郁立论，制法颇具新意，相比于《太平圣惠方》的摩腰膏又有了进一步的发展，再加上朱丹溪名盛一时，以致摩腰之法得到广泛的流传和运用。在金元四大家中，朱丹溪和刘河间都提倡使用膏摩法治病，丹溪有"摩腰膏"，河间有治疗"肉苛证"的"前胡散"。丹溪的"摩腰膏"大致与《圣济总录》

的"大补益摩膏"相同。元代许国桢在《御药院方》中也有"摩风膏"、"陈元膏"、"摩腰丹"等膏方的记载。

元英宗至治三年（1323年），傣族医籍《档哈雅龙》一书亦记载了大量的膏摩方剂，并论述了对多种疾病变化的治法，以及用膏与年龄、肤色的关系等方面的内容。该书的问世代表了傣医膏摩的成熟与完善。

6. 明清时期

明清时期，由于受到宋代以来封建礼教的束缚，成人按摩疗法受到很大的局限，而与此同时，小儿推拿则得到了全面的发展。在此种历史条件下，膏摩疗法的发展也受到了极大的影响，但其内容仍可见于部分医籍中。同时，清代吴尚先编著的外治法专著《理瀹骈文》一书详细介绍了将药物熬膏，或敷或擦，或摩或浸或熏的方法，这也使古代的膏摩、药膏得到了空前的发展。

明代朱棣号召编写的《普济方》共168卷，收录有膏摩方数十种，如五物甘草生摩膏、太傅白膏、延年蒴翟膏等，大多可见于此前的历代医籍文献中，可以说《普济方》是对疗效较好的经典膏摩方的又一次整理总结。另外，明代王肯堂编写的《证治准绳》中也记载了膏摩方数首，如摩腰膏、摩风膏、防己膏等。

《医方类聚》系朝鲜金礼蒙等所编撰的一部卷帙浩繁的大型方书，该书引用了152部中国医书和1部朝鲜医书，内容囊括了内经、难经、伤寒、金匮、诊法、本草、方书、医论、医案等。全书共266卷，分为92门，收方5万余首，950多万字，是朝鲜医学之集大成者。该书在保存和展现各家方书有关膏摩的记载方面有一定的贡献。如方贤在《奇效良方》中收载了"摩风膏"、"摩腰膏"、"摩顶膏"、"大补摩腰膏"、"牛蒡子膏"等。又如《韩氏医通》载有"外鹿髓丸"摩方，用异类有情之品，补虚调阳，颇有新意。

明代小儿科著作很多，其中最有贡献者当推薛铠、万全两家。万全在其著作中屡次提及"摩风膏"、"摩腰膏"、"膏摩法"等，并独辟蹊径地把"摩腰膏"用于小儿疾患，将"摩风膏"用于预防疫病。

《秘传眼科龙木论》中也有关于膏摩的记载，其内容与《龙树菩提眼论》的记载基本相同。

李时珍的《本草纲目》总结了我国16世纪以前药物学知识和用药经验，集本草学之大成。李时珍在膏摩方常用主药后的"附方"中介绍了膏摩的具体方药，还总结了散见于本草书中的既可以入摩膏，又可作为按摩单方的动物类药物"脂、酥、酪、膏"。对此类药物的记述搜罗详备，对后世的膏摩方的应用和研究作出了巨大贡献。

龚廷贤在《寿世保元》中提倡使用的膏药疗法，其实是膏摩之变意。书中膏药被用于"诸肿毒疔疮发背"等症，在患部或穴位贴上膏药后，"焙手摩百次"。应该指出的是，药膏作外用时，可分为软膏和硬膏两种，摩膏属前者，膏药则属后者。膏药盖源于摩膏。

清代膏摩在文献中的记载较明代有所减少。陈梦雷主编的《古今图书集成·医部全录》有选择地收载了一些膏摩方，无新方可见，在数量上也远远不及《普济方》。徐大椿在《兰台轨范》中亦提及丹溪之"摩腰膏"："有人专用丹溪摩腰方，治形体之病，老人虚人报验。其术甚行"。

　　清代杰出的外治专家吴尚先，从理论上和实践上将膏摩疗法推向了一个新的高度，对此作出了巨大的贡献。吴尚先的《理瀹骈文》一书是我国第一部外治疗法的专著，几乎将历代医书中的外治方法囊括于内。书中载有吴尚先所创的大量外贴膏药，其中也不乏用于膏摩疗法的处方。吴尚先认为："膏（药）可以统治百病"，"外治之理即内治之理，外治之药亦即内治之药"。凡属于内治的汤剂丸散，无一不可以熬制成膏药，膏药以"摩贴"为主，部分被用作膏摩。如"下焦之病有摩腰法"，以膏"或摩于巅"。他认为："膏摩何减于燔针"。又指出："中风邪在经络未入脏腑者，亦当遵《金匮》导引、吐纳、针灸、膏摩之法，不可补益，使九窍闭塞"。他在治疗"疠风天行"这种麻风病中，运用了《千金方》里的"大白膏摩方"和"大黑膏摩方"。吴尚先在"外治之理即内治之理"思想的指导下，还提倡用除膏以外的剂型和单味药资于按摩。如用"控涎丸"摩治"风痰、湿痰、食积痰及痰饮、湿注、疫毒等证"；用"小儿急惊风锭子"摩治"惊风"，用"小青龙加石膏汤"煎抹治疗咳喘。

　　尽管膏摩的发展到了明清时期出现了停滞，但是当时膏摩在民间的运用还是比较普遍的。据《嵊县志》记载："道人无名氏，不知何来……凡针药所不到者，能刳割湔洗，若华佗然……道人用麻沸散抹其胸，制之开七八寸许……以膏摩割处，四五日瘥，噎亦愈。"赵学敏《串雅外编》中亦记有"治寒湿腰痛"的"摩腰丹"。

　　7. 明清以后

　　民国时期，由于国民党政府废弃中医的政策，使得整个中医事业处于举步维艰的境地。推拿疗法也被列入末流而备受冷落。但是，由于推拿以及整个中医学在广大人民群众中具有深厚的基础，并享有很高的声誉，它仍然顽强地向前发展着，并取得了一些可喜的成就，其中就有《鱼孚溪外治方选》载有推拿外治方数十首。

陆锦笙著的《鱼孚溪外治方选》（1918 年）二卷中载有众多用药物推拿的治法，突破了前人用药膏摩于患处的"膏摩"框框，无论在用药方面，还是在用手法方面，均更加灵活多变，适应证范围也更为广泛。

新中国成立后，人们对膏摩的研究和运用仍很少，直至 80 年代，膏摩这一古老的治疗方法才渐为人们所重视。如王光清编著的《中国膏药学》（1981 年）在"风湿病膏药"项下收载了古代方书中的几首摩风膏方，根据命名主药的原则重新进行命名。俞大方主编的全国高等中医院校五版教材《推拿学》（1985 年）以及俞大方等合著的《中医推拿学》（1985 年）也分别介绍了膏摩方。

膏摩是手法与药物结合作为治疗疾病的一种方法，虽然经过了几千年的发展，但还存在许许多的问题，并出现了停滞不前的现象。但它可以治疗临床各科疾病，并能取得显著疗效，得到越来越多患者的认可。对这一古老治疗手段的研究、继承和创新就摆在了我们的面前，如何做到专方专用，完善制备工艺，规范治疗手段，提高临床疗效等，将是我们未来努力攻关的方向。

二、膏摩的组方用药

1. 膏摩的定义

膏摩作为一种治疗疾病的方法，早在秦汉以前的医学资料中就有相关记载，但是当时并没有正式提出"膏摩"一词。直到汉代，张仲景在其所著的《金匮要略·藏府经络先后病脉证》中才明确提出了"膏摩"一词，并将其与导引、吐纳、针灸并列为养生治病的重要方法之一。

膏，是指各种中药制成的软膏（现代加工的"膏"中除中药成分外，亦含有少量西药成分以辅助提高疗效）；摩，则是指按照疾病性质所采取的特定按摩手法。因此，膏摩就是指将中药制成的软膏涂抹于治疗部位的表面，再根据疾病特点选用一定的按摩手法来进行治疗的一种中医外治方法。

2. 软膏的种类

软膏是将药物（主要为中药）加入适宜的基质中所制成的均匀、细腻，易于涂布于皮肤、黏膜或病损面的半固体状外用制剂。它具有不易干燥，易于黏着人体体表，作用持久深入，可保护皮肤，防止外界物理、化学因素影响等特点。依据软膏的制备方法，可将其分为六大类：

（1）调膏：用动物油或植物油（现代还可用矿物油，如凡士林）调和药末成糊状即成软膏。

（2）熬膏：制备时以水或酒作溶媒，将生药中的可溶成分加热溶出，然后滤净去渣，再加热浓缩而成，亦可直接采用加热浓缩生药汁的方法制备。

（3）油蜡膏：制备过程中运用植物油或动物油煎熬药

料溶取其可溶成分，滤净，再加蜂蜡或虫白蜡溶化成膏。

（4）捣研膏：是将富含油脂的生药捣碎研磨而成。

（5）醋膏：在制备过程中以醋为溶媒，按熬膏的方法继续制备而成。

（6）蜜膏：主要是以蜂蜜配合药物细末制备成的膏剂。

此外，应明确现今的"膏药"与这里所述的"药膏"乃两种不同的物品。药膏又称软膏、油膏，个别是用动物油、蜂蜜或羊毛脂、凡士林等为基质参加药物细粉（或提取的有效成分）混杂而成，对皮肤具备掩护、潮湿、光滑作用。其软膏基质在常温下是半固体的，具备一定的稀薄性，但涂于皮肤或黏膜能逐渐溶化，有效成分可被迟缓排泄，一定时间内都具有疗效，多用于内科的疮疡肿疖，如三黄软膏、穿心莲软膏等。而膏药又称硬膏，是用油将药物煎熬至一定程度去渣后收膏，将之涂于布或纸等裱背资料上，贴于患处或相关穴位，具备部分或全身治疗作用，多用于跌打伤害、风湿痹痛和疮疡等疾病，如风湿跌打止痛膏、狗皮膏等。

3. 现代常用的按摩介质

所谓的按摩介质是指在进行按摩治疗时，在治疗部位所涂抹的一种药物制剂，它能通过发挥和利用药物的作用，提高按摩疗效。同时，按摩介质还能方便一些手法操作，如摩法、擦法等；亦能增强按摩手法的作用。有些介质还可起到润滑的效用，可以有效地保护医生与患者的皮肤，防止相互损伤。常见的按摩介质包括以下五类：

（1）水剂：将单味药捣碎取汁的汁水，如生姜汁、葱汁等。葱汁或葱姜汁的配制比较简单，将新鲜葱白或加生姜捣烂，加入75％的酒精浸泡3～5天取汁，即可使用。其具有祛风解表的作用，多用于感冒发热等证。冬季或风寒感冒用葱姜汁温经散寒。

（2）酊剂：将中药材切细，用75％的酒精浸泡5天左右，用渗漉法（或直接浸泡法）提取其汁液。最简单的酊剂是将薄荷叶用75％的酒精浸泡3～5天制成的薄荷水。此外，还有将其他药物用75％酒精或白酒浸泡时日后制成的药水，如风湿骨痛酊、伤筋活络药水、正骨药水等。

（3）粉剂：又称散剂，主要有润滑皮肤的作用，如滑石粉、松花粉、痱子粉等。滑石粉是按摩中最常用的一种介质，一般在夏季使用，起到润滑、吸水、清凉的作用。

（4）油剂：是将药物在油中煎熬后去渣浓缩，调制而成。与膏剂一样，其作用是根据药物的组成而定，如松节油、红花油等。

（5）膏剂：用药物煎煮去渣后浓缩，加适量赋形剂（如凡士林、桐油等），调制而成，即古代所谓的"膏摩"。膏剂是根据药物组成的功效不同而产生不同的治疗作用。如冬青膏由冬绿油、薄荷脑和凡士林等调配而成，有温经通络、消炎止痛的作用，适用于各种软组织损伤和虚寒性疾病。

4. 膏方的组方用药

膏摩疗法的精华就在于它有药物治疗和推拿治疗的双重作用，具有疏通经络、驱风散邪、运行气血、调整脏腑功能之效，可应用于外感病初期、脏腑病证、美容保健等诸多领域。最初的膏摩在作用和治疗上都较单一，药物组成也比较简单，只一两味药而已。在秦汉以后，膏摩疗法随着中医学的发展而不断完善，所用的药物日趋广泛。膏方中的药物具芳香气味者为多，如白芷、藁本、丁香等，均具走窜之性，能开窍、通经络，引药入里，使气血通行，营卫和畅。

（1）白芷：异名薛、芷（《楚辞》），芳香（《本经》），苻蓠、泽芬（《吴普本草》），白茝（《别录》），香白芷（《夷坚志》）。味辛，性温，归肺、胃经。具有祛风散寒、通窍止痛、消肿排脓、燥湿止带等作用。现代药理研究表明，白芷具有美容、抗炎、解热镇痛、解痉及抗辐射等作用。擅治头痛，眉棱骨痛，齿痛，鼻渊，寒湿腹痛，肠风痔漏，赤白带下，痈疽疮疡，皮肤燥痒，疥癣。

（2）白附子：来源于天南星科的多年生草本植物独角莲的块状茎。味辛、甘，性温，归胃、肝经。具有祛风痰、逐寒湿、镇痉等作用。主治头痛，口眼㖞斜，半身不遂，破伤风，跌打损伤，肢体麻木，中风不语，淋巴结核，蛇虫咬伤等。该品有毒，宜慎用。现代药理研究表明，白附子有抗炎、祛痰、抗破伤风的作用。主治中风痰壅，口眼㖞斜，半身不遂，破伤风，头痛，风湿痹痛，肢体麻木，瘰疬结核，阴疽肿毒辣，毒蛇咬伤。

（3）川芎：味辛，性温，归肝、胆、心经，气香升散。具有活血行气，祛风止痛的功效。为治疗头痛之首选药物。主治月经不调、经闭痛经、产后瘀滞腥痛，症瘕肿块、胸胁疼痛、头痛眩晕、风寒湿痹，跌打损伤，痈疽疮疡。川芎辛温香燥，走而不守，既能行散，上行可达巅顶；又入血分，下行可达血海。昔人谓川芎为血中之气药。本品辛温升散，凡阴虚阳亢及肝阳上亢者不宜应用；月经过多、孕妇亦忌用。

（4）茯苓：俗称云苓、松苓、茯灵，味甘、淡、性平，入心、肺、脾经。古人称茯苓为"四时神药"，因为它功效非常广泛，不分四季，将它与各种药物配伍，不管寒、温、风、湿诸疾，都能发挥其独特功效。入药具有利水渗湿、益脾和胃、宁心安神之功用。现代医学研究表明，茯苓能增强机体免疫功能，茯苓多糖有明显的抗肿瘤及保肝脏作用。主治小便不利，水肿胀满，痰饮咳逆，呕吐，脾虚食少，泄泻，心悸不安，失眠健忘，遗精白浊。

（5）藿香：味辛，性微温，归肺、脾、胃经。祛暑解表，化湿和胃。用于夏令感冒，寒热头痛，胸脘痞闷，呕吐泄泻，妊娠呕吐，鼻渊，手、足癣。

（6）藁本：味辛，温，归膀胱经。祛风散寒，除湿止痛。主治风寒头痛，巅顶痛，寒湿腹痛，泄泻，疝瘕，疥癣。

（7）杏仁：味苦，性温，有毒，归脾、大肠经。甜杏仁味甘、辛，苦杏仁味苦性温。宣肺止咳，降气平喘，润肠通便，杀虫解毒。主治咳嗽，喘促胸满，喉痹咽痛，肠燥便秘，虫毒疮疡。

（8）防风：又名铜芸、百枝，古名屏风，喻"御风如屏障也"。味辛、甘，性微温而润，归膀胱、肝、脾经，为"风药中之润剂"。祛风解表，胜湿止痛，止痉定搐。主治外感表证，风疹瘙痒，风湿痹痛，破伤风。临床随证配伍，具有不同的双向作用，能发汗，又能止汗；能止泻，又能通便；能止血，又能通经。

（9）当归：性温，味甘、辛，归肝、心、脾经。补血活血，调经止痛，润肠通便。用于血虚萎黄、眩晕心悸、月经不调、经闭痛经、虚寒腹痛、肠燥便秘、风湿痹痛、跌扑损伤、痈疽疮疡，用治中风不省人事、口吐白沫、产后风瘫。现代研究表明，当归具有抗缺氧作用，可调节机体免疫功能，护肤美容，补血活血作，抑菌、抗动脉硬化等。

除以上几味药之外还有其他一些常用药就不一一列举了，这些药物经现代药理研究证明大多具抗氧化、增强免疫、活血化瘀、改善代谢、抗菌消炎、护肤等作用。

三、膏摩的临床应用荟萃

从《五十二病方》记载最早的膏摩与药膏开始，《外台秘要》、《太平圣惠方》、《普济方》等多部经典记载了大量的膏摩药膏，除个别被称为"治百病方"外，大多数膏摩药膏均有各自特定的治疗病证，体现了中医辨证论治的特色。膏摩在内、外、妇、儿、五官、皮肤及伤科中均有应用，为中华民族繁衍生息、抵御疾病发挥了一定作用。

（一）膏摩治疗痛证

1. 摩散

【原文】头风摩散方。

大附子一枚炮、盐等分。

右二味，为散，沐了，以方寸匕，已摩疾上，令药力行。（《金匮要略·中风历节病脉证并治第五》）

【注释】右：古时书写顺序是竖排从右至左，故这里"右"应理解为"上"。方寸匕：古代量取药末的器具名，其形状如刀匕，大小为古代 1 寸正方，故名。1 方寸匕约等于 2.74 毫升，盛金石药末约为 2 克，草木药末为 1 克左右。

【点评】本段文字介绍了用于按摩治疗的摩散。附子通阳散寒，食盐祛皮肤风邪，风寒头痛用之最宜。洗完头，用方寸匕将药物直接在患痛部位涂擦、按摩，有利于药物迅速吸收进入病变部位，这是药物与按摩相结合的治疗方法。这一则摩散方虽然药味及文字均很简单，但后世的"摩顶膏"之类的方药大都源出于此。此方在后世的《千金要方》、《外台秘要》中也有相同的记载。方寸匕，在此既是量取药末的工具，也是按摩工具。

2. 松叶膏

【原文】治头风，头旋发落，白屑风痒，松叶膏方。

松叶（切）半斤，天雄（去皮）二两，松脂二两，杏仁（去皮）二两，白芷二两，莽草半两，甘松香半两，零陵香半两，甘菊花半两，秦艽一两，独活一两，辛夷仁一两，香附子一两，藿香一两，乌头（去皮）一两半，蜀椒一两半，川芎一两半，沉香一两半，青木香一两半，牛膝一两半，踯躅花半两。

右件药，细剉，以醋五升，浸一宿，滤出，以生麻油六升，煎醋味尽，候白芷色焦黄，即膏成，滤去滓，瓷器中成，选取摩头发根下，日夜三度为妙。（《外台秘要》）

【点评】本段文字论述治松叶膏方的适应证、组成、制作及使用方法。松叶膏治疗头风瘙痒等症。制作方法为将药物切碎，用醋浸泡 1 夜，入生麻油煎熬至醋味散尽，白芷颜色变焦黄，膏药就熬成了，过滤去渣备用。使用时沿瓶壁转动，由上至下取出药膏涂搽在头上，并按摩发根。

3. 摩头散

【原文】治头中五十种病摩头散方。

莔茹、半夏、蜀椒各六分，乌头八分，桂心七分，莽草四分，附子、细辛各一两。

上八味治下筛，以大酢和。摩头，记日数，三日头肤痛，四五日后一着药如前，十日以酢浆洗头，复摩药即愈。若生息肉并咽喉中息肉，大如枣欲塞，以药摩之即愈。耳鼻齿有疾并用之良。（《千金要方·心脏方》）

【注释】治下筛：将药物捣碎，过筛。酢同醋。

【点评】本段介绍摩头散方的适应证、药物组成、制作方法和使用方法等。摩头散方治疗头部疾患，将药物捣碎，以醋拌和，按摩头部，3日后仍头痛者，第4、5日再依前法用药，到第10日用醋浆洗头，再摩药，即愈。也可治疗咽喉、耳、鼻、齿等五官疾病。

4. 摩腰膏

【原文】寒湿作痛者，摩腰膏治之……摩腰膏治老人虚人腰痛，并治白带。

乌附尖二钱半，乌头尖二钱半，南星二钱半，雄黄一钱，樟脑一钱半，丁香一钱半，干姜一钱半，吴茱一钱半，朱砂一钱，麝大者五粒。

右为末，炼蜜为丸，如龙眼大。每用一丸，姜汁化开如粥厚，火燉热，放掌中，摩腰上，候药尽粘腰上，烘绵衣缚定，随即觉腰热如火，间二日用一丸。（《丹溪治法心要·腰痛》）

【点评】本段文字提出了丹溪摩腰膏的主治、药物组成、制作及使用方法。丹溪摩腰膏治疗寒湿腰痛，将药物做成龙眼大小的蜜丸，用时以姜汁化开，如厚粥状，置掌中，烘热，掌摩腰部，以使药物全部粘在腰上为度。然后用衣帛缚定，使腰部有像火烧的温热感。每隔2日用1次，每次用1丸。宋代的《太平圣惠方》首次提出了"摩腰方"、"摩腰丸"，《圣济总录》及《普济方》也有记载，但是对后世影响最大者当属朱丹溪的摩腰膏。这张摩腰膏方主治寒湿腰痛，流传极广，明清的《证治准绳》、《杂病治例》、《理瀹骈文》、《急救广生集》等医书都相继记载推行摩腰膏。清代徐大椿善用丹溪摩腰膏治老人腰痛，其在《兰台轨范》中说："有人专用丹溪摩腰方治形体之病，老人虚人极验，其术甚行"，可见当时应用盛行。

5. 摩顶膏一

【原文】治热毒风攻头目，及脑中掣痛不可忍者，摩顶膏方。

牛蒡根汁一升。

右入无灰酒半升，盐花半匙，以慢火煎令成膏，用之摩顶，风毒气散，痛即自止，亦治时行头痛，甚良。（《太平圣惠方·治热毒风诸方》）

【点评】本段文字论述摩顶膏方的适应证、方药组成、制作和使用方法。该摩顶膏仅用牛蒡根汁一药，加上无灰酒、盐花，用慢火熬制成膏，按摩头顶部。

6. 熨方法

【原文】治卒腰痛熨法方。

芫花半两，羊踯躅花半斤。

右件药，以醋拌令湿，炒令热，帛裹，分作两包，更番熨痛处，冷却复炒熨之。（《太平圣惠方·治卒腰痛诸方》）

【注释】卒：同"猝"，突然。熨：此指将药物加热用布包裹后像熨斗一样在体表来回移动。更番：轮流。羊踯躅：又名闹羊花、黄杜鹃、黄色映山红。

【点评】本段文字论述腰痛熨法方的适应证、组成、制作方法和使用方法。熨法作为一种独特的按摩手法，必须借助药力、热量和挤压来治疗疾病，值得提倡。

7. 摩腰方

【原文】治久冷腰痛，摩腰方。

巴戟一两，生附子一两去皮脐，阳起石一两细研，硫黄一两细研，雄雀粪一两，川椒一两去目，干姜一两剉，木香一两剉，菟丝子一两、酒浸三日晒干别捣为末，韭子一两微炒。

右件药，捣为末，以真野驼脂熬成油，滤去滓，待冷入诸药末，和圆如弹子大。洗浴了，取一圆分作四圆，于腰眼上，热炙手摩之。（《太平圣惠方·治久腰痛诸方》）

【点评】本段文字论述摩腰方的适应证、组成、制作方法和使用方法。摩腰方主要用于治疗寒湿腰痛。制作方法为将药物捣碎，用驼脂熬油，制成如弹子大小的药丸。使用时取 1 丸药分作 4 份，在腰眼处用烤热的手按摩。

8. 摩风膏

【原文】治一切痛风，摩风膏方。

当归三两，白芷一两，附子三两去皮脐，细辛二两，天雄三两生去皮脐，干姜二两，川芎二两，川乌头二两生去皮脐，朱砂一两细研，雄黄一两细研，醋三升，松脂半斤，生地黄三两捣绞取汁，猪脂五斤炼成者。

右件药，细剉，以地黄汁及醋浸一宿，滤出，入猪脂中，慢火煎之，候白芷色黄即膏成，绵滤去滓，入丹砂、雄黄及松脂等，以柳木篦搅令匀，于瓷器中盛。每取少许，摩于病上。如肋下聚如杯者，摩及涂之即瘥；又面目鳌黑消瘦，是心腹中冷，酒调半匙，日三服，病无不愈。（《太平圣惠方·治一切风通用摩风膏药诸方》）

【注释】痛风：指风邪引起的肢体骨节疼痛的病证。篦：同"篦子"，用竹子或树木制成的梳头用具。此指象篦子一样的工具。心腹：指心腹之疾，比喻严重的隐患。

【点评】本段文字论述摩风膏方的适应证、方药组成、制作和使用方法、注意事项。摩风膏治疗风邪引起的肢体疼痛病证，制作方法为将药物切碎，用地黄汁和醋浸泡一夜，再入猪油，文火熬至白芷颜色变黄，绵布过滤去渣，加入丹砂、雄黄和松脂等搅拌均匀，储存备用。使用时取少量，摩在患处。

9. 摩风神验膏

【原文】治风身体痛痹，头风目眩，伤风项强，耳鼻俱塞，摩风神验膏方。

硫黄三两细研，雄黄三两细研，朱砂三两细研，附子四两生去皮脐，天雄四两生去皮脐，人参三两去芦头，当归三两，细辛三来，防风三两去芦头，白芷二两，桂心三两，干姜三两，川芎三两，川椒三两去目及闭口者，独活三两，菖蒲三两，川大黄三两，藁本三两，白术三两，吴茱萸三两，松脂半斤后入。

右件药，细判，以酒浸一复时，然后别取生地黄半斤捣绞取汁，同入猪脂中，以慢火煎之，以药味尽为度，以绵滤去滓，后下松脂、雄黄、硫黄、朱砂等，以柳枝不住手搅，至膏成，收于瓷盒中。病在内，即以酒服弹子大；病在外，即取弹子大，热炙手摩之。（《太平圣惠方·治一切风通用摩风膏药诸方》）

【注释】复时：地支相重之时。古人以十二地支计时，每一支为两小时。一复时即一昼夜，今为 24 小时。

【点评】本段文字论述摩风神验膏方的适应证、方药组成、制作和使用方法、注意事项。摩风神验膏治疗风邪引起的身痛、头晕、目眩、项强、鼻塞，听力下降等症。制作方法为将药物切碎，用酒浸泡一日，然后加入地黄汁，入猪油文火煎，以药味尽为度，再过滤，加入松脂、雄黄、硫黄、朱砂等，搅拌均匀即可。使用时视病病邪表里而定，如邪在里，就用酒送服弹子大小的药膏；如邪在表，就取弹子大小的药膏，将手烤热，按摩患处。

10. 神验摩风毒膏

【原文】治风毒积年，四肢挛急，肌肉顽痹，气脉不宣通，腹中百病，不以老少，宜用神验摩风毒膏方。

牛膝去苗、赤芍药、当归、白术、白芷、川椒去目、厚朴去粗皮，雷圆、半夏、桔梗去芦头、细辛、吴茱萸、附子生去皮脐、木香、大腹皮、槟榔以上各一两，酥二两，野驼脂、野猪脂各五两。

右件药，细判，以酒浸泡一宿，先煎猪脂，然后入诸药，从平旦至日入，以慢火煎之，其膏即成，以绵滤去滓，却入铛中，然后下酥，并驼脂，待稍冷，收于瓷器中。每取如枣大，于患处摩之，仍须避风；若腹中有痛，即以酒化如弹子大，空心服之。(《太平圣惠方·治一切风通用摩风膏药诸方》)

【点评】本段文字论述神验摩风毒膏方的适应证、方药组成、制作和使用方法、注意事项。神验摩风毒膏治疗风毒积年引起的四肢筋脉拘挛、肌肉疼痛以及气血不通导致的脏腑诸病。制作方法为将药物切碎，用酒中浸泡1夜，入猪油文火煎熬1日，再过滤，入酥和驼脂，冷却后储存备用。使用时取枣粒大小，涂搽在患处并结合按摩。注意避风，腹痛者也可用酒送服。

11. 雄黄摩风膏

【原文】治痛风及白虎风，脚膝筋脉不利，挛痛抽搐，鬼疰贼风，并骨髓疼痛，雄黄摩风膏方。

雄黄半两细研、硫黄二两细研、朱砂半两细研、鬼箭羽、犀角屑、侧子生去皮脐、羚羊角屑、鹿角胶、附子生去皮脐、踯躅、川乌头生去皮脐、木香、汉防己、牛膝去苗、细辛以上各一两，虎胫骨六两，石斛去根、败龟、菖蒲以上各五两，熟干地黄、沙参去芦头、薯蓣、巴戟、川芎、续断、杜若、当归、秦艽苗、狗脊、萆薢、茵芋、白蔹、桂心、杜仲去粗皮、川椒去目、天雄生去皮脐以上各一两。

右件药，细剉，以炼了腊月猪脂六斤，纳铛中，同诸药，以文火煎，自早至午。候药味尽，用新布绞去滓，更以绵滤，净拭铛，更煎炼，然后入硫黄、雄黄、朱砂等，以柳木篦搅令匀，候凝，收于瓷器中。但有痛处，先用膏摩二三百遍，后涂摩于故帛上贴之；如内有风毒，即空心

以温酒下如弹子大。（《太平圣惠方·治一切风通用摩风膏药诸方》）

【注释】白虎风：指肢体关节疼痛如虎噬，又名白虎历节。鬼疰：迷信者称流注，即流窜无定随处可生的多发性深部脓疡。贼风：从孔隙透入的不易察觉而可能致病的风。

【点评】本段文字论述雄黄痛风膏方的适应证、方药组成、制作和使用方法。雄黄摩风膏治疗痛风和其他原因引起的肢体剧烈疼痛。制作方法为将药物切碎，入猪油一起文火熬煎一上午，拧绞去滓过滤，再熬煎浓缩，加入硫黄、雄黄、朱砂等搅拌均匀，储存备用、使用时，用膏在患处按摩二三百遍，然后将膏涂在帛布上，贴患处。如体内有风毒邪气，还可空腹温酒送服药膏弹子大小。

12. 苍梧道士陈元膏

【原文】苍梧道士陈元膏。

当归、丹砂各三两研，细辛、芍药各二两，附子去皮二两二铢，桂心一两二铢，川芎去皮三两二铢，干姜三两七铢，乌头去皮三两七铢，雄黄三两二铢研，松脂半斤，大醋二升，白芷一两，猪脂十斤，生地黄二斤取汁。

右一十五味切，以地黄汁、大醋渍药一宿，猪脂中合煎之十五沸，膏成去滓，纳丹砂等末熟搅。无令小儿、妇人、六畜见之，合药切须禁之。有人苦胸胁背痛，服之七日，所出如鸡子汁者二升，即愈。有人苦胁下积气如杯，摩药，十五日愈。有人苦脐旁气如手，摩之，去如瓜中黄瓤者升许，愈。有人患腹切痛，时引胁痛数年，摩膏下如虫三十枚，愈。有女人苦月经内塞，无子数年，膏摩少腹，并服如杏子大一枚，十日下崩血二升，愈，其年有子。有患膝冷痛，摩之五日，亦愈。有患头项寒热瘰疬，摩之皆愈。有患面目黧黑消瘦，是心腹中疾，服药下如酒糟者二升，愈。（《千金翼方·诸膏第三》）

【点评】本节介绍苍梧道士陈元膏的适应证、药物组成、制作方法和使用方法等。《肘后备急方》中已经出现的苍梧道士陈元膏，在《千金方》中除了方药略作调整外，更补充了作者临床应用的实际经验。苍梧道士陈元膏治疗风邪所致诸病，制作方法为将药物切碎，用地黄汁、浓醋浸泡一夜，入猪油一起煎熬 15 次，膏成去药渣，入丹砂等粉末搅匀，储存备用。文中指出将此药膏内服或者外用按摩可以治疗多种病证，如胸胁背痛、胁下积聚、腹痛、闭经不孕、皮肤瘙痒肿痛、关节冷痛、头项寒热瘰疬、面目黧黑、消瘦等。孙思邈集前人之经验，并结合自己丰富的临床实践，创造性地将多种膏摩法运用于各科疾病，对今天的临床，仍不失其指导意义。文中诸方选用药物多系辛温燥热之品，故主要用于寒性病证。

（二）膏摩治疗外科病证

1. 裴氏五毒神膏

【原文】裴氏五毒神膏，疗中恶暴百病方。

雄黄、朱砂、当归、椒各二两，乌头一升。

上以苦酒渍一宿，猪脂五斤，东面陈芦煎五上五下，绞去滓，内雄黄、朱砂末，搅令相得，毕。诸卒百病，温酒服如枣核一枚。不瘥，更服，得下即除；四肢有病，可摩，痛肿诸病疮，皆摩敷之，夜行及病冒雾露，皆以涂人身中，佳。（《肘后备急方·治百病备急丸散膏诸要方》）

【点评】此为膏摩法治疗急性昏迷及疮疡痈肿的方法。药用雄黄、朱砂、当归、蜀椒、乌头，以苦酒浸泡，猪油熬膏，可内服也可膏摩。

2. 生肌膏

【原文】治痈疽金疮，生肌膏方。

大黄、川芎、芍药、黄芪、独活、当归、白芷各一两，薤白二两，生地黄一两。

上九味合薤咀，以猪脂三升煎三上下，白芷黄膏成，绞去滓，用磨之，多少随其意。(《刘涓子鬼遗方·金疮痈疽被打淤血证治方》)

【注释】煎三上下：煎熬药物时，药物上下翻滚多次。"三"泛指多次。

【点评】本段文字指出治疗痈疽、金疮的膏摩方法。痈疽、刀箭等金器所伤，使用生肌膏。药用大黄、川芎、芍药、黄芪、独活、当归、白芷、薤白、生地黄，以猪油等熬膏，冷却待用。擦涂在伤口上，并轻轻抚摩，可使伤口愈合。

3. 摩风白芷膏

【原文】治风毒流注，骨节疼痛，筋脉挛急，宜用摩风白芷膏方。

白芷半两，防风半两去芦头，附子半两去皮脐，附子半两去皮脐，白芍药半两，当归半两，川椒半两去目，羌活半两，独活半两，藁本半两，川乌头半两去皮脐，细辛半两，生姜五两，白僵蚕半两，黄蜡五两，猪脂二斤半水浸二宿逐日一换。

右件药细剉，先煎猪脂，去滓，入诸药，煎至白芷色焦赤，以绵滤去滓，澄清，拭铛令净，慢火熬，入腊消为度，用瓷盒盛。每取少许于火畔，手摩之。（《太平圣惠方·治一切风通用摩风膏药诸方》）

【点评】本段文字论述摩风白芷膏方的适应证、方药组成、制作和使用方法、注意事项。摩风白芷膏治疗风毒邪伤人导致的多发性深部溃疡，关节疼痛，筋脉拘急等。制作方法为将药物切碎，入猪油煎熬，直至白芷变成焦赤色时停火，用绵布滤去药渣，加入蜡，熬至蜡融化即可。使用时取少量涂患处，在火堆旁边用手按摩。

4. 黄芪膏

【原文】治痈疽发，坏出脓血，生肉，黄芪膏方。

大黄、芍药、黄芪、独活、白芷、川芎各一两，当归一两，薤白二两，生地黄三两。

上九味咀，以盛煎猪膏三升，煎三上下，以帛布绞去滓，用兑，摩，多少随意，常用之。（《刘涓子鬼遗方·痈疽疮疖瘭疽等证治法》）

【注释】发：发展、扩大，此指痈疽从产生到长大的过程。坏：此指痈疽脓成破溃。盛：炽烈，此指制作猪膏的火势较大。兑：卦名，象征沼泽，在此指用水和药搅匀敷在痈疽开口的周围。

【点评】本节介绍黄芪膏摩法治痈疽破溃的方法。药用大黄、芍药、黄芪、独活、白芷、川芎、当归、薤白、生地黄等熬膏，用于伤口的贴敷和膏摩。

5. 野葛膏

【原文】治肝脏风毒，流注脚膝，筋脉挛急，疼痛，宜用野葛膏之方。

野葛二两，蛇衔二两，犀角屑一两，川乌头一两去皮脐，桔梗二两去芦，茵芋二两，防风二两去芦头，川椒二两去目，干姜二两，巴豆三十枚去壳，川升麻一两，细辛二两，当归二两，附子二两去皮脐，羌活二两，川大黄二两，雄黄二两研如粉。

右件药，细判，以酒五升，渍药一宿，以不中水猪脂五斤，以前药同纳于铛中，炭火上煎之，令药色变黄，又勿令焦黑，膏成，绞去滓，下雄黄，候冷，入瓷器中盛之。旋取摩病处，令极热，密室避风，日三度，摩之效。（《太平圣惠方·治肝脏风毒流注脚膝筋脉疼痛诸方》）

【点评】本段文字论述野葛膏的适应证、组成、制作方法和使用方法。野葛膏用于治疗因风毒邪气引起的脚膝疮疖肿毒、筋脉拘挛疼痛等症。制作方法为将药切碎（以水牛角代犀角），用酒浸泡一夜，将药物加入猪油一起熬制，至药的颜色变为黄色而未焦黑时即可。可拧绞去渣，加入雄黄和匀，冷却，储存备用。使用时旋动取药在患处按摩，使患处发热，每天施术三次，注意避风。

（三）膏摩治疗儿科病证

1. 治疗小儿发热等膏摩法

【原文】小儿初见发热，痘疮未出之时，预先用芝麻油蘸手研热，按儿背，摩数遍，能令轻者不出，重者虽出，稀少。此亦古人按摩之法，盖所以散寒水逆流之毒。背为太阳膀胱经也，正与东垣论相合。须令谨慎，妇人按之恐手重，则伤小儿肌肤也。又，一小儿惊风发搐，两眼反视，药至口即吐出。余遂用竹茹、灯心判碎，磨成粉末，入生姜自然汁少许，和以芝麻油调匀，按摩小儿，自

额上起，直至背心、两手足心数十遍，仍以薄荷煎汤，渐渐与之饮。逾时，惊搐遂平，热退而愈。（《续医说·摩脊法》）

【点评】本段介绍了治疗小儿发热、痘疮、惊风的膏摩法，具体操作方法为：小儿发热初起，痘疮未出之时，先用手蘸芝麻油研热，然后，按摩小儿脊背数遍，病情轻者可能不出痘疹，病情重者出少量痘疹，可疏散风寒水湿，清泻逆传入里之毒邪。按摩时用力不能太重，以免伤到小儿的肌肤。文中提到的"额上"、"背心"、"手足心"，约与小儿推拿特定穴"天门"、"脊"、"内劳宫"以及"涌泉"同。所用介质现今亦常用。这种小儿按摩法至今仍在民间盛行，从此处可看出这一疗法的源远流长。

2. 生甘草膏

【原文】治小儿新生，肌肤嫩弱，喜为风之所中，身体壮热，或忽中风，手足惊掣，宜摩生甘草膏方。

甘草一两，防风一两，白术三分，桔梗三分，雷圆二两半。

右件药，捣罗为末，以不入水猪脂八两，于铫子内，煎令溶，去滓，下前药末相和，不住手搅成膏，以瓷器中盛，每用一圆如小弹许，炙手以摩儿囟上百遍，及所患处，每日早晨用之，及摩手足心，以辟寒风，肾甚效。（《太平圣惠方·治小儿中风诸方》）

【点评】本段文字论述生甘草膏的适应证、组成、制作方法和使用方法。生甘草膏治疗小儿发热、抽搐等疾病。制作方法是将药物捣碎，和猪油一起熬成药膏。使用时，取出一如小弹大小的药膏，用烤热的手将药膏放在囟门上按摩，也可以按摩其他患病的部位。

3. 丹参摩膏

【原文】小儿惊痫，除热，丹参摩膏方。

丹参半两，雷圆半两，猪膏二两。

右件药，细剉，猪膏入银器中，先煎，然后内诸药，煎七上七下，膏成，绵滤去滓，用瓷合中盛，以摩儿身，日三用之。(《太平圣惠方·治小儿惊痫诸方》)

【点评】本段文字论述丹参摩膏的适应证、组成、制作方法和使用方法。丹参摩膏治疗小儿惊痫、发热。制作方法为将药物切碎，和猪油一起煎熬，上下翻滚 7 次，再用绵布趁热过滤，去滓存液，盛装备用。使用方法：用来摩小儿的全身，每天 3 次。

4. 五谷甘草生摩膏

【原文】治少小新生，肌肤幼弱，喜为风邪所中，身体壮热，或中大风，手足惊挚，五谷甘草生摩膏方。

甘草、防风各一两，白术二十铢，雷丸二两半，桔梗二十铢。

右件药咀，以不中水猪肪一斤，熬为膏，以煎药，微火上煎之，消息视稠浊，膏成取滓，取如弹丸大一枚，炙手以摩儿百过，寒者更热，热者更寒。小儿虽无病，早起常以膏摩囟上及手足心，甚辟风寒。(《千金要方·惊痫第三》)

【点评】本段文字论述五谷甘草生摩膏的适应证、组成、制作方法和使用方法。五物甘草生摩膏治疗小儿肌肤幼弱，外感风邪而出现的身体壮热，或中大风后出现的手足惊挚，该方被后世医家分别收入《外台秘要》、《太平圣惠方》、《幼幼新书》等医籍中。原文还特别指出"小儿虽无病，早起常以膏摩囟上及手足心，甚避风寒"，说明膏摩亦有预防疾病发生的作用。

（四）膏摩治疗皮肤科病证

1. 面部美白方

【原文】疗人，令人面皮薄如舜华方。

鹿角尖，取实白处，于平石上磨之，稍浓取一大合，干姜一大两，捣，密绢筛，和鹿角汁，搅使调匀。每夜先以暖浆水洗面，软帛拭之，以白蜜涂面，以手拍，使蜜尽，手指不粘为尽。然后涂药，平旦还以暖浆水洗，二三七日，颜色惊人，涂药不见风日，慎之。（《肘后备急方·治面皰法秃身臭心惛丑方第二十五》）

【点评】此乃面部美容方。面黑晦暗，取白鹿角尖，磨取浓汁，干姜捣末过筛，和鹿角汁搅匀。每夜先用温水洗脸，拭干，以白蜜涂于面部，用手拍面，待不粘手时，然后再涂药，至次日早晨再用温水洗脸。涂药后不可见风或日晒。如此 14～21 日后，面色即会有惊人的变化。这种涂润肤剂后以手拍面的美容方法具有一定的科学性，它既可促进面部血液循环，又能保护面部肌肤免受过度牵拉之害，现代美容界仍很推崇这种手法。洗面清洁、润肤涂面、手法按摩、睡前敷面、早晨清洗这一套程序，与现代美容法有惊人的相似性。

2. 面药膏摩美容方

【原文】面药方。

朱砂研、雄黄研、水银霜各半两，胡粉二团，黄鹰屎一升。

上五味，合和，净洗面，夜涂之。以一两药和面脂，令稠如泥，先于夜欲卧时，澡豆净洗面，并手干拭，以药涂面，浓薄如寻常涂面浓薄，乃以指细细熟摩之，令药与肉相入乃卧，以上经五日五夜，勿洗面，止就上作妆即得，要不洗面。至第六夜洗面涂，一如前法。满三度洗更不涂也，一如常洗面也，其色光净，与未涂时百倍也。（《千金翼方·妇人面药第五》）

【点评】此为面药膏摩美容方。使用时将药与面脂调拌，使其稠如泥状。先在夜晚临睡时，将脸洗净，取药涂于脸上，用手指仔细反复涂抹、按摩，使药渗入皮肤内。这种外摩的作用是促进和加快药物的吸收。这是膏摩手法的主要作用。同时，单纯的手法对局部组织的刺激也有较大的治疗作用。这种涂面膜膏后以手法按摩面部的美容方法确实很有科学性。洗面清洁、润肤涂面、手法按摩，与现代美容法有惊人的相似之处。

3. 治疗皮肤瘙痒膏摩法

【原文】取犁（幕）芦二齐，鸟啄一齐，礜一齐，屈居一齐，芫华（花）一齐，并和以车故脂，故□裹。善洒，干，节炙裹药，以靡（摩）其瘙，口靡（摩）脂□脂，瘙即已。（《五十二病方·干瘙》）

【点评】本条为治疗皮肤痰痒的膏摩方法。将黎芦、鸟啄、礜石、屈居、芫花等药捣碎，用车轴润滑油调和，布包。先洗净患处皮肤，再将药膏炙热，涂患处。并反复按摩。药膏加按摩，称为膏摩法，主要是为了加速局部血液循环，促使药物尽快吸收。

（五）膏摩用于急救及其他病证

晋代葛洪在前人用膏摩疗法治伤寒杂病的基础上进一步将其推广并应用于急救。他在《肘后备急方》中对突患霍乱等急症者，用"煮苦酒三沸以摩之，合少粉尤佳"。"治头风及脑掣痛不可禁者，摩膏主之。取牛蒡茎叶，捣取浓汁二升，合无灰酒一升，盐花一匙头，火煎令稠成膏，以摩痛处……冬月无叶，用根代之亦可。"这些救急方的疗效是可信的，如现代民间用于治疗霍乱急症的擦痧疗法、用清凉油膏摩太阳穴治疗头痛的方法等均与此类似。

后世医家将膏摩疗法进一步扩展，用来治疗儿科急症，如《千金要方》中治小儿"中客"之病，包括急性吐泻、腹痛、惊风等症，"用豉数合，水拌令湿，捣熟，丸如鸡子大，以摩儿囟上、手足心各五六遍毕，以丸摩儿心及脐，上下行转摩之，食顷，破视其中，当有细毛，即掷丸道中，痛即止"。

清代万潜斋所撰《寿世新编》中记载治疗小儿舌黑肿硬的方法是将鸡蛋清涂擦于小儿前胸、后背心等处，涂擦后可见黑毒芯，同时刺舌尖令出血，使胎毒散尽则愈。吴师机治疗小儿痰迷不醒，口流涎沫，手足拘挛等，"用陈胆星1.5两，犀角、羚角各1两，生龙齿7钱，白芥子5钱，辰砂1钱，陈米汤丸，金箔衣。可预合备急。临用以一丸擦胸背并敷脐"。在小儿病情急重，用药困难，特别是寒热难辨、虚实难分的情况下，膏摩疗法的确不失为一种急救良法。

此外，古代文献中还有许多经典的治疗其他杂证的膏方，列举如下：

1. 摩顶膏二

【原文】治脑热眼睛，头旋发落，心中烦热，宜用摩顶膏方。

青盐、莲子草、牛酥各三两，吴蓝、葳蕤、栀子仁、槐子、犀角屑、络石、玄参、川朴消别研、大青、空青细研入以上各二两，竹叶两握，石长生一两。

右件药，以油三升，先微火煎熟，次下诸药添火，煎炼三十余沸，布绞去滓，拭铛，更文火炼之，入酥及盐朴消空青等末，炼如稀汤，又以绵绞，纳瓷器中盛，欲卧时，用摩顶上。（《太平圣惠方·治眼摩顶膏诸方》）

【点评】本段文字论述另一种摩顶膏方的适应证、方药组成、制作和使用方法。此摩顶膏治疗头痛发热、眼疾、头晕、发落、心中烦闷等。制作方法是将加热的油和药物混在一起用大火煎熬，使药液沸腾30余次，绞拧药液，过滤去渣，再用文火煎熬药液使浓缩，加入酥、盐、朴硝、空青等药末，过滤、冷却、备用。晚上睡觉前将药膏涂擦在头顶并按摩。

2. 摩顶膏三

【原文】治眼前见花，黄黑红白不定，摩顶膏方。

附子一两炮裂去皮脐，木香一两，朱砂一分，龙脑半钱，青盐一两半，牛酥二两，鹅酥四两。

右件，附子木香捣罗为末，入朱砂下五味，同研令匀，以慢火熬成膏，每用少许，不计时候，顶上摩之。（《太平圣惠方·治眼摩顶膏诸方》）

【点评】本段文字论述摩顶膏方的适应证、方药组成、制作和使用方法。该摩顶膏方治疗视物昏花。制作方法为将附子和木香捣碎，然后和朱砂混匀，加水用文火慢熬成膏备用。使用时每次取少量药膏，涂擦在头顶部并按摩。

3. 陵零香油

【原文】治头面热毒风头黄发拳头疮目赤，悉主之，陵零香油方。

陵零香半两，藿香半两，甘松半两，白檀香半两，马牙消半两，莲子草一分，没石子五枚，诃黎勒七枚，乾椹子一两，沥椿油二斤，乏铧子铁一斤。

右件药，细剉，以绵裹，瓷瓶内用油浸，密封七日后，取用摩顶，甚良。（《太平圣惠方·治热毒风诸方》）

【点评】本段文字论述陵零香油方的适应证、方药组成、制作和使用方法。陵零香油方主要治疗热毒风邪上攻头面而致的头目红肿疮疡等。制作方法为将药物切碎，用绵布包裹，放在瓷瓶内，用油浸泡，密封保存七日后，即可取出使用，使用时将其涂抹于头顶部，并配合按摩。

4. 涂顶油

【原文】治眼，养发补心，除顶热明目，涂顶油方。

生麻油二升，沉香半两，白檀香半两，木香半两，苏合香一两，蔓荆子半两，防风半两去芦头，余甘子半两，川朴消一两半，甘松子一分，零陵香一分，丁香一分，白茅香一分，犀角屑一分，龙脑一分，空青三分细研，石膏三两捣研，生铁三两，莲子草汁二升。

右件药，除汁药外，细剉，以新绵裹，于不津铁器中盛，以前麻油莲子草汁，浸经七日后，取涂于头顶上，甚良。（《太平圣惠方·治眼摩顶膏诸方》）

【点评】本段文字论述涂顶油方的适应证、方药组成、制作、和使用方法。《太平圣惠方》中有 6 首治疗眼疾的摩顶膏方，这是膏摩专治眼病的最早记录。本方不仅可以治疗眼疾，还有养发补心的作用。制作方法为将药物切碎，绵布包裹，用铁器盛装，再放入麻油和莲子草汁，浸泡 7 日后即可使用。使用时取油膏涂擦于头顶部即可。

5. 皂荚膏

【原文】治身体手足有顽麻风，宜用皂荚膏摩方。

皂荚肥者五挺，川乌头一两，乌蛇肉二两，硫磺三分细研。

右件药，以酒三升，浸皂荚经三宿，揉取汁，入锅中，用乌头、乌蛇等，煎至一升，滤去滓，更熬令稠，离火，入硫磺末搅令匀，旋取摩顽处即效。（《太平圣惠方·治风顽麻诸方》）

【点评】本段文字论述皂荚膏的适应证、方药组成、制作和使用方法。皂荚膏可以治疗手足麻木不仁。制作方法为用三升酒浸泡皂荚 3 日，揉取汁，放入锅中，加入乌头、乌蛇等煎熬至一升，过滤去渣后，继续熬使之浓缩。停火后，加入硫磺末，搅拌均匀即可。使用时，将膏药涂于患处并施用摩法即效。

6. 乌头摩风膏一

【原文】治风痛，身体疼痛，手足顽麻及伤寒身强，并用乌头摩风膏方。川乌头五两生去皮脐，野葛一斤，莽草一斤。

右件药，细剉，用酒拌匀，经三日，以猪脂五斤，与前药内铛中，以草火煎之，以乌头色焦黄为度，用绵滤去

滓，收于瓷器中盛。或有患者，近火摩二三千遍。（《太平圣惠方·治一切风通用摩风膏药诸方》）

【注释】麻：感觉不灵，或丧失感觉。伤寒：中医学上泛指一切热性病，又指风寒侵入人体而引起的疾病。

【点评】本段文字论述另一种乌头摩风膏方的适应证、方药组成、制作和使用方法。本膏摩方治疗风邪所致的全身疼痛，手足顽麻，颈项肢体僵硬等。制作方法为将药物切碎，用酒浸泡 3 日，入猪油一起煎熬至乌头颜色变成焦黄时停止加热，过滤去渣，冷却成膏，储存备用。使用时靠近火源，在患处涂擦药膏并按摩二三千遍。

7. 乌头摩风膏二

【原文】治风顽痹，腰脚不遂，四肢拘挛，并马坠疼痛不可忍，及白癜诸疮，兼脚气等，乌头摩风膏方。

乌头、附子并生用、当归各二两，羌活、细辛、桂心、防风去芦头、白术、川椒、吴茱萸各一两，猪脂一斤，腊月者若半，得驼脂尤好，去脂膜煎化去滓放冷。

右件药，并细切如大豆，以头醋微淹之，经一宿，煎猪脂，化去滓，内药缓火煎之，候附子黄色，即膏成，收瓷合中，有患者，频取摩之，宜用衣裹，切避风冷。（《太平圣惠方·治一切风通用摩风膏药诸方》）

【点评】本段文字论述乌头摩风膏方的适应证、制作和使用方法、注意事项。乌头摩风膏治疗顽固性风痹导致的腰腿活动不便，筋脉拘急及坠马受伤，白癜风，脚气等。制作方法为将药物切碎，用醋浸泡一夜。加入猪油一起文火煎熬，直至附子颜色变黄即可。使用时用膏药反复涂摩患处，注意穿戴严实，避免被风寒所伤。

8. 乌头摩风膏三

【原文】治风痛，及皮肤不仁，筋脉拘急，乌头摩风膏方。

川乌头生去皮脐、防风去芦头、桂心、白芷、藁本、川椒去目、吴茱萸、白术、细辛、川芎、白附子、藜芦、莽草、羌活以上各半两，黄蜡五两，炼了猪脂一斤，生姜三两。

右件药，细锉，先以猪脂内铛中煎之，以入诸药，煎令白芷色黄，候药味出尽，以新布绞去滓，更以绵滤过，拭锅令净，重入膏于锅中，慢火熬之，次下黄蜡令消，去火待稍凝，收于瓷器中，每有痛处，于火边炙手，乘热取膏摩之一二百遍，以手涩为度。（《太平圣惠方·治一切风通用摩风膏药诸方》）

【点评】本段文字论述乌头摩风膏方的适应证、方药组成、制作和使用方法。《太平圣惠方》中有几首同名异药的乌头摩风膏。本段文字所列的乌头摩风膏主要治疗皮肤麻木不仁，筋脉痉挛，屈伸不利等症。制作方法为将药物切细，和猪油一起熬煎，至白芷颜色变黄，药味出尽，拧绞过滤去渣，再将药液煎熬浓缩，加入黄蜡，待溶化即可停火，冷却后储存备用。使用时先将手在火边烤热，趁热取膏药涂搽在患处，按摩一二百遍，直到手酸痛为止。

9. 大白膏

【原文】若人顽痹不觉痛痒处者，当作大白膏药摩之，一日三四度，七日彻，或二三七日彻，乃至七七日四十九日，名曰一大彻，顽痹即觉痒，平复如本即止摩，若不平复，但使摩之，以瘥为限，不过两大彻三大彻，无有不愈。针刺灸烧割劫亦不及摩之为良，乃至身上多有疮痕生，摩之悉愈。大白膏方：白芷、白术、前胡、吴茱萸各一升，川芎二升，蜀椒、细辛各三两，当归、桂心各二两，苦酒四升。

上一十味以苦酒浸药经一宿，取不中水猪脂十斤，铜器中煎令三沸，三上三下，候白芷色黄膏成。贮以瓶中，随病摩之即愈。(《千金翼方·万病耆婆治恶病第三》)

【点评】本段文字论述大白膏的适应证、药物组成、制作方法及使用方法。大白膏治疗肢体顽痹不仁不觉痛痒等。制作方法为将药物用苦酒即醋浸泡1夜，用猪油煎熬三次，至白芷颜色变黄，膏即煎成，留存待用。使用时涂于患处并配合按摩，促进药物吸收。值得提出的是本段文字强调了用药疗程的问题，如1日按摩3～4次，按摩7日为一疗程，或14日或21日为一疗程，最多49日，为一大疗程。顽痹之处就会觉得瘙痒，即恢复了知觉，此时即停止按摩。若仍无知觉，则继续按摩，直至痊愈。

10. 乌头膏

【原文】主贼风身体不遂，偏枯口僻；及伤寒，其身强直，乌头膏方。

乌头去皮五两，野葛、莽草各一斤。

上三味切，以好酒二斗五升淹渍再宿，三日以猪膏五斤煎成膏，合药作东向露灶，以苇火煎之，三上三下，膏药成。有病者向火摩三千过，汗出即愈；若触寒雾露，鼻中塞，向火膏摩指头人鼻孔中，即愈，勿令入口眼。(《千金翼方·喝僻第四》)

【点评】本节介绍乌头膏的适应证、药物组成、制作方法及使用方法等。乌头膏用于治疗中风偏瘫、口眼㖞斜等症。将药物切碎，用酒浸泡两夜，猪油煎药制膏。使用时近火用药物摩擦 3000 次以上，汗出即愈。值得注意的是用药膏摩擦鼻孔以治疗外感风寒湿、鼻塞不通之症，与今人常摩擦鼻翼处的迎香穴以防止感冒相通。

11. 木防己膏

【原文】治产后中风，木防己膏方。

木防己半升，茵芋五两。

上二味咀，以苦酒九升，渍一宿，猪膏四升，煎三上三下膏成。炙手摩千遍瘥。（《千金要方·中风第三》）

【点评】本段文字介绍治疗产后中风的膏摩方。木防己膏由祛风除湿的药物组成，将药物捣碎，苦酒浸泡，入猪油熬药，煎沸后从火上撤下，稍冷再放于火上煎，如此重复多次，膏即煎成。使用时把手烤热，涂上药膏反复按摩患处。孙思邈将膏摩法引入妇科病的治疗，丰富和发展了中医外治法的内容。

12. 青膏

【原文】治伤寒头痛项强，四肢烦疼，青膏方。当归、川芎、蜀椒、白芷、吴茱萸、附子、乌头、莽草各三两。上八味咀，以醇苦酒渍之再宿，以猪脂四斤，煎令药色黄，绞去滓。每服枣核大三枚，温酒送下，日三服，取汗，不知，稍增。可服可摩。如初得伤寒一日，苦头痛背强，宜摩之佳。（《千金要方·伤寒膏》）

【点评】本段文字介绍了青膏的主治功效、药物组成、制作方法、用药方法及药后调理等都有详细的描述。该方既可单独内服，也可用作膏摩使用，注意按摩时不要靠近双眼。

参考文献

[1]（明）杨继洲著. 针灸大成 ［M］. 北京：人民卫生出版社，1955.

[2]（清）陈念祖编著. 医学三字经 ［M］. 北京：人民卫生出版社，1956.

[3]（清）余霖著. 疫疹一得 ［M］. 北京：人民卫生出版社，1956.

[4]（清）钱秀昌著. 伤科补要 ［M］. 上海：上海科学技术出版社，1958.

[5]（宋）王怀隐著. 太平圣惠方 ［M］. 北京：人民卫生出版社，1958.

[6]（清）沈金鳌编著. 幼科释谜 ［M］. 上海：上海科学技术出版社，1959.

[7]（元）罗天益著. 卫生宝鉴 ［M］. 北京：人民卫生出版社，1963.

[8]（汉）王充著. 论衡 ［M］. 上海：上海人民出版社，1974.

[9]（清）钱乐天，郭中元，孙桐轩编. 医学传心录 ［M］. 石家庄：河北人民出版社，1975.

[10]（明）虞抟撰. 医学正传 ［M］. 北京：人民卫生出版社，1981.

[11]（朝鲜）许浚等著. 东医宝鉴 ［M］. 北京：人

民卫生出版社，1982.

[12]（明）皇甫中著．明医指掌［M］．北京：人民卫生出版社，1982.

[13]（金）刘完素撰．素问玄机原病式［M］．北京：人民卫生出版社，1983.

[14]（晋）陈延之著．高文柱辑校．小品方辑校［M］．天津：天津科学技术出版社，1983.

[15]（清）尤怡著．王新华点校．医学读书记［M］．南京：江苏科学技术出版社 1983.

[16]（清）石寿棠撰．王新华点校．医原［M］．南京：江苏科学技术出版社 1983.

[17]（清）吴师机著．赵辉贤注释．理瀹骈文［M］．北京：人民卫生出版社，1984.

[18]（明）吴崑著．山东中医学院中医文献研究室校点．内经素问吴注［M］．济南：山东科学技术出版社，1984.

[19]（清）吴达著．王新华点注．医学求是［M］．南京：江苏科学技术出版社，1984.

[20]（明）王銮著．幼科类萃［M］．北京：中医古籍出版社，1984.

[21]（宋）陈自明著．妇人大全良方［M］．北京：人民卫生出版社，1985.

[22]（宋）陈直，（元）邹铉著．寿亲养老新书［M］．广州：广东高等教育出版社，1985.

[23]（清）汪启贤，汪启圣辑．傅景新点校．动功按摩秘诀［M］．北京：中医古籍出版社，1986.

［24］（晋）刘涓子著. 刘涓子鬼遗方［M］. 北京：人民卫生出版社，1986.

［25］（清）徐文弼编. 吴林鹏校. 寿世传真［M］. 北京：中医古籍出版社，1986.

［26］（明）曹无极撰. 万育仙书［M］. 北京：中医古籍出版社，1986.

［27］（元）忽思慧撰. 刘玉书点校. 饮膳正要［M］. 北京：人民卫生出版社，1986.

［28］（清）钱怀村著. 小儿推拿直录［M］. 北京：中医古籍出版社，1987.

［29］（清）熊应雄著. 毕永升等校. 小儿推拿广意［M］. 北京：人民卫生出版社，1989.

［30］（宋）周守忠著. 养生类纂［M］. 上海：上海中医学院出版社 1989.

［31］（宋）曾慥撰. 马济人校注. 道枢［M］. 上海：上海古籍出版社，1990.

［32］（清）张振鋆著. 厘正按摩要术［M］. 北京：人民卫生出版社，1990.

［33］（元）李鹏飞著. 三元延寿参赞书［M］. 上海：上海古籍出版社，1990.

［34］（明）秦景明著. 冷方南，王齐南点校. 症因脉治［M］. 上海：上海科学技术出版社，1990.

［35］（明）徐春甫编集. 崔仲平，王延耀主校. 古今医统大全［M］. 北京：人民卫生出版社，1991.

［36］（元）朱震亨著. 鲁兆麟主校. 格致余论［M］. 沈阳：辽宁科学技术出版社，1997.

［37］（明）龚信篡辑．达美君等校注．古今医鉴［M］．北京：中国中医药出版社，1997．

［38］（春秋）管仲撰．梁运华校点．管子［M］．沈阳：辽宁教育出版社，1997．

［39］（明）张介宾著．郭洪耀等校注．类经［M］．北京：中国中医药出版社，1997．

［40］（明）龚廷贤著．袁钟点校．寿世保元［M］．沈阳：辽宁科学技术出版社，1997．

［41］（清）陈复正著．图娅点校．幼幼集成［M］．沈阳：辽宁科学技术出版社，1997．

［42］（隋）巢元方撰．鲁兆麟等点校．诸病源候论［M］．沈阳：辽宁科学技术出版社，1997．

［43］杜洁编著．黄庭经［M］．北京：中国友谊出版公司，1997．

［44］（清）高士宗著．于天星按．黄帝素问直解［M］．北京：科学技术文献出版社，1998．

［45］鲁军主编．中国本草全书［M］．北京：华夏出版社，1999．

［46］夏治平主编．中国推拿全书［M］．上海：上海中医药大学出版社，2000．

［47］（明）李中梓．内经知要白话解［M］．西安：三秦出版社，2000．

［48］（清）吴澄撰．达美君等校注．不居集［M］．北京：中国中医药出版社，2002．

［49］（战国）吕不韦著．吕氏春秋［M］．北京：华夏出版社，2002．

［50］（南朝）陶弘景著．宁越峰注释．养性延命录［M］．赤峰：内蒙古科学技术出版社，2002．

［51］（明）陈实功著．外科正宗［M］．北京：中国中医药出版社，2002．

［52］吴志超编著．导引健身法解说［M］．北京：北京体育大学出版社，2002．

［53］顾廷龙主编．续修四库全书［M］．上海：上海古籍出版社，2002．

［54］廖品东主编．杂证推拿［M］．北京：科学技术文献出版社，2002．

［55］李成文主编．中医发展史［M］．北京：人民军医出版社，2003．

［56］（汉）董仲舒撰．春秋繁露［M］．北京：北京图书馆出版社，2003．

［57］（明）龚云林原著．董少萍、何永点校．小儿推拿秘旨［M］．天津：天津科学技术出版社，2003．

［58］（宋）张君房著．云笈七签［M］．北京：中华书局，2003．

［59］于天源主编．按摩推拿学［M］．北京：中国协和医科大学出版社，2005．

［60］田代华，刘更生整理．灵枢经［M］．北京：人民卫生出版社，2005．

［61］严健民编著．五十二病方注补译［M］．北京：中医古籍出版社，2005．

［62］（元）朱震亨撰．王英等整理．丹溪心法［M］．北京：人民卫生出版社，2005．

［63］（清）尤怡著．许有玲校注．金匮翼［M］．北京：中国中医药出版社，2005．

［64］（明）汪绮石撰．谭克陶等整理．理虚元鉴［M］．北京：人民卫生出版社，2005．

［65］（金）李东垣撰．文魁等整理．脾胃论［M］．北京：人民卫生出版社，2005．

［66］（汉）许慎著．徐铉校订．王宏源新勘．说文解字［M］．北京：社会科学文献出版社，2005．

［67］（清）王孟英著．南京中医药大学温病学教研室整理．温热经纬［M］．北京：人民卫生出版社，2005．

［68］（清）唐宗海著．魏武英等整理．血证论［M］．北京：人民卫生出版社，2005．

［69］（明）赵献可著．郭君双整理．医贯［M］．北京：人民卫生出版社，2005．

［70］（清）王清任著．李天德等整理．医林改错［M］．北京：人民卫生出版社，2005．

［71］（清）程国彭原著．孙玉霞，屈榆生等解析．医学心悟通解［M］．西安：三秦出版社，2005．

［72］（清）吴瑭著．南京中医药大学温病学教研室整理．温病条辨［M］．北京：人民卫生出版社，2005．

［73］（元）曾世荣著．田代华整理．活幼心书［M］．北京：人民卫生出版社，2006．

［74］（清）叶天士撰．苏礼等整理．临证指南医案［M］．北京：人民卫生出版社，2006．

［75］（宋）杨士瀛撰．孙玉信，朱平生点校．仁斋直指方［M］．上海：第二军医大学出版社，2006．

［76］（清）胡廷光编．胡晓峰整理．伤科汇纂［M］．北京：人民卫生出版社，2006．

［77］（清）陈士铎著．王树芬，裴俭整理．石室秘录［M］．北京：人民卫生出版社，2006．

［78］（唐）蔺道人著．胡晓峰整理．仙授理伤续断秘方［M］．北京：人民卫生出版社，2006．

［79］（清）费伯雄著．王鹏，王振国整理．医醇賸义［M］．北京：人民卫生出版社，2006．

［80］（清）汪昂撰．苏礼等整理．医方集解［M］．北京：人民卫生出版社，2006．

［81］（朝鲜）金礼蒙等撰．盛增秀，陈勇毅等重校．医方类聚［M］．北京：人民卫生出版社，2006．

［82］（清）喻昌著．史欣德整理．医门法律［M］．北京：人民卫生出版社，2006．

［83］（明）李中梓著．郭霞珍等整理．医宗必读［M］．北京：人民卫生出版社，2006．

［84］（元）李仲南撰．王均宁等整理．永类钤方［M］．北京：人民卫生出版社，2006．

［85］（清）张璐著．王兴华等整理．张氏医通［M］．北京：人民卫生出版社，2006．

［86］（晋）皇甫谧著．黄龙祥整理．针灸甲乙经［M］．北京：人民卫生出版社，2006．

［87］孙通海译注．庄子［M］．北京：中华书局，2007．

［88］（宋）陈无择著．王象礼，张玲，赵怀舟校注．三因极一病证方论［M］．北京：中国中医药出版社，2007．

［89］（宋）庞安时著．王鹏，王振国整理．伤寒总病

论［M］．北京：人民卫生出版社，2007.

［90］（宋）王执中编著．黄龙祥，黄幼民整理．针灸资生经［M］．北京：人民卫生出版社，2007.

［91］（汉）华佗撰．谭春雨整理．中藏经［M］．北京：人民卫生出版社，2007.

［92］（清）纪昀编纂．景印文渊阁四库全书［M］．台湾：台湾商务印书馆，2008.

［93］（清）林珮琴编著．孔立校注．类证治裁［M］．北京：中国中医药出版社，2008.

［94］（清）张志聪撰．郑林主编．素问集注［M］．北京：中国中医药出版社，2008.

［95］祝刚，吴润秋主编．推拿医籍精粹［M］．北京：人民军医出版社，2008.

［96］赖雷成，赖嘉凌主编．实用伤科典籍［M］．北京：人民卫生出版社，2009.

［97］吕明，金宏柱主编．推拿功法学［M］．北京：人民卫生出版社，2009.

［98］李燕宁，杨配力，吴金勇．小儿推拿发展史略［J］．北京中医药，2009，28（2）.

［99］（晋）葛洪原撰．（梁）陶弘景，（金）杨用道等补辑．胡冬裴汇辑．附广肘后方［M］．上海：上海科学技术出版社，2009.

［100］（明）王纶撰．薛已注．吴承艳校注．明医杂著［M］．北京：中国中医药出版社，2009.

［101］（宋）张杲．王旭光，张宏校注．医说［M］．北京：中国中医药出版社，2009.

［102］（清）汪昂著. 汤头歌诀［M］. 北京：北方妇女儿童出版社，2010.

［103］吴中泰编纂. 孟河马培之医案论精要［M］. 北京：人民卫生出版社，2010.

［104］王永渝主编. 中医骨伤练功术［M］. 北京：人民卫生出版社，2010.

［105］周庆海主编. 传统养生功法［M］. 北京：化学工业出版社，2011.

［106］李华东主编. 古代推拿文献研究［M］. 济南：山东科学技术出版社，2011.

［107］方勇，李波译注. 荀子［M］. 北京：中华书局，2011.

［108］周伟良编著.《易筋经》四珍本校释［M］. 北京：人民体育出版社，2011.

［109］（唐）孙思邈著. 备急千金要方［M］. 北京：中国医药科技出版社，2011.

［110］（明）李时珍著. 本草纲目［M］. 北京：中国医药科技出版社，2011.

［111］（宋）窦材著. 宋白杨校注. 扁鹊心书［M］. 北京：中国医药科技出版社，2011.

［112］（明）孙一奎著. 周琦校. 赤水玄珠［M］. 北京：中国医药科技出版社，2011.

［113］（清）周学海著. 艾青华校注. 读医随笔［M］. 北京：中国医药科技出版社，2011.

［114］（清）傅山著. 申玮红校注. 傅青主女科［M］. 北京：中国医药科技出版社，2011.

［115］（明）张景岳著．李玉清等校注．景岳全书［M］．北京：中国医药科技出版社，2011．

［116］（金）李东垣著．兰室秘藏［M］．北京：中国医药科技出版社，2011．

［117］（唐）孙思邈著．焦振廉等校．千金翼方［M］．北京：中国医药科技出版社，2011．

［118］（金）张从正著．王雅丽校注．儒门事亲［M］．北京：中国医药科技出版社，2011．

［119］（元）滑寿著．李玉清主校．十四经发挥［M］．北京：中国医药科技出版社，2011．

［120］（元）危亦林著．金芬芳校注．世医得效方［M］．北京：中国科学技术出版社，2011．

［121］（唐）王焘著．王淑民校．外台秘要［M］．北京：中国医药科技出版社，2011．

［122］（明）李梴著．何永，韩文霞校注．医学入门［M］．北京：中国医药科技出版社，2011．

［123］（清）张锡纯著．于华芸等校注．医学衷中参西录［M］．北京：中国医药科技出版社，2011．

［124］（清）吴谦著．张年顺，张弛主校．医宗金鉴［M］．北京：中国医药科技出版社，2011．

［125］（清）李用粹著．证治汇补［M］．太原：山西科学技术出版社2011．

［126］（清）汪昂著．陈婷校注．本草备要［M］．北京：中国医药科技出版社，2012．

［127］（元）朱丹溪著．张玉萍，晏飞校注．脉因证治［M］．北京：中国医药科技出版社，2012．

[128]（宋）沈括，苏轼著．成莉校注．苏沈良方［M］．北京：中国医药科技出版社，2012.

[129]（金）刘完素著．刘阳校注．素问病机气宜保命集［M］．北京：中国医药科技出版社，2012.

[130]（宋）严用和著．刘阳校注．严氏济生方［M］．北京：中国医药科技出版社，2012.

[131]（明）孙一奎著．王雅丽校注．医旨绪余［M］．北京：中国医药科技出版社，2012.

[132]（清）骆如龙著．冀翠敏校注．幼科推拿秘书［M］．北京：中国医药科技出版社，2012.

[133] 柴剑波译．黄帝内经［M］．哈尔滨：黑龙江科学技术出版社，2012.

[134] 张其成著．全解道德经［M］．北京：华夏出版社，2012.

[135] 刘全志编著．周易［M］．北京：中华书局，2012.